— 全国高等职业教育口腔医学 / 口腔医学技术专业新形态规划教材 —

口腔解剖生理学

（供口腔医学、口腔医学技术等专业使用）

主　编　潘福勤

中国协和医科大学出版社
北　京

内容提要

本教材是“全国高等职业教育口腔医学/口腔医学技术专业新形态规划教材”之一，系根据本套教材的编写指导思想和原则要求，结合专业培养目标和本课程要求的教学目标编写而成，内容涵盖了绪论，牙体解剖生理，牙列、殆与颌位，口腔颌面颈部系统解剖，口腔颌面颈部局部解剖和口腔功能，另附实训教程。此外，本教材还有丰富的数字资源，包括课件、思维导图、考试知识点总结等，丰富了教材内容，增强了线上和线下教学的联动性，以提升学生学习的主动性和积极性。

本教材主要供口腔医学、口腔医学技术等专业使用，还可作为医务工作者的参考书。

图书在版编目（CIP）数据

口腔解剖生理学/潘福勤主编. -- 北京：中国协和医科大学出版社，2025. 7. --（全国高等职业教育口腔医学、口腔医学技术专业新形态规划教材）. -- ISBN 978-7-5679-2633-2

Ⅰ. R322.4

中国国家版本馆 CIP 数据核字第 2025QD8927 号

主　　编　潘福勤
策划编辑　张秋艳
责任编辑　魏亚萌　刁凯鹏
封面设计　邱晓俐
责任校对　张　麓
责任印制　黄艳霞
出版发行　**中国协和医科大学出版社**
（北京市东城区东单三条 9 号　邮编 100730　电话 010-65260431）
网　　址　www.pumcp.com
印　　刷　三河市龙大印装有限公司
开　　本　889mm×1194mm　1/16
印　　张　19.75
字　　数　510 千字
版　　次　2025 年 7 月第 1 版
印　　次　2025 年 7 月第 1 次印刷
定　　价　68.00 元

全国高等职业教育口腔医学/口腔医学技术专业新形态规划教材建设指导委员会

编者名单

主　　编　潘福勤

副 主 编　郝立辉　张　岳　曹国清

编　　者（按姓氏笔画排序）

文　清（遵义医药高等专科学校）

任丽洁（沧州医学高等专科学校）

刘　娟（潍坊护理职业学院）

刘晓宇（黄冈职业技术学院）

张　岳（南阳医学高等专科学校）

孟庆梅（菏泽医学专科学校）

郝立辉（邢台医学院）

曹国清（滨州职业学院）

靳贝芳（邢台医学院）

路文博（承德护理职业学院）

潘福勤（沧州医学高等专科学校）

数字教材编者名单

主　　编　刘建辉　杨　敏

编　　者（按姓氏笔画排序）

文　清（遵义医药高等专科学校）
刘　娟（潍坊护理职业学院）
刘建辉（沧州医学高等专科学校）
刘晓宇（黄冈职业技术学院）
杨　敏（潍坊护理职业学院）
孟庆梅（菏泽医学专科学校）
靳贝芳（邢台医学院）
路文博（承德护理职业学院）

出版说明

随着我国人口老龄化进程的加速和居民口腔健康意识的显著提升，口腔医疗行业正迎来前所未有的发展机遇与挑战。人工智能辅助诊断系统、口内扫描仪、3D打印技术等创新工具的应用，正在重塑传统诊疗模式。然而，很多基层医疗机构虽配备了先进设备，却面临专业人才短缺的困境。在此背景下，系统化培养掌握数字化技术、熟悉新型材料与设备操作的专业人才，是填补供需缺口、提升医疗服务质量的核心路径。作为衔接前沿技术与临床实践的核心纽带，新型教材体系将成为破解"技术迭代快于人才培养"困局、实现"数字技术下沉"与"基层能力提升"双向奔赴的核心支撑。

本套教材以实践科学发展观为指导思想，以服务教学、指导教学、规范教学、适应我国医学教育改革为宗旨，立足高等职业教育教学实际，以胜任能力培养为目标，使课程设置与理论实践紧密衔接，突出教材内容的实用性、先进性、科学性和通用性。本套教材为新形态教材，具体体现为：体现教育改革精神与职业教育特色；注重产教融合，突出实践教学；以实际操作技能为导向，融入新技术、新方法；融合思政，强化价值引领；以学生为中心，丰富模块设计；纸质教材与数字教材融合；教材编写在贯彻职业教育理念的同时，亦充分体现现代化的教育思想和方法，以全面提升学生的创新精神、人文素养、胜任能力等综合素质，培养适应医疗卫生体制改革的复合型和应用型人才。

同时，本套教材的编写遵循教材编写的基本规律，秉持"三基、五性、三特定"的原则，注重基础理论、基本知识和基本技能的培养，内容深度和广度适应全国高等职业教育的需求。教材编写以口腔医学/口腔医学技术专业的培养目标为导向，着重培养学生的职业技能，满足职业岗位需求、学生学习需求和社会需求。教材内容涵盖了口腔医学/口腔医学技术领域工作岗位所需的知识、技能和素质，帮助学生全面理解工作岗位，培养学生科学的临床思维和学习方法，以满足社会对学生知识和技能的要求，强调培养学生的创新能力、信息获取技能和终身学习能力，确保教材的启发性。在编写过程中，我们充分考虑到高等职业教育的多样性，确保教材既能适应不同院校的需求，又能满足学生毕业时的知识和技能要求。

本套教材涵盖口腔内科学、口腔颌面外科学、全口义齿工艺技术、数字化口腔修复技术等16门课程，定位清晰、特色鲜明，具有以下特点。

一、构建高质量、互动性强的创新形态教材体系

本系列教材为创新形态教材，教材所有内容，均实现数字化呈现；同时，为纸质教材提供配套教学视频、微课、思维导图、教学课件、在线练习等丰富教学资源，学生可直接获取与教材内容相关联的课程资源；支持多媒体资源嵌入与实时更新；配套的数字教材平台，支持在线教学、资源共享、数据分析等功能，实现教学全流程数字化管理，满足多样化教学需求。这种创新的学习方式，不仅提高了教学效果，也丰富了学习体验，使学习更加便捷，提升了学生的学习积极性和主动性。

二、强化价值引领，助推专业教育与思政教育相融合

本套教材以专业知识为载体，以思政教育为引领，深度挖掘专业课程蕴含的思政资源，巧妙融入教材内容，全方位助推专业教育与思政教育深度交融，培育德技兼修人才。在教材编写中，我们注重以口腔案例为切入点，将社会主义核心价值观、医者仁心的职业精神、中华优秀传统文化等思政元素自然融入专业知识点。引导学生树立正确的职业价值观，具备社会责任感，在实践教学环节强化人文关怀培养，使学生在掌握专业技能的同时，自觉践行“健康所系，性命相托”的医者担当。

三、体现教育改革精神与职业教育特色

本套教材深入贯彻国家职业教育改革精神，坚持以人为本、能力为重，强调实践操作和技能培训，注重培养学生的职业素养和实际工作能力。内容贴近职业实践，力求使学生能够顺利进入职业领域，成为胜任基层医疗机构或口腔医学 / 口腔医学技术相关岗位的高级技术型专业人才。编写过程中，我们注重教材内容与实际工作岗位匹配，确保教材内容符合基层实际工作的需求。

四、注重产教融合，突出实践教学

高等职业教育强调产教深度融合，创新培养模式，这是职业教育的重要发展方向。本套教材的建设始终把提高人才培养质量放在首位，密切联系实际，突出实践教学，将专业内容设置与行业需求对接；推动教学与行业技术发展同步，使课程内容与职业标准对接；完善职业教育教学过程机制，使教学过程与实际工作过程对接。

五、贴合考试，对接行业需求

本教材严格遵循《国家职业教育改革实施方案》及职业教育规划教材建设要求，以口腔医疗及相关行业职业标准为核心，将岗位技能、职业技能竞赛、职业资格考试内容有机融入教材，实现“岗课赛证”融通，助力学生无缝对接行业需求。

六、以学生为中心，丰富模块设计

考虑到职业教育学生的年龄和学习特点，本套教材的模块设置丰富多样，包括案例导入、思维导图、考试知识点总结、习题等模块。这种结构不仅有助于学生理解和记忆知识点，还能提高学生的学习兴趣和学习效果。每个模块设计精细，既有理论讲解，又有实践应用，旨在全面提升学生的综合素质。

希望本套教材的出版，能够推动高质量口腔医学 / 口腔医学技术专业人才的培养，促进我国口腔医学 / 口腔医学技术专业领域的教材建设与教育发展，为促进我国口腔医疗事业的发展和保障人民健康作出积极贡献。

前 言

为顺应数字化时代的发展、全面贯彻落实教育部《国务院办公厅关于加快医学教育创新发展的指导意见》《“十四五”职业教育规划教材建设实施方案》等文件精神，落实立德树人根本任务、突显职业教育类型特色，中国协和医科大学出版社启动了全国高等职业教育口腔医学 / 口腔医学技术专业新形态规划教材的编写工作。

本教材在编写过程中主要根据口腔医学、口腔医学技术等专业的培养目标、就业方向及职业能力要求，结合口腔执业助理医师的考试大纲和口腔修复体制作工国家职业技能标准，以“实用、适用”为理念，由全国多所院校从事教学和行业一线的教师、学者鼎力合作编写而成。

本教材针对高等职业院校学生的特点及数字化时代教育技术的发展，将纸质教材与数字资源有机融合，可满足学生视、听、测等多元化需求，适用于高等职业院校口腔医学、口腔医学技术等专业。教材内容设置有绪论，牙体解剖生理，牙列、䝶与颌位，口腔颌面颈部系统解剖，口腔颌面颈部局部解剖，口腔功能共六章，另附实训教程。每章起始处均设置了学习目标，使学生学习时目的明确；然后设置案例导入，将口腔解剖生理学理论知识与临床应用紧密结合，激发学生的学习兴趣，引导学生学以致用；正文前设置核心知识拆解，使学生提纲挈领地把握本章的知识要点；正文内容精练，配以黑白和彩色插图，图文并茂，使理论知识形象直观，便于学生识记，同时适时融入与正文内容相契合的知识拓展及思政元素，在潜移默化中培养学生的家国情怀、文化自信、职业道德、医者精神等；此外，还附有考试知识点总结、本章小结、教学课件等数字资源，可帮助学生掌握高频考点、梳理本章知识脉络，构建系统的知识体系，也便于学生随时检测学习效果。实训教程配有实训操作示教视频，可直观呈现操作步骤，有利于学生动手能力的培养。

综上所述，本教材具有以下特点：

1. 案例导入，以用促学　以临床案例导入，设置一些临床诊断、治疗中的实际问题，让学生带着问题边学习口腔解剖生理学理论知识，边尝试分析解决临床问题，从而便于学生学以致用。

2. 思政融入，“医德”并修　正文适时融入思政元素，培养学生的家国情怀、文化自信、职业道德、工匠精神、人文关怀、风险防范意识等思政元素，在专业知识学习中潜移默化地起到育人之效。

3. 数纸融合，优势互补　纸质教材图文并茂，易学好用；数字资源丰富多样，包括视频、教学课件、考试知识点总结、本章小结等，满足学生视、听、测等多元化需求，让学习有声有色。

本教材历经初稿撰写、交叉互审、反复修订及最终定稿等多轮精心打磨，得以顺利完成。在此，对辛勤付出的各位编者表示衷心的感谢！由于编者们水平有限，书中难免有不妥疏漏之处，敬请广大读者批评指正。

编　者

2025 年 4 月

目录

第一章　绪　　论

教学课件

学习目标

微课：绪论

素质目标

（1）具备深厚的爱国情怀和民族自豪感。

（2）具备严谨认真的学习态度和较高的信息素养。

（3）树立为人民口腔健康服务的远大职业理想。

知识目标

（1）掌握：口腔解剖生理学的定义和任务。

（2）熟悉：口腔解剖生理学的基本观点。

（3）了解：口腔解剖生理学的发展简史。

能力目标

（1）能描述口腔解剖生理学的研究范畴。

（2）能说出口腔解剖生理学的学习方法。

案例导入

【案例】

患者，女性，40 岁。

主诉：要求修复上前牙。

现病史：上前牙两周前行根管治疗术后玻璃离子暂封，现要求修复。

既往史：体健，否认全身系统性疾病，否认药物过敏史及传染病史。

口腔检查：11 残冠，唇侧及腭侧牙体组织位于龈上 2cm，近、远中边缘位于龈上 1cm，咬合无异常，叩痛（–），松动（–），牙龈未见明显异常。余牙未见明显龋坏、磨损等病变。上下牙咬合稳定，排列基本整齐。口腔黏膜未见破损、溃疡、疱疹等病变，黏膜色泽正常，湿润度良好。

X 线检查：11 根充良好，根尖及牙周未见异常。

诊断：11 牙体缺损。

治疗方案：11 桩核冠修复（图 1-1、图 1-2）。

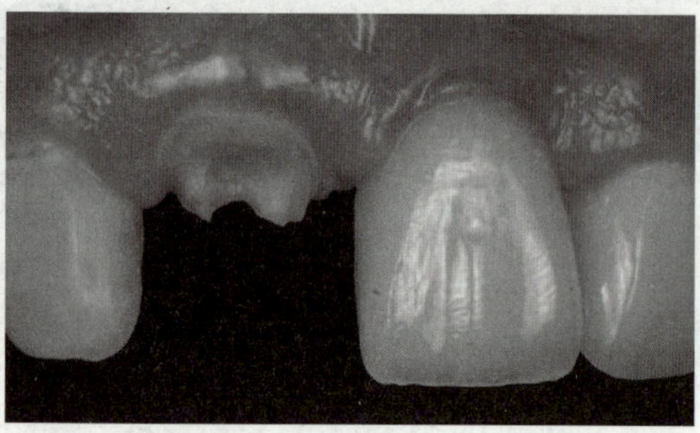

图 1-1 牙体预备后口内照

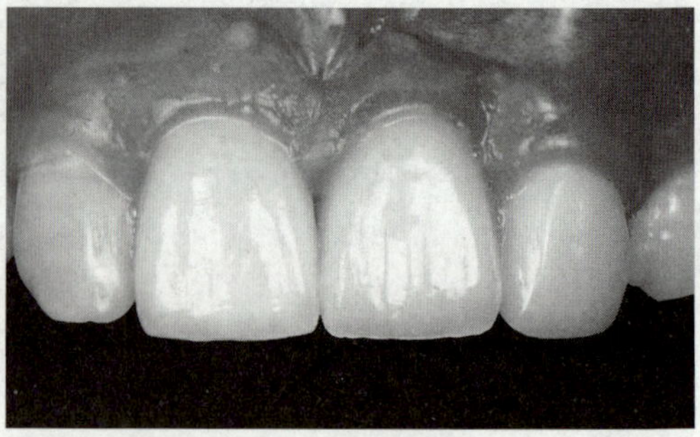

图 1-2 修复后口内照

【问题】

1. 假如你是患者，你认为什么样的口腔修复体才是理想的？什么样的口腔医生才是患者心目中的好医生？怎样做才能成为合格的口腔医生？

2. 临床上，有保留价值的残冠、残根的修复，须先经口腔内科进行完善的根管治疗后，再由口腔修复科进行桩核冠修复，无论是根管治疗还是桩核冠修复均需掌握一定的牙体内外部的解剖形态。而无保留价值的残冠、残根的拔除，不仅需要知道该牙牙根的数目、形态特点，还需要知道该牙所在颌骨的结构特点及该牙的支配神经等，才能无痛且完整地拔除该牙。上述知识在本课程后续章节中会陆续介绍，那么如何学才能达到学以致用？

· 核心知识拆解 ·

口腔解剖生理学是口腔医学、口腔医学技术专业的一门重要的专业基础课程，通过系统阐述口腔、颌面及颈部等部位的正常形态结构及生理功能，为后续的专业课学习和岗位工作奠定形态学和功能学基石。学习口腔解剖生理学时，要将局部与整体统一的观点、进化发展的观点、形态与功能相互影响的观点贯穿于其中，按照注重实践、善于总结、多加强化和充分利用数字资源的方法来学习，以提高学习效果。

一、口腔解剖生理学的定义及学习任务

口腔解剖生理学（oral anatomy and physiology）是口腔医学、口腔医学技术专业的一门重要的专业基础课程，是研究人体口腔、颌面、颈部诸部位的正常形态结构、功能活动规律及其临床应用的一门学科。

口腔解剖生理学的学习任务是明确人体口腔、颌面、颈部的层次和器官形态，辨识其结构特点及毗邻关系，掌握其功能活动原理、发生条件及影响因素，紧密结合临床实践，将解剖与生理知识融会贯通，为后续专业课程和临床实践奠定形态学和功能学基石。

二、口腔解剖生理学的发展简史

我们的祖国有着数千年悠久的历史，曾创造过辉煌灿烂的医学文化，早在几千年前就已有口腔解剖生理学方面的论述。例如，我国商朝武丁时代（公元前1250年～公元前1192年）的殷墟甲骨文中和我国最早的医书《黄帝内经·素问》中，均有口腔、牙齿、牙病及其与全身疾病关系的记载，后者对口腔解剖生理知识也有广泛记载，如“女子七岁，肾气盛，齿更发长……三七，肾气平均，故真牙生而长极……丈夫八岁，肾气实，发长齿更……三八，肾气平均，筋骨强劲，故真牙生而长极”，这是指女子7岁开始换牙，21岁萌出第三磨牙；男子8岁开始换牙，24岁萌出第三磨牙。这与现代情况基本相符。唐代孙思邈所著《千金翼方》中对颞下颌关节复位手法也有较详细记载：“以一人提头，两手指牵其颐以渐推之，令复入口中，安竹筒如指许大，不而啮伤人指。”表明当时对颞下颌关节的解剖生理知识的了解已有一定深度。由此可见，我国古代医学家在口腔解剖生理学的发展史上曾作出了重要的贡献。

新中国成立前，因我国遭受封建及半封建半殖民地社会制度的长期束缚，口腔解剖生理学同其他学科一样，未得到应有的发展。新中国成立后，口腔医学发展迅速，全国数十所医学院校陆续开设了口腔医学专业，并成立了口腔医学院、系。1958年王惠芸教授以国人资料为基础编著了《牙体解剖生理学》一书，为口腔解剖生理学的发展奠定了基础。1973年，因口腔医学发展的需要，口腔解剖生理学作为一门独立学科单独开设，并得到了迅速发展，大量关于口腔解剖生理的中文专著与教材也相继出版，同时关于颞下颌关节、殆、颌骨血供、颜面美学等方面的科研成果也相继发表。这些成果一方面充实了我国口腔解剖生理学资料，另一方面也为临床应用提供了理论依据。

三、口腔解剖生理学的基本观点

1. 局部与整体统一的观点　人体在结构和功能上是完整的有机统一体，由许多器官、系统组成。各器官、系统之间是相互联系、相互依存的，都是整体不可分割的一部分，不可能脱离整体而独立存在。例如，舌是口内重要的肌性器官，在进行发音、咀嚼、吞咽等功能运动时，必须由神经支配，若有关神经一旦受损，就会出现麻木或瘫痪。舌也必须有血液供应，否则就会坏死。另外，人体各不同器官或系统虽然分别行使着相对独立的功能，但在完成某一特定活动时，又是互相协调统一的。如开闭口运动，就是在中枢神经系统的统一调节下，升、降颌肌群的收缩活动相互协调、达到动态平衡下实现的。因此，要正确地认识局部与整体的关系。

2. 进化发展的观点　根据达尔文进化论的观点，人体的形态和功能是亿万年来种系长期进化的结果，人体的形态结构至今仍保留着许多与人类接近的脊椎动物的特征，说明人体经历了由简单到复杂，由低级到高级的演化过程。在人的漫长一生中，人体各器官的形态结构也在不断发生着变化，如随着年龄增长，婴儿的牙齿从无到有，自6岁开始，恒牙开始萌出并替换乳牙，颌骨也随之发生相应的变化；人到老年，牙陆续脱落后，牙槽突逐渐吸收，面部呈现衰老面容，可见人体的细胞、组织和器官在一生中都处于新陈代谢、分化、发展的动态之中。

3. 形态与功能相互影响的观点　形态和功能是密切相关的，形态结构是功能活动的物质基础；反之，功能的作用又可逐渐引起形态结构的变化。例如，鱼类的牙无咀嚼作用，仅用来捕捉食物，其全口牙形态相同且无牙根，遍布于腭、颌、舌等的表面。而人类的牙主要功能为咀嚼食物，就逐渐演化为具有不同功能、形态各异的牙。根据形态和功能，将其分为切牙、尖牙、前磨牙及磨牙，分别行使切割、撕裂、捣碎和磨细等功能。由此可见，形态与功能相互适应、相互影响、相互制约，又处于相对统一的状态。

四、学习口腔解剖生理学的基本方法

（一）注重实践

口腔解剖生理学是一门重要的口腔医学基础课程，其实践性很强，学习时要理论联系实际，基础联系临床，将学与用结合起来。如在学习口腔解剖生理学时，可结合模型、标本、X 线片及 3D 模型等进行学习，并不断实践，如进行牙齿雕刻、牙体堆塑、尸体解剖、口腔检查等，进一步加深对解剖形态的理解，将解剖知识与临床应用相结合，以便达到学以致用的目的。

（二）善于总结

总结可以帮助梳理知识脉络，使知识系统化，是提高学习效率的重要手段。总结时，可以从不同的角度进行。既可以采用纵向法进行总结，如复习切牙的解剖形态时，可从牙冠的唇面、舌面、邻面、切端和牙根及临床应用等方面加以总结；亦可以采用横向法通过比较诸切牙的异同点来总结；也可采用“抓一点带一串”的抓关键点的方法进行总结，如抓住面侧深区的翼外肌来识别该肌浅面、深面、上缘、下缘和两头之间穿出的神经、血管等；还可以通过本教材章末配有的二维码链接获取思维导图，来梳理总结本章节所学内容和知识点。总之，总结的方式多种多样，目的是使内容系统化，找出共性、个性和中心线索，抓住关键，为记忆打好基础。

（三）多加强化

理解的知识不一定都能掌握，掌握的知识也不一定都能记忆。记忆会随着时间的流逝而逐渐淡薄，甚至遗忘。为了使所学知识能经常再现而不致遗忘，必须及时复习，多加强化。由于口腔解剖生理学中解剖名词众多、解剖结构细微繁杂，不易记忆，学习上应制订好复习计划并付诸实施，及时复习，反复强化，才能经久不忘。

（四）充分利用数字资源

本教材提供了丰富的数字资源，如思维导图、课件、拓展练习及参考答案、视频等。学生可通过扫描“本章小结”及“教学课件”的二维码进行复习，可更好地梳理本章知识脉络，构建系统的知识体系；通过扫描“拓展练习及参考答案”二维码进行在线测试，方便学生随时检测学习效果，以便查漏补缺；对于重要知识点，学生可通过扫码观看视频和微课来解决学习中的疑难问题。另外，实训教程也配有实操视频，实训前或实训过程中，可扫描二维码在线观看操作步骤，及时解决实操中不会的问题，提高动手操作能力。

总之，学习口腔解剖生理学，若能按照“注重实践、善于总结、多加强化和充分利用数字资源”的基本方法进行，通常能达到提高学习效果的目的。

▶知识拓展

救死扶伤医者心，抗美援朝家国情

1950 年 6 月 25 日，朝鲜战争全面爆发。中国人民志愿军跨过鸭绿江，奔赴抗美援朝战场，保家卫国。枪林弹雨中，大批战士身负重伤，其中，头面部受伤者占战伤总人数的 10% 左右，急需救治。全国各地迅即组成多支医疗队，深入战地和后方医院开展救治任务。其中，以宋儒耀教授为首的“西南援朝手术队”和以张涤生院士为首的“援朝医疗队”特别突出。在祖国和人民最需要的时候，宋儒耀、张涤生、王翰章、周树夏、王征寿等老一辈口腔人心系家国，不畏牺牲、不惧艰难，以精湛的医术积极开展战伤和疾病救治；同时开设牙科学习班，开展战场教学，薪火相传，进行了医院战场学的有益尝试。

致敬每一位出征的志愿军战士！也让我们铭记老一辈口腔人的光辉历史，传承口腔人的家国情怀，肩负起维护国人口腔健康的使命！

—• 考试知识点总结 •—

—• 本章小结 •—

—• 协和云课堂…… 拓展练习及参考答案 •—

（潘福勤）

教学课件

第二章　牙体解剖生理

学习目标

素质目标

（1）具备严谨认真的学习态度和勇于创新的科学素养。

（2）具备大医精诚的医者精神。

（3）具备科普口腔预防保健知识的专业素质，以及提升国民口腔保健的意识。

知识目标

（1）掌握：牙的组成、分类及功能；牙位记录方法；牙的萌出及乳恒牙更替；牙体解剖的应用名词及解剖标志；乳、恒牙外形及临床应用解剖；乳牙与恒牙的鉴别；牙体解剖形态的生理意义；髓腔各部名称、髓腔的增龄变化，以及乳、恒牙髓腔的特点及应用解剖。

（2）熟悉：牙的演化规律。

（3）了解：端生牙、侧生牙、槽生牙、多牙列、双牙列的概念；髓腔的病理变化。

能力目标

（1）能进行一定的牙体雕刻和堆蜡塑形。

（2）能正确书写乳、恒牙牙位。

（3）能根据牙体解剖形态知识准确识别乳、恒牙。

（4）能根据所学的牙体解剖形态知识，初步分析并解释临床应用中的问题，具备一定的临床思维能力。

（5）能科普一定的口腔预防保健知识。

案例导入

【案例】

患者，男性，12 岁，学生。

主诉：上前牙外伤折断伴疼痛 1 小时。

现病史：患者于 1 小时前玩耍时不慎摔倒面部着地，上颌中切牙当时即折断、疼痛，牙折裂片未保留。患者无头晕、呕吐，意识正常，步行至我科就诊。

既往史：既往体健，否认全身系统性疾病，否认传染病史及药物过敏史。

体格检查：意识清楚，颜面部表情自然、左右对称、比例协调，无关节弹响及张口受限，开口型正常。口内检查如图 2-1 所示：11 牙冠切 1/3 斜折，松动度Ⅰ度，叩痛（++）。上下牙咬合稳定，无早接触。余牙未见明显异常。

X 线检查：11 牙周膜轻度增宽，未见根折影像，余牙未见异常。

诊断：11 冠折（未露髓）。

治疗方案：11 复合树脂美学修复（图 2-2）。外伤后第 1、3、6、12 个月定期复查，测试牙髓活力。根据复诊牙髓状况和患者要求进一步制订治疗计划。

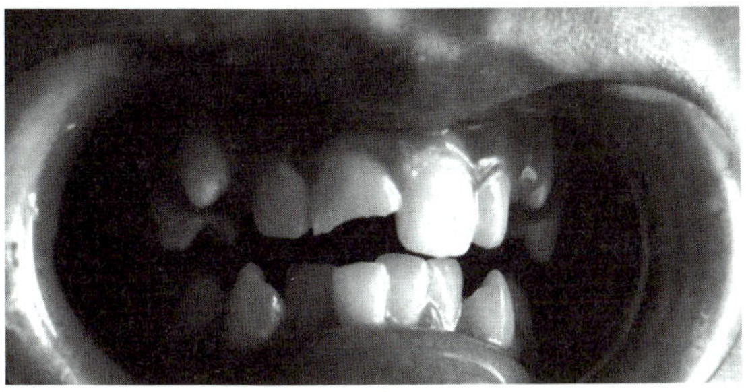

图 2-1　术前口内照

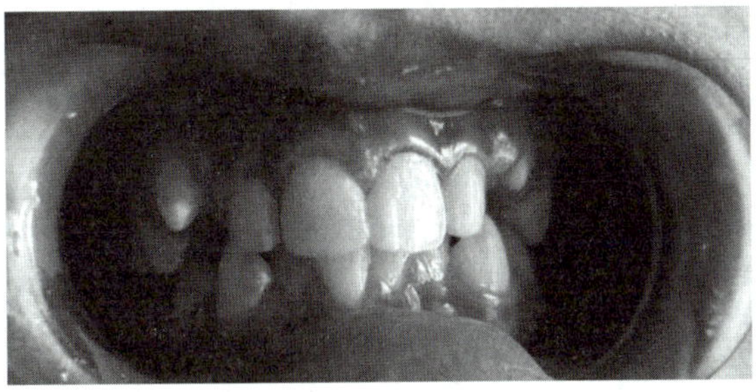

图 2-2　术后口内照

【问题】

1. 病历中“11”代表哪个牙位？

2. 临床上对于牙体缺损（如本病例）或龋病的治疗，为了精准模拟天然牙的形态和功能，医生在进行充填或修复治疗时，修复体或充填体外形应满足什么要求？与邻牙接触的部位、接触区的形态、接触的松紧度如何恢复？

3. 若患者 11 冠折露髓，临床需要根管治疗 + 桩核冠修复，根管治疗及桩道预备都需具备一定的牙体髓腔形态知识。请问每一颗乳、恒牙内部的髓腔形态都具有什么特点？

4. 根管治疗极其复杂，稍有疏忽不慎或对髓腔形态不熟悉，极有可能造成根管遗漏、根管侧穿、器械折断等，易引发医患纠纷。作为一名医学生，如何理解并做到“德技并修”？如何防范医患纠纷？

·核心知识拆解·

从外形上，牙体可分为牙冠、牙根和牙颈三部分；从剖面观察，牙体由牙釉质、牙本质、牙骨质、牙髓所组成，牙本质构成牙的主体，其冠部覆盖牙釉质，根部覆盖牙骨质，内容牙髓。乳恒牙的发生、矿化和萌出均具有一定的规律。

临床牙位记录方法有多种，其中部位记录法采用“十”字符号将上下牙弓划分为四个分区，乳牙用罗马数字表示，恒牙用阿拉伯数字表示。国际牙科联合会系统用两位数字来记录，十位数代表牙列分区，个位数代表牙位。

切牙牙冠唇、舌面呈梯形，唇面切 1/3 处有 2 条发育沟，颈 1/3 处有唇颈嵴。舌面中央有深浅不一的舌面窝，颈 1/3 处有舌隆突。邻面呈三角形，接触区均位于切 1/3 处。牙根均为单根、较直，根尖段略偏远中。尖牙牙冠唇、舌面似五边形，唇轴嵴将唇面分为两个斜面，舌轴嵴将舌面分为两个舌窝。邻面呈楔形，颈 1/3 处最厚，唇颈嵴和舌隆突显著。牙尖均偏近中。牙根粗壮单根，根尖段偏远中。前磨牙牙冠颊面有颊轴嵴，发育沟浅。舌面较圆凸，舌轴嵴不明显。邻面似四边形。𬌗面有 2 ～ 3 个牙尖，并有窝、点隙、沟分布。上颌第一前磨牙牙根多分叉为两根，下颌多为单根。磨牙𬌗面一般有 4 ～ 5 个牙尖，发育沟、副沟多。颊面外形高点在颈 1/3 处，舌面外形高点在中 1/3 处，邻面接触区均在𬌗 1/3 处。牙根一般分叉为 2 ～ 3 根，且根干粗大。

乳牙除下颌第一乳磨牙形态特异外，其余乳牙均与相应的恒牙相似，但有其特点。乳牙色乳白，体积较小，颈嵴突出，颈部缩窄，冠根分明。乳前牙宽冠窄根（但上颌乳中切牙为宽冠宽根），根尖 1/3 弯向唇侧并偏向远中。乳磨牙的𬌗缘聚缩，其中下颌第一乳磨牙的𬌗面呈三角形或四边形，牙根根干短，分叉度大，上颌乳磨牙分叉成 3 个根，下颌乳磨牙分叉成 2 个根。

牙髓腔分为髓室和根管系统两部分。根管系统包括根管、管间吻合、根管侧支、根尖分岐、根尖分叉和副根管。前牙的髓腔形态与其牙体外形相似，髓室与根管无明显分界，大多为单根管，但下颌前牙时有唇舌向双根管者。前磨牙髓室宽大呈立方形，颊舌径大于近远中径，髓室顶形凹，最凹处大致与颈缘平齐，其上有颊、舌两个髓角，牙根内含 1 ～ 2 个根管。磨牙髓室大，呈立方形，髓室顶上有 4 ～ 5 个髓角分别突向相应的牙尖，髓室底可见 2 ～ 4 个根管口，与相应的根管相连通。乳牙的髓腔从相对比例来看，较恒牙者大，主要表现为髓室大、髓壁薄、髓角高、根管粗、根管斜度较大，根尖孔亦大。

牙齿的形态结构与其生理功能是密切相关的。切缘与𬌗面具有切割、磨碎、容纳及排溢食物的作用。相邻两牙之间借助邻面凸度紧密邻接，可防止食物嵌塞，并有利于维持牙弓的稳定性。邻间隙被龈乳头充斥，防止食物存留，可保护牙槽骨和邻面。楔状隙是食物的排溢通道。牙冠的唇（颊）舌面有一定的凸度，可扩展龈缘，有利于龈组织的健康。前牙受力较小，牙根多为单根。后牙受力大而复杂，牙根多分叉，并有一定的分叉度。

第一节　牙的演化

生物的演化过程源远流长，先由海洋中的原始单细胞生物演化成多种类的无脊椎动物，再逐渐进化为鱼类、两栖类、爬行类，直至鸟类与哺乳类。面对生活环境的持续变化，各类动物为求生存，身体各器官的形态都发生了相应的改变。不同动物在由低等向高等演化过程中，因食物的来源、性质与种类的改变，其牙齿功能不同，形态也各有差异。

鱼类的牙，主要功能为捕捉食物，没有咀嚼功能，其形态大多为单锥体或三角片状，并略向后弯曲，全口牙形态相近，故称同形牙。在每颗牙的舌侧，存在许多后备牙，一旦旧牙脱落，便由后备牙进行补充，终身持续去旧更新，故称多牙列（图 2-3）。此类牙无牙根，仅借纤维膜附着于上下颌骨的边缘，因而容易脱落，故称端生牙（图 2-4）。鱼类的牙数目非常多，有的可达 200 颗左右，其分布范围较为广泛，除上、下颌骨外，还见于腭、翼、犁等骨的表面，部分鱼类的牙齿在舌、咽、鳃、食管等表面也有分布。

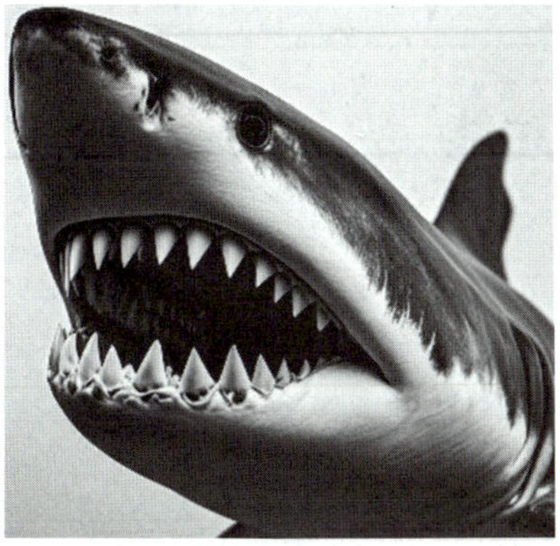

图 2-3　鲨鱼的多牙列

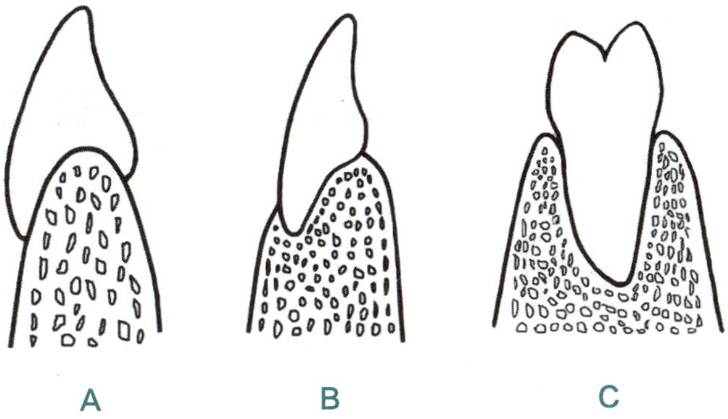

图 2-4　牙附着于颌骨的方式示意图

A. 端生牙；B. 侧生牙；C. 槽生牙。

两栖类动物的牙亦存在单锥体牙、同形牙、多牙列和端生牙等形态与特点，但数目较鱼类少，分布于颌、腭、犁、蝶等骨的表面。

爬行类动物的牙仍存在单锥体牙、同形牙的形态及多牙列，但分布范围已逐渐集中于颌骨上。其牙附着于颌骨的方式有两类：一类为侧生牙（图 2-4），即不仅牙的基部与颌骨相连，其一侧也附着于颌骨边缘，这种牙虽没有完善的牙根，但较端生牙牢固；另一类为槽生牙（图 2-4），有较为完善的牙根，包埋于牙槽窝内，附着较为牢固，如高级爬行动物鳄鱼的牙齿（图 2-5）。

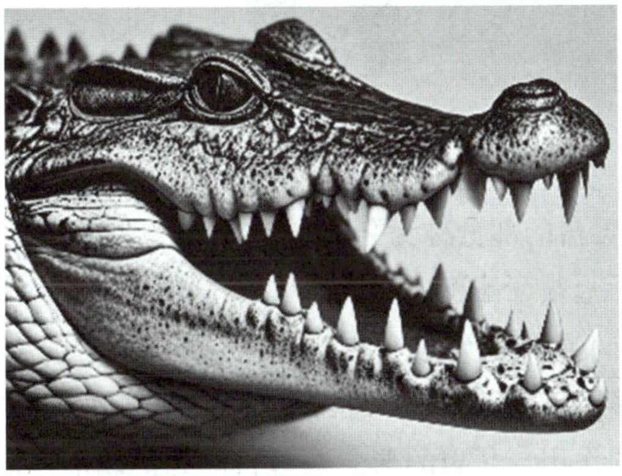

图 2-5　鳄鱼的单锥体牙

现代鸟类的牙均已退化，但已灭绝的北美古鸟化石显示该鸟有牙，其上、下颌骨各有一排单锥体牙。

哺乳类动物的牙数目明显减少，牙列一生只替换一次，故称双牙列，即一副乳牙列和一副恒牙列。为适应咀嚼食物的需要，全口牙形态各异，可分为切牙、尖牙、前磨牙和磨牙四类，故称异形牙。哺乳类动物的牙为槽生牙，附着牢固，主要功能为咀嚼，需承受较大的咬合力。

综上所述，动物在由低等向高等进化过程中，为适应生存环境的变化，牙的演化具有以下特点：①牙的数目由多变少；②牙的形态由单一的同形牙演化为复杂的异形牙；③牙列由多牙列演化为双牙列；④牙的附着方式由端生牙、侧生牙向槽生牙演化，牙根从无到有；⑤牙的分布由广泛渐趋集中于上、下颌骨。

第二节　牙的组成、分类及功能

一、牙的组成

（一）外形观察角度

从外形观察来看，牙分为牙冠（dental crown）、牙根（dental root）和牙颈（dental cervix）三部分（图 2-6）。

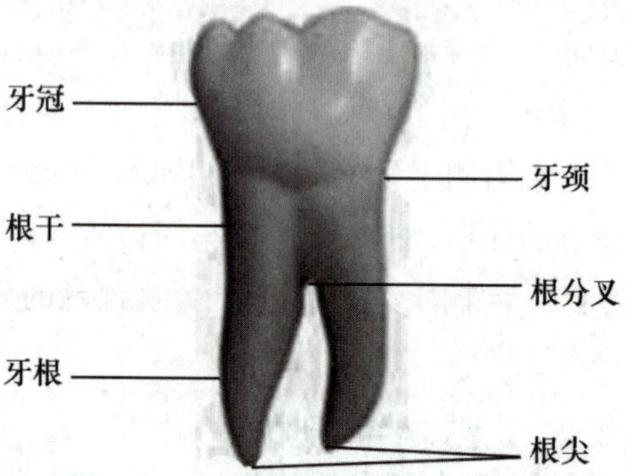

图 2-6　牙的外观

1. 牙冠　牙体被牙釉质覆盖的部分称为牙冠，也称解剖牙冠，是牙行使咀嚼功能的主要部分。通常靠近牙颈处的一小部分牙冠被牙龈覆盖，其余大部分显露于口腔。牙冠的形态随其功能不同而有所差异。功能较弱、受力较小的牙，牙冠形态相对简单，功能较强、受力较大者形态也较为复杂。

2. 牙根　牙体被牙骨质覆盖的部分称为牙根，也称解剖牙根。正常情况下，牙根完全包埋于牙槽骨内，起稳固和支持牙体的作用。牙根的形态与数目因牙的功能不同而有所差异，如前牙功能较为简单，受力较小，多为单根，而磨牙功能强大、受力大而复杂，其牙根通常分叉为 2 ～ 3 个根，以增强牙在颌骨内的稳固性。在多根牙中，牙根未分叉的部分称为根干。牙根的尖端称为根尖，每个牙根尖处常有一小孔，称为根尖孔，是牙髓的神经、血管及淋巴管出入牙的通道。

3. 牙颈　牙冠与牙根的交界处形成一条弧形曲线称为牙颈，又称颈缘或颈线。

临床上，由于某些原因，如牙周病、不当刷牙、不良修复体等引起牙龈萎缩，或因慢性龈炎、服用某些药物（如苯妥英钠、硝苯地平）等造成牙龈增生，致使显露于口腔的牙体部分长短不一。将显露于口腔未被牙龈覆盖的牙体部分称为临床牙冠。而未显露于口腔的牙体部分称为临床牙根。由此可见，临床牙冠与临床牙根以龈缘为界，而解剖牙冠与解剖牙根以牙颈为界。通常情况下，健康人尤其是年轻人，其牙冠近颈部为牙龈所覆盖，故其临床牙冠小于解剖牙冠，临床牙根大于解剖牙根。随年龄增长，牙龈发生老年性萎缩，整个解剖牙冠，甚至部分牙根暴露于口腔，此时，临床牙冠大于解剖牙冠，临床牙根小于解剖牙根。

（二）剖面观察角度

从牙的纵剖面观察，牙体是由三种硬组织［牙釉质（enamel）、牙本质（dentin）、牙骨质（cementum））和一种软组织（牙髓（dental pulp）］构成（图 2-7）。

1. 牙釉质　是指覆盖于牙冠表层的、半透明的、高度钙化的白色硬组织，是全身最坚硬的矿化组织，对咀嚼压力和摩擦力具有高度耐受性。牙釉质中无机盐含量占 95% ～ 97%，有机物约占 1%，水占 2% ～ 4%。

在不同的牙，以及同一牙的不同部位上，牙釉质的厚度有所差异。恒切牙切缘处的牙釉质最厚，约为 2mm；磨牙牙尖处的牙釉质最厚，约 2.5mm；越近牙颈部牙釉质越薄。乳牙的牙釉质较薄，仅为 0.5 ～ 1.0mm。

牙釉质的颜色与其矿化程度密切相关。矿化程度越高，牙釉质越透明，其深层牙本质的淡黄色越易透出而使牙冠显得较黄；矿化程度越低，透明度越差，牙冠则显得较白。

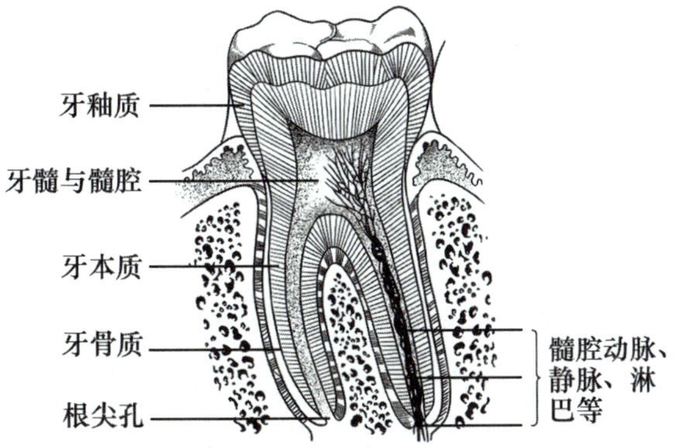

图 2-7　牙的剖面观示意图

2. 牙本质　是指构成牙主体的淡黄色硬组织，其冠部被牙釉质覆盖，根部被牙骨质覆盖。牙本质的主要功能是保护其内部的牙髓并支持其表面的牙釉质及牙骨质，其硬度低于牙釉质，高于骨组织，含无机盐约 70%，含有机物和水约 30%。牙本质内部有一腔隙，称为髓腔（pulp cavity），容纳牙髓组织。

3. 牙骨质　是指覆盖在牙根表层的淡黄色硬组织，是维持牙和牙周组织联系的重要结构。牙骨质中无机盐含量占 45% ～ 50%，有机物和水占 50% ～ 55%，其硬度低于牙本质。牙骨质的厚度在近牙颈部处较薄，越靠近根尖部和磨牙根分叉处则越厚。牙骨质和牙釉质在牙颈部相接处称为釉牙骨质界，它是解剖牙冠与牙根的分界线。

4. 牙髓　是指位于髓腔内的疏松结缔组织，内含血管、神经及淋巴管。正常牙髓颜色为粉红色，其主要功能是形成牙本质，并具有营养、感觉、防御和修复功能。

二、牙的分类

牙的分类方法有两种：一是按照牙的形态和功能来分类；二是按照牙在口腔内存在时间的久暂来分类。

（一）按牙的形态及功能分类

食物在口腔内需经过切割、撕裂、捣碎和磨细等过程将其粉碎，才能利于消化。不同的牙功能不同，其形态也各异，据此可将恒牙分类如下：

1．切牙 切牙（incisor）位于口腔前部，中线两侧，上、下、左、右共 8 颗。牙冠形态简单，唇、舌面近似梯形，邻面近似楔形，切端薄而颈部厚。牙根为单根。其主要功能为切割食物。

2．尖牙 尖牙（canine）位于口角处，上、下、左、右共 4 颗。牙冠较厚，唇、舌面近似五边形，邻面近似楔形，切端有一突出的牙尖。牙根为长而粗壮的单根。其主要功能为刺穿、撕裂食物。

3．前磨牙 前磨牙（premolar）位于尖牙远中，磨牙近中，上、下、左、右共 8 颗。牙冠近似立方体，颊、舌面近似五边形，邻面呈四边形，咬合面有 2 ～ 3 个牙尖。牙根较扁，多为单根，亦有分叉者，以利于牙的稳固。其主要功能为协助尖牙撕裂食物，协助磨牙捣碎食物。

4．磨牙 磨牙（molar）位于前磨牙远中，上、下、左、右共 12 颗。牙冠形态结构复杂，近似立方体或长方体，颊、舌面约呈梯形，邻面呈四边形，咬合面宽而大，有 4 ～ 5 个牙尖。牙根分叉为 2 ～ 3 根。其主要功能为磨细食物。

按形态及功能分类，乳牙可分为乳切牙、乳尖牙及乳磨牙三类。

临床上，以口角为界把牙分为前牙和后牙。切牙和尖牙位于口角之前，合称前牙；前磨牙和磨牙位于口角之后，合称后牙。

（二）按牙在口腔内存在时间的久暂分类

按照牙在口腔内存在时间的久暂，将牙分为乳牙和恒牙两类。

1．乳牙 乳牙（deciduous teeth）是人类的第一副牙齿，自婴儿出生后 6 个月左右开始萌出，正常情况下至 2 岁半左右 20 颗乳牙全部萌出。自 6 岁开始，乳牙逐渐脱落，并被恒牙替换，在口腔内最短存在 5 ～ 6 年，最长存在 10 年左右。乳牙虽然存在时间短暂，却正值儿童颌面部发育的重要阶段，对促进食物消化和营养吸收，刺激颌骨正常发育及引导恒牙正常萌出有着重要意义（图 2-8）。

2．恒牙 恒牙（permanent teeth）是人类的第二副牙齿，自 6 岁左右开始萌出，替换脱落的乳牙。若无疾病或意外损伤不致脱落，脱落后再无牙替代。近代人第三磨牙有退化趋势，故恒牙数量为 28 ～ 32（图 2-9）。

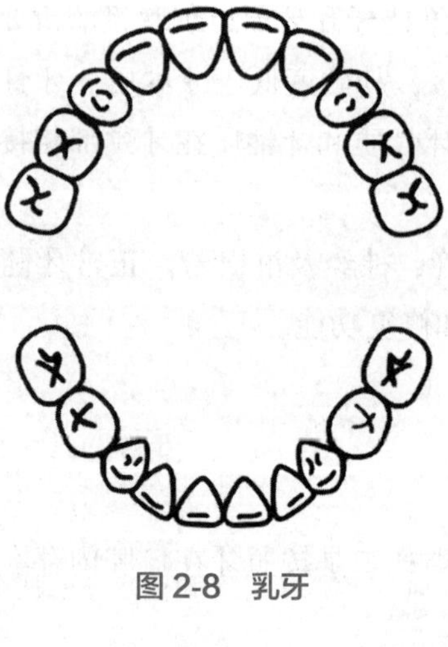

图 2-8　乳牙

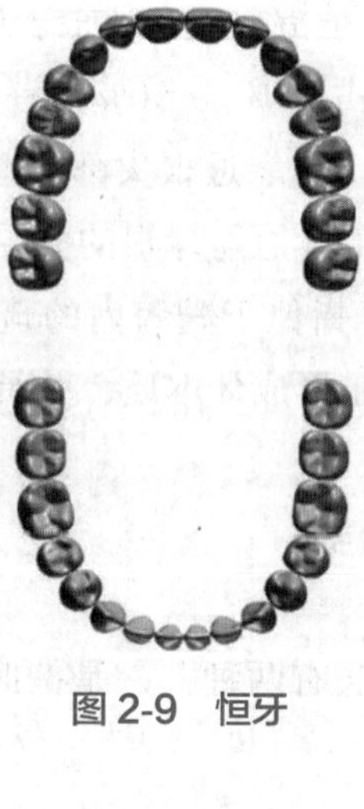

图 2-9　恒牙

三、牙的功能

牙不仅是人行使咀嚼功能的主要器官，在辅助发音、言语及保持面部形态协调美观等方面也具有重要的作用。

（一）咀嚼

食物进入口腔后，经过切牙的切割、尖牙的刺穿和撕裂、后牙的捣碎和研磨等一系列机械加工后，和唾液混合形成食团，便于吞咽。牙在咀嚼过程中产生的𬌗力，经牙体传导至牙周组织，可刺激颌面部正常生长发育，促进牙周组织健康。同时，咀嚼活动可促进胃肠蠕动，刺激消化液分泌，促进消化功能。

（二）辅助发音和言语

在人类的发音和言语活动中，牙、唇及舌等器官均有参与。牙列中牙的排列位置，以及牙与舌、唇等的关系，对言语的清晰度和发音的准确性都有着重要的影响。如前牙缺失时，舌齿音、唇齿音等与牙有关的发音均会受到影响。

（三）保持面部协调美观

牙按照一定的顺序和规律生长于牙槽窝内，形成“U”形的上、下牙弓。牙、牙弓的正常形态，以及上、下颌牙的正常咬合关系可使唇颊部保持丰满，表情自然。多数牙缺失后，如无牙颌患者，牙槽骨因发生骨吸收而丰满度降低，唇颊部因失去支撑而塌陷，面部皱纹会增加，面下 1/3 的垂直距离缩短，面容呈现衰老状。错𬌗畸形患者，牙弓形态和咬合关系的异常会严重影响到颜面部的美观。

第三节　临床牙位记录

在临床工作中，常需简明描述牙的部位及名称。牙位记录包含牙的编号和所在部位等信息。通常以“十”字符号符号将上、下牙列分为 A、B、C、D 四区，分别对应右上颌区、左上颌区、右下颌区和左下颌区。水平线用以区分上下颌，垂直线表示中线，用以区分左右。各分区中的牙按一定规则依次编号。目前常用的牙位记录方法虽略有不同，但其表示牙位的符号均包含以上信息。

右上颌区	A 区	B 区	左上颌区
右下颌区	C 区	D 区	左下颌区

一、国际牙科联合会系统

国际牙科联合会系统（Federation Dentaire International System，FDI）使用两位阿拉伯数字记录牙位，其中十位数表示牙所在分区，且区分乳、恒牙。恒牙牙弓用 1、2、3、4 表示四个分区，乳牙牙弓用 5、6、7、8 表示四个分区。个位数为牙的编号，恒牙用 1 ～ 8 表示，乳牙用 1 ～ 5 表示。各分区均自中线起由前向后依次编号。

1. 恒牙的临床牙位记录 见图 2-10。例如，22 表示左上颌侧切牙，45 表示右下颌第二前磨牙。

18	17	16	15	14	13	12	11	21	22	23	24	25	26	27	28
48	47	46	45	44	43	42	41	31	32	33	34	35	36	37	38
第三磨牙	第二磨牙	第一磨牙	第二前磨牙	第一前磨牙	尖牙	侧切牙	中切牙								

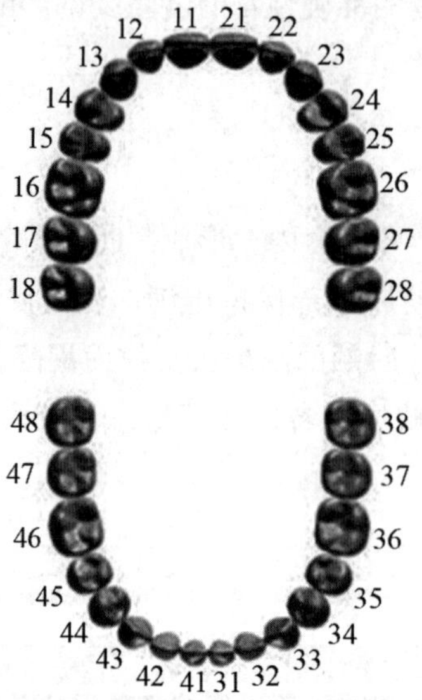

图 2-10 恒牙牙位记录（FDI）

2. 乳牙的临床牙位记录 见图 2-11。例如，53 表示右上颌乳尖牙，75 表示左下颌第二乳磨牙。

二、部位记录法

部位记录法使用“┘”“└”“┐”“┌”符号表示牙所在分区。恒牙用阿拉伯数字 1 ～ 8 编号，乳牙用罗马数字 Ⅰ～Ⅴ编号。各分区均自中线起由前向后依次编号。

1. 恒牙的临床牙位记录 见图 2-12。例如，3┘表示右上颌尖牙。

55	54	53	52	51	61	62	63	64	65
85	84	83	82	81	71	72	73	74	75
第二乳磨牙	第一乳磨牙	乳尖牙	乳侧切牙	乳中切牙					

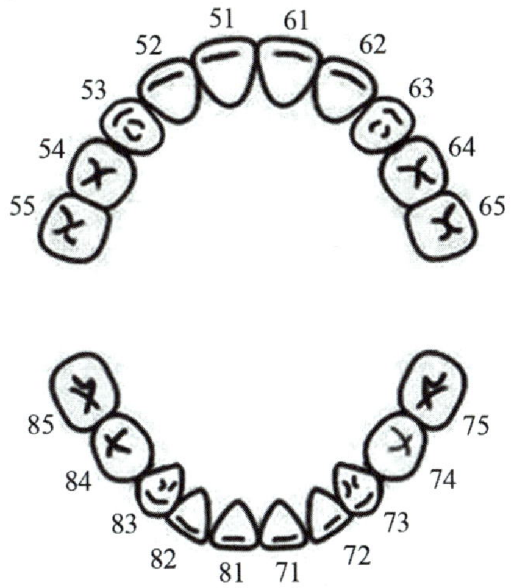

图 2-11　乳牙牙位记录（FDI）

8	7	6	5	4	3	2	1	1	2	3	4	5	6	7	8
8	7	6	5	4	3	2	1	1	2	3	4	5	6	7	8
第三磨牙	第二磨牙	第一磨牙	第二前磨牙	第一前磨牙	尖牙	侧切牙	中切牙								

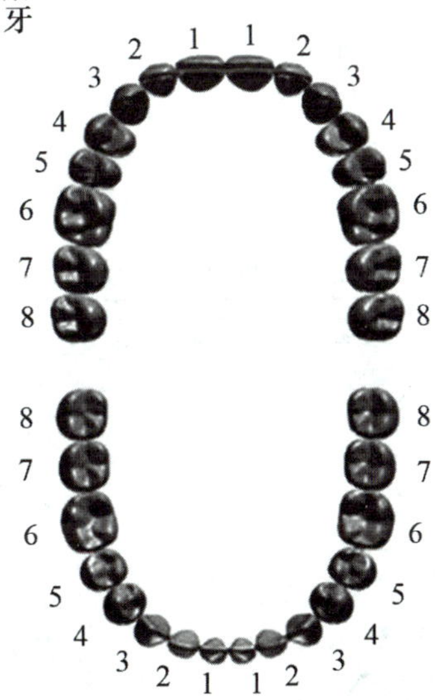

图 2-12　恒牙牙位记录（部位记录法）

2. 乳牙的临床牙位记录　见图 2-13。例如，⌈V 表示左下颌第二乳磨牙。

Ⅴ	Ⅳ	Ⅲ	Ⅱ	Ⅰ	Ⅰ	Ⅱ	Ⅲ	Ⅳ	Ⅴ
Ⅴ	Ⅳ	Ⅲ	Ⅱ	Ⅰ	Ⅰ	Ⅱ	Ⅲ	Ⅳ	Ⅴ
第二乳磨牙	第一乳磨牙	乳尖牙	乳侧切牙	乳中切牙					

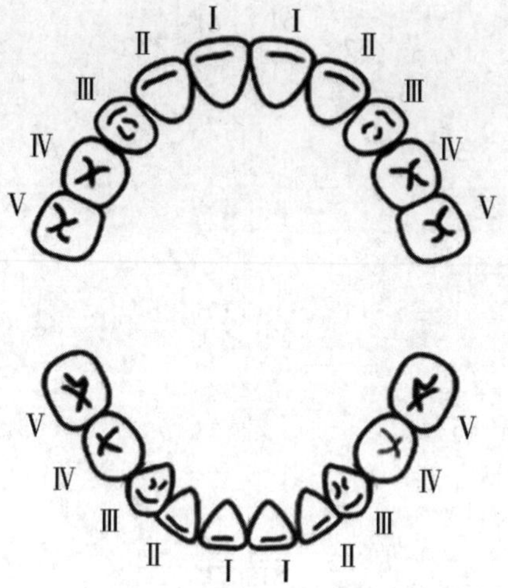

图 2-13　乳牙牙位记录（部位记录法）

三、Palmer 记录系统

Palmer 记录系统恒牙与部位记录法相同（图 2-12），但乳牙用英文字母 A ～ E 编号（图 2-14）。

E	D	C	B	A	A	B	C	D	E
E	D	C	B	A	A	B	C	D	E
第二乳磨牙	第一乳磨牙	乳尖牙	乳侧切牙	乳中切牙					

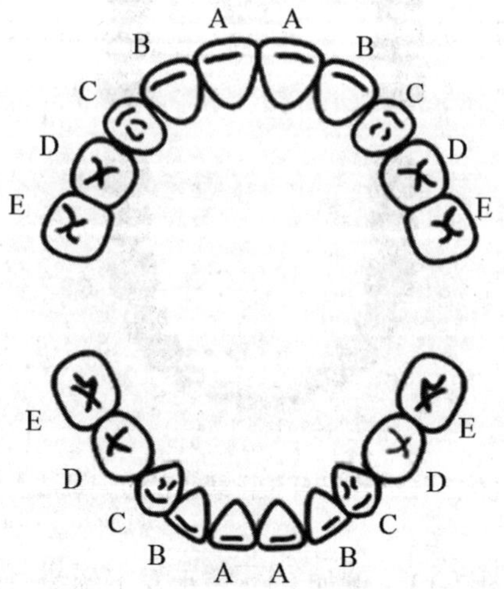

图 2-14　乳牙牙位记录（Palmer 记录系统）

四、通用编号系统

使用通用编号系统记录牙位时，每颗牙均有其固定的编号。

1. 恒牙的临床牙位记录　采用阿拉伯数字 1～32 编号（图 2-15）。上颌恒牙由右向左依次编号，右上颌第三磨牙编为 #1，右上颌中切牙编为 #8，左上颌中切牙编为 #9，左上颌第三磨牙编为 #16。下颌恒牙由左向右依次编号，左下颌第三磨牙编为 #17，左下颌中切牙编为 #24，右下颌中切牙编为 #25，右下颌第三磨牙编为 #32。

1	2	3	4	5	6	7	8	9	10	11	12	13	14	15	16
32	31	30	29	28	27	26	25	24	23	22	21	20	19	18	17
第三磨牙	第二磨牙	第一磨牙	第二前磨牙	第一前磨牙	尖牙	侧切牙	中切牙								

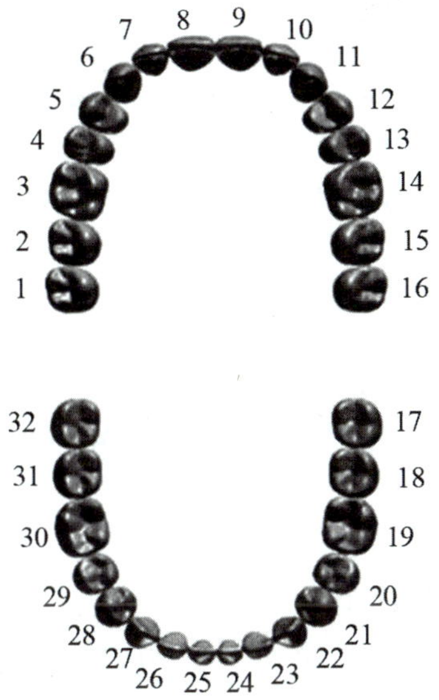

图 2-15　恒牙牙位记录（通用编号系统）

2. 乳牙的临床牙位记录　采用英文字母 A～T 编号（图 2-16）。上颌乳牙由右向左依次编号，右上颌第二乳磨牙编为 A，右上颌乳中切牙编为 E，左上颌乳中切牙编为 F，左上颌第二乳磨牙编为 J。下颌乳牙由左向右依次编号，左下颌第二乳磨牙编为 K，左下颌乳中切牙编为 O，右下颌乳中切牙编为 P，右下颌第二乳磨牙编为 T。

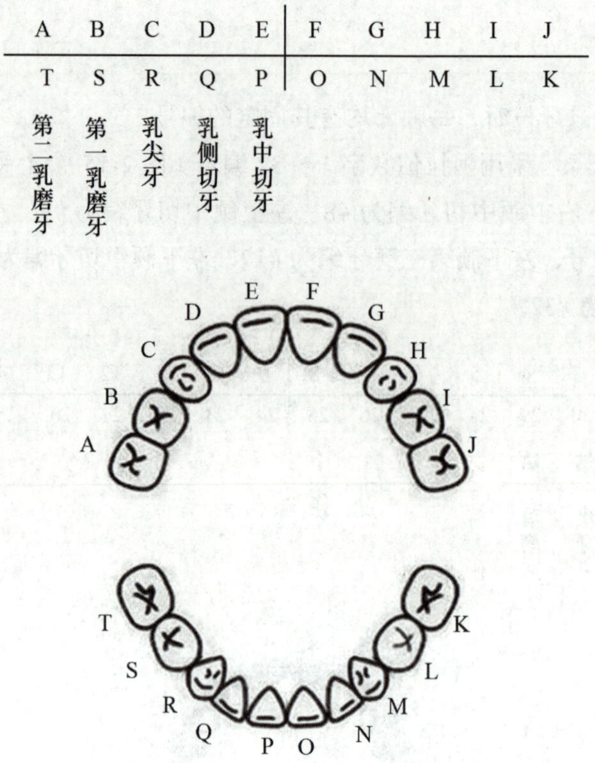

图 2-16 乳牙牙位记录（通用编号系统）

第四节 牙的萌出及乳恒牙更替

牙的发育是一个连续的过程，包括发生、钙化及萌出三个阶段。牙胚由来自外胚叶的成釉器和来自外胚间叶的牙乳头、牙囊共同构成，包埋于颌骨内。随着颌骨的生长发育，牙胚也发育钙化，逐渐穿破牙囊和牙龈而显露于口腔。牙冠破龈而出的现象称为出龈。从牙冠出龈至上、下颌牙达到咬合接触的全过程称为萌出（图 2-17）。牙萌出的时间是指出龈的时间。

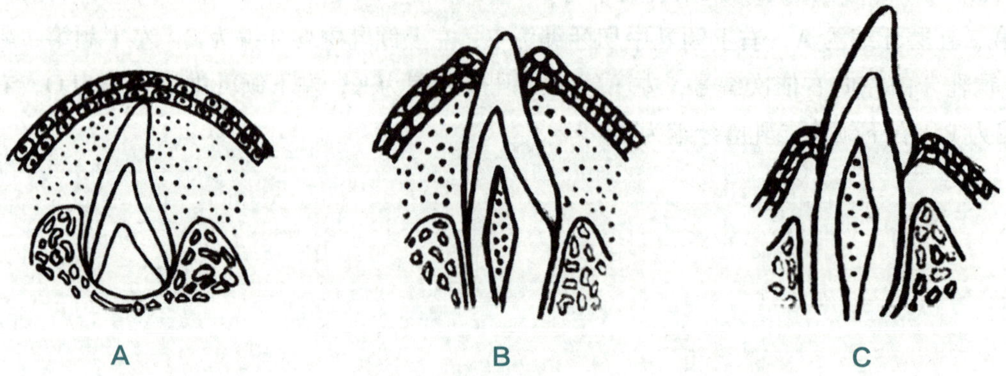

图 2-17 牙的萌出示意图

A. 龈下牙胚；B. 出龈；C. 牙的萌出。

乳、恒牙的萌出过程均具有以下规律：①按先后顺序萌出；②左右对称同期萌出；③下颌牙萌出略早于上颌同名牙；④女性同名牙的萌出时间略早于男性。

一、乳牙的萌出

乳牙牙胚于胚胎第 2 个月时发生，5 ～ 6 个月时开始钙化，出生时颌骨内已有 20 个乳牙牙胚。婴儿出生后 6 个月左右乳牙开始萌出，至 2 岁半左右全部萌出。一般情况下，乳牙按Ⅰ→Ⅱ→Ⅳ→Ⅲ→Ⅴ的顺序萌出。各乳牙萌出的平均年龄见表 2-1。

表 2-1　乳牙萌出的平均年龄

	Ⅰ	Ⅱ	Ⅲ	Ⅳ	Ⅴ
上颌乳牙	8 个月	9 个月	18 个月	14 个月	28 个月
下颌乳牙	6 个月	7 个月	16 个月	12 个月	22 个月

二、恒牙的萌出及乳恒牙更替

恒牙胚发生于乳牙胚形成之后，第一恒磨牙牙胚在胚胎第 4 个月时发生，是恒牙中发育最早的牙；切牙及尖牙牙胚形成于胚胎第 5 ～ 6 个月；前磨牙牙胚形成于胚胎第 10 个月；第二磨牙牙胚于 1 岁时形成；第三磨牙牙胚于 4 ～ 5 岁时形成。

婴儿出生时第一磨牙牙胚开始钙化，3 ～ 4 个月时切牙牙胚开始钙化，16 ～ 18 个月时第一前磨牙牙胚开始钙化，20 ～ 24 个月时第二前磨牙牙胚开始钙化，尖牙及第二磨牙牙胚钙化于 5 岁前。

第一恒磨牙于 6 岁左右，在第二乳磨牙的远中开始萌出，不替换任何乳牙，是最早萌出的恒牙，通常称作“六龄齿”。2.5~6 岁期间，儿童口腔内仅有乳牙存在，称为乳牙期。6~12 岁期间，乳牙逐渐被恒牙替换，称为替牙期；12 岁后，口腔内全部为恒牙，称为恒牙期。

一般情况下，上颌的恒牙按 6 → 1 → 2 → 4 →（3、5）→ 7 → 8 顺序萌出；下颌的恒牙按（6、1）→ 2 → 3 → 4 →（5、7）→ 8 顺序萌出。近代人第三磨牙的萌出变异较大，通常在 20 岁左右萌出，俗称“智齿”，也可能会因颌骨发育不足而致萌出更晚，甚至终生不萌出，或因遗传因素而导致先天性缺失。各恒牙萌出的平均年龄见表 2-2。

表 2-2　恒牙萌出平均年龄

	1	2	3	4	5	6	7	8
上颌恒牙	8 岁	9 岁	12 岁	10 岁	12 岁	6 岁	12 岁	18 岁及以后或不萌出
下颌恒牙	6 岁	7 岁	9 岁	10 岁	12 岁	6 岁	12 岁	18 岁及以后或不萌出

第五节　牙体解剖常用名词和表面解剖标志

一、牙冠各面的名称

每个牙冠都有多个面，各面根据其所在的位置而命名（图 2-18）。

1. 唇（颊）面　前牙牙冠靠近唇黏膜的一面称为唇面。后牙牙冠靠近颊黏膜的一面称为颊面。

2. 舌（腭）面　所有牙冠靠近舌侧的一面称为舌面，上颌牙牙冠舌面因接近腭侧，故亦称为腭面。

3. 邻面（近中面、远中面）　相邻两牙相互接触的面称为邻面。每个牙冠有两个邻面，靠近中线的邻面称为近中面，远离中线的邻面称为远中面。中线是指将颅面部平分为左右两等份的一条假想垂线，该线与正中矢状面一致，且将上下牙弓分成左右对称的两部分。正常情况下，该线通过两眼之间、鼻尖点、上颌及下颌两中切牙之间（图 2-19）。

4. 䶮面和切嵴　上、下颌后牙咬合时发生接触的一面称为䶮面。前牙切端舌侧有切咬功能的部分称为切嵴。

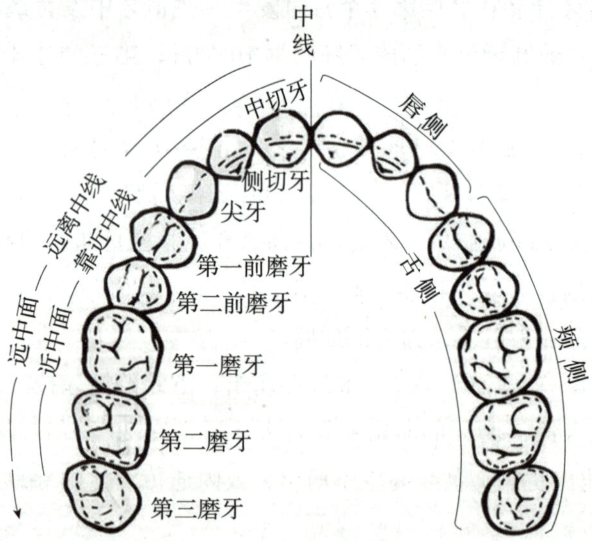

图 2-18　牙冠各面名称

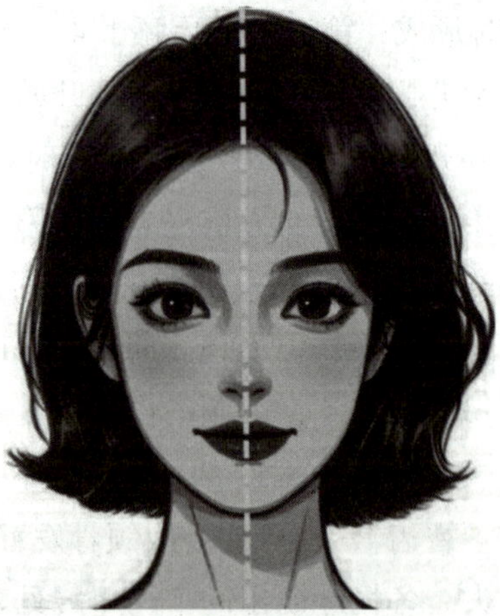

图 2-19　中线示意图

二、应用术语

1. 牙体长轴　沿冠根方向通过牙体中心的一条假想垂线，称为牙体长轴（图 2-20）。牙冠表面与牙体长轴近似平行的四个面称为轴面，与牙体长轴近似垂直的面为䶮面或切嵴。

2. 邻接点　相邻两牙在邻面互相接触的部位称为邻接点或接触区（图 2-21）。

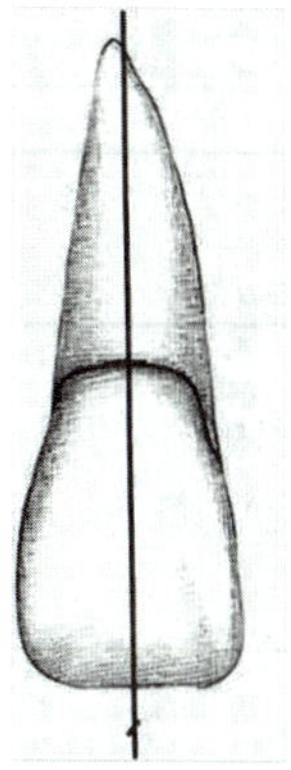

图 2-20　牙体长轴示意图

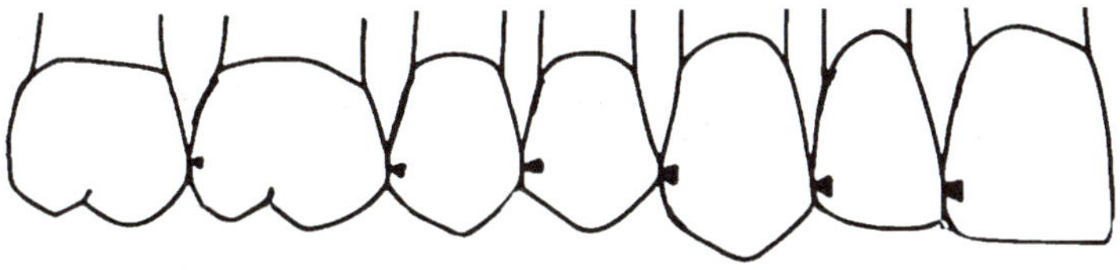

图 2-21　邻接点示意图

3. 外形高点　以牙体长轴为中心，牙冠各轴面上最突出的部分称为外形高点。

4. 线角　牙冠上两个相邻牙面相交于一线，该线上所成的角称线角（图 2-22）。

5. 点角　牙冠上三个相邻牙面相交于一点，该点上所成的角称点角（图 2-22）。

6. 轴面角　两轴面相交形成的线角称为轴面角（图 2-22）。

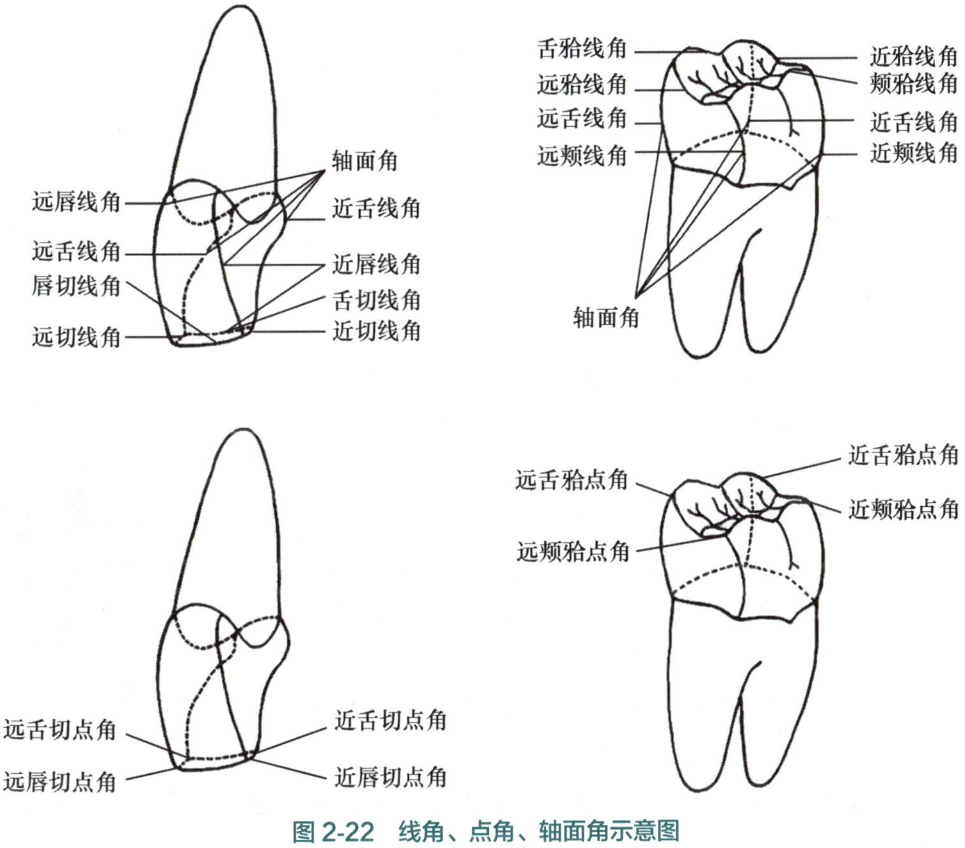

图 2-22　线角、点角、轴面角示意图

7. 牙体三等份　为了明确牙各面上某个部位或解剖结构所在的区域，通常将牙各面分为三等份。如将牙冠切（𬌗）龈向可分为切（𬌗）1/3、中 1/3 和颈 1/3（图 2-23A、图 2-23D）；近远中向可分为近中 1/3、中 1/3 和远中 1/3（图 2-23C、图 2-23F）；唇（颊）舌向可分为唇（颊）1/3、中 1/3 和舌 1/3（图 2-23B、图 2-23E）；牙根则分为根颈 1/3、根中 1/3 和根尖 1/3（图 2-23A、图 2-23D）。

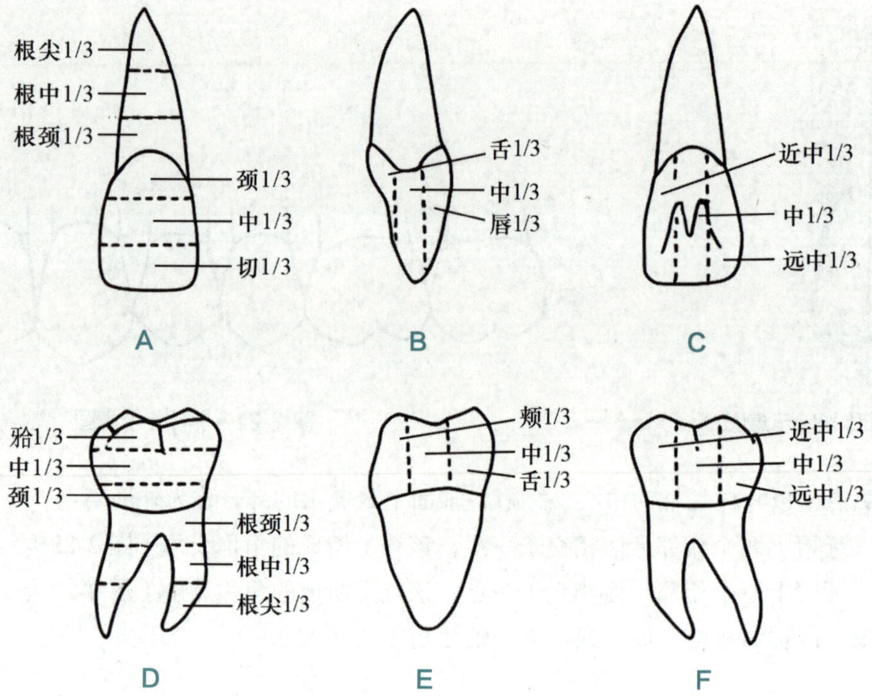

图 2-23 牙体三等份示意图

A、B、C. 切牙牙体三等分；D、E、F. 磨牙牙体三等分。

三、牙冠的表面解剖标志

（一）牙冠表面突起

1. 牙尖 在尖牙切端和后牙殆面上近似锥体形的显著隆起，称为牙尖。牙尖的命名根据牙尖所在的位置而定，前磨牙分为颊尖和舌（腭）尖，磨牙分为近中颊尖、远中颊尖、近中舌（腭）尖、远中舌（腭）尖（图 2-24）。

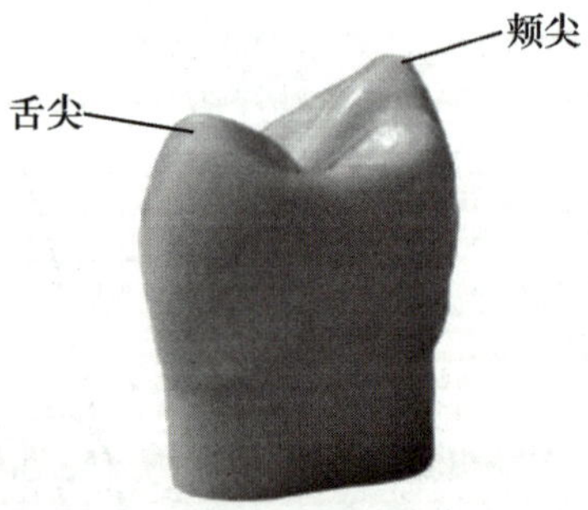

图 2-24 牙尖

2. 结节 是指牙冠上釉质过度钙化而形成的小突起，常见于殆面或切牙切端。如初萌出的切牙切端上有三个未经磨耗的结节，称为切端结节。随着牙的磨耗，切端结节可逐渐消失。

3. 舌隆突 位于前牙舌面近颈 1/3 处的半月形釉质突起，是前牙重要解剖特征之一，也是前牙舌面外形高点所在处。

4. 嵴 是指分布在牙冠表面上的长条状釉质隆起（图 2-25）。根据嵴的位置、方向和形状，将嵴分为以下 8 种。

（1）切嵴：是指位于切牙切端舌侧长条状的釉质隆起，是上、下颌前牙发挥切、咬功能的部分。

（2）轴嵴：是指牙冠各轴面上，由牙尖顶端伸向牙颈部的纵行隆起。位于尖牙唇面者称为唇轴嵴；位于后牙颊面者称为颊轴嵴；位于尖牙及后牙舌面者称为舌轴嵴。

（3）边缘嵴：是指位于前牙舌面的近、远中边缘处和后牙殆面边缘上的嵴。

（4）三角嵴：是指位于后牙殆面上，从牙尖顶端伸向殆面中央的嵴。每个三角嵴均由近中和远中两个斜面汇合而成。

（5）牙尖嵴：是指从牙尖顶端分别伸向近、远中的嵴。后牙颊尖和舌尖的近、远中牙尖嵴分别构成颊𬌗边缘嵴和舌𬌗边缘嵴。

（6）横嵴：是指相对牙尖的两条三角嵴横过𬌗面相连形成的嵴，是下颌第一前磨牙𬌗面的重要解剖特征。

（7）斜嵴：是指𬌗面上两牙尖的三角嵴斜形相连形成的嵴，是上颌第一、第二磨牙𬌗面的重要解剖特征。

（8）颈嵴：是指位于牙冠的唇面及颊面上颈 1/3 处的釉质隆起。前牙唇面的颈嵴称为唇颈嵴，后牙颊面的颈嵴称为颊颈嵴。

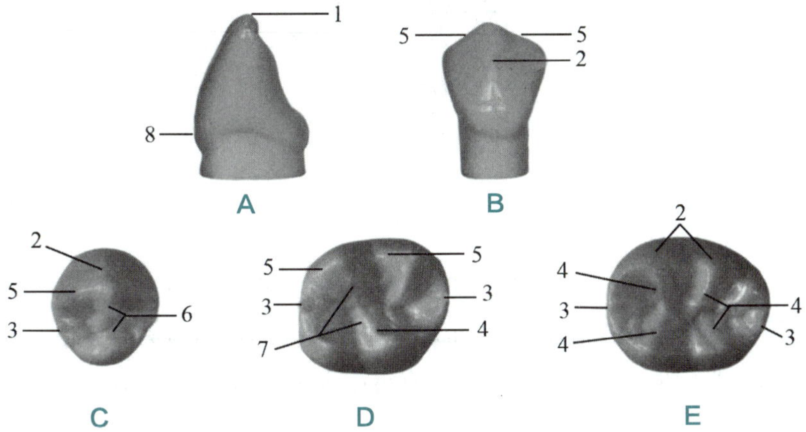

1. 切嵴；2. 轴嵴；3. 边缘嵴；4. 三角嵴；5. 牙尖嵴；6. 横嵴；7. 斜嵴；8. 颈嵴。

图 2-25　嵴

A. 上颌中切牙；B. 上颌尖牙；C. 下颌第一前磨牙；D. 上颌第一磨牙；E. 下颌第一磨牙。

（二）牙冠表面凹陷

1. 窝　是指位于前牙舌面和后牙𬌗面的不规则凹陷。如前牙的舌面窝，后牙的中央窝、远中窝等（图 2-26）。

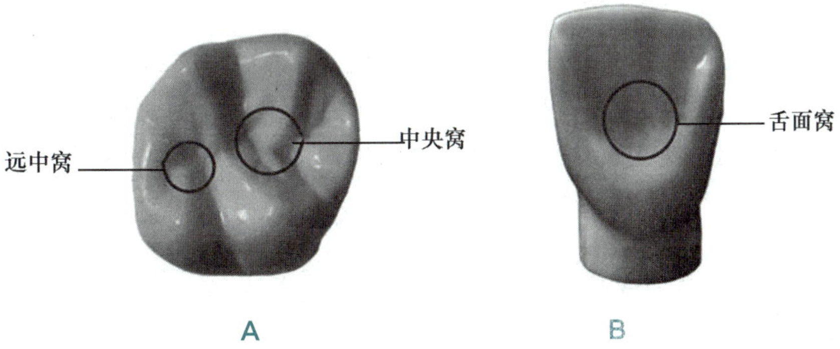

图 2-26　窝

A. 上颌第一磨牙；B. 上颌中切牙。

2. 沟　指位于牙冠轴面和𬌗面上，介于牙尖和嵴之间，或窝的底部细长形的凹陷部分（图 2-27）。

（1）发育沟：指牙生长发育时，两生长叶相融合所形成的明显而有规则的浅沟。根据其所处的位置命名，如上颌第一磨牙 3 条发育沟为颊沟、近中沟、远中舌沟。

（2）副沟：发育沟以外的任何形态不规则的沟统称为副沟。

（3）裂：特指钙化不全的沟，是龋病的好发部位。

3. 点隙 3 条或 3 条以上发育沟的汇合处或发育沟的末端所形成的点状凹陷称为点隙（图 2-27）。此处牙釉质未完全连接，也是龋病的好发部位。

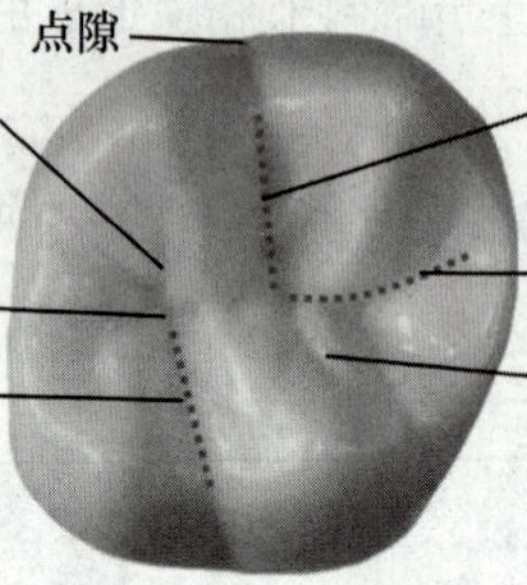

图 2-27　沟、点隙

（三）斜面

组成牙尖的各面称为斜面。一个牙尖由四个斜面组成，两个斜面相交成嵴，四个斜面相交组成牙尖的顶。各斜面的命名依其在牙尖的位置而定，如前磨牙颊尖的斜面有 4 个，其中颊尖颊侧的斜面有近中颊斜面和远中颊斜面，颊尖舌侧的斜面有近中舌斜面和远中舌斜面（图 2-28）。

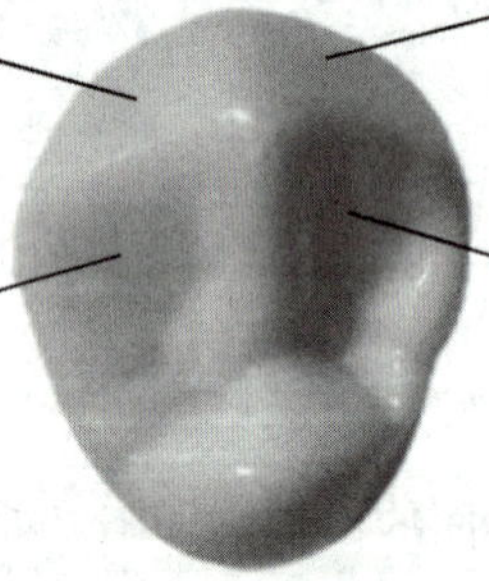

图 2-28　牙尖斜面

（四）生长叶

牙生长发育的钙化中心称为生长叶。生长叶与生长叶融合处为发育沟。通常，牙由 4 ～ 5 个生长叶发育而成。

第六节　恒牙解剖形态

恒牙共有 32 颗，上颌和下颌各 16 颗。左右同名牙解剖形态相同，故恒牙共有 16 种不同的形态。

一、切牙

切牙位于上、下牙弓前部，中线两侧，左右成对，呈弧线排列。切牙共有 8 颗，包括上颌中切牙、上颌侧切牙、下颌中切牙和下颌侧切牙。

（一）切牙类的共性特点

1. 牙冠 形态简单，呈铲形，由唇面、舌面、近中面和远中面四个轴面及一个切端组成。

2. 唇面 近似梯形，切龈径大于近远中径；切缘宽于颈缘；切 1/3 有两条纵行发育沟；颈 1/3 处有唇颈嵴；颈缘呈弧形，凸向根方。

3. 舌面 较唇面窄；中央有深浅不一的舌窝；颈部突出为舌隆突；舌面颈缘线也凸向根方。

4. 邻面 呈三角形，颈部最厚、向切端渐变薄；上颌切牙的切嵴均在牙长轴的唇侧，下颌切牙的切嵴均在牙长轴的舌侧；接触区均位于切 1/3 ；邻面的颈曲线凸向冠方，且近中面的颈曲度较远中面的大。

5. 牙根 均为单根；从根颈到根尖逐渐变细；根尖段略偏远中。

6. 切端 切牙初萌时，切端均可见 3 个半月状小突起，称为切端结节，随着磨耗而逐渐变成平直状。

7. 切牙体积 体积上，上颌切牙大于下颌切牙，其中上颌中切牙又大于上颌侧切牙，下颌侧切牙大于下颌中切牙。

（二）上颌中切牙

上颌中切牙（maxillary central incisor）位于上颌牙弓前部，中线两侧，是切牙中近远中径最宽、体积最大的牙。左、右中切牙近中面彼此相对。

1. 牙冠

（1）唇面：宽大平坦，近似梯形，牙冠的切颈径大于近远中径。近中缘长而较直，远中缘较短突，切缘平直，颈缘呈弧形，牙冠从切缘向牙颈方向逐渐内收，故切缘宽于颈缘。切缘与近中缘相交而成的近中切角近似直角，与远中缘相交而成的远中切角较为圆钝，这是区分左右上颌中切牙的重要依据。切 1/3 处可见两条浅的纵行发育沟，颈 1/3 处有唇颈嵴，唇颈嵴略突出是唇面的外形高点所在处（图 2-29）。

牙冠唇面形态一般与人的面形相协调，常可分为尖圆型、卵圆型及方圆型三种。

1）尖圆型：牙冠唇面颈部显著缩小，从近、远中切角到颈部成尖形。

2）卵圆型：牙冠颈部与切端二者宽度均较窄，近、远中接触区之间最宽。

3）方圆型：牙冠颈部与切端二者宽度相近。

（2）舌面：与唇面相似但较小。中央凹陷形成舌面窝，四周突起成嵴，其中切端有切嵴，近中有长而直的近中边缘嵴，远中有短而圆突的远中边缘嵴，颈部有大而显著的舌隆突。舌隆突表面常可见发育沟延伸至舌面窝（图 2-29）。

（3）邻面：近似三角形。三角形的底为颈缘，呈“V”形，突向冠方。近中面大而平坦，接触区在切 1/3 靠近切角处。远中面短而圆突，接触区在切 1/3 距切角稍远处。近中面的颈曲度比远中面稍大（图 2-29）。

（4）切端：唇侧较平为切缘，舌侧圆突成切嵴。侧面观，切嵴在牙体长轴的唇侧（图 2-29）。

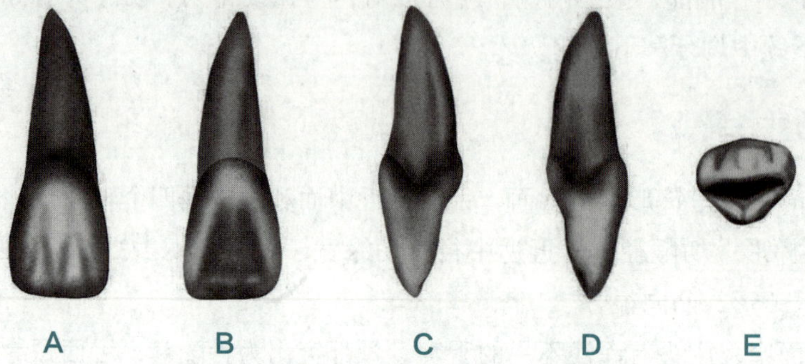

图 2-29　右侧上颌中切牙各面观示意图

A. 唇面；B. 舌面；C. 近中面；D. 远中面；E. 切端。

2. 牙根　粗壮而直的单根，唇侧宽于舌侧，根颈部横剖面呈圆三角形；牙根自颈部向根尖逐渐缩小，呈圆锥状。根长略大于冠长，或冠根长度相等，也有根长短于冠长者。

（三）上颌侧切牙

上颌侧切牙（maxillary lateral incisor）位于上颌中切牙的远中，与上颌中切牙形态相似，但整体细长，唇凸舌凹。此牙变异较多见，多为锥形或先天缺失。

1. 唇面　与上颌中切牙相似，但短窄、圆突；发育沟不如中切牙明显；近中缘稍长，近中切角近似锐角；远中缘较短，与切缘弧形相连，形成“大圆弧形”远中切角；切缘自近中至远中明显斜向颈部（图 2-30）。

2. 舌面　近、远中边缘嵴较上颌中切牙明显，舌窝窄而深，呈“V”形。舌隆突窄，但位置居中，其上偶有裂沟越过并延伸到根部，成为龋病的好发部位（图 2-30）。

3. 邻面　近似三角形，近中面较长，远中面较小且圆突；近、远中接触区均位于切 1/3，近中接触区距切角近，远中接触区距切角稍远（图 2-30）。

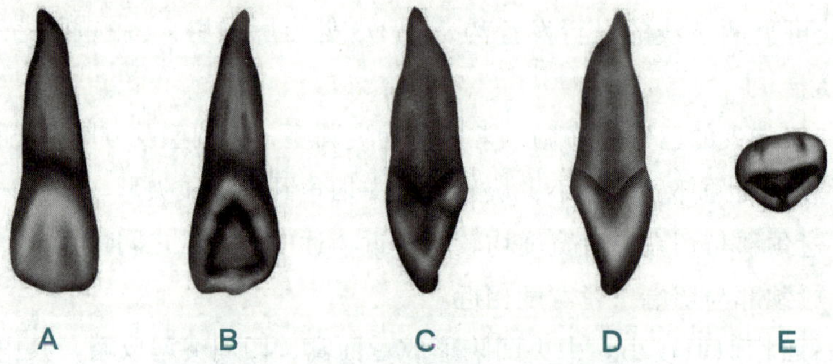

图 2-30　右侧上颌侧切牙各面观示意图

A. 唇面；B. 舌面；C. 近中面；D. 远中面；E. 切端。

4. 牙根　单根，根长大于冠长，且较中切牙细长，根尖细且多偏向远中，根颈部横剖面为卵圆形。

（四）下颌中切牙

下颌中切牙位于下颌中线两侧，形态较为对称，体积是切牙甚至全口牙中最小者，牙冠宽度仅为上颌中切牙的2/3。

1. 牙冠

（1）唇面：外形呈窄长梯形，切缘平直，近中缘与远中缘较对称，近、远中切角约相等，均为锐角。唇面光滑平坦，发育沟浅。离体后难以区分左右（图2-31）。

（2）舌面：较唇面略小，舌窝浅平，边缘嵴不明显，舌隆突小而不明显（图2-31）。

（3）邻面：外形呈狭长三角形，近、远中接触区均在切1/3靠近切角处（图2-31）。

（4）切端：侧面观，切嵴在牙体长轴上或稍偏舌侧（图2-31）。

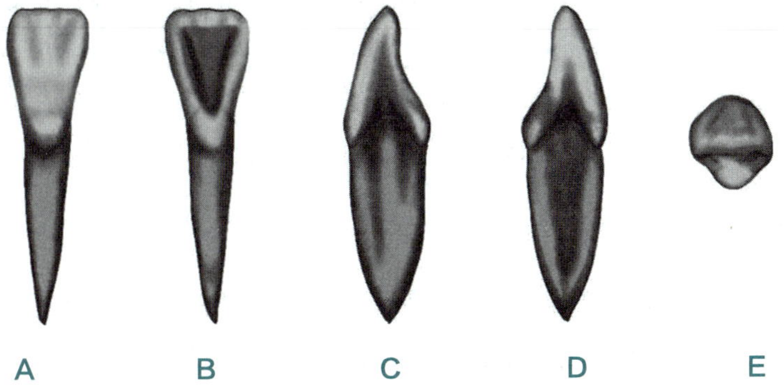

图2-31 右侧下颌中切牙各面观示意图

A. 唇面；B. 舌面；C. 近中面；D. 远中面；E. 切端。

2. 牙根 单根，窄而扁，唇舌径大于近远中径，根中1/3横剖面呈葫芦形。远中根面的纵行凹陷较近中根面的略深，根尖微偏向远中，可作为区分左右的参考。

（五）下颌侧切牙

下颌侧切牙与下颌中切牙形态相似，但体积稍大。

1. 牙冠

（1）唇面：外形亦呈窄长梯形，但近中缘、远中缘不对称，近中缘较平直，远中缘较圆突。切缘自近中至远中略斜向颈部，近中切角锐利，远中切角略圆钝。唇面发育沟不明显（图2-32）。

（2）舌面：舌窝浅平，切嵴、边缘嵴均不明显，远中边缘嵴比近中边缘嵴稍短（图2-32）。

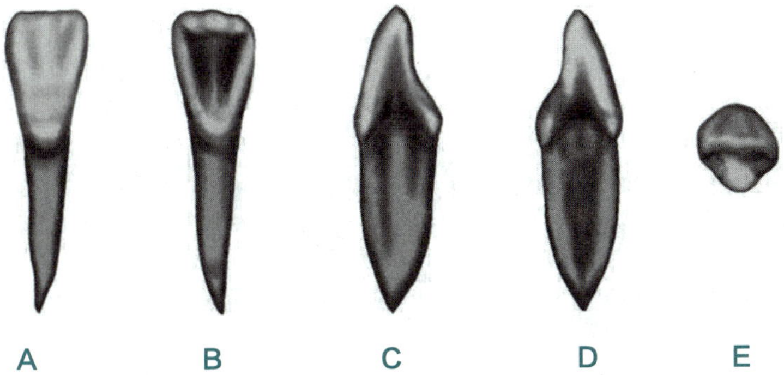

图2-32 右侧下颌侧切牙各面观示意图

A. 唇面；B. 舌面；C. 近中面；D. 远中面；E. 切端。

（3）邻面：外形近似狭长三角形，近、远中接触区不在同一水平，近中接触区位于切 1/3 靠近切角处，远中接触区在切 1/3 离切角稍远处（图 2-32）。

（4）切端：切嵴由近中向远中舌侧扭转。侧面观，切嵴位于牙体长轴上或稍偏舌侧（图 2-32）。

2. 牙根 单根，较下颌中切牙稍长，近、远中根面纵行凹陷更明显。根颈 1/3 横剖面呈扁圆形，根尖微偏远中。

（六）上颌切牙与下颌切牙的区别

1. 上颌切牙牙冠宽大，下颌切牙牙冠窄小。上颌切牙唇面发育沟明显，下颌切牙唇面光滑，发育沟不明显。

2. 上颌切牙舌面边缘嵴明显，下颌切牙舌面无明显边缘嵴。上颌切牙舌窝较深，下颌切牙舌窝窄浅。

3. 侧面观，上颌切牙切嵴在牙体长轴唇侧，下颌切牙切嵴靠近牙体长轴或略偏向舌侧。

4. 上颌切牙牙根粗壮且直。下颌切牙牙根窄且扁，其近、远中根面均有纵行凹陷。

（七）切牙应用解剖

1. 上颌中切牙位于上颌牙弓前部，易遭到意外损伤而折断或脱落，缺损后对发音和面部美观等均有直接影响，应及时修复。修复时应注意恢复的形态、色泽要与面形及邻牙相协调。

2. 切牙的邻面接触区与上颌侧切牙的舌面窝顶端自洁作用差，好发龋病。

3. 上颌两中切牙之间偶有额外牙，称为正中额外牙，应及早拔除，以免造成牙列拥挤及𬌗关系紊乱。

4. 上颌中切牙牙根圆且直，拔除时可使用旋转力；而上颌侧切牙牙根可有弯曲，下颌切牙牙根呈扁形，故拔牙时不可使用旋转力，应采用唇舌向摇摆力。

5. 下颌切牙舌侧接近下颌下腺管开口处，发生龋病机会少，但舌侧颈部通常有牙结石沉积。

6. 上颌侧切牙常发生形态变异，如锥形侧切牙，偶有先天缺失者。

二、尖牙

尖牙位于口角部位、侧切牙远中，上、下、左、右共 4 颗。因其牙冠切端有一明显而突出的牙尖，故名尖牙。

（一）尖牙类的共性特点

1. 牙冠 由唇面、舌面、近中面和远中面 4 个轴面和 1 个牙尖组成。

2. 唇面 形似五边形，唇轴嵴突出，将唇面分成近、远中两个唇斜面。

3. 舌面 亦形似五边形，舌轴嵴将舌面分成近、远中两个舌窝。

4. 邻面 呈楔形，颈 1/3 处最厚，唇颈嵴和舌隆突均显著。

5. 牙尖 均偏近中。

6. 牙根 长，单根，根尖段偏向远中。

（二）上颌尖牙

上颌尖牙是全口牙中最长的牙。牙冠的唇舌径明显大于其近远中径。

1. 牙冠

（1）唇面：切颈径大于近远中径，外形近似圆五边形，分别由近中缘、远中缘、近中斜缘、远中斜缘和颈缘组成。牙尖顶位于唇面近中，故近中斜缘短，远中斜缘长。近中缘长直，远中缘短突，颈缘呈弧形。初萌的尖牙，近、远中斜缘在牙尖顶相交成的角近似90°。近中斜缘与近中缘相交成近中切角，远中斜缘与远中缘相交成远中切角。唇面中部有突出的唇轴嵴，将唇面分为两个唇斜面，即近中唇斜面和远中唇斜面。唇轴嵴两侧各有一发育沟，介于三个生长叶之间。外形高点在中1/3和颈1/3交界处的唇轴嵴上（图2-33）。

（2）舌面：较唇面小，舌隆突非常显著，是舌面外形高点所在处。由牙尖至舌隆突有一明显的纵嵴为舌轴嵴，将舌窝分成较小的近中舌窝、较大的远中舌窝。舌窝周围有近中边缘嵴、远中边缘嵴和近中牙尖嵴、远中牙尖嵴。近中边缘嵴较远中边缘嵴长直，又因牙尖偏近中，所以近中牙尖嵴短，远中牙尖嵴较长。舌轴嵴两侧有较短的副嵴，远中副嵴较近中副嵴显著（图2-33）。

（3）邻面：形似三角形，较切牙短小，因为牙尖占去了冠长的1/3。舌隆突和唇颈嵴均较显著，故尖牙牙冠比其他前牙都厚。邻面较切牙突出，远中面较近中面更为突出且短小。近中接触区靠近近中切角；远中接触区距远中切角稍远，且略偏向舌侧（图2-33）。

（4）牙尖：整个牙尖由四条嵴和四个斜面构成。四条嵴分别为近中牙尖嵴、远中牙尖嵴、唇轴嵴和舌轴嵴，四个斜面分别为近中唇斜面、远中唇斜面、近中舌斜面和远中舌斜面。唇面观，牙尖顶略偏近中。侧面观，牙尖顶位于牙体长轴的唇侧（图2-33）。

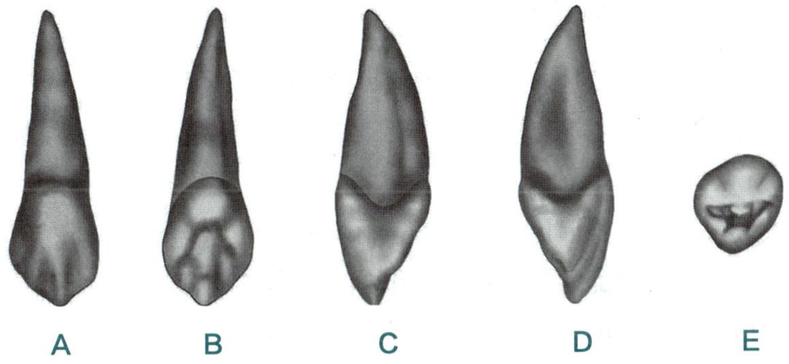

图2-33　右侧上颌尖牙各面观示意图

A. 唇面；B. 舌面；C. 近中面；D. 远中面；E. 牙尖。

2. 牙根　单根，圆锥形，粗壮强大，唇舌径大于近远中径，根颈横剖面为卵圆三角形。根长约为冠长的两倍，是全口牙中牙根最长者。牙根根尖较直，或略偏向远中。

（三）下颌尖牙

下颌尖牙与上颌尖牙形态相似，但整个牙体比上颌尖牙窄且薄，故牙体显得细长。

1. 牙冠

（1）唇面：外形为狭长五边形，切颈径明显大于近远中径，较平坦，沟嵴不如上颌尖牙明显，唇轴嵴自牙尖顶止于冠中1/3处。近中缘长直，几乎与近中根面直线移行，远中缘较短。牙尖明显偏近中，故近中斜缘明显短于远中斜缘，二者长度比约为 1∶2，两斜缘交角大于 90°（图 2-34）。

（2）舌面：小于唇面，略凹。舌隆突和舌轴嵴均不如上颌尖牙舌面显著，窝浅嵴也低。外形高点在舌隆突上（图 2-34）。

（3）邻面：为狭长三角形。近中面大而平，远中面短而突。近中接触区位于切 1/3 的近中切角处，远中接触区在切 1/3 与中 1/3 交界处，并偏舌侧（图 2-34）。邻面观，冠与根的唇缘相连约成弧线。下颌尖牙牙冠舌倾，牙尖位于牙体长轴上。

（4）牙尖：唇面观，牙尖顶明显偏近中；侧面观，牙尖顶位于牙体长轴上（图 2-34）。

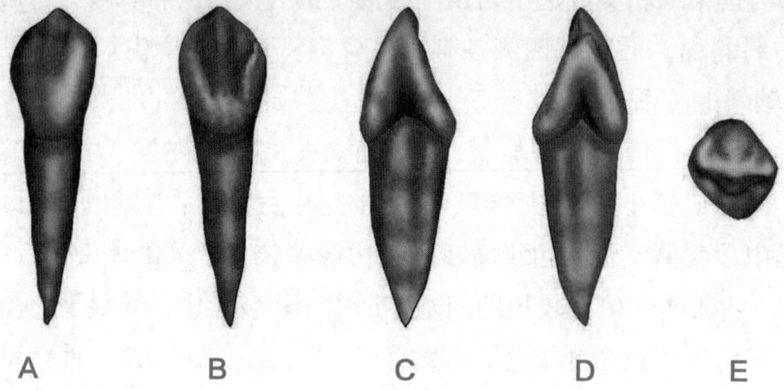

图 2-34　右侧下颌尖牙各面观示意图

A. 唇面；B. 舌面；C. 近中面；D. 远中面；E. 切端。

2. 牙根　单根，扁圆细长，为下颌牙中根最长者，长度仅次于上颌尖牙。根颈横剖面为扁圆形，根尖略偏远中。

（四）上颌尖牙与下颌尖牙的区别

1. 上颌尖牙体积较大，牙冠宽大；下颌尖牙体积较小，牙冠窄长。

2. 上颌尖牙轴嵴、颈嵴和舌隆突较明显，舌窝较深；下颌尖牙以上结构均不明显，舌窝较浅平。

3. 唇面观，上颌尖牙近中缘长而展开，下颌尖牙牙冠近中缘与牙根近中缘相连呈直线。

4. 邻面观，上颌尖牙冠与根的唇缘相连不成弧线，下颌尖牙因牙冠向舌侧倾斜而成弧形。

5. 上颌尖牙牙尖顶略偏向近中，下颌尖牙则明显偏向近中。

6. 上颌尖牙近中斜缘与远中斜缘相交近似直角，下颌尖牙两斜缘相交成钝角。

7. 上颌尖牙牙根粗大，根颈横剖面呈卵圆三角形。下颌尖牙牙根细长，根颈横剖面呈扁圆形。

（五）尖牙应用解剖

1. 尖牙位于口角及牙弓拐弯处，牙根长而粗壮，对支撑双侧口角和维持面部丰满美观起重要作用，若上尖牙缺失，口角上部塌陷，影响面部美观。

2. 尖牙牙冠各面光滑，无点隙、裂沟，自洁作用较好，较少发生龋齿。

3. 尖牙牙根粗状长人，比较稳固，能承受较大𬌗力，在口内存留时间较长，修复相关缺失牙时，常选作基牙。

4. 上颌尖牙牙根为较直的圆锥形单根，拔牙时可使用旋转力；下颌尖牙的牙根为扁圆单根，拔牙时在极松动情况下可适当配合较小的旋转力。

三、前磨牙

前磨牙位于口角之后、介于尖牙与磨牙之间，上下左右共8颗，包括上颌第一、第二前磨牙，以及下颌第一、第二前磨牙。前磨牙与前牙形态完全不同，牙冠不是楔形，而呈立方形，较前牙多一个咬合面。其主要功能为协助撕裂和捣碎食物。

（一）前磨牙的共性特点

1. 牙冠　呈立方形，由4个轴面（颊面、舌面、近中面、远中面）和1个𬌗面组成。

2. 轴面　颊面形似五边形，有颊轴嵴，发育沟浅；舌面较圆突，舌轴嵴不明显；邻面似四边形，接触区均在近𬌗缘偏颊侧。𬌗面形态结构复杂。有颊、舌2个牙尖或3个牙尖（下颌第二前磨牙存在三尖型者），颊尖均大于舌尖，颊尖长而尖锐，舌尖短而圆钝。两尖的三角嵴均自牙尖顶伸向𬌗面中央，将𬌗面分成近、远中窝，有发育沟、点隙分布。

3. 牙根　上颌第一前磨牙根多分叉为颊、舌两根。下颌前磨牙多为扁圆形单根，根尖段偏远中。

（二）上颌第一前磨牙

上颌第一前磨牙（maxillary first premolar）是前磨牙类中体积最大的。牙冠窄而厚，颊舌径大于近远中径。

1. 牙冠

（1）颊面：外形与尖牙唇面相似，但较短小，𬌗龈径大于近远中径。颊尖略偏远中，是四个前磨牙中唯一的颊尖偏远中的牙，因此其近中牙尖嵴长，远中牙尖嵴短。近中缘在接触区稍突，而在近颈部稍凹，远中缘略直。牙颈部显著变窄，使得𬌗面宽而颈部窄。颊面中部的颊轴嵴微突，其两侧各有一条发育沟。颊面的外形高点在颈1/3的颊颈嵴上（图2-35）。

（2）舌面：较颊面窄小、光滑圆突，似卵圆形。舌尖较颊尖短小、圆钝，略偏近中。外形高点在舌面中1/3处（图2-35）。

（3）邻面：形似四边形，颈部较宽。近中面近颈部有凹陷，近中沟从𬌗面跨过近中边缘嵴达近中面，止于𬌗1/3处。近中面较平坦，远中面较圆突、光滑。近、远中接触区均靠近𬌗缘偏颊侧（图2-35）。

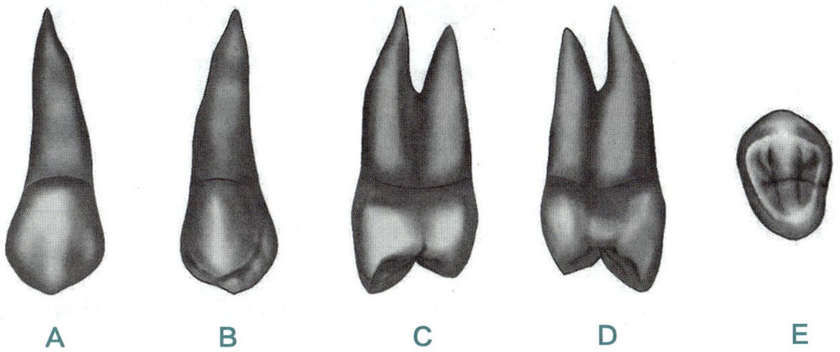

图2-35　右侧上颌第一前磨牙各面观示意图

A. 颊面；B. 舌面；C. 近中面；D. 远中面；E. 𬌗面。

（4）𬌗面：外形为轮廓显著的六边形，颊侧宽舌侧窄，颊舌径大于近远中径（图2-35）。𬌗面四周有近、远中边缘嵴、颊𬌗边缘嵴、舌𬌗边缘嵴围绕，其中远中边缘嵴长于近中边缘嵴，颊𬌗边缘嵴（颊尖的近、远中牙尖嵴组成）长于舌𬌗边缘嵴（舌尖的近、远中牙尖嵴组成）。有颊尖、舌尖两个牙尖，颊尖长大、锐利、偏远中，舌尖短小、圆钝、偏近中。颊尖、舌尖的三角嵴分别由各自的牙尖顶伸向𬌗面中央。𬌗面中央凹陷为中央窝，中央窝内有近、远中点隙，两点隙之间为中央沟。由近中点隙发出的沟跨过近中边缘嵴达近中面，称为近中沟，是上颌第一前磨牙特有的解剖标志。由远中点隙发出伸向远中止于远中边缘嵴内的沟，称为远中沟。

2. 牙根 为扁圆形，颊舌径大于近远中径。牙根多在根中或根尖 1/3 处分叉为颊、舌两根（约占 80%），颊根比舌根长大，牙根自颈缘至根分叉处有纵行凹陷。少数为单根，其近中根面的纵行凹陷较长。根尖略偏远中。

（三）上颌第二前磨牙

上颌第二前磨牙（maxillary second premolar）形态与上颌第一前磨牙相似，颊舌径大于近远中径但牙冠小而圆突，轮廓不如上颌第一前磨牙显突。

1. 牙冠

（1）颊面：颊尖圆钝、偏向近中，发育沟及颊轴嵴均不明显，颈部较上颌第一前磨牙略宽（图 2-36）。

（2）舌面：颊舌面大小相似，差异不如上颌第一前磨牙明显。舌尖圆钝、偏向近中（图 2-36）。

（3）邻面：形似四边形。近中面大于远中面，近中面较宽且平直，远中面小而圆突。少见近中沟跨过近中边缘嵴至邻面，且近中面颈部少有凹陷。近远中接触区都在近𬌗缘偏颊侧（图 2-36）。

（4）𬌗面：外形为椭圆形，各角均较圆钝（图 2-36）。颊𬌗边缘嵴与舌𬌗边缘嵴宽度相近，颊尖、舌尖的高度及大小也相近，均偏近中。中央窝较浅，近远中点隙相距近，故中央沟短。无近中沟跨过近中边缘嵴至近中面。

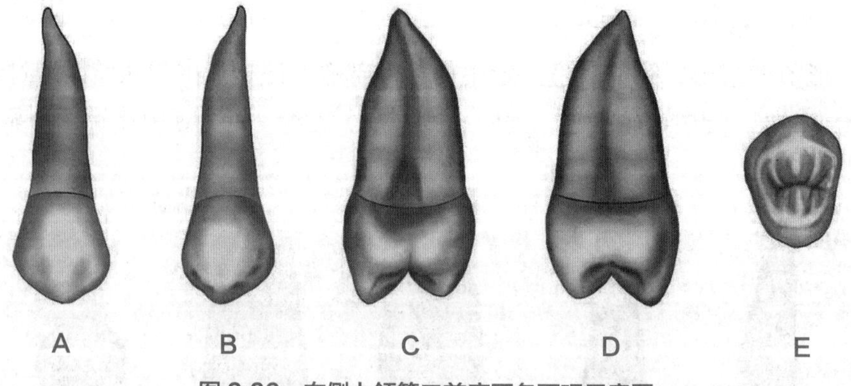

图 2-36 右侧上颌第二前磨牙各面观示意图

A. 颊面；B. 舌面；C. 近中面；D. 远中面；E. 𬌗面。

2. 牙根 多为单根、扁圆形。牙根的近远中面上有浅的纵行凹陷，根尖偏向远中。

（四）下颌第一前磨牙

下颌第一前磨牙（mandibular first premolar）是前磨牙类中体积最小的牙。其颊舌径与近远中径相近，牙冠显得较方圆。

1. 牙冠

（1）颊面：形似五边形，颊尖长而尖锐、偏近中，近中缘平直，远中缘圆突，从接触区至颈缘收缩变窄。颊轴嵴在颈 1/3 处显突，颊颈嵴呈新月形突起，外形高点在颊面颈 1/3 处（图 2-37）。

（2）舌面：较窄小，仅为颊面的 1/2。舌尖也明显小于颊尖，短小圆钝、偏向近中。外形高点在舌面中 1/3 处（图 2-37）。

（3）邻面：形似四边形。颊尖高尖、舌尖短小，颊舌尖高度落差是前磨牙中最大的。邻面观，牙冠明显向舌侧倾斜，使得颊尖顶位于牙体长轴上，而舌尖顶位于牙体长轴的舌侧。颊侧缘长而凸，舌侧缘短而直。近远中接触区都在近𬌗缘偏颊侧（图 2-37）。

（4）𬌗面：形似卵圆形，颊侧明显宽于舌侧（图 2-37）。最大特点是颊尖明显高大而舌尖明显矮小，两尖均偏近中。颊尖三角嵴长而显著，约占𬌗面的 2/3；舌尖三角嵴较为短小，约占𬌗面的 1/3。颊、舌尖的三角嵴相连形成横嵴，为该牙的重要解剖标志。横嵴将𬌗面分为较小的三角形近中窝和较大的长圆形远中窝，远中窝较近中窝位置低且深，并略偏舌侧。近、远中点隙之间有中央沟相连，中央沟被横嵴分成近中沟和远中沟，其中近中沟跨过近中边缘嵴达舌面，称为近中舌沟，是下颌第一前磨牙最明显的识别特征之一。

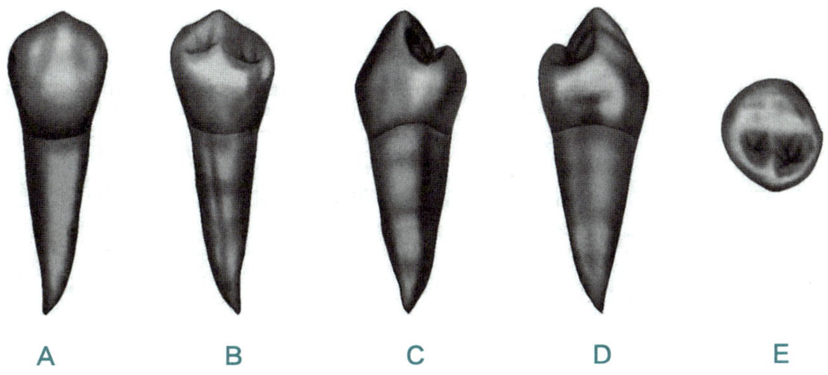

图 2-37 右侧下颌第一前磨牙各面观示意图

A. 颊面；B. 舌面；C. 近中面；D. 远中面；E. 𬌗面。

2. 牙根 单根，扁而细长，颊侧宽于舌侧。近中面的根尖部常有分叉痕迹。根尖略弯远中。

（五）下颌第二前磨牙

下颌第二前磨牙（mandibular second premolar）与下颌第一前磨牙形态相似，但体积稍大。牙冠的𬌗颈径、颊舌径、近远中径三径相近，故牙冠外形方圆。

1. 牙冠

（1）颊面：形似五边形，颊尖圆钝、略偏近中。颊轴嵴较圆突，颊面颈部相对较宽，收缩不如下颌第一前磨牙明显（图 2-38）。

（2）舌面：如有 1 个舌尖者，则舌面小于颊面，舌尖小于颊尖且偏近中。如有 2 个舌尖者，则舌面宽于颊面，两舌尖之间以舌沟分隔，近中舌尖大于远中舌尖（图 2-38）。

（3）邻面：近、远中接触区均在近𬌗缘偏颊侧。与下颌第一前磨牙不同的是，牙冠向舌侧倾斜度较小，颊尖顶靠近牙体长轴；颊舌尖高度差距较小，无近中舌沟（图 2-38）。

（4）𬌗面：三尖型者，𬌗面外形呈方圆形，颊尖最大，近中舌尖次之，远中舌尖最小，发育沟多为“Y”形。两尖型者，𬌗面外形呈椭圆形，各轴角均圆钝，颊尖、舌尖各一个，均偏近中，发育沟多呈“H”形或“U”形（图2-38）。

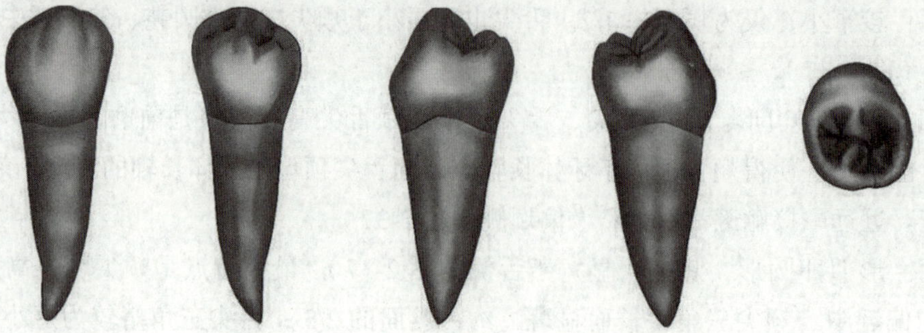

图2-38 右侧下颌第二前磨牙各面观示意图

A. 颊面；B. 舌面；C. 近中面；D. 远中面；E. 𬌗面。

2. 牙根 单根、扁圆形，近中面无分叉痕迹，根尖段偏向远中。

（六）上颌前磨牙与下颌前磨牙的区别

1. 体积上，上颌前磨牙牙冠较下颌前磨牙大，其中上颌第一前磨牙是前磨牙中体积最大的，其次是上颌第二前磨牙，然后是下颌第二前磨牙，下颌第一前磨牙是前磨牙中体积最小的。

2. 侧面观，上颌前磨牙牙冠较直，颊尖顶位于牙体长轴的颊侧；而下颌前磨牙因牙冠向舌侧倾斜，故颊尖顶靠近牙体长轴或在牙体长轴上。

3. 牙冠形态上，上颌前磨牙牙冠窄长，颊舌径大于近远中径；下颌前磨牙牙冠较方圆，颊舌径和近远中径相近。

4. 牙尖大小上，上颌前磨牙颊尖、舌尖大小相近，舌尖为功能尖；下颌前磨牙颊尖明显大于舌尖，颊尖为功能尖。

（七）前磨牙应用解剖

1. 前磨牙𬌗面的点隙、沟及邻面均为龋病好发的部位，充填或修复治疗时应恢复其正常的解剖外形及接触区的形态和位置。

2. 第一磨牙缺失后，第二前磨牙常作为修复第一磨牙缺失牙的基牙。

3. 因前磨牙牙根较扁或为双根，拔牙时不可使用旋转力，主要使用颊舌向摇摆力。

4. 上颌前磨牙根尖紧邻上颌窦，根尖感染可能波及上颌窦；取断根时要注意避免使用推力，以免把断根推入上颌窦内。

5. 前磨牙的中央窝内，有时可出现一锥形小牙尖，称畸形中央尖，多发生在前磨牙，尤其是下颌第二前磨牙，偶见于磨牙，单侧或双侧对称性发生。畸形中央尖下方有髓角突入，易因折断或磨损而露髓，造成牙髓的感染。

6. 下颌前磨牙常作为寻找颏孔的标志。

7. 前磨牙可发生错位、易位或额外牙。

四、磨牙

磨牙位于牙弓后端、前磨牙的远中，上、下、左、右共12颗，包括上颌第一、第二、第三磨牙和下颌第一、第二、第三磨牙。磨牙是口腔中体积最大、发挥咀嚼功能最大的牙齿。牙冠体积大，呈立方形或长方形，由颊面、舌（腭）面、近中面和远中面4个轴面及1个𬌗面组成，牙根多分叉为2～3个根，其主要功能是磨细食物。

（一）磨牙的共性特点

1. 磨牙体积从近中向远中依次减小，即第一磨牙＞第二磨牙＞第三磨牙。

2. 牙冠体积较前磨牙大，𬌗面宽大，形态结构复杂。

3. 上颌磨牙𬌗面呈斜方形，颊舌径大于近远中径；下颌磨牙𬌗面呈长方形，近远中径大于颊舌径。

4. 牙尖多，一般为4～5个牙尖。

5. 磨牙冠宽大于冠长，即近远中径大于𬌗颈径。颊、舌面呈梯形，颊面外形高点位于颈1/3处，舌面外形高点位于中1/3处。邻面呈四边形，近、远中接触区均位于𬌗1/3的𬌗缘附近。

6. 𬌗面发育沟、副沟众多，并有通向颊、舌面的发育沟，便于食物在咀嚼时从𬌗面溢出。同时因窝、沟、点隙多而好发龋病。

7. 牙根根干粗，上颌磨牙多分叉为3个根，下颌磨牙多分叉为2个根。

（二）上颌第一磨牙

上颌第一磨牙（maxillary first molar）在6岁左右萌出，又称为“六龄齿”。它是上颌牙中体积最大者。

1. 牙冠

（1）颊面：形似梯形，近远中径大于𬌗颈径，近中缘长而平直，远中缘稍短而圆突，𬌗缘由近、远中颊尖的4条牙尖嵴构成，呈“W”形（图2-39）。颈部缩窄，𬌗缘宽于颈缘。近中颊尖略宽于远中颊尖，两颊尖之间有颊沟通过。颊沟约与牙长轴平行，终止于颊面中1/3处，末端形成颊点隙，并分出两条小沟。近中颊尖的颊轴嵴比远中颊尖的颊轴嵴显突。颊颈嵴突出，以近中侧最为显著，外形高点在颈1/3处。

（2）舌面：与颊面大小相似或稍小（图2-39）。𬌗缘由近、远中舌尖的4条牙尖嵴连续组成。近中舌尖明显宽于远中舌尖，约占舌面的2/3，两舌尖之间有远中舌沟通过。远中舌沟由𬌗面发出，延伸至舌面1/2处，末端不形成点隙。近中舌尖的舌侧偶有第五牙尖，又称卡氏尖，其与近中舌尖之间以新月形的沟分隔。卡氏尖既不达𬌗面，其内部也无髓角，故称为卡氏结节。舌面舌轴嵴不明显，外形高点在中1/3处。

（3）邻面：形似四边形，颊舌径大于𬌗颈径。近中面宽而平坦，其接触区位于𬌗1/3的颊1/3与中1/3交界处（图2-39）。远中面小而圆突，其接触区位于𬌗1/3的中1/3与舌1/3交界处。

（4）𬌗面：外形轮廓呈斜方形，尖、窝、点隙、沟、嵴多而复杂（图2-39）。

1）牙尖：𬌗面有近中颊尖、远中颊尖、近中舌尖和远中舌尖四个牙尖，其中近中舌尖最大，是上颌第一磨牙的主要功能尖。近中颊尖稍大，远中颊尖稍小，远中舌尖则最小。少数人在近中舌尖舌侧有一个无功能的第五牙尖。颊尖高而尖锐，为非功能尖；舌尖低而圆钝，为功能尖。

2）边缘嵴：𬌗面四周由 4 条边缘嵴围成，包括颊𬌗边缘嵴、舌𬌗边缘嵴、近中边缘嵴和远中边缘嵴。其中，颊𬌗边缘嵴由两颊尖的 4 条牙尖嵴构成，舌𬌗边缘嵴由两舌尖的 4 条牙尖嵴构成。由 4 条边缘嵴围成的 4 个𬌗角中，近颊𬌗点角及远舌𬌗点角为一对锐角，远颊𬌗点角及近舌𬌗点角为一对钝角，这是上颌第一磨牙的特点之一。

3）三角嵴：每个牙尖都有一条三角嵴，从其牙尖顶端斜伸向𬌗面中央。其中，近中舌尖的三角嵴与远中颊尖的三角嵴斜形相连，跨过磨牙𬌗面形成斜嵴，是上颌磨牙特有的解剖标志之一，以上颌第一磨牙最为明显。

4）斜面：每个牙尖都有四个斜面，其中颊尖的颊斜面与对𬌗牙无咬合接触，为非功能斜面，但颊尖的舌斜面、舌尖的颊斜面和舌斜面与对𬌗牙均有咬合接触，这些斜面为功能斜面。

5）窝、点隙：𬌗面中部凹陷成窝，斜嵴将𬌗面窝分隔成近中窝和远中窝。近中窝较大，位于近𬌗边缘嵴与斜嵴之间，约占𬌗面的 2/3，又称中央窝，窝底部有中央点隙。远中窝较小，位于斜嵴与远𬌗边缘嵴之间，约占𬌗面的 1/3，窝底部有远中点隙。

6）沟：𬌗面发育沟主要有三条。①颊沟：由中央点隙发出，经两颊尖之间跨过颊𬌗边缘嵴到达颊面中部。②近中沟：由中央点隙伸向近中，止于近中边缘嵴内侧。③远中舌沟：远中窝内有一斜行发育沟称为远中舌沟，其一端经两舌尖之间跨过舌𬌗边缘嵴达舌面中部，另一端止于远中边缘嵴内侧。④远中沟：中央点隙向远中方向形成远中沟（又称为斜嵴横沟），通常在到达斜嵴时已不明显，但此沟亦可跨过斜嵴至远中窝内，在上颌第一磨牙此沟不明显。

2. 牙根 由三根组成，三根分叉部位在根颈 1/3 与根中 1/3 交界处（图 2-39）。颊侧两个根分别为近中颊根和远中颊根，两颊根均呈扁形，其颊舌径宽、近远中径窄。其中，近中颊根位于牙冠近中颊侧颈部之上，颊面宽于舌面，近远中根面较平整；远中颊根位于牙冠远中颊侧颈部之上，比近中颊根短小。舌侧 1 个根称舌根，亦称腭根。舌根位于牙冠舌侧颈部之上，扁宽、粗壮，是三根中最大者。舌根的近远中径宽、颊舌径窄，其颊舌根面宽而平，但舌面有纵行凹陷。两颊根之间相距较近，而颊根与舌根之间分开较远，三根之间根间距较大，有利于牙的稳固和𬌗力的分散传导。

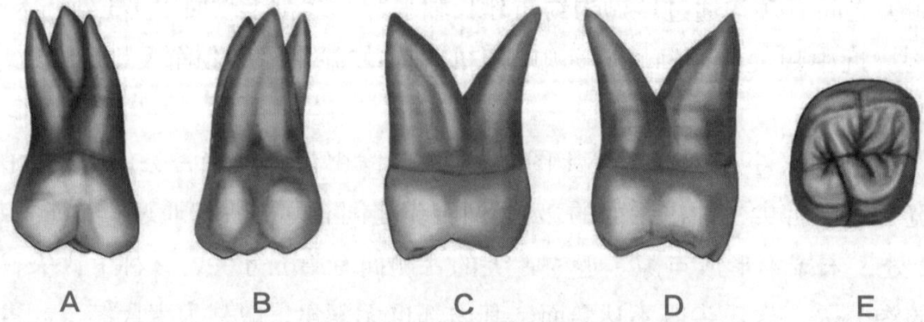

图 2-39 右侧上颌第一磨牙各面观示意图

A. 颊面；B. 舌面；C. 近中面；D. 远中面；E. 𬌗面。

（三）上颌第二磨牙

上颌第二磨牙（maxillary second molar）形态与上颌第一磨牙相似（图 2-40），但体积稍小。

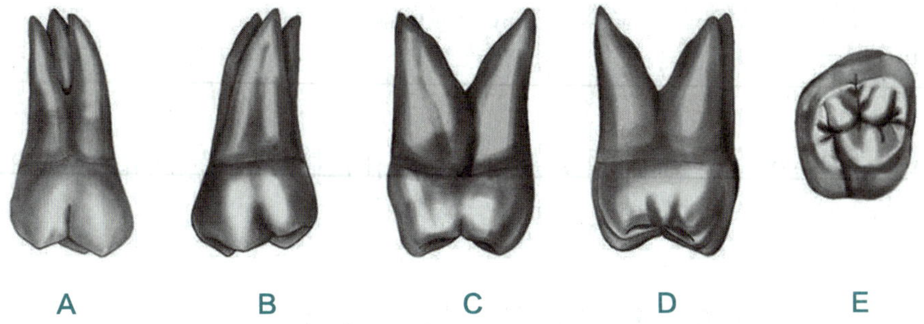

图 2-40　右侧上颌第二磨牙各面观示意图

A. 颊面；B. 舌面；C. 近中面；D. 远中面；E. 𬌗面。

1. 牙冠

因上颌第二磨牙的远中舌尖部分退化，故其牙冠可表现为四尖型和三尖型两种类型。四尖型形态如下。

（1）颊面：自近中至远中向舌侧的倾斜度大于上颌第一磨牙，近中颊尖大，远中颊尖明显缩小，近中颊轴嵴比远中颊轴嵴稍显突出。

（2）舌面：近中舌尖占舌面的大部分，远中舌尖更小，极少有第五牙尖。

（3）邻面：近中面较大而平坦，远中面较小而圆突。

（4）𬌗面：斜嵴不如上颌第一磨牙明显，有远中沟横过，远中舌沟不明显。

三尖型上颌第二磨牙，其整个牙冠及𬌗面形态与上颌第一磨牙明显不同，具体形态为颊面宽大，舌面由于远中舌尖不同程度退化而明显小于颊面，𬌗面类似三个牙尖形状。近中颊尖与远中颊尖大小相近，近中舌尖特大，远中舌尖极小或全部退化消失。斜嵴不清楚或消失，发育沟、窝、点隙形态不规则。

2. 牙根　由三根组成，两颊根间及颊舌根间的分叉度均较上颌第一磨牙小。少数牙近中颊根或远中颊根与腭根融合，或近、远中颊根融合成两根；极少数为近、远中颊根和舌根相互融合。

（四）上颌第三磨牙

上颌第三磨牙（maxillary third molar）形态、大小、位置等变异及先天性缺失甚多（图 2-41）。其标准形态与上颌第二磨牙（四尖型）相似，但牙冠较小，根较短，各轴面中 1/3 较圆突，颊舌面外形高点均在中 1/3 处。牙冠颊面自近中至远中向舌侧的倾斜度更大。

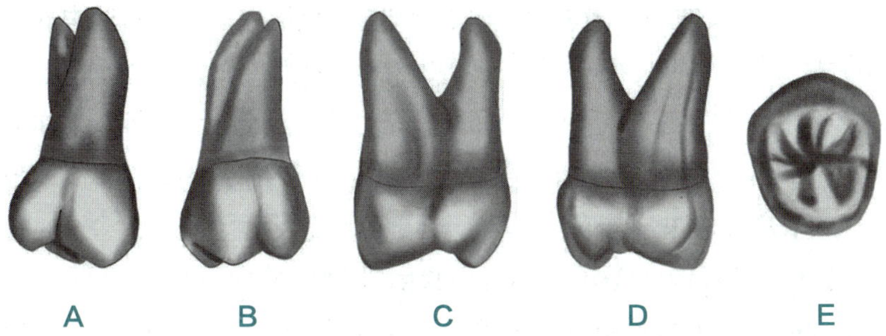

图 2-41　右上颌第三磨牙各面观示意图

A. 颊面；B. 舌面；C. 近中面；D. 远中面；E. 𬌗面。

上颌第三磨牙变异较多，如远中舌尖很小或缺如呈三尖型，或类似上颌前磨牙的双尖型、多尖型等。牙根的数目和形态变异很大，多数合并成一锥形根。

（五）下颌第一磨牙

下颌第一磨牙（mandibular first molar）是下颌牙中体积最大者，也是恒牙中最早萌出的牙，在6岁左右萌出，亦称其为“六龄齿”（图2-42）。

1. 牙冠

（1）颊面：呈倒梯形，近远中径大于殆颈径（图2-42）。殆缘长于颈缘，近中缘直，远中缘突。殆缘可见近中颊尖、远中颊尖和远中尖的半个牙尖，其中，近中颊尖最宽，远中尖最窄。近、远中颊尖之间以颊沟分隔，颊沟自殆面延伸而来达颊面中1/3处，末端形成颊点隙。远中颊尖与远中尖之间以远颊沟分隔，远颊沟亦自殆面延伸而来达颊面止于殆1/3与中1/3交界处，该沟短且浅，末端不形成点隙。近、远中颊尖的颊轴嵴与颊沟平行，远中尖的颊轴嵴不明显。颊颈嵴突出，与颈缘平行。外形高点在颈1/3处。

（2）舌面：较颊面小、光滑圆突（图2-42）。殆缘可见近中舌尖和远中舌尖，两舌尖均较高而尖锐。近中舌尖大于远中舌尖，两舌尖间有舌沟通过，止于舌面中1/2处，末端无点隙。舌轴嵴不明显。外形高点在中1/3处。

（3）邻面：形似四边形，牙冠向舌侧倾斜，颊尖低于舌尖（图2-42）。近中面宽且平整，其颊缘与颈缘构成的颊颈角和由舌缘与殆缘构成的舌殆角较锐，接触区位于殆1/3偏颊侧。远中面小于近中面，接触区位于殆1/3的中1/3处。

（4）殆面：外形似长方形，近远中径大于颊舌径。殆面形态复杂，是尖、窝、沟、嵴、斜面最多的牙（图2-42）。

1）牙尖：殆面有5个牙尖，其中颊侧3个牙尖、舌侧2个牙尖。颊尖均短而圆钝，为功能尖；舌尖均长而尖锐，为非功能尖。远中尖是最小的牙尖，位于颊面与远中面交界处。

2）边缘嵴：殆面四周由四条边缘嵴共同围成，四个殆角均较圆钝。因牙冠由近中向远中聚拢，由颊侧向舌侧聚拢，故颊殆边缘嵴长于舌殆边缘嵴，近中边缘嵴较长且直，远中边缘嵴较短且突。

3）三角嵴：殆面有5条三角嵴，由各自的牙尖顶伸向殆面中央。其中，远中颊尖的三角嵴最长，远中尖的三角嵴最短。

4）斜面：每个牙尖都有四个斜面，其中舌尖的舌斜面与对殆牙无咬合接触，为非功能斜面；舌尖的颊斜面及颊尖和远中尖的所有斜面与对殆牙均有咬合接触，为功能斜面。

5）窝、点隙：殆面中央大的凹陷为中央窝，位于近中颊舌尖三角嵴的远中面、远中颊舌尖三角嵴的近远中面和远中尖三角嵴的近中面之间，窝内有中央点隙。除中央窝外，还有两个小窝，一个是位于近中颊舌尖三角嵴的近中面与近中边缘嵴之间较小的三角形近中窝，又称近中三角窝；另一个是位于远中尖三角嵴的远中面与远中边缘嵴之间形似三角形的远中窝，又称远中三角窝。中央窝最深，近中窝最浅，近中窝和中央窝均在中轴上，远中窝略偏舌侧。

6）沟：殆面共有5条发育沟。①颊沟：自中央点隙发出伸向颊侧，经近、远中颊尖之间至颊面，止于颊点隙；②舌沟：自中央点隙发出，经近、远中舌尖之间至舌面；③近中沟：自中央点隙伸向近中，止于近中边缘嵴内侧；④远中沟：由中央点隙伸向远中，止于远中边缘嵴内侧；⑤远颊沟：从远中沟分出，经远中颊尖与远中尖之间向远颊方向达颊面。

2. 牙根 双根，扁而厚，根干较短但分叉度大（图2-42）。近中根比远中根稍大，其近、远中根面有较深的纵行凹陷，而远中根的纵行凹陷仅见于其近中根面，两根根尖均偏向远中。远中根偶有再分叉为颊、舌两根，远中舌根细小弯曲。

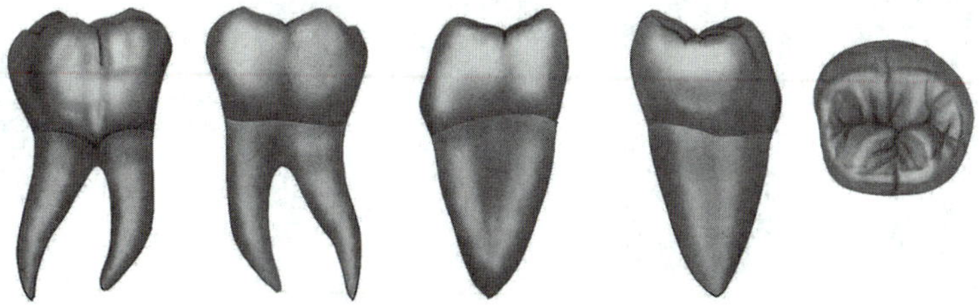

图 2-42　右侧下颌第一磨牙各面观示意图

A. 颊面；B. 舌面；C. 近中面；D. 远中面；E. 殆面。

（六）下颌第二磨牙

下颌第二磨牙（mandibular second molar）（图 2-43）体积比下颌第一磨牙稍小。根据其殆面形态可分为五尖型和四尖型。五尖型与下颌第一磨牙形态极相似，殆面亦有 5 个牙尖和 5 条发育沟，离体后二者难以区分。四尖型是下颌第二磨牙的主要类型，殆面仅有 4 个牙尖，远中尖退化消失。

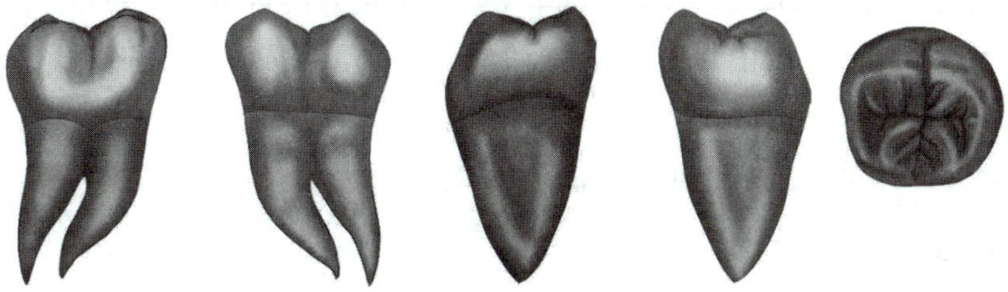

图 2-43　右侧下颌第二磨牙各面观示意图

A. 颊面；B. 舌面；C. 近中面；D. 远中面；E. 殆面。

1. 牙冠　殆面外形呈方圆形，有 4 个牙尖，其中近中颊、舌尖稍大于远中颊、舌尖，无远中尖。中央窝位于殆面中央，有 4 条发育沟，即颊沟、舌沟、近中沟和远中沟，它们呈“十”字形分布。边缘嵴和发育沟使整个殆面形似“田”字形，是该牙的特点。

2. 牙根　多为双根，扁而厚，两根分叉度小，根尖皆偏向远中。有时两根融合成一锥形根。少数牙近、远中根在颊侧发生融合，舌侧仍分叉，牙根横断面呈 C 形或马蹄形，称为 C 形根或马蹄根。极少数牙近中根可再分叉为近中颊根和近中舌根，形成 3 根。

（七）下颌第三磨牙

下颌第三磨牙（mandibular third molar）形态、大小、位置常发生变异（图 2-44）。

1. 形态　殆面有 5 个牙尖者，形态与下颌第一磨牙相似；有 4 个牙尖者，形态与下颌第二磨牙相似。

2. 牙冠　整个牙冠似球形。各轴面较光滑，外形高点均在牙冠中 1/3 处。殆面缩小，尖、窝、沟、嵴等不清晰，副沟居多。

3. 牙根 多融合成一锥形根，也有分叉成多根者。

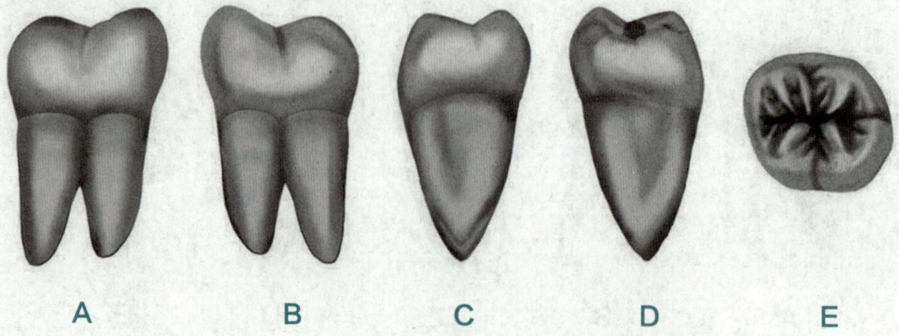

图 2-44 右侧下颌第三磨牙各面观示意图

A. 颊面；B. 舌面；C. 近中面；D. 远中面；E. 殆面。

（八）上颌磨牙与下颌磨牙的区别

1．上颌磨牙的牙冠较直，而下颌磨牙的牙冠向舌侧倾斜。

2．上颌磨牙殆面呈斜方形，近远中径小于颊舌径。下颌磨牙殆面呈长方形，近远中径大于颊舌径。

3．上颌磨牙的颊尖锐、舌尖钝，舌尖为功能尖。下颌磨牙的舌尖锐、颊尖钝，颊尖为功能尖。

4．上颌磨牙殆面有斜嵴，近中舌尖的舌侧有时有第五牙尖出现。下颌磨牙殆面无斜嵴，舌尖的舌侧无第五牙尖出现。

5．上颌磨牙的牙根多为三根，下颌磨牙的牙根多为双根。

（九）磨牙应用解剖

1．第一磨牙萌出最早，殆面窝、沟、点隙又较多，容易患龋病，充填或修复时应注意恢复其正常的解剖形态。

2．第一磨牙与第二乳磨牙位置邻近，解剖形态极相似，替牙期同时存在于口腔中，易误认，拔除第二乳磨牙时应特别注意仔细鉴别，以防发生差错。

3．上颌第二磨牙牙冠颊面正对的颊黏膜上有腮腺管的开口。上颌第三磨牙可作为寻找腭大孔的标志。

4．第三磨牙易发生先天缺失或形态位置异常。若第三磨牙错位萌出或阻生，易引起冠周炎或第二磨牙龋坏等，应尽早拔除；若第三磨牙位置正常，且与对殆牙有正常咬合关系，则应保留。

5．上、下颌磨牙拔除时，应考虑牙根的数目、分叉度和方向，以免牙根折断或残留。

6．上、下颌第一磨牙的位置关系对建立正常殆关系起重要作用，故应尽量保留。一旦缺失，应尽早修复，以免引起邻牙移位、对殆牙伸长，从而影响正常的咬合关系。

7．上颌磨牙牙根与上颌窦邻近，尤其是上颌第一磨牙根尖距上颌窦下壁最近，其根尖感染可引起牙源性上颌窦炎，拔除上颌磨牙或摘除其断根时不宜使用推力，以免穿通上颌窦底造成口腔上颌窦瘘。下颌磨牙根尖与下颌管接近，拔除下颌磨牙断根、残根时，不宜使用压力，以防损伤下牙槽神经和血管。

第七节　乳牙解剖形态

乳牙，作为人类的第一副牙齿，上、下颌各10颗，共20颗，左右成对，排列于中线两侧，自中线向远中依次为乳切牙类、乳尖牙类和乳磨牙类。与恒牙相比，乳牙没有前磨牙。除下颌第一乳磨牙形态特异外，其余乳牙的解剖形态均与相应的恒牙相似。

一、乳牙与恒牙的鉴别要点

1. 乳牙体积较小，而同名恒牙体积较大。乳磨牙的体积从近中到远中依次递增，即第二乳磨牙大于第一乳磨牙，而恒磨牙的体积依次递减，即第一磨牙体积最大，第二磨牙次之，第三磨牙最小。

2. 乳牙牙冠釉质层薄、钙化程度差，呈乳白色，而恒牙釉质层厚、钙化程度好，呈淡黄色。

3. 乳牙颈部缩窄明显，冠根分明，尤其乳前牙呈典型的宽冠窄根特征。而恒牙颈部略微缩窄，冠根分界不明显。

4. 乳牙的颈嵴突出，尤以近中侧最为突出，而恒牙则略突起。

5. 乳牙殆面聚缩，呈不规则的四边形或三角形，尖、窝、沟、嵴不明显。而恒牙殆面宽阔，呈斜方形或长方形。

6. 由于乳牙下方有恒牙牙胚，乳前牙根尖段向唇侧弯曲；乳磨牙根干短，但根的分叉显著增大，根尖间距大于牙冠宽度。

二、乳切牙

乳切牙（deciduous incisor）左右成对排列于中线两侧，包括上颌乳中切牙、上颌乳侧切牙、下颌乳中切牙和下颌乳侧切牙。

（一）上颌乳中切牙

上颌乳中切牙（maxillary deciduous central incisor）形态与上颌恒中切牙相似，但体积较小，牙冠短宽，呈铲形（图2-45）。

1. 牙冠

（1）唇面：呈梯形，表面光滑，近远中径大于切颈径，牙冠短宽。近中缘与切缘平直，远中缘及颈缘较突，近中切角似直角，远中切角圆钝，颈嵴明显突起。

（2）舌面：与唇面大小相近，舌窝明显，近、远中边缘嵴较突出，舌隆突明显突起。

（3）邻面：呈三角形，因唇颈嵴和舌隆突特别突出，故冠颈部很厚，冠根分明。

2. 牙根　单根，宽而扁，唇面宽于舌面，根长约为冠长的2倍。根尖1/3弯向唇侧，并略偏向远中。冠宽根宽为该牙的重要解剖特征。

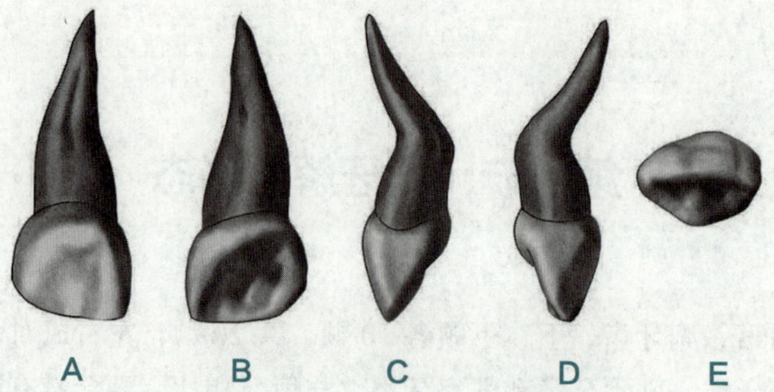

图 2-45　右侧上颌乳中切牙各面观示意图

A. 唇面；B. 舌面；C. 近中面；D. 远中面；E. 切端。

（二）上颌乳侧切牙

上颌乳侧切牙（maxillary deciduous lateral incisor）形态与上颌恒侧切牙相似（图 2-46）。

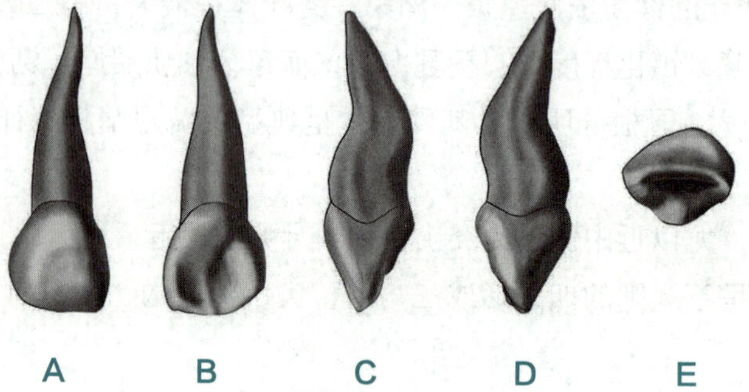

图 2-46　右侧上颌乳侧切牙各面观示意图

A. 唇面；B. 舌面；C. 近中面；D. 远中面；E. 切端。

1. 牙冠　较上颌乳中切牙体积小，牙冠短窄。唇面微突，切颈径大于近远中径，近中切角圆钝，远中切角似圆弧形。舌面窝较浅，唇颈嵴、舌隆突均较上颌乳中切牙小。

2. 牙根　单根，窄而略厚，根尖弯向唇侧，并略偏向远中。

（三）下颌乳中切牙

下颌乳中切牙（mandibular deciduous central incisor）形态与下颌恒中切牙相似，但不如其窄长（图 2-47）。

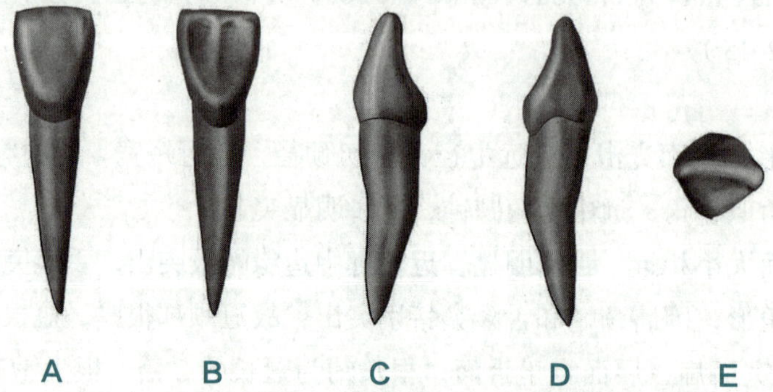

图 2-47　右侧下颌乳中切牙各面观示意图

A. 唇面；B. 舌面；C. 近中面；D. 远中面；E. 切端。

1. 牙冠　长度稍大于宽度，唇面光滑，切缘较直，近、远中缘对称，近、远中切角对称，均为锐角，唇颈嵴较突起。舌面舌窝明显，边缘嵴窄而突，舌隆突小而突。邻面呈三角形，切嵴较薄，位于牙长轴上。

2. 牙根　单根，细长，其长度约为冠长的 2 倍。牙根较直，根尖略弯向唇侧。

（四）下颌乳侧切牙

下颌乳侧切牙（mandibular deciduous lateral incisor）外形与下颌侧切牙相似，但不如其窄长（图 2-48）。

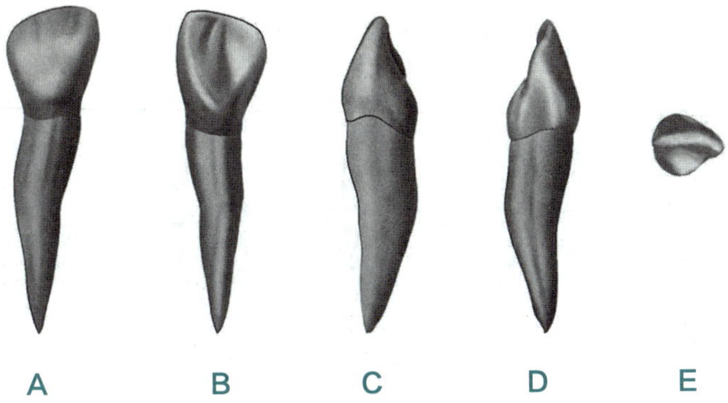

图 2-48　右侧下颌乳侧切牙各面观示意图

A. 唇面；B. 舌面；C. 近中面；D. 远中面；E. 切端。

1. 牙冠　较下颌乳中切牙稍大。唇面近中缘长直，远中缘短突，近中切角较锐，远中切角圆钝。切嵴由近中向远中舌侧斜行。舌面的边缘嵴、舌隆突均明显，舌窝较深。

2. 牙根　单根，长度较下颌乳中切牙稍长，牙根唇面宽于舌面。根尖弯向唇侧，并略偏向远中。

三、乳尖牙

乳尖牙（deciduous canine）包括上颌乳尖牙和下颌乳尖牙。

（一）上颌乳尖牙

上颌乳尖牙（maxillary deciduous canine）形态与上颌恒尖牙相似，但体积较小（图 2-49）。

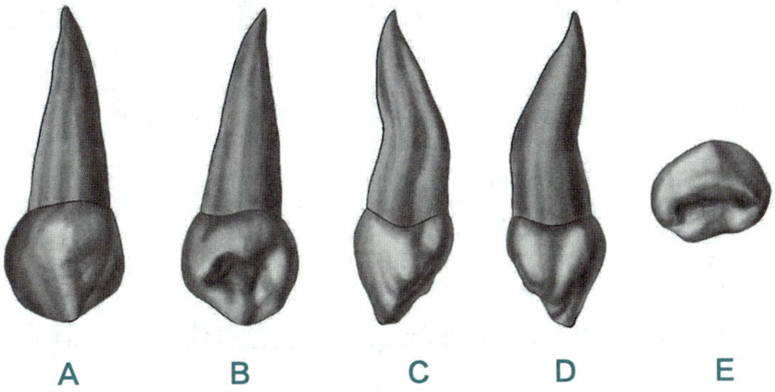

图 2-49　右侧上颌乳尖牙各面观示意图

A. 唇面；B. 舌面；C. 近中面；D. 远中面；E. 切端。

1. 牙冠 牙尖长大，约占牙冠长度的1/2。牙尖偏向远中，故近中斜缘长于远中斜缘，这是区分左、右上颌乳尖牙，以及与上颌恒尖牙相鉴别的主要标志，唇轴嵴明显，颈嵴显突，牙根颈部显著缩窄。舌面边缘嵴显突，舌轴嵴将舌窝分成近中舌窝和远中舌窝，近中舌窝大于远中舌窝。邻面观，牙尖顶位于牙长轴的唇侧。

2. 牙根 单根，较直而细长，根长约为冠长2倍，牙根唇面宽于舌面。根尖弯向唇侧，并略偏向远中。

（二）下颌乳尖牙

下颌乳尖牙（mandibular deciduous canine）形态与下颌恒尖牙相似，但体积较小（图2-50）。

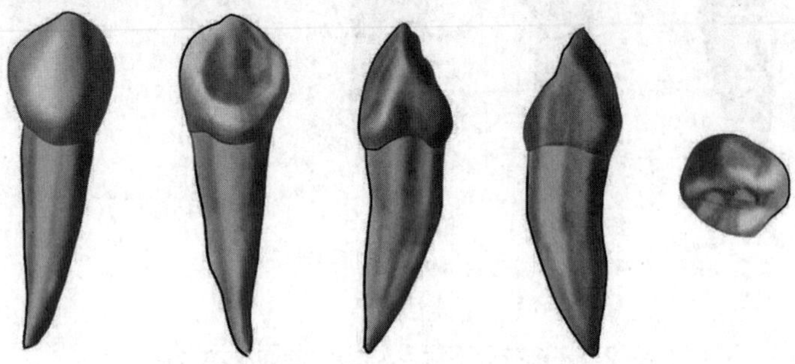

图2-50 右侧下颌乳尖牙各面观示意图
A. 唇面；B. 舌面；C. 近中面；D. 远中面；E. 切端。

1. 牙冠 外形与上颌乳尖牙相似，但牙冠短窄。牙尖偏近中，故远中斜缘长而近中斜缘短。近中缘较长而直，远中缘短而圆突。唇轴嵴明显，几乎与牙体长轴相平行，唇颈嵴突出。舌面的舌窝明显，边缘嵴及舌轴嵴略突，舌轴嵴把舌窝分成近中舌窝和远中舌窝。邻面观，牙尖顶位于牙长轴的舌侧。

2. 牙根 单根，较上颌乳尖牙略短而细，根尖弯向唇侧，并略偏向远中。

四、乳磨牙

乳磨牙（deciduous molar）位于乳尖牙远中，共8颗，包括上颌第一乳磨牙、上颌第二乳磨牙、下颌第一乳磨牙和下颌第二乳磨牙。

乳磨牙的共同特点是牙冠近远中径大于颊舌径和𬌗颈径，𬌗缘明显聚缩，颊颈嵴近中侧突出，牙根分叉度大，很少有再次分根的变异现象。

（一）上颌第一乳磨牙

上颌第一乳磨牙（maxillary first deciduous molar）牙冠似前磨牙，但牙根为3根，形似前磨牙和磨牙的混合体（图2-51）。

1. 牙冠

（1）颊面：形似梯形，近远中径大于𬌗颈径，近中缘长直，远中缘短突。颈部缩窄，颊颈嵴突出，尤以近中侧最明显。颊尖微突，偏近中。少数存在远中颊尖，但很小或不明显。

（2）舌面：较颊面小，舌尖较圆突，亦有少数存在远中舌尖，但很小或不明显。

（3）邻面：呈四边形，颊侧颈 1/3 处最突出，颈部厚，逐渐向𬌗面和牙根颈部缩窄，冠根分界明显。近、远中接触区均位于靠近中 1/3 的𬌗缘下方。

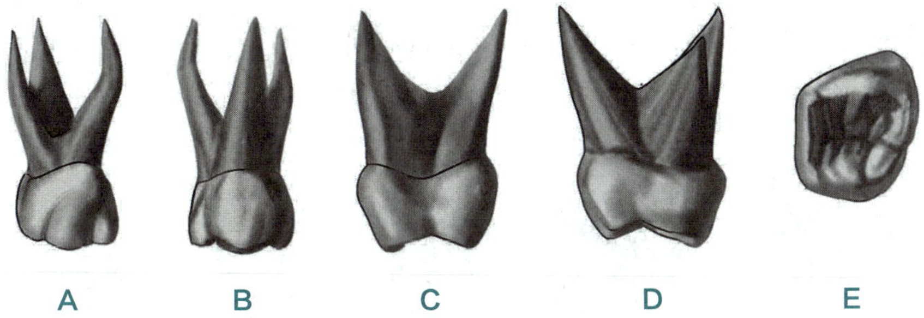

图 2-51　右侧上颌第一乳磨牙各面观示意图

A. 颊面；B. 舌面；C. 近中面；D. 远中面；E. 𬌗面。

（4）𬌗面：形态类似上颌前磨牙，颊𬌗边缘嵴宽，舌𬌗边缘嵴窄而圆突，颊、舌尖的三角嵴及发育沟等均不如上颌前磨牙清晰。

2. 牙根　与上颌磨牙相似，由近中颊根、远中颊根和腭根三根组成。牙根细长，根干较短，分叉部位接近牙颈部，根分叉度大，以保护其间的继替恒牙胚。

（二）上颌第二乳磨牙

上颌第二乳磨牙（maxillary second deciduous molars）形态与上颌第一恒磨牙极相似，但体积稍小、𬌗缘缩窄（图 2-52）。

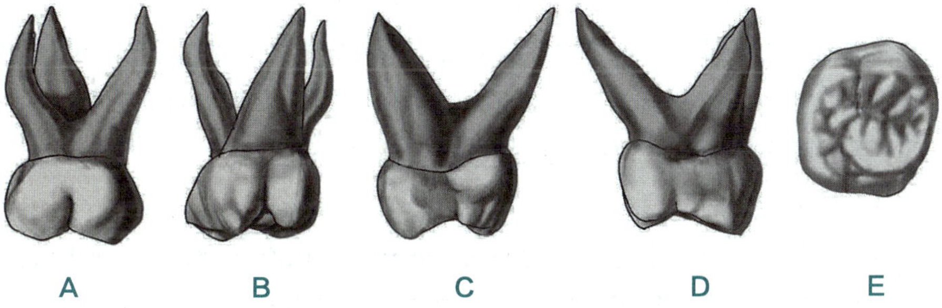

图 2-52　右侧上颌第二乳磨牙各面观示意图

A. 颊面；B. 舌面；C. 近中面；D. 远中面；E. 𬌗面。

1. 牙冠

（1）颊面：呈梯形，有两个颊尖，近中颊尖稍大于远中颊尖，两颊尖之间以颊沟分隔。根颈部缩窄，颈嵴突出，冠根分明。

（2）舌面：小于颊面，有两个舌尖，近中舌尖较大，远中舌尖较小。少数有第五牙尖，位于近中舌尖的舌侧。两舌尖之间以舌沟分隔，舌沟较长，末端不形成点隙。

（3）邻面：形似四边形，近中面比远中面大，颈部最宽，向𬌗缘逐渐缩窄，根颈部明显缩窄。近、远中接触区均位于𬌗缘中 1/3 处。

（4）𬌗面：近似斜四边形，颊舌径大于近远中径。四周边缘嵴均向𬌗面中央聚缩，牙尖、嵴、窝、沟等解剖特点与上颌第一恒磨牙相似，但不明显，副沟较多。

2. 牙根　3 根，细长，根干短，根分叉度大于上颌第一恒磨牙。

（三）下颌第一乳磨牙

下颌第一乳磨牙（mandibular first deciduous molar）形态特异，是唯一一颗不同于任何恒牙的乳牙，其独特的解剖特征在于有 3 个面近似三角形（图 2-53）。

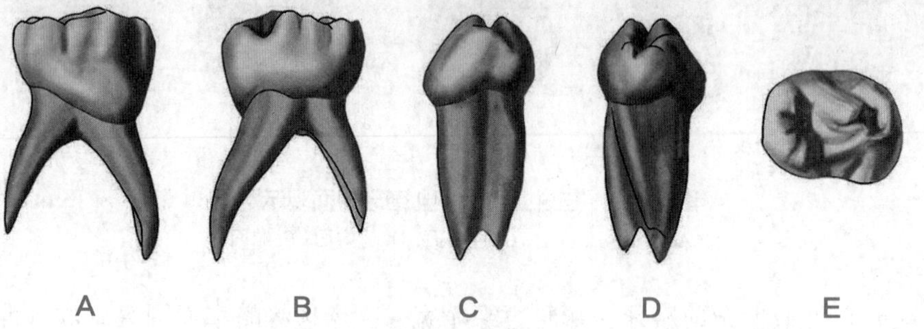

图 2-53　右侧下颌第一乳磨牙各面观示意图

A. 颊面；B. 舌面；C. 近中面；D. 远中面；E. 𬌗面。

1. 牙冠

（1）颊面：近似三角形或四边形，近中缘长直，远中缘特短而突，近似一个以近中缘为底的三角形。近中颊尖明显大于远中颊尖，约占颊面的 2/3。两颊尖之间有颊沟分隔，末端不形成点隙。近中颊颈嵴特别突出，为其解剖特征之一。

（2）舌面：形似颊面，表面光滑圆突。近、远中缘长度相近，颈缘较直。近中舌尖特大而尖，远中舌尖短小而圆，两舌尖之间有舌沟通过。外形高点位于中 1/3。

（3）邻面：近中面颊侧缘颈 1/3 处颈嵴特别突出，𬌗 1/3 明显缩窄，近中颊尖、舌尖相距很近，恰似一个直立的以颈缘为底的三角形。远中面近似四边形，较近中面小而圆突，远中颊尖、舌尖相距略远。近、远中接触区均位于𬌗 1/3 的中部。

（4）𬌗面：为不规则的四边形或三角形，颊𬌗边缘嵴与舌𬌗边缘嵴约等长，近中边缘嵴短，远中边缘嵴长，故𬌗面类似一个以远中边缘嵴为底的三角形。𬌗面有 4 个牙尖，近中颊尖、舌尖大于远中颊尖、舌尖。近中颊尖、舌尖相距较近，两牙尖的三角嵴相连，将𬌗面分成较小的近中窝和较大的远中窝。两窝间有中央沟相连。𬌗面的沟、嵴等结构不清晰。

2. 牙根　双根，类似于下颌磨牙。近中根略长而粗直，远中根短而细，两根分叉度大。

（四）下颌第二乳磨牙

下颌第二乳磨牙（mandibular second deciduous molars）与下颌第一恒磨牙相似，但有其特殊的解剖特征（图 2-54）。

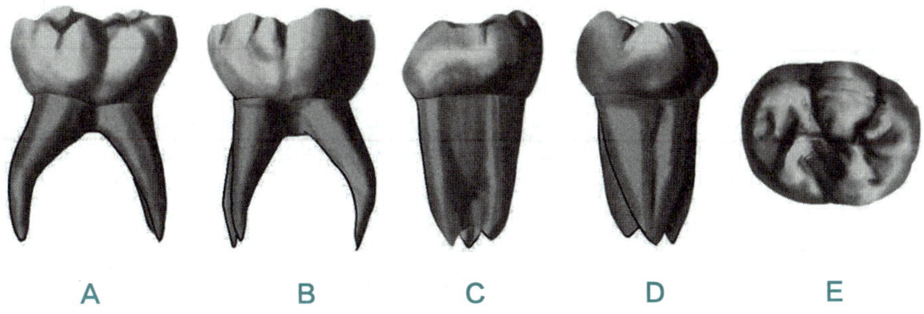

图 2-54 右侧下颌第二乳磨牙各面观示意图

A. 颊面；B. 舌面；C. 近中面；D. 远中面；E. 𬌗面。

1. 牙冠

（1）颊面：形似梯形，𬌗 1/3 处最宽，颈部明显缩窄，近、远中缘相近。可见 3 个等大的颊尖，分别是近中颊尖、远中颊尖和远中尖，由两条颊沟分隔开。颊颈嵴非常突出，与牙颈线弧度一致。

（2）舌面：略小于颊面，近、远中两个舌尖等大，两舌尖被舌沟分开。舌尖较颊尖高耸、尖锐。

（3）邻面：近似四边形，颊侧颈 1/3 与舌侧中 1/3 突出，颊缘明显向舌侧倾斜，并向𬌗面内聚。近、远中接触区均位于𬌗缘稍下方。

（4）𬌗面：形似长方形，近远中径大于颊舌径。颊侧三个颊尖等大，舌侧两个舌尖也等大。𬌗面窝、发育沟、三角嵴都不如恒牙明显，且副沟较多。

2. 牙根 双根，即近中根和远中根，扁平细长，根长约为冠长的 2 倍，根干短，根分叉角度大。

五、乳牙应用解剖

1. 乳牙在口内存留的时间，短者 5 年，长者可达 10 余年。这个时期正是儿童全身及颌面部发育的重要阶段。故应重视儿童的口腔预防保健工作，对龋坏乳牙应及时治疗，不可轻易拔除。

2. 健康完整的乳牙列，能保证儿童咀嚼功能的良好发挥，以及促进颌骨的生长发育。儿童在行使咀嚼功能时，咀嚼力通过乳牙根传导至颌骨，可以刺激颌骨的生长发育，进一步促进儿童的健康成长。如果乳牙早失，颌骨缺乏有效的咀嚼刺激，而导致发育不足，将成为牙𬌗畸形的病因之一。

3. 乳牙健康和位置正常，可引导恒牙正常萌出。若个别乳牙早失，其两侧邻牙向缺隙倾斜或移位，使缺牙间隙变小，其下方的恒牙因萌出空间不足，可导致错位萌出；若乳牙滞留，同样会造成恒牙的错位萌出，成为错𬌗畸形的病因之一。

4. 乳前牙的牙根舌侧有恒前牙的牙胚，乳磨牙根分叉内有前磨牙牙胚。因此，在乳牙治疗时，应注意不要损伤恒牙牙胚。

第八节　牙髓腔形态

牙髓腔（pulp cavity），简称髓腔，是指位于牙体中部，形态与牙体外形基本相似，但体积显著缩小的腔隙。髓腔的周围除根尖孔外，其余均被坚硬的牙本质所包被，髓腔内充满牙髓。

一、髓腔结构

（一）髓室

髓室（pulp chamber）（图 2-55）为髓腔中较宽阔的部分，位于牙冠及牙根颈部，与牙冠外形类似。前牙的髓室与根管之间没有明显界限；后牙髓室呈立方形，由 6 个髓室壁构成，包括髓室顶（roof of pulp chamber）、髓室底（floor of pulp chamber）和 4 个髓室侧壁（wall of pulp chamber），在髓室底上可见根管口（root canal orifice），与根管的界限比较清楚。每颗牙内部只有一个髓室。

1. 髓室顶与髓室底　朝向前牙切嵴或后牙𬌗面的髓室壁称髓室顶，与髓室顶相对的髓室壁称髓室底，髓室顶与髓室底之间的距离称为髓室高度。

2. 髓室侧壁　与牙体轴面相对应的髓腔牙本质壁，分别称近中髓壁、远中髓壁、颊侧髓壁和舌侧髓壁。

3. 髓角　髓室向牙尖方向突起呈角状的部分为髓角（pulp horn）。其形状与牙尖外形相似，位置与牙尖高度、年龄等因素有关，数目一般与牙尖数目相一致。牙尖高耸者，其髓角也高；牙尖低而圆钝者，其髓角也低；随着年龄增长，髓角由高变低，髓角至𬌗面的距离也随之变大。

4. 根管口　位于髓室底，为髓室与根管的移行处，外形如漏斗状。

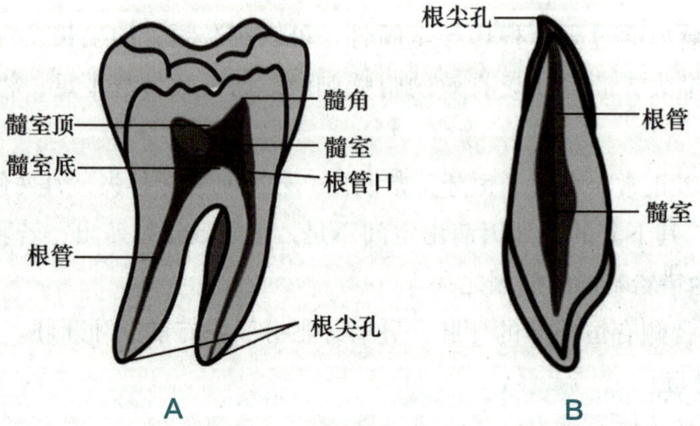

图 2-55　牙髓腔示意图

A. 后牙；B. 前牙。

（二）根管系统

根管系统（root canal system）是髓腔除髓室以外的管道部分，包括根管（root canal）、管间吻合、根管侧支、根尖分歧、根尖分叉和副根管，它们共同组成了一个复杂的系统（图 2-56）。

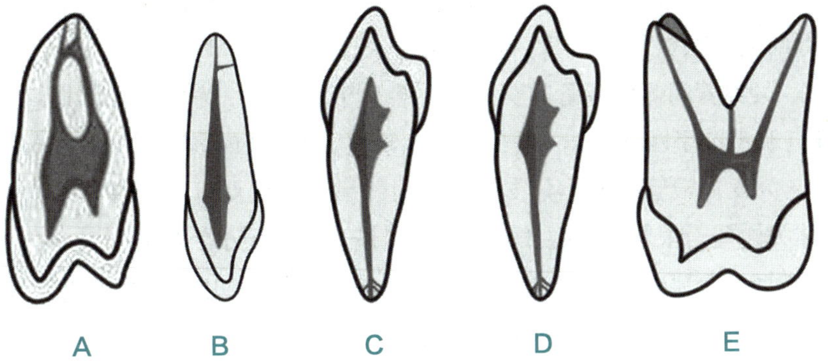

图 2-56　根管系统示意图

A. 管间吻合；B. 根管侧支；C. 根尖分歧；D. 根尖分叉；E. 副根管。

1. 根管　髓腔朝向牙根的一端缩小成细管状，称为根管。每个牙根内都有根管，但根管的形状及数目常与牙根的形状及数目不一致。通常情况下，一个较圆的牙根内多有 1 个与其外形相似的根管，但一个较扁的牙根内，则可能有 1 个、2 个或 1 ～ 2 个根管的混合形式、偶见有 3 个根管者。根管在牙根表面的开口称为根尖孔，亦称解剖性根尖孔，它是牙髓组织与牙周组织相联系的通道。根管起于牙颈部的根管口，止于根尖部的根尖孔。50% 以上的根尖孔不在根尖顶端，平均偏离根尖顶约 0.5mm，最大的可偏离达 2mm。随着根尖区牙骨质的不断沉积，偏离值会不断增大。

根据根管的形态，根管可分为以下四型（图 2-57）。

（1）单管型：从髓室延伸至根尖孔为单一根管，多由 1 个根尖孔通向牙体外。此型分布最广，其中上颌中切牙、上颌尖牙、上颌第一磨牙的舌根和上颌第二磨牙的舌根及远中颊根属于纯单管型。

（2）双管型：从髓室延伸至根尖为 2 个分开的根管，由 2 个根尖孔或合并成 1 个根尖孔通向牙体外。该型的分布范围仅次于单管型，居第二位。除上述纯单管型外，其余各牙根均可出现双管型，但多见于上颌第一前磨牙、上颌第一磨牙的近中颊根和下颌第一磨牙的近中根。

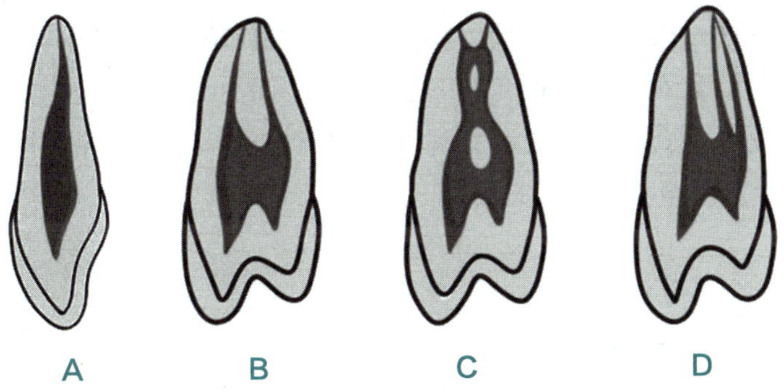

图 2-57　根管类型示意图

A. 单管型；B. 双管型；C. 单双管型；D. 三管型。

（3）单双管型：1 个根管离开髓室，再分为 2 个根管（1–2 型）；或 2 个根管离开髓室，再合成

1个根管（2-1型），亦可再分而复合，合而复分，形成复杂的根管形态，以1个或2个根尖孔通向牙体外。此型可见于上、下颌前磨牙，上颌第一、第二磨牙的近中颊根，下颌第一磨牙的近、远中根和下颌第二磨牙的近中根。

（4）三管型：1～3个根管离开髓室，形成3个根管，有3个根尖孔；或其中2个根管先合成1管，再以2个根管分别开口于根尖，或3个根管至根尖合成一孔。此型极少见，可视为变异型。罕见于上颌第一磨牙的近中颊根和下颌第一磨牙的近、远中根。

2. 管间吻合 又称管间侧支或管间交通支，多见于双管型，为发自相邻根管间的交通支，常为1～2支，呈水平、弧型或呈网状相连。管间侧支位于根中1/3者最多，根颈1/3者最少。

3. 根管侧支 为发自根管的细小分支，常与根管呈接近垂直角度，贯穿牙本质和牙骨质，通向牙周膜，开口处称为侧孔。根管侧支位于根尖1/3者最多，根颈1/3者最少。

4. 根尖分歧与根尖分叉 为根管在根尖分出的细小分支，此时若根管仍存在，则称根尖分歧（多见于前磨牙和磨牙）；反之，若根管不复存在，则称根尖分叉。二者通向牙周膜的孔均称为侧孔。

5. 副根管 发自髓室底至根分叉的通道，多见于磨牙。副根管在牙根表面的开口称为副孔。

上述根管系统中，只有根管是恒定存在的，其余部分变化较大，不同的牙可以有不同的形式，但尚未有一颗牙具有全部根管系统。因此，根管系统是对全口牙而言的。

根管系统的存在，一方面通过根尖孔、侧孔和副孔，使牙髓与牙周组织的联系密切；另一方面，也成为牙髓病和牙周病互相传播的途径，使二者互为因果，相互影响。此外，根管侧支、根尖分歧、根尖分叉、副根管等解剖结构细小、分布又不规律，给临床根管治疗中彻底清除其内的感染源带来困难，从而影响根管治疗的效果。因此，深入了解并掌握根管系统的解剖形态，对指导口腔临床工作具有重要意义。

▶知识拓展

技术精进守根尖，医者仁心护口腔

生理性根尖孔，是根管在接近根尖时的狭窄部位，位于牙本质牙骨质界处，通常距离解剖性根尖孔0.5～1.0mm。该部位亦称根尖基点或根尖止点，作为根管预备、根管充填的终止点。根管预备时，器械不会刺激损伤根尖孔周围的牙周膜，既可以避免引发患者根管预备后的肿胀、疼痛反应，也保护了该处牙周膜新生牙骨质的生理功能，持续新生的牙骨质可以封闭根尖孔而获得治愈效果。根管充填时，由于根尖基点较窄，可以加压充填，使根管充填材料能严密地封闭根尖孔，但需要避免超填。精确定位、谨慎预备、严密封闭根尖孔对临床根管治疗的效果及预后至关重要。

二、髓腔的变化及临床意义

（一）增龄性变化

随着年龄的增长，髓腔形态一直在不断发生变化（图2-58）。青少年恒牙髓腔比老年人大，主要体现在髓室大、髓角高、髓室底低平、髓室高度大、根管粗、根尖孔亦大。

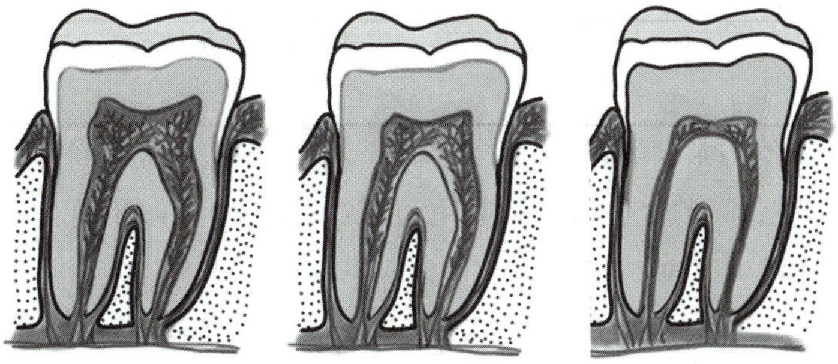

图 2-58 髓腔增龄性变化示意图

A. 青年；B. 中年；C. 老年。

髓腔内壁在一生中不断有继发性牙本质的缓慢沉积，因此，随年龄增长，髓腔体积逐渐缩小，髓角变低，髓室底变突，髓室高度变小，根管变细，根尖孔变得窄小，有的髓腔甚至出现部分或完全钙化阻塞。继发性牙本质在髓室的沉积方式因牙位而不同。对于上颌前牙，其主要沉积在髓室的舌侧壁，其次为髓室顶。对于磨牙，则主要沉积在髓室底，其次为髓室顶和侧壁。因此，老年人的髓室底常凸起，而年轻人多低平。

（二）病理变化

一些外源性因素（如外伤、龋病、酸腐等）易导致牙本质暴露，促使在受损处相对应的髓腔壁上形成修复性牙本质，使髓腔局部形态改变而缩小。

（三）临床意义

髓腔形态是临床进行牙体、牙髓和牙周疾病等口腔治疗的重要参考依据，包括髓室的大小、位置，髓角的高低，髓室高度的大小，根管口的位置，根管的数目、类型、弯曲程度和方向，以及根管与牙周组织间的复杂关系等。高耸的髓角，在牙体预备、窝洞制备时增加了意外穿髓的风险；对于髓室高度小者，开髓时易造成髓室底穿；对于弯曲的根管，进行根管清理和扩大时，容易造成器械分离、根管侧穿等并发症；对于根尖孔或牙根尚未完全形成者，器械、药物或充填物容易穿出根尖孔，刺激根尖周组织从而引起根尖周炎。

三、恒牙髓腔形态及临床应用解剖

（一）前牙的髓腔形态及应用解剖

1. 前牙的髓腔形态 前牙的髓腔形态与相应的牙体外形相似，髓室与根管间界限不明显，根管多为单根管。

（1）上颌中切牙：髓腔较大，髓室与根管间界限不明显，单根管，根管较粗大，根尖孔多位于根尖顶（图 2-59）。

1）近远中剖面：整个髓腔约呈长三角形，髓室顶最宽，约位于牙冠中 1/3 处。髓室顶微凹，两侧略尖。年轻人的髓室顶常有 3 个圆突，指向切嵴，并随年龄增长而逐渐消失。髓腔由髓室顶向根尖方向逐渐缩小、变细。

2）唇舌剖面：髓腔略呈梭形，平颈缘处最厚，由颈缘向切嵴方向缩小成尖形，自颈缘至根尖亦逐渐缩小、变细。

3）颈部横剖面：根管呈圆三角形，根管与牙根外形基本相似，位于剖面中央略偏唇侧。

（2）上颌侧切牙：形态与上颌中切牙者相似，但较窄小。由于此牙形态变异较多，其髓腔形态也会随之发生相应的变化（图 2-60）。

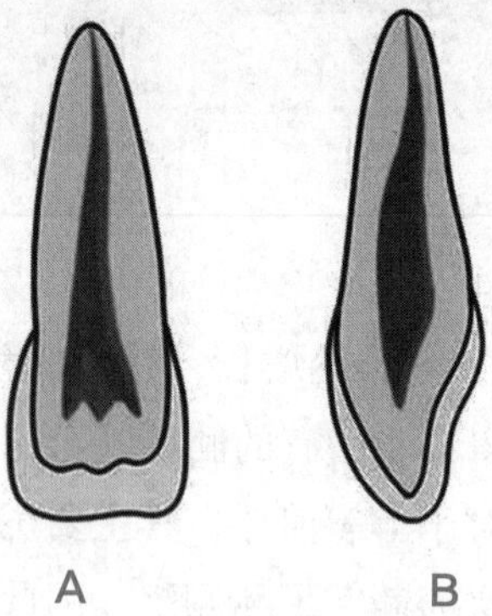

图 2-59　上颌中切牙的髓腔形态示意图（剖面观）
A. 近远中剖面观；B. 唇舌剖面观。

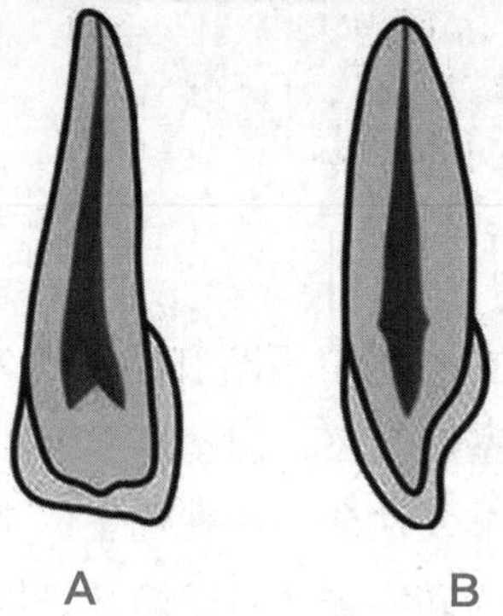

图 2-60　上颌侧切牙的髓腔形态示意图（剖面观）
A. 近远中剖面观；B. 唇舌剖面观。

（3）下颌中切牙　髓腔体积最小，唇舌径大于近远中径，根管多为窄而扁的单根管，但约有 4% 会出现唇舌向双根管（图 2-61）。

1）近远中剖面：髓腔呈狭长三角形，髓室顶最宽，约位于牙冠中 1/3 处，从髓室顶向根尖方向逐渐变细。

2）唇舌剖面：近颈缘处最厚，两端相对较小。髓室顶呈尖形，位置也接近牙冠中 1/3 处，整个髓腔在牙根颈 2/3 一段相对较大，向根尖逐渐缩小变细。

3）颈部横剖面：呈椭圆形，唇舌径明显大于远近中径，位于剖面中央。

（4）下颌侧切牙：髓腔较下颌中切牙者稍宽，唇舌径大于近远中径，根管多为单根管，分唇舌向双根管者约占 10%（图 2-62）。

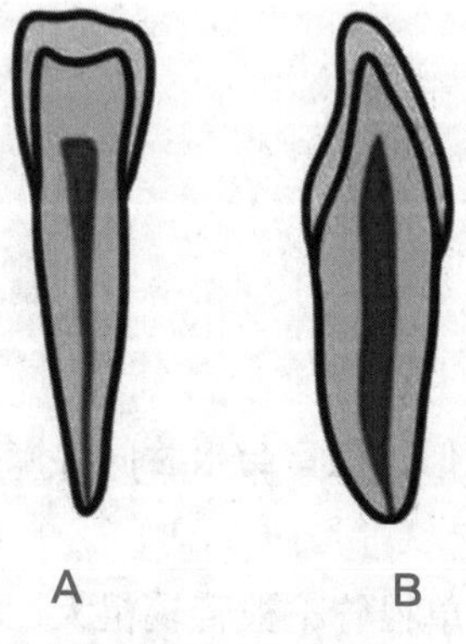

图 2-61　下颌中切牙的髓腔形态示意图（剖面观）
A. 近远中剖面观；B. 唇舌剖面观。

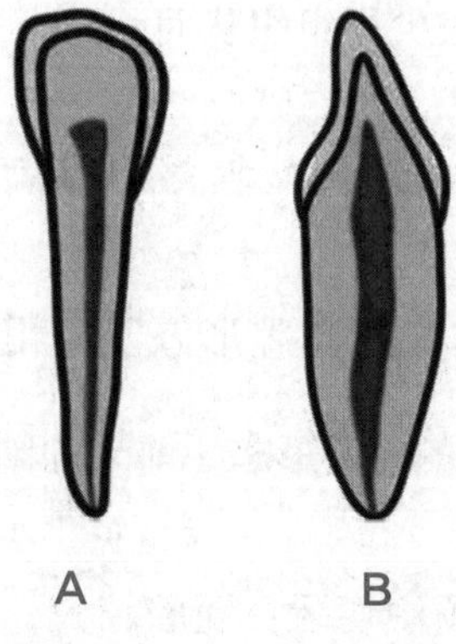

图 2-62　下颌侧切牙的髓腔形态示意图（剖面观）
A. 近远中剖面观；B. 唇舌剖面观。

（5）上颌尖牙：髓腔的唇舌径明显大于近远中径，单根管（图 2-63）。

1）近远中剖面：髓腔相对狭窄，两端均呈尖形，髓角大约位于牙冠中 1/3 处。

2）唇舌剖面：呈梭形，髓室顶狭窄而尖锐，接近冠中 1/3 处，髓腔自髓角以下至牙根中部一段稍宽，而后向根尖又逐渐缩小变细。

3）颈部横剖面：呈圆三角形，唇舌径明显大于近远中径，位于剖面中央。

（6）下颌尖牙：与上颌尖牙者相似，但髓室和根管都较上颌尖牙者窄，髓角较圆，大多数为单根管，约有 4% 为双根管（图 2-64）。

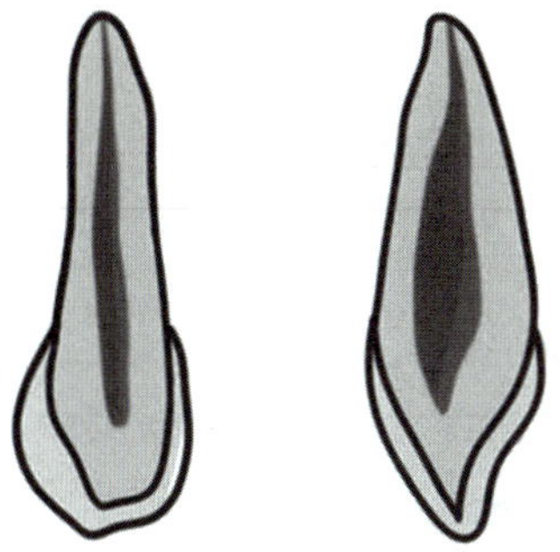

A　　B

图 2-63　上颌尖牙的髓腔形态示意图（剖面观）

A. 近远中剖面观；B. 唇舌剖面观。

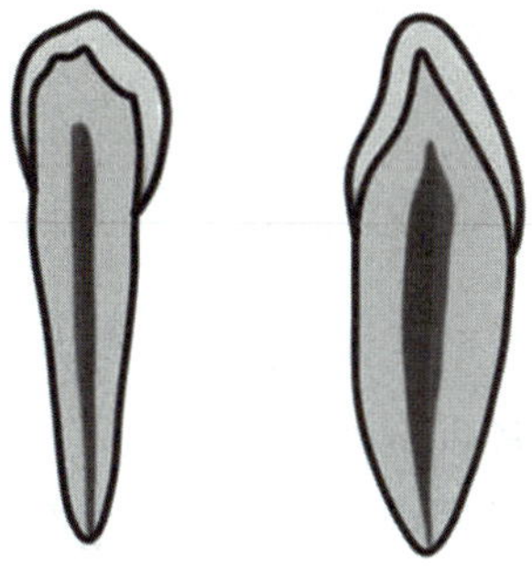

A　　B

图 2-64　下颌尖牙的髓腔形态示意图（剖面观）

A. 近远中剖面观；B. 唇舌剖面观。

1）近远中剖面：髓腔较窄，髓角较圆钝，大致位于牙冠中 1/3 处。髓腔自髓角以下至牙根中部一段稍宽。

2）唇舌剖面：髓腔的唇舌径较大，最宽处位于牙冠颈部和牙根颈部 1/3 或 1/2，而后朝根尖方向逐渐变细。髓角呈尖形，接近牙冠中 1/3 处。

3）颈部横剖面：呈椭圆形，唇舌径较大，位于剖面中央。

2. 前牙髓腔应用解剖

（1）上颌前牙髓腔的唇舌径在牙颈部最大，且髓壁较切端薄，开髓时适合从舌面窝中央朝牙颈方向钻入。

（2）上颌前牙位于口腔前部，为医生提供了开阔的操作视野。此外，上颌前牙多存在粗大而直的单根管，根管治疗时操作方便，治疗效果好。

（3）在上颌切牙活髓牙上预备针型嵌体的针道时，应注意避开髓角，以防对牙髓造成损伤。

（4）下颌前牙的双根管呈唇舌向分布，在正面拍摄的 X 线片上，双根管影像重叠难以分辨，为准确显示出双根管，应改变 X 线的投射角度。在进行根管治疗时，必须仔细检查根管口的数量，以免遗漏根管而影响疗效。

（5）下颌切牙根管细，根管壁薄（管壁厚约 1.0mm），进行根管治疗时应防止根管侧穿或器械折断。

（二）前磨牙的髓腔形态及应用解剖

上颌前磨牙髓室位于牙冠颈部及根干内，呈立方形，颊舌径大于近远中径。髓室顶形凹，最凹处大致与颈缘平齐，其上有颊、舌两个髓角。牙根内含 1 ～ 2 个根管。

下颌前磨牙髓室顶上也有颊、舌两个髓角，但髓室向下多与单根管相连通。

1. 上颌第一前磨牙的髓腔形态（图 2-65）

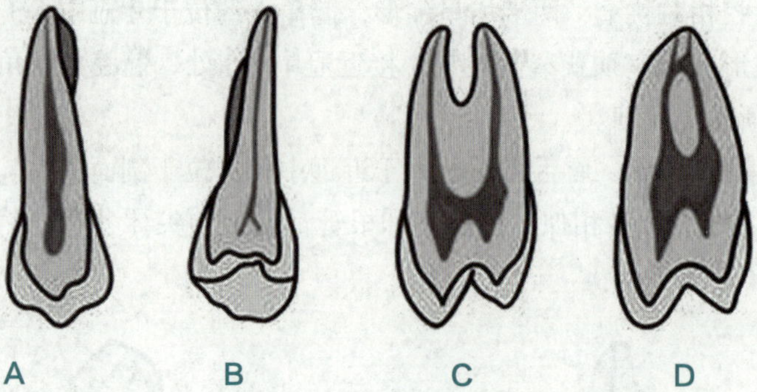

图 2-65　上颌第一前磨牙的髓腔形态示意图（剖面观）

A. 近远中剖面观（通过颊尖顶）；B. 近远中剖面观（通过牙冠中部）；C. 颊舌剖面观；D. 颊舌剖面观。

（1）近远中剖面：形态与尖牙相似，但髓室和根管相对较窄。

（2）颊舌剖面：髓室顶上，颊、舌两个髓角分别向颊尖和舌尖方向突入。其中，颊侧髓角较高，接近牙冠中 1/3 处，舌侧髓角相对较低，接近牙冠颈 1/3 处（少数接近牙冠中 1/3）。髓室底上有 1～2 个根管口，偶尔有 3 个根管口，分别与相应的根管连通。因该牙根管形态多样，可分为双管型、单双管型、单管型及三管型 4 种类型（图 2-66）。

（3）颈部横剖面：呈椭圆形，颊舌径均大于近远中径。

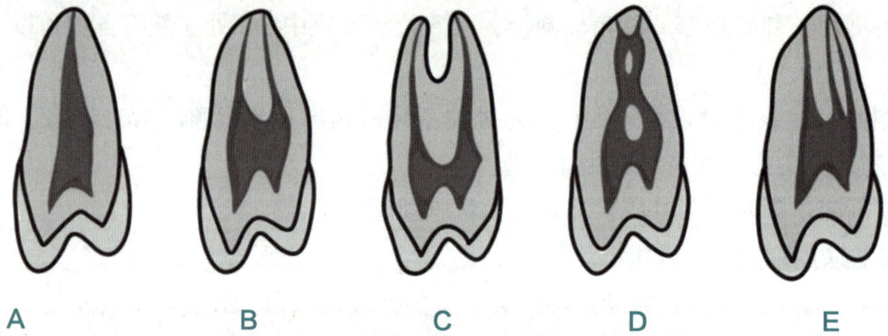

图 2-66　上颌第一前磨牙的根管类型示意图

A. 单管型；B、C. 双管型；D. 单双管型；E. 三管型。

2. 上颌第二前磨牙的髓腔形态（图 2-67）　与上颌第一前磨牙的髓腔形态相似，但髓腔近远径相对较窄，颊舌径较大，颊、舌侧髓角位置相对较低，均位于牙冠颈 1/3 处。根管类型主要有：①单管型，约占 48%；②双管型，约占 11%；③单双管型，约占 41%。

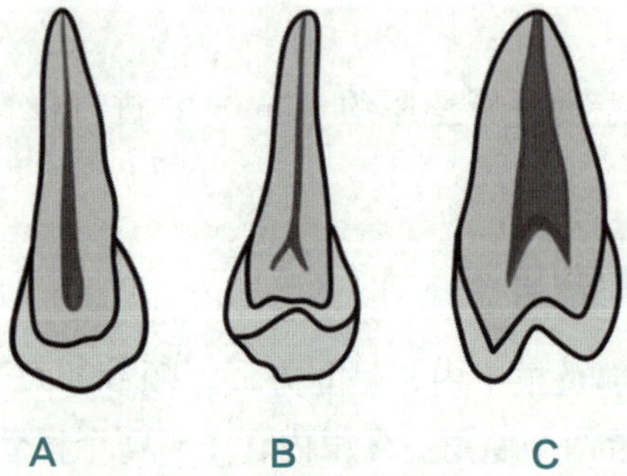

图 2-67　上颌第二前磨牙的髓腔形态示意图（剖面观）

A. 近远中剖面观（通过颊尖顶）；B. 近远中剖面观（通过牙冠中部）；C. 颊舌剖面观。

3. 下颌第一前磨牙的髓腔形态（图 2-68）

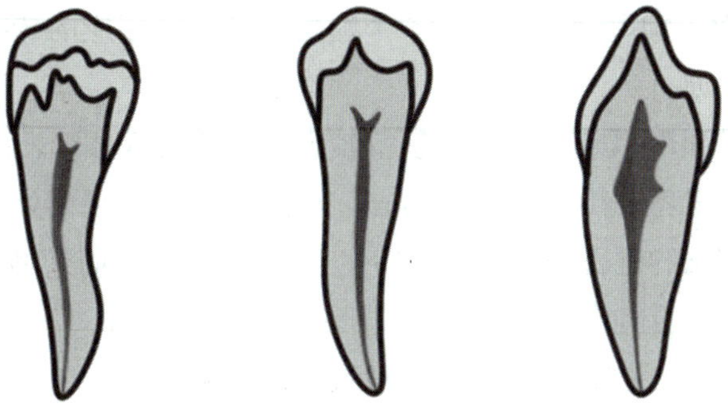

A　　B　　C

图 2-68　下颌第一前磨牙的髓腔形态示意图（剖面观）

A. 近远中剖面观（通过牙冠中部，从舌侧向颊侧观）；B. 近远中剖面观（通过牙冠中部，从颊侧向舌侧观）；C. 颊舌剖面观。

（1）近远中剖面：形态与尖牙相似，但更为狭窄。

（2）颊舌剖面：髓室顶上有颊、舌两个髓角，颊侧髓角特别高而尖，接近牙冠中 1/3 处；而舌侧髓角相对短圆且不明显，位置靠近牙冠颈 1/3 处。髓腔通常在根尖 1/3 明显缩小成管，少数在根中 1/3 或根颈 1/3 缩小成管，三者约占 83%；另外，约 17% 在根管中部或根尖 1/3 处形成双管型或单双管型。

（3）颈部横剖面：多呈椭圆形，颊舌径大于近远中径。

4. 下颌第二前磨牙的髓腔形态（图 2-69） 与下颌第一前磨牙者相似，但也存在一些差异：其颊、舌侧髓角均明显，且颊侧髓角稍高于舌侧髓角，两者均位于牙冠颈 1/3 处。髓腔在根颈 1/3 处以下（即向根尖方向）明显缩小成管，也有在根中部或根尖 1/3 处缩小成管者，根管多为单根管。

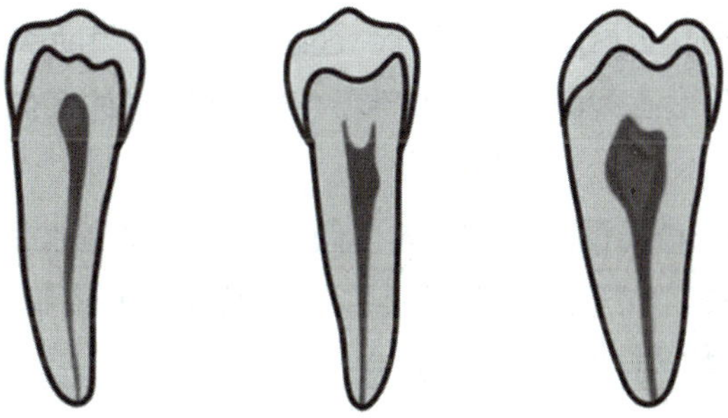

A　　B　　C

图 2-69　下颌第二前磨牙的髓腔形态示意图（剖面观）

A. 近远中剖面观（通过颊尖顶）；B . 近远中剖面观（通过牙冠中部）；C. 颊舌剖面观。

5. 前磨牙髓腔应用解剖

（1）上颌前磨牙的近远中径近𬌗面宽而近颈部较窄，开髓时应特别注意窝洞的形态和位置，警惕从近中面或远中面不慎穿孔。

（2）上颌前磨牙颊侧髓角较高，备洞时应避免意外穿通颊侧髓角。

（3）上颌前磨牙髓室底较深，开髓时切勿将暴露的髓角误认为是根管口。

（4）下颌第一前磨牙牙冠向舌侧倾斜度大，故颊尖位于牙冠中部，且髓角又高，进行牙体预备时应防止穿髓；同时，在进行根管治疗时，器械应顺着牙体长轴方向进入，以免穿通根管壁。

（三）磨牙的髓腔形态及应用解剖

磨牙髓室大，呈立方形，髓室顶上有 4 ～ 5 个髓角分别突向相应的牙尖，髓室底可见 2 ～ 4 个根管口，与相应的根管相连通。

1. 上颌第一磨牙的髓腔形态（图 2-70） 髓室较大，似矮长方体形，颊舌径最长，近远中径次之，髓室高度最短。其中，髓室高度很小，约 2mm。髓室顶形凹，最凹处大致与颈缘平齐。髓室顶上有 4 个髓角，其中近颊髓角和近舌髓角较高，约位于牙冠中 1/3，而远颊髓角和远舌髓角较低，接近牙冠颈 1/3 处。髓室底上可看到 3 ～ 4 个根管口，排列呈颊舌径长、近远中径短的四边形或三角形。近颊根管口与远颊根管口距离较近，而与舌根根管口相距稍远，远颊根管口则位于近颊根管口的远中略偏舌侧。各根管口的形态各异：近颊根管口较扁，远颊根管口略圆，舌根根管口呈圆形且较宽大。近中颊根表现为双管型或单双管型者约占 63%，远中颊根表现为双管型者约占 9%，而舌根多表现为单根管。

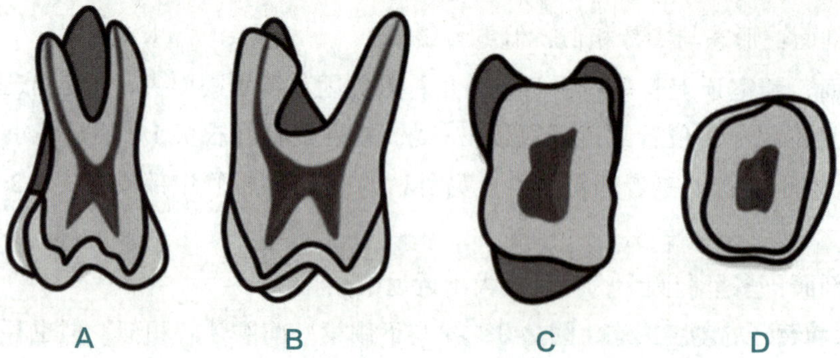

图 2-70 上颌第一磨牙的髓腔形态示意图（剖面观）

A. 近远中剖面观（通过颊根）；B. 颊舌剖面观（通过近中颊根）；C. 牙颈部横剖面观（牙根方向）；D. 牙颈部横剖面观（牙冠方向）。

近颊根的根管口再分为颊、舌两个根管口时，这两个根管口相距约 2mm。其中，近颊根的舌侧根管口又称为第四根管口，其形态为圆形或椭圆形，位于近颊根的颊侧根管口与舌根根管口的连线，或位于连线的近中舌侧。

2. 上颌第二磨牙的髓腔形态（图 2-71） 与上颌第一磨牙的髓腔相似，但更为窄小。近颊根为双管型或单双管型者约占 30%，而远颊根和舌根多为单根管。上颌第二磨牙多为 3 个根管，偶有 2 个根管者，即 1 个粗大的颊侧根管和 1 个舌侧根管。

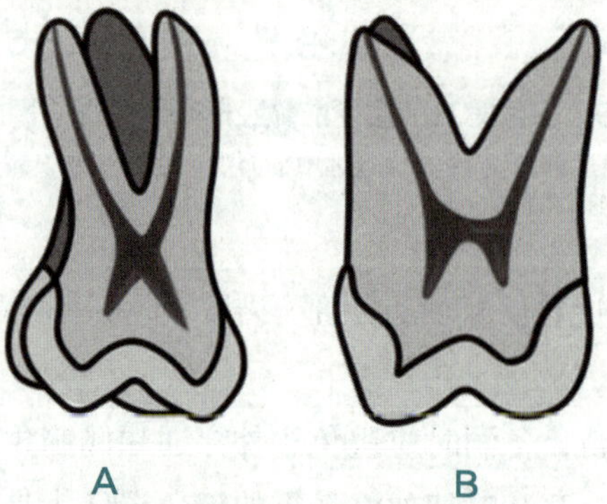

图 2-71 上颌第二磨牙的髓腔形态示意图（剖面观）

A. 近远中剖面观（通过颊根）；B. 颊舌剖面观（通过近中颊根）。

3. 上颌第三磨牙的髓腔形态　上颌第三磨牙是全口牙中形态变异最多的牙，其髓腔形态也依其外形而有相应变化，但有其特点，主要体现在髓室大、髓角较低和根管粗。大部分融合成 1 个根管，很少有 4 个根管。

4. 下颌第一磨牙的髓腔形态（图 2-72）　髓室形似矮立方形，近远中径＞颊舌径＞髓室高度，髓室高度相对较小，约为 1mm；髓室顶形凹，最凹处大致与颈缘平齐，其上通常有 5 个髓角，其中舌侧髓角高于颊侧髓角，前者接近牙冠的中 1/3，后者则接近牙冠颈 1/3 或在颈缘附近。髓室底轮廓为近远中径大于颊舌径的四边形或五边形，其上有 2 ～ 4 个根管口。近中根约 87% 为双管型或单双管型，远中根约 40% 为双管型或单双管型。

下颌第一磨牙通常有 3 ～ 4 个根管，即近中 2 个根管、远中 1 ～ 2 个根管，偶见有 5 ～ 6 个根管者。

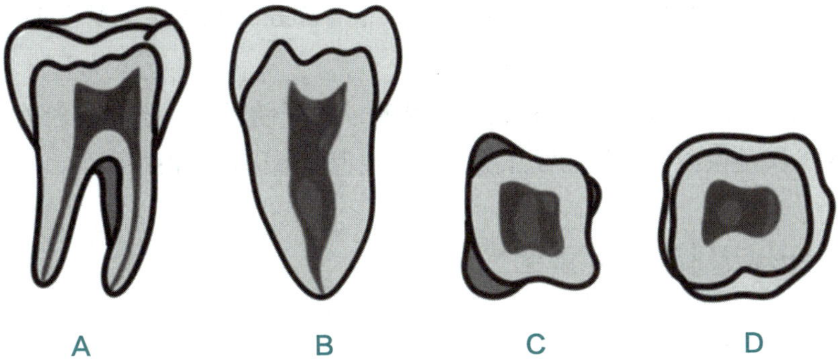

图 2-72　下颌第一磨牙的髓腔形态示意图（剖面观）

A. 近远中剖面观（通过颊尖）; B. 颊舌剖面观（通过近中根）; C. 牙颈部横剖面观（牙根方向）; D. 牙颈部横剖面观（牙冠方向）。

5. 下颌第二磨牙的髓腔形态（图 2-73）　与下颌第一磨牙的髓腔相似。其近中根为双管型或单双管型者共占 64%，而远中根此类形态的比例则为 18%。

近远中根在颊侧融合的下颌第二磨牙，其根管亦在颊侧相连通，根管横断面呈 C 形称为 C 形根管（C-shaped root canal），这种情况约占 31%。

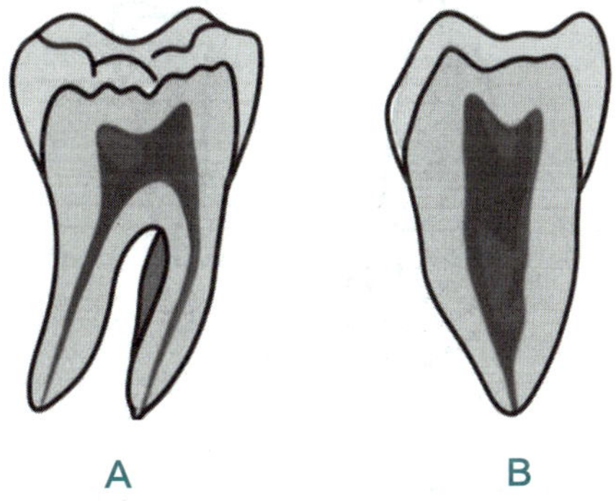

图 2-73　下颌第二磨牙的髓腔形态示意图（剖面观）

A. 近远中剖面观（通过颊尖）; B. 颊舌剖面观（通过近中根）。

6. 下颌第三磨牙的髓腔形态　由于下颌第三磨牙形态变异较多，其髓室和根管也依其外形而变化。髓室和根管均较大，二个牙根者多为双根管，融合根者多为单根管。

7. 磨牙髓腔应用解剖

（1）上颌磨牙的近颊髓角和近舌髓角均较高，备洞时应避免意外穿髓。

（2）上颌磨牙的颊侧两根管口相距较近，且近中颊侧根管较窄小，有时在此根内出现 2 个根管，因此根管治疗前最好拍摄 X 线片，了解根管形态和变异，操作时注意根管走行的方向。

（3）上颌第一、第二磨牙进行嵌体修复制备针道时，应注意避开髓角，宜从𬌗面颊沟、舌沟、近中窝和远中窝等位置入手。

（4）上颌第二磨牙有时颊侧两根会融合成一个粗大的根和根管，治疗时应特别注意。

（5）下颌第一磨牙髓室顶和髓室底相距较近，开髓时应谨慎，以防穿通髓室底。

（6）下颌第一、第二磨牙因舌侧髓角高于颊侧髓角，近中髓角高于远中髓角，牙体预备时应注意避开髓角的位置，以免损伤牙髓。

（7）下颌第一磨牙远中舌侧根管细小且弯曲，给治疗带来困难，操作时应注意，以防器械折断、根管侧穿及根充欠填。

（8）下颌第二磨牙近远中根有时会在颊侧融合，根管亦在颊侧连通，根管横断面呈“C”字形，开髓时不要将这一连通误认为是穿通的髓室底。

（9）下颌磨牙牙冠向舌侧倾斜，而髓腔偏向颊侧，故开髓部位应选择在𬌗面偏向颊尖的位置。若选择在𬌗面中央尤其是偏向舌侧的位置开髓，常导致舌侧壁因薄弱而折断。

四、乳牙髓腔形态及临床应用解剖

（一）乳牙的髓腔形态

乳牙的髓腔形态虽与乳牙的外形相似，但从髓腔与牙体外形的大小比例来看，乳牙的髓腔较恒牙者大，主要表现为髓室大、髓壁薄、髓角高、根管粗、根管斜度较大，根尖孔亦大。

1. 乳前牙 髓室与相应的牙冠外形类似，根管多为单根管，偶见下颌乳切牙根管分为唇、舌向 2 个根管（图 2-74）。

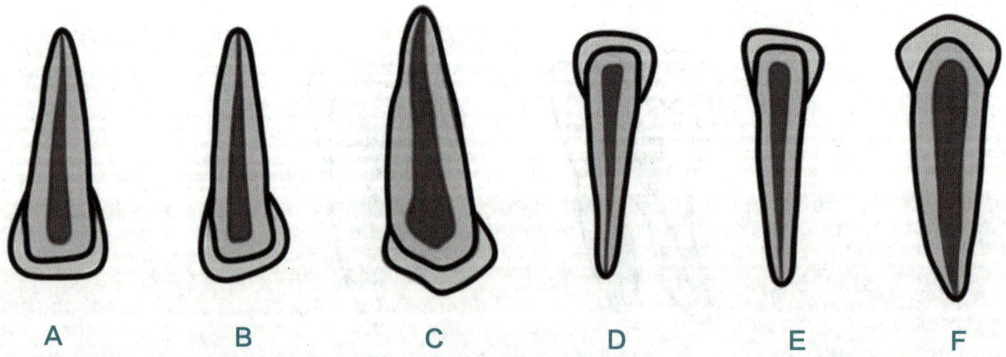

图 2-74 乳前牙的髓腔形态示意图

A. 上颌乳中切牙；B. 上颌乳侧切牙；C. 上颌乳尖牙；D. 下颌乳中切牙；E. 下颌乳侧切牙；F. 下颌乳尖牙。

2. 乳磨牙 髓室较大，通常有 3 个根管。上颌乳磨牙有 2 个颊侧根管，1 个舌侧根管；而下颌乳磨牙有 2 个近中根管和 1 个远中根管。下颌第二乳磨牙有时会出现 4 个根管的情况，具体分布为 2 个近中根管和 2 个远中根管（图 2-75）。

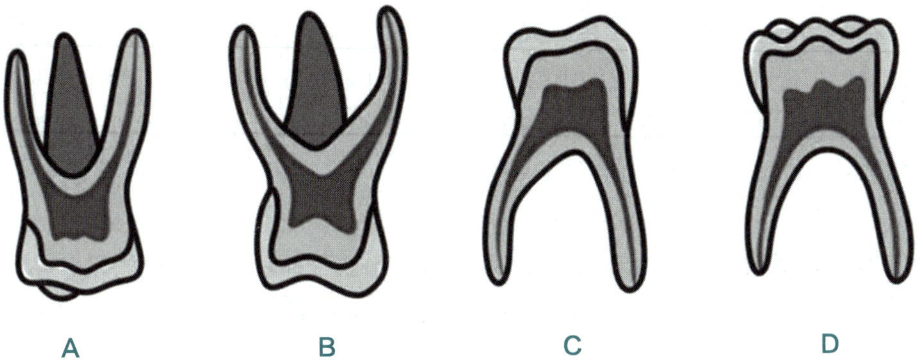

图 2-75 乳磨牙的髓腔形态示意图

A. 上颌第一乳磨牙；B. 上颌第二乳磨牙；C. 下颌第一乳磨牙；D. 下颌第二乳磨牙。

（二）乳牙髓腔应用解剖

乳牙髓腔髓室大、髓壁薄、髓角高，因此在备洞时，应注意保护牙髓，避免发生穿髓。乳牙髓腔大的特点有利于牙髓治疗，通常能取得较好的疗效。乳牙在替牙前 3 ～ 4 年牙根即开始吸收，因此在处理接近替牙期的乳磨牙时需仔细辨别，不要将吸收穿透的髓室底误认为是根管口，以免损伤根周组织。

第九节 牙体解剖形态的生理意义

牙体的形态结构与其生理功能是密切相关的，形态结构是功能活动的物质基础。天然牙的形态和结构不仅关系到咀嚼功能良好的发挥，还对咬合关系的稳定，咀嚼运动的协调完成，牙、牙周组织、咀嚼肌及颞下颌关节的健康等均有重要影响。

一、牙冠形态的生理意义

每个牙冠均由五个面组成，包括四个轴面和一个𬌗面（后牙）或切端（前牙）。

（一）切端及𬌗面形态的生理意义

切端及𬌗面形态的生理意义在于行使咀嚼功能和引导下颌运动，前牙切端的切嵴和尖牙的牙尖具有切割、穿透和撕裂食物的功能。后牙的𬌗面解剖结构复杂，有尖、窝、沟、嵴等结构，每一种解剖结构都承担各自特殊的生理功能。窝具有容纳食物的作用，边缘嵴则将食物局限在𬌗面的窝内，咀嚼时对𬌗的牙尖与窝相对，沟与嵴相合，像杵臼一样来捣碎磨细食物。𬌗面上的沟是食物排溢的主要通道，食物经磨细后可顺着颊沟排向口腔前庭，顺着舌沟流向固有口腔。上前牙的舌面具有引导下颌前伸运动的作用，上颌磨牙的斜嵴有利于引导下颌的侧方运动。

牙齿萌出的早期，切端及𬌗面的尖、窝、沟、嵴都是由曲线或曲面构成。咬合时，上、下颌牙呈尖窝相对、沟嵴相合、切嵴对刃等接触关系，这些接触都是点或线的接触。因儿童咀嚼力量小，这种点、线接触可以提高单位面积上的咀嚼压力，有利于咀嚼食物。另外，萌出早期的牙，其位置不一定都符合功能的需求，这种点、线接触有利于牙的移动，在牙尖及斜面的相互引导作用下，可将牙调整到相适应的位置，从而建立合适的咬合关系。

随着咀嚼运动的进行，切端及𬌗面发生了功能性的磨耗，早期的点、线接触逐渐变成了面的接触。面的接触增加了咀嚼时上下牙的接触面积，同时咀嚼肌的力量随个体的发育在不断增强，从而有利于提高咀嚼效率。另外，牙经调整建立合适的咬合关系后，面的接触有利于上下颌关系的稳定。

（二）牙冠邻面形态的生理意义

1. 牙冠邻面凸度的位置、形态及生理意义

（1）邻面凸度的位置和形态：牙冠的邻面为凸面，相邻两牙借助邻面凸度（即外形高点）紧密相互接触，接触之处即为接触点或邻接点。在咀嚼运动中，每个牙都有轻微的生理性动度，这种生理性动度使接触点发生磨耗，早期的接触点逐渐磨耗成椭圆形小面，称为接触区（图 2-76、图 2-77）。前牙接触区位于切 1/3，形态呈长椭圆形，切龈径大于唇舌径，近中面接触区靠近切角，远中面则距切角稍远。后牙接触区位于𬌗 1/3，形态呈扁椭圆形，𬌗龈径小于颊舌径，前磨牙近、远中接触区及第一磨牙近中接触区均在𬌗 1/3 偏颊侧，第一磨牙远中接触区及第二、第三磨牙的接触区多在𬌗 1/3 的中 1/3 处。

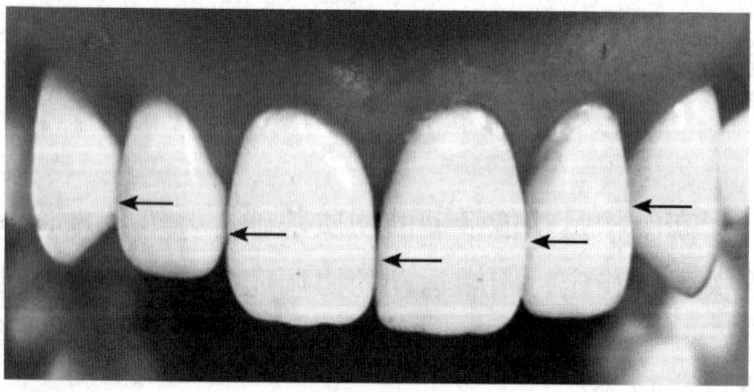

图 2-76　接触区

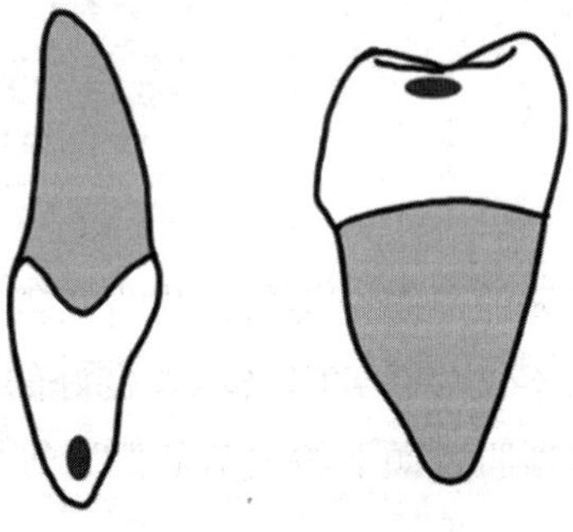

图 2-77　接触区示意图

（2）邻面凸度的生理意义

1）防止食物嵌塞：正常的邻面凸度使邻牙之间形成紧密的邻接关系，可以防止食物嵌塞，从而防止龈乳头受压萎缩及牙槽突吸收降低，还可以防止邻面龋的形成。

2）维持牙弓的稳定：功能运动中，天然牙的近中移动趋势有利于邻牙之间保持紧密接触，使得邻牙之间互相支持、互相依靠，便于分散𬌗力，有利于维持牙弓的完整稳定，对牙、牙周组织、咀嚼肌和颞下颌关节的健康均具有重要意义。

2. 楔状隙的概念及生理意义

（1）概念：在两牙接触区的四周均有向外展开的呈“V”形的空隙，称为楔状隙或外展隙（图 2-78）。楔状隙的命名根据空隙所处的位置而定，比如位于接触区切方、𬌗方的空隙称为切楔状隙和𬌗楔状隙，位于接触区唇、舌侧者分别称为唇楔状隙和舌楔状隙。而位于龈方的楔状隙又称为邻间

隙，一般有龈乳头充斥其中。

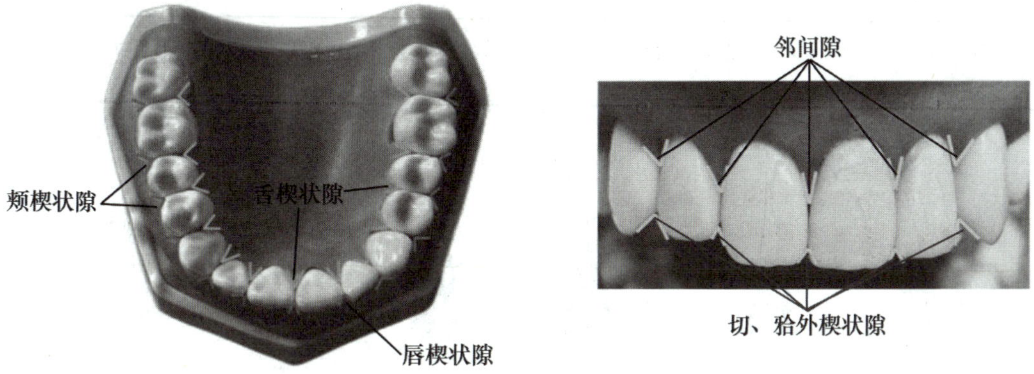

A　　B

图 2-78　楔状隙

A. 唇、颊、舌楔状隙；B. 切、𬌗楔状隙及邻间隙

（2）楔状隙的生理意义

1）作为食物的排溢通道：咀嚼过程中，部分食物可通过楔状隙排溢至口腔，从而避免食物滞留在𬌗面或牙间。

2）清洁牙面：食物在排溢过程中可摩擦牙面，使牙面保持清洁，防止龋病和龈炎的发生。

3）稳定牙弓及𬌗关系：咬合时因对𬌗牙的的牙尖位于楔状隙内，使上、下颌牙产生良好的锁结作用，从而有利于稳定牙弓及𬌗关系。

4）保护牙槽骨和邻面：邻间隙似一个以牙槽嵴为底，以两邻牙为边的三角形空隙，正常时被牙龈乳头充满，阻止了食物的堆积，可保护牙槽骨和邻面。

3. 唇（颊）舌面凸度的位置及生理意义

（1）位置：一般来说，以牙冠唇（颊）舌面外形高点代表其凸度（图 2-79），前牙唇面、舌面的凸度即外形高点均在颈 1/3；后牙颊面的凸度亦在颈 1/3 处，而其舌面的凸度则在中 1/3 处。

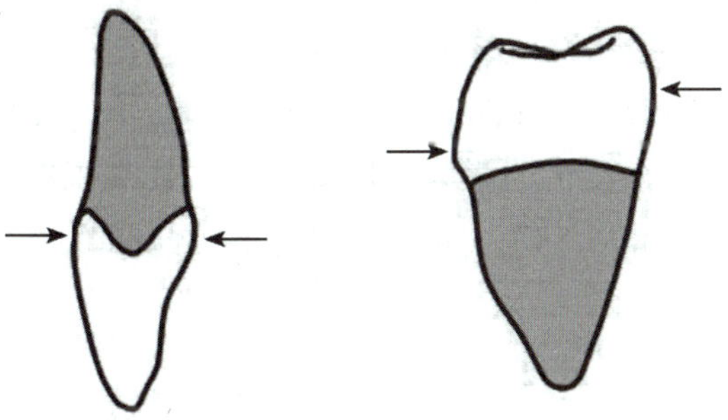

图 2-79　唇（颊）舌面凸度示意图

（2）唇（颊）舌面凸度的生理意义

1）咀嚼时，从颊沟、舌沟排溢的食物顺着正常的牙冠凸度滑至口腔，恰好从牙龈表面轻轻擦过，对牙龈起到生理性按摩作用，促进牙龈的血液循环，有利于牙龈组织的健康。

2）正常的唇（颊）舌面凸度对牙颈部具有自洁作用，可以在一定程度上防止龈炎及龋齿的发生。

3）牙冠颈 1/3 的凸度，尚可扩展龈缘，使牙龈保持紧张有力。

若唇（颊）舌面凸度过小，甚至无凸度，排溢的食物会直接撞击在牙龈组织上，可能引起牙龈的创伤性萎缩。

若唇（颊）舌面凸度过大，排溢的食物会直接滑至口腔，牙龈无法得到食物的生理性按摩作用，产生废用性萎缩（图 2-80）。

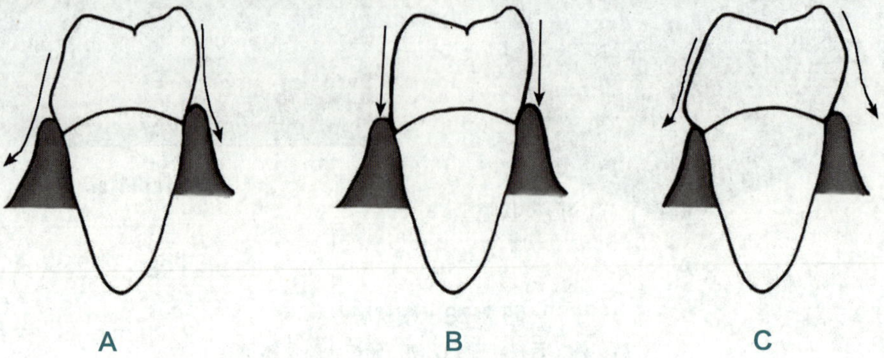

图 2-80　牙面凸度的影响示意图

A. 凸度正常；B. 凸度过小；C. 凸度过大。

二、牙根形态的生理意义

（一）牙根形态与其位置、受力大小及稳固性密切相关

切牙受力较小，一般多为单根。尖牙因位于牙弓转角处，是平衡牙弓前后力量的重要部位，也是维持牙弓形态的主要支柱，同时还支撑着双侧口角，因此，尖牙的牙根虽为单根，但粗壮强大。磨牙主要参与咀嚼运动，受力大而复杂，因此磨牙的根多分叉。根分叉越多，分叉度越大，其支持作用越强，牙也就越稳固。

（二）牙根的形态与牙所受咀嚼力的方向有关

咀嚼时，上颌前牙受到下颌前牙向前及向上的力，因此，上颌前牙牙根唇面宽于舌面，以抵抗向前的力；下颌前牙受向下向内的力，牙根的唇舌面宽度约相等，或舌面宽于唇面，用来抵抗向内的力。上颌磨牙舌尖为功能尖，所受的力最大，因此，舌根比颊根粗壮长大。下颌磨牙牙根扁宽，且近远中根面有纵行凹陷，横切面为“8”字形，牙槽骨嵌入此凹陷中，可增加磨牙的稳固性。

▶知识拓展

科普窝沟封闭知识，守护儿童口腔健康

窝沟封闭是一种不损伤牙体组织、无痛预防窝沟龋的方法。其原理是通过在牙齿的窝、沟、点隙处涂布一层流动性树脂，形成保护性屏障，覆盖在窝沟上，阻止致龋菌及酸性代谢产物对牙体的侵蚀，以有效预防窝沟龋。窝沟封闭的最佳时机为牙齿完全萌出且尚未龋坏时，通常乳磨牙 3 ~ 4 岁、第一恒磨牙 6 ~ 7 岁、第二恒磨牙 11 ~ 13 岁、双尖牙 9 ~ 13 岁。

根据第四次全国口腔健康流行病学调查结果，5 岁儿童乳牙的龋患率超过 70%，人均龋坏牙齿数超过 4 颗。为降低儿童龋患率，国家对适龄儿童有免费政策，可到定点机构免费进行窝沟封闭。我们应积极进行科普宣教，守护儿童口腔健康。

考试知识点总结

本章小结

协和云课堂……　拓展练习及参考答案

（曹国清　文　清　孟庆梅　路文博　靳贝芳）

教学课件

第三章　牙列、船与颌位

学习目标

素质目标

（1）具备积极进取、终身学习的治学态度。

（2）具备良好的医患沟通及团队协作能力，树立大医精诚的医者精神。

（3）具备科普宣教口腔健康知识的专业素质和参与意识。

知识目标

（1）掌握：牙列分类；牙正常排列的特点及生理意义；牙列船面的形态特征；牙尖交错船及其咬合接触特征；不同发育阶段船的基本形态特征；三种基本颌位的定义、特点及关系。

（2）熟悉：牙列大小测量；面部标志与面部协调关系；建船的影响因素；前伸船颌位和侧船颌位。

（3）了解：船型。

能力目标

（1）能运用所学知识初步分析并解决临床常见的排牙问题、咬合问题，具备一定的临床思维能力。

（2）能辨析三个基本颌位，并能说出三个颌位在全口义齿临床颌位关系记录中的应用。

（3）能科普一定的口腔健康知识，提升民众的口腔健康意识。

案例导入

【案例】

患者，男性，70 岁。

主诉：上、下颌牙缺失 8 年，要求再次修复。

现病史：8 年前曾在外院进行修复，现因旧义齿松动、不易咬碎食物等，要求重新修复。

检查：如图 3-1 所示：17–27，47–37 缺失，上颌牙槽嵴高而宽，下颌牙槽嵴略低平，无明显骨尖、骨突；黏膜中等质地，舌的大小、形态正常，活动度良好，唾液分泌量正常。患者面部呈苍老面容，下颌在张口和闭口时未见明显的习惯性前伸动作，颞颌关节也未出现明显弹响及疼痛。

诊断：上、下牙列缺失。

治疗计划：上、下颌总义齿修复。

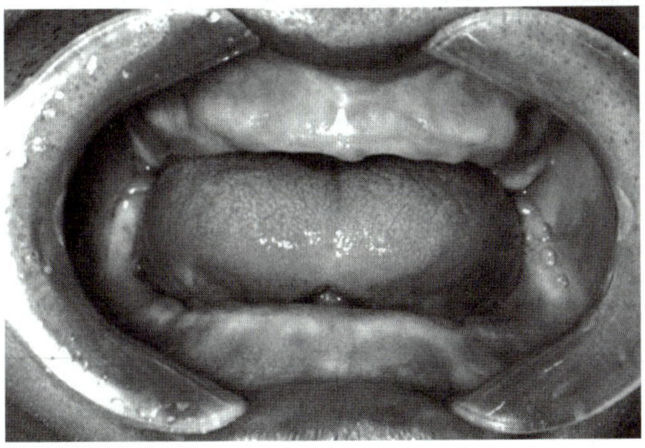

图 3-1　患者口内照

【问题】

1．全口义齿制作程序繁琐，包括取模、颌位记录、人工牙排列、试戴、装盒、填胶、热处理等。其中，成品的人工牙在蜡殆堤上是按什么规律去排列呢？

2．上、下颌人工牙应该满足什么样的咬合接触关系呢？

3．全口义齿临床颌位记录如何确定上、下颌的垂直关系和水平关系？

·核心知识拆解·

天然牙生长于牙槽骨中，按照一定的顺序、方向和位置彼此紧密邻接，排列成弓形整体，称为牙弓（dental arch）或牙列（dentition）。上颌者称为上牙列（弓），下颌者称为下牙列（弓）。正常牙列外形整齐规则，牙齿呈对称分布，紧密邻接并连续排列，这种排列方式有其重要的生理意义。恒牙列的形状可概括分为三种基本类型：方圆形、尖圆形和椭圆形。牙在牙槽骨中的排列有一定的近远中向、唇（颊）舌向倾斜规律，及适当的垂直位置，故牙列具有纵殆曲线和横殆曲线，这些知识对排牙均有重要指导作用。牙列与颌骨、颅骨之间具有一定的结构比例关系和空间位置关系。

殆泛指上、下牙列间的接触关系，包括静态殆和动态殆。正常牙尖交错殆，过去又称为正中殆，表现为：上、下牙列中线相互对齐，除上颌最后一个磨牙及下颌中切牙外，其余每颗牙齿均与对颌的两个牙对应接触，第一磨牙关系为中性关系，尖牙关系正常，前、后牙覆殆覆盖关系正常。乳牙殆的特征是乳牙在颌骨的位置较正，无纵殆和横殆曲线，覆殆深，覆盖小，颌骨发育使乳前牙区出现了发育间隙，为恒牙萌出创造有利条件，正常上、下第二乳磨牙的远中面在 4 岁前呈平齐末端，4～6 岁呈近中阶梯关系。非正中殆关系主要有前伸殆与侧殆。前伸咬合运动中最重要的殆是对刃殆，侧方咬合运动中，自然牙列工作侧有尖牙保护殆与组牙功能殆两种咬合接触类型。

颌位是指下颌相对于上颌或者颅骨的位置关系，有重要临床意义的颌位有三个：牙尖交错位、后退接触位和下颌姿势位。①牙尖交错位：是指牙尖交错殆时，下颌骨相对于上颌骨或颅骨的位置。②后退接触位：是下颌的生理性最后位，从牙尖交错位开始，下颌可再向后下移动少许（1mm左右）的位置，此时后牙牙尖斜面保持部分接触，而前牙则不接触。③下颌姿势位：是指个体直立或端坐、两眼平视前方，不咀嚼、不吞咽、不说话时，下颌所处的位置。下颌姿势位时，上、下牙列自然分开不接触。从下颌姿势位开始，下颌向上移动约1mm，并略向前移动，即可到达牙尖交错位。下颌除了这三个基本颌位外，还有两个重要的功能性颌位：对刃颌位和尖对尖颌位。

第一节 牙　　列

正常牙列外形整齐规则，每个牙在牙弓内均有其特定的位置。上下牙列按照一定的对位关系咬合在一起，𬌗面上各尖窝解剖结构嵌合接触，在接触—分开—再接触—再分开的往复咬合运动中，完成了复杂的咀嚼活动。

一、牙列的分类

（一）按照牙的类别分类

在人的生长发育过程中，先后萌出乳牙和恒牙两副牙列。按照牙的类别分类，牙列可分为恒牙列、乳牙列和混合牙列。

1. 恒牙列　全部由恒牙组成。完整的上、下颌恒牙列各含16颗恒牙，因第三磨牙有退化趋势，故单颌牙列14～16颗牙均属于正常（图3-2）。

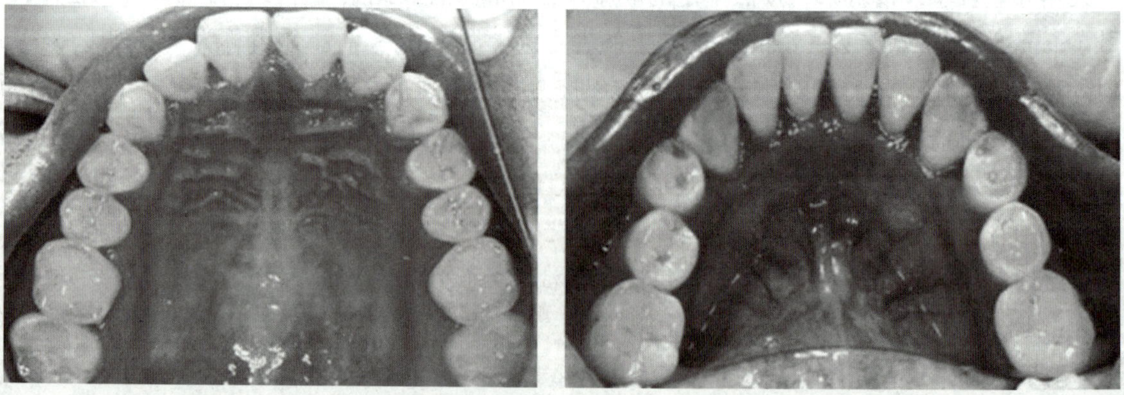

A　　B

图3-2　恒牙列

A. 上颌牙列；B. 下颌牙列。

2. 乳牙列　全部由乳牙组成。完整的乳牙列上、下颌各含10颗乳牙。乳牙列外形短而宽，近似于半圆形（图3-3）。

3. 混合牙列　由若干恒牙和若干乳牙组成，不同发育阶段牙数略有差异（图3-4）。

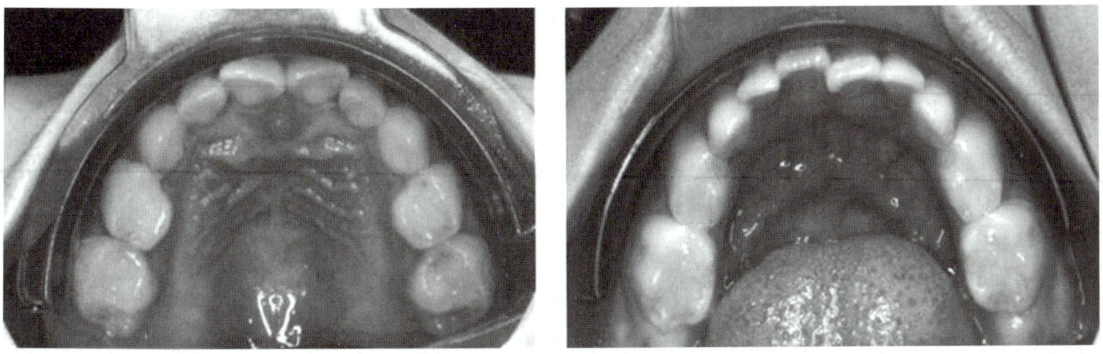

A　　B

图 3-3　乳牙列

A. 上颌牙列；B. 下颌牙列。

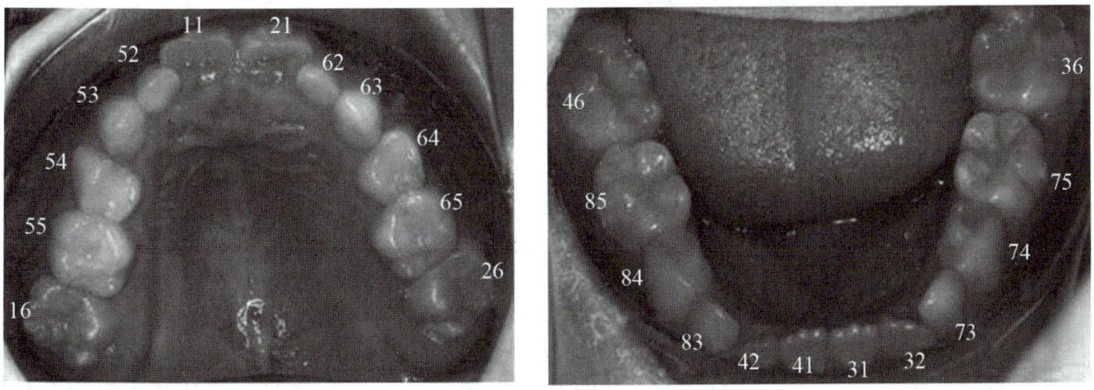

A　　B

图 3-4　混合牙列

A. 上颌牙列；B. 下颌牙列。

（二）按照牙列形态特征分类

从𬌗面观察牙列形态，虽然牙列的形态有一定的规律，但个体之间略有差异。根据六颗前牙的排列特点，将牙列形态大致分为方圆形、尖圆形和椭圆形（图 3-5）。但通常多为这三种基本类型的混合型。

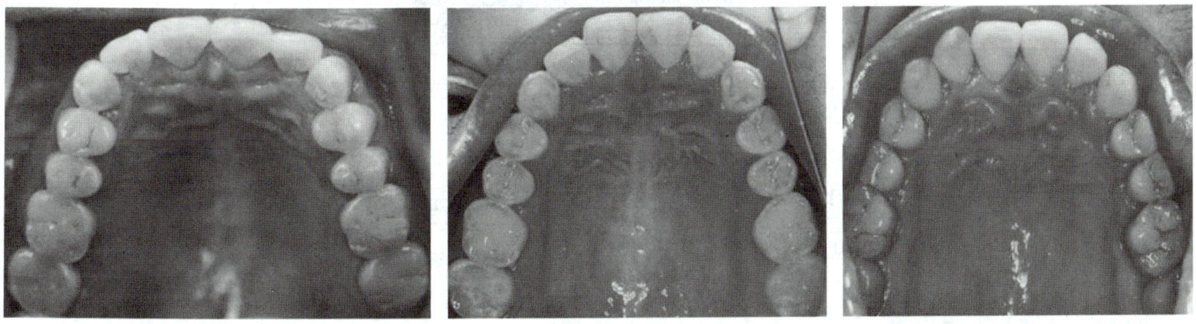

A　　B　　C

图 3-5　恒牙列的三种基本类型

A. 方圆形；B. 尖圆形；C. 椭圆形。

1. 方圆型 上、下颌牙列中，四个切牙的切缘连线较为平直，牙列从尖牙的远中才开始弯曲向后。

2. 尖圆型 上颌牙列自侧切牙开始明显弯曲向后，前牙段向前突出较为明显。

3. 椭圆型 介于方圆型与尖圆型之间，牙列自上颌侧切牙的远中开始逐渐弯曲向后，使得前牙段较圆突。

（三）按照牙的排列情况分类

牙的排列受多种因素影响，个体之间有一定的差异。因此，按照牙的排列情况分类，牙列可分为正常牙列和异常牙列。

1. 正常牙列 牙数正常，咬合稳定，牙齿排列整齐无间隙，并呈现左右、上下对称的特点。

2. 异常牙列 包括牙数目异常、牙排列异常及牙弓间异常。牙数目异常，如牙数过少（缺失牙）或过多（多生牙）；牙排列异常，如牙列拥挤或稀疏、高位牙、低位牙、扭转牙、弓外牙、易位牙等；牙弓间异常，如锁䝯、反䝯等。

二、牙列大小的测量

用数值来表示牙列形态，对制订正畸治疗计划、指导义齿修复和制作成品牙列均有重要参考价值。

（一）牙列长度与宽度

牙列长度通常指两侧（左、右侧）中切牙唇侧最突点连线与两侧最后一颗牙远中最突点连线之间的垂直距离。牙列宽度是指两侧同名牙同名解剖标志之间的距离（图 3-6）。

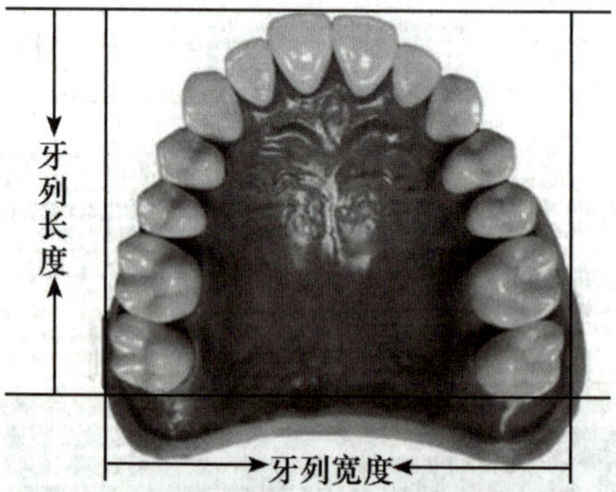

图 3-6 牙列长度与宽度

据国内研究结果，中国人上、下颌恒牙列的长度和宽度均呈正相关，上颌牙列宽约 55mm，长约 50mm；下颌牙列宽约 52mm，长约 41mm。

（二）Terra 牙列指数

Terra 牙列指数通常用来描述上、下颌牙列之间的大小比例关系，采用牙列宽度与牙列长度的比值来表示，即：Terra 指数 = 牙列宽度 / 牙列长度 ×100%。

三、牙正常排列的倾斜规律

正常情况下，天然牙在牙槽骨中按照一定的倾斜方向和倾斜角度排列。牙的倾斜方向与咀嚼运动所产生的力的方向相适应，从而使𬌗力得以沿牙体长轴的方向传导。

（一）近远中向倾斜

从牙弓的正面和侧面观察，前后牙的倾斜情况各有不同。一般以牙体长轴与牙列中线的交角来描述牙的近远中向倾斜情况。

从牙弓的正面（唇面）观察，上颌中切牙较正或牙冠稍向近中倾斜（牙长轴与中线的交角通常为 5°～ 10°），上颌侧切牙是上颌前牙中向近中倾斜程度最大者，上颌尖牙略向近中倾斜，倾斜度介于中切牙和侧切牙之间（图 3-7）。下颌前牙近远中向的倾斜程度均较上颌前牙小，下颌中切牙长轴较直，侧切牙、尖牙向近中倾斜度依次加大（图 3-8）。

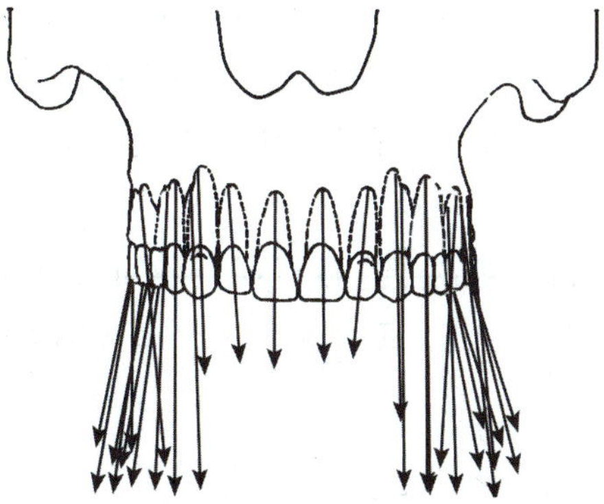

图 3-7 上颌牙列前牙近远中向、后牙颊舌向倾斜情况示意图（正面观）

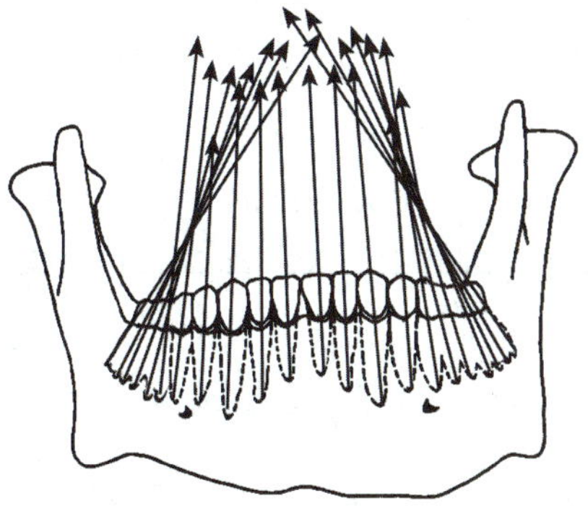

图 3-8 下颌牙列前牙近远中向、后牙颊舌向倾斜情况示意图（正面观）

从牙弓的侧面（颊面）观察，上、下颌前磨牙在近远中方向上的倾斜度相对较小，牙长轴较正，自第一磨牙开始，上、下颌磨牙向近中倾斜程度依次加大（图 3-9、图 3-10）。

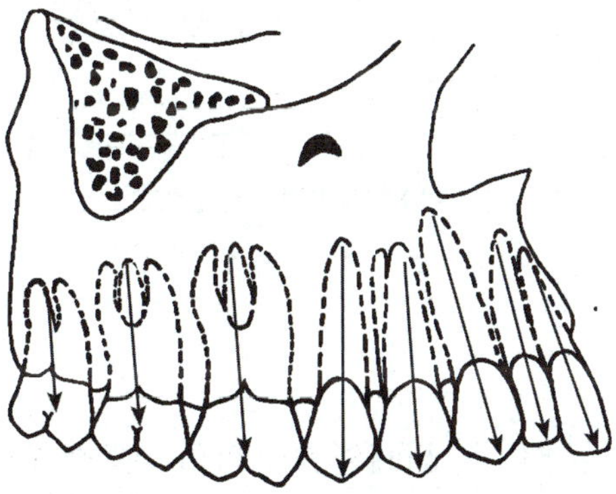

图 3-9 上颌牙列前牙唇舌向、后牙近远中向倾斜情况示意图（侧面观）

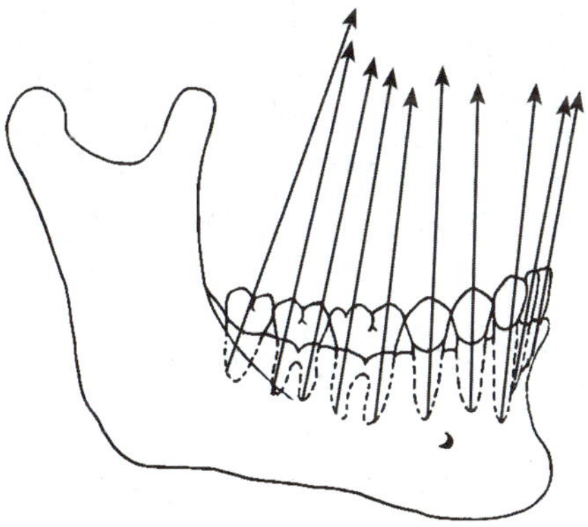

图 3-10 下颌牙列前牙唇舌向、后牙近远中向倾斜情况示意图（侧面观）

（二）唇（颊）舌向的倾斜

以牙冠方向表示的牙体长轴相对于水平面的倾斜角度来描述牙的唇（颊）舌向倾斜情况。

从牙弓的侧面观察，上、下颌前牙均向唇侧倾斜，倾斜度与颌骨前端牙槽突的倾斜方向一致，上颌前牙向唇侧倾斜程度较下颌前牙大，上、下颌前牙之间形成一定的覆䬌覆盖关系（图 3-9、图 3-10）。

从牙弓的正面观察，上颌后牙微向颊侧倾斜，下颌后牙则略向舌侧倾斜。上颌后牙颊倾、下颌后牙舌倾，上、下颌后牙之间形成一定的覆䬌覆盖关系（图 3-7、图 3-8）。

（三）垂直向关系

为便于描述上、下颌牙在垂直方向上的排列情况，需先设定一个参考平面，再以此为参照来描述各牙垂直向的位置关系，该平面即为䬌平面（occlusal plane）。它是由上颌中切牙的近中切角到双侧第一磨牙的近中颊尖顶所构成的假想平面，亦称为修复学䬌平面（图 3-11）。该平面与鼻翼耳屏线相平行，基本平分颌间距离，并与上唇缘有一定的位置关系，常作为制作全口义齿蜡䬌堤和排列人工牙的依据。

以修复学䬌平面为参考平面，上颌中切牙的切缘与䬌平面平齐，上颌侧切牙离开䬌平面 0.5～1mm，上颌尖牙的牙尖、第一、二前磨牙的颊尖和第一磨牙的近中颊尖与䬌平面接触，第一磨牙的远中颊尖、第二磨牙、第三磨牙均离开䬌平面，距离从前向后依次加大。下颌牙排列的上下位置关系根据上颌牙排列的上下位置关系来确定。

解剖学研究中，为了准确记录下颌运动及下颌骨或下牙列相对于上颌骨或上牙列的位置关系，常以下颌牙列为基准定义䬌平面，即连接下颌中切牙的近中邻接点到双侧最后一个磨牙的远中颊尖顶所构成的假想平面，又称为解剖学䬌平面。（图 3-12）

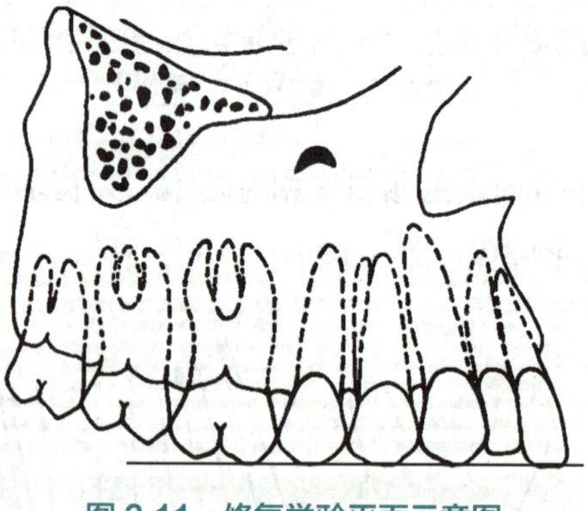

图 3-11　修复学䬌平面示意图

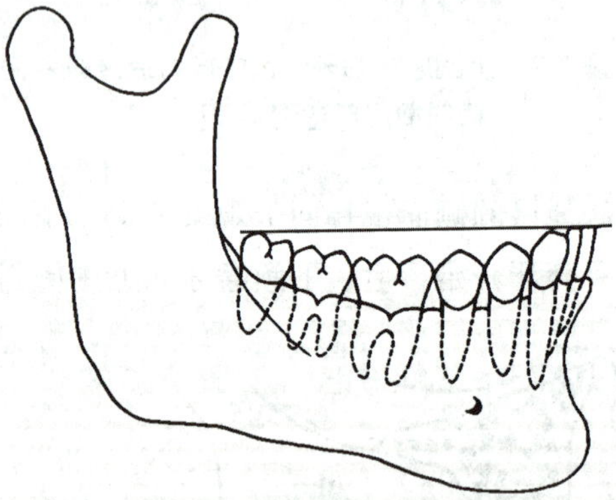

图 3-12　解剖学䬌平面示意图

四、牙列的生理意义

正常牙列外形整齐规则，牙齿呈对称分布，牙与牙之间按照一定的倾斜方向和角度紧密邻接连续排列。这种排列方式具有重要的生理意义：①牙与牙紧密邻接排列成弓形，可以使牙在咀嚼运动中互相支持，传导和分散䬌力，提高咀嚼效能，也有利于牙的稳固，防止牙移位。②牙与牙紧密、连续排列，可以避免食物嵌塞，保护龈乳头免受损害。③牙的倾斜方向与咀嚼运动所产生的力的方向相适应，可使䬌力得以沿牙体长轴传导，有利于咀嚼能力的发挥，同时保护和维持牙及牙周组织的健康。④牙的倾斜排列可使上、下颌牙的接触广泛而紧密，增大上、下颌牙咀嚼时的接触面积，提高咀嚼效能。⑤牙的倾斜排列还可避免咬伤唇、颊和舌，使牙列内侧有足够空间，便于舌的运动，以行使其运转食物、吞咽及发音等功能。⑥牙的倾斜排列还有利于衬托唇、颊，保持面下 1/3 的丰满美观。

五、牙列的𬌗面形态特征

牙列内所有牙齿的切缘与𬌗面相连而成的一个面是曲面。由于牙排列按一定的规律，向近远中向、唇（颊）舌向倾斜，并以不同的垂直向位置排列在牙弓中，故从侧方观察牙列，呈现纵𬌗曲线（即矢状方向的𬌗曲线）；由前方观察牙列，呈现横𬌗曲线（即冠状方向的𬌗曲线）。

（一）纵𬌗曲线

1. 下颌牙列的纵𬌗曲线　又称为 Spee 曲线（Spee curve），即连接下颌切牙的切缘、尖牙的牙尖、前磨牙的颊尖，以及磨牙的近、远中颊尖，形成的一条凹向上的弧形曲线（图 3-13）。该曲线在切牙段比较平直，自尖牙起向后逐渐降低，至第一磨牙的远中颊尖处为最低点，然后经第二、第三磨牙的颊尖又逐渐升高，向后上一直延伸至髁突颈的前缘。

2. 上颌牙列的纵𬌗曲线　为连接上颌切牙的切缘、尖牙的牙尖、前磨牙的颊尖及磨牙的近、远中颊尖，所形成的一条凸向下的曲线（图 3-14）。此曲线的前段，即由切牙至第一磨牙的近中颊尖段较平直，从第一磨牙的远中颊尖开始，逐渐弯曲向上，此段曲线亦称为补偿曲线，形态与下颌的 Spee 曲线相吻合。

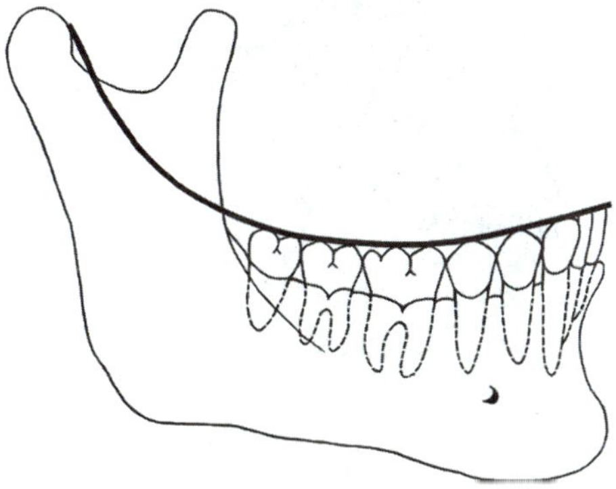

图 3-13　下颌牙列的纵𬌗曲线示意图

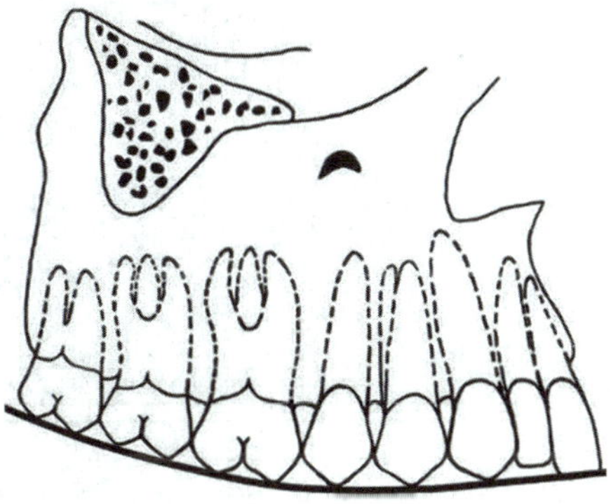

图 3-14　上颌牙列的纵𬌗曲线

（二）横𬌗曲线

横𬌗曲线（transverse curve of occlusion）又称 Wilson 曲线（curve of Wilson）（图 3-15）。连接上颌两侧同名磨牙的颊尖、舌尖，形成一条凸向下的曲线，称为上颌横𬌗曲线。因上颌磨牙在牙槽中的位置略向颊侧倾斜，使舌尖位置略低于颊尖，故所形成的横𬌗曲线凸向下。同样，下颌相应地也有一条横𬌗曲线，因下颌磨牙在牙槽中的位置略向舌侧倾斜，颊尖较舌尖略高，故下颌的横𬌗曲线是凹向上的，与上颌的横𬌗曲线相吻合。

上、下颌牙列的𬌗曲线，无论是纵𬌗曲线还是横𬌗曲线，均彼此相似或吻合，可以使上、下颌牙在咀嚼运动中能保持密切接触，并与下颌运动的方式相协调。同时，𬌗曲线与牙槽突的曲线形态也基本一致，有利于分散与传导咀嚼压力及保护牙周组织的健康。

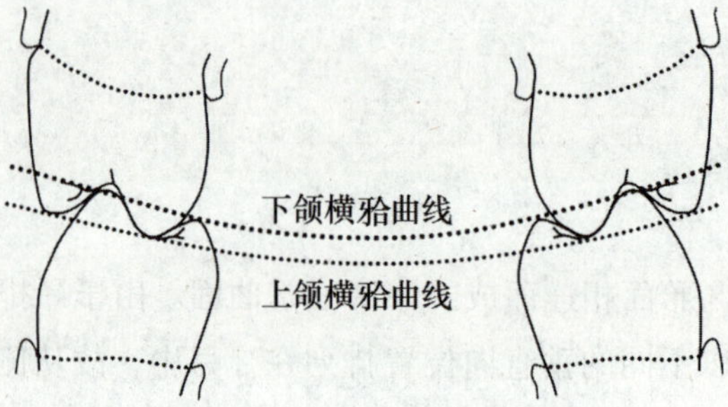

图 3-15　横殆曲线示意图

六、面部标志与面部协调关系

为方便描述颌面部的外形特征及对影像检查等操作进行定位，需明确一些面部解剖标志。利用各解剖标志之间的相对大小、位置关系，确定有关参数。利用这些面部标志点之间的比例关系，还可对面部美观进行量化评价。

（一）面部标志点

常用面部标志点见图 3-16。

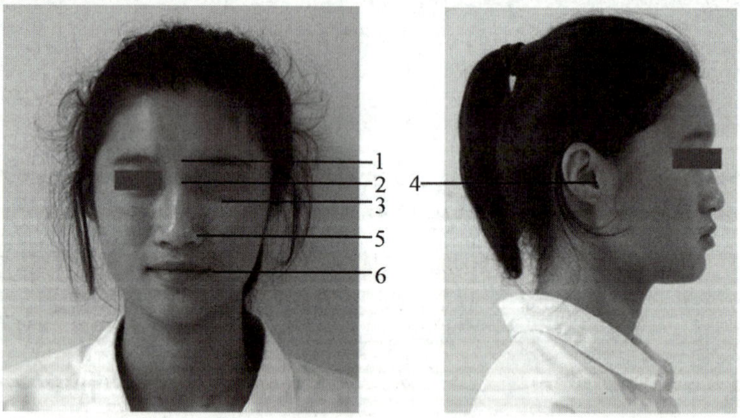

1. 眉间点；2. 鼻根点；3. 眶下点；4. 耳屏中点；5. 鼻翼点；6. 口角。

图 3-16　面部标志点

A. 正面观；B. 侧面观。

1. 眉间点　在正中矢状面上，位于额的下部、鼻根上方，两眉之间向前最突出的点。

2. 鼻根点　鼻根的中点。

3. 眶下点　眼眶下缘的最低点。

4. 耳屏中点　外耳道前方结节状突起的中点。

5. 鼻翼点　鼻翼的中心。

6. 口角　上下唇交汇处。

（二）参照线与参照面

1. 眶耳平面　由眶下缘最低点至外耳道上缘所连成的一个假想平面。当人端坐、头保持直立时，该平面与地平面平行（图3-17）。

2. 鼻翼耳屏线　由一侧鼻翼中点至同侧耳屏中点的假想连线，该线与修复学𬌗平面相平行，与眶耳平面约成15°角。牙列缺失后，常参考该线来确定修复学𬌗平面，以恢复牙列及咬合关系（图3-17）。

3. 瞳孔连线　两侧瞳孔中心的连线。

4. 闭唇线　两侧口角的连线。多数情况下，闭唇线与瞳孔连线相平行。

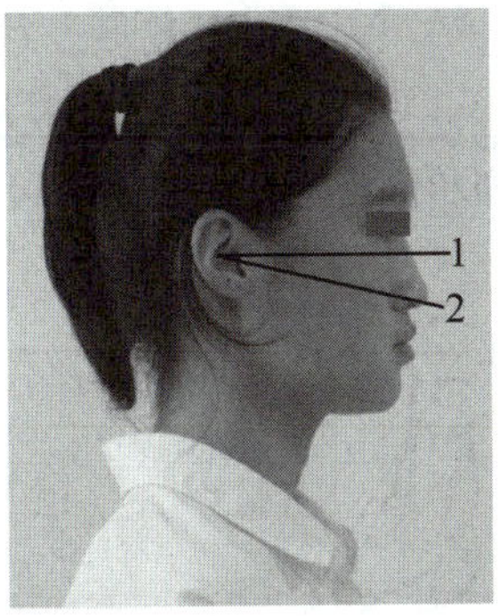

1. 眶耳平面；2. 鼻翼耳屏线。

图3-17　鼻翼耳屏线与眶耳平面

（三）面部协调关系

1. 唇齿关系　下颌位于姿势位时，上颌切牙切缘在上唇下缘下显露约1mm，下颌前牙与下唇上缘平齐。唇丰满适度，无明显的凸起或凹陷。上下唇能自然闭合，口角对着上颌尖牙与第一前磨牙之间。

2. 面部三等分　正常人面部可分为三部分，自发际至眉间点、眉间点至鼻底、鼻底至颏下点，这三段距离大致相等。此外，由眼外眦至口角的距离与鼻底至颏下点距离相近。牙列缺失后，面下1/3高度降低，修复时可以用该距离作为参考。

3. 牙型、牙弓型与面型的关系　三者关系通常是相协调的。方圆型面型者，两条颊线（髁突到下颌角外侧面连线）接近平行，其颌骨多较宽，牙弓也多较宽，上颌中切牙也较宽。尖圆型面型者，两条颊线自上而下明显内聚，颌骨多较窄，牙弓亦较窄，上颌中切牙也较窄，这可作为全口义齿修复时选择人工牙的依据。若三者关系不协调，则有损面形的协调与美观。

4. Balkwill角　由髁突中心至下颌中切牙近中切角连线，与𬌗平面构成的角，称为Balkwill角，正常平均为26°左右（图3-18）。

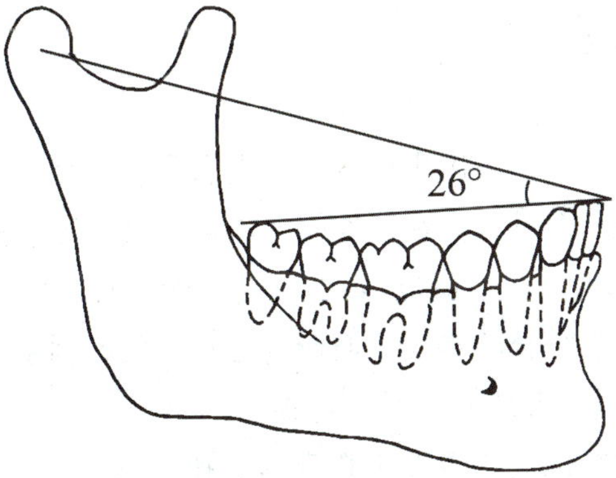

图3-18　Balkwill角示意图

5. Bonwill三角　Bonwill研究发现，下颌中切牙近中接触点与下颌骨双侧髁突中心相连，构成一等边三角形，边长为 10.16cm，称之为 Bonwill 三角（图 3-19）。后人测量研究发现，多数人的 Bonwill 三角是等腰的，很少是等边的，等腰表明面部左右两侧对称，牙列居中。

6. Monson 球面 在 Bonwill 三角学说基础上，Monson 提出，下颌牙列的殆面与以眉间点为中心、10.16cm 为半径的球面的一部分相吻合，上颌牙列的补偿曲线也是这球面上的一部分，说明牙列殆面形态呈一曲面而不是一个平面，即 Monson 球面（图 3-20）。

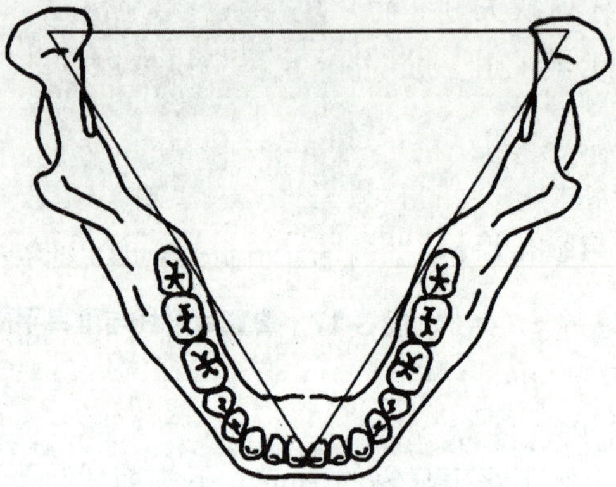

图 3-19 Bonwill 三角示意图

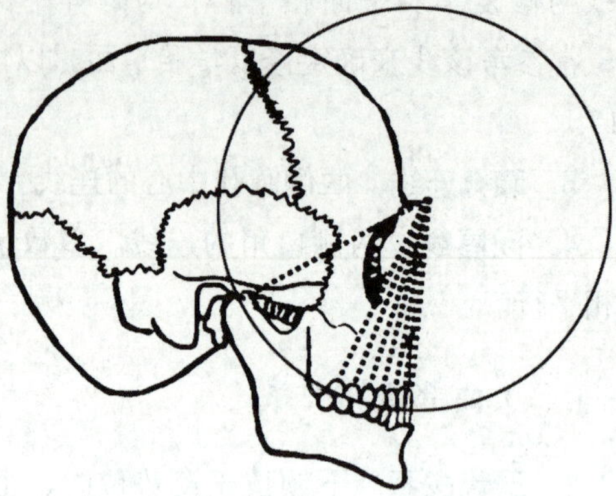

图 3-20 Monson 球面示意图

第二节 殆

殆（occlusion）泛指上、下颌牙间的一切咬合接触关系，包括下颌在静止状态和功能运动状态中产生的接触关系。一般习惯于将静态的牙接触关系称为殆，运动中的牙接触关系称为咬合。由于功能运动中，上、下颌牙的接触部位在不断变化，这样就产生了诸多类型的殆。其中，临床上最重要、最常用的咬合接触关系为牙尖交错殆。

一、殆的发育及影响因素

殆的生长发育过程漫长而复杂，自出生后 6 个月左右乳牙萌出时开始建殆，直至第三磨牙萌出以后达到咬合接触时才完成建殆全过程。在这期间，正常咬合的建立受许多因素的影响。全身因素如家族遗传、内分泌、营养、代谢等，局部因素如口腔不良习惯（吐舌、口呼吸、咬唇等）、牙齿数目及形态异常等，都会影响正常咬合的建立。而影响建殆的关键因素是牙列周围及面部各组肌群间的动力平衡。这种动力平衡是建立正常殆关系的基础。

1. 前后向的动力平衡 向前的动力主要来自升颌肌和舌肌。升颌肌（包括颞肌、嚼肌、翼内肌等）收缩产生的咀嚼压力和舌肌向前的作用力共同推动颌骨和牙列不断向前生长发育，此外，上、下颌骨后部生长较前部旺盛的生长特点，也促使牙列向前方移动。而推动颌骨和牙齿向后的动力主要来自口周肌群，包括口周围肌上组和下组、口轮匝肌、颊肌等。推动颌骨向前的动力与向后的动力相平衡，可以使上、下颌骨和上、下牙列适度向前发育。若前后向动力平衡异常，如舌肌向前的力量过大，会形成“开𬌗”；向后的力量不足，会表现为“开唇露齿”。

2. 唇（颊）舌向的动力平衡 上下牙列内有舌体，外有颊肌，舌肌推动牙列外扩，而唇颊肌使牙列向内、限制其外扩，从而维持了牙列内外方向的动力平衡，使上、下牙列保持一定的宽度和大小。

3. 上下方向的动力平衡 上下方向的动力平衡是通过正常的咬合接触实现的。稳定的咬合接触可以使牙齿在各种生长发育动力作用下，保持正常的萌出高度。如果牙列完整性遭到破坏，各牙之间的相互支持作用丧失，上下方向的𬌗动力平衡就不能正常维持。如第一磨牙过早缺失久未修复，对𬌗牙因失去正常的咬合接触而伸长，邻牙会向缺隙移位或倾斜。

二、𬌗的发育阶段

𬌗的发育经历三个阶段：乳牙𬌗时期、替牙𬌗时期和恒牙𬌗时期。

（一）乳牙𬌗时期

乳牙𬌗时期是指从出生后6个月左右乳牙开始萌出到第一颗恒牙萌出（约6岁）之前的这一段时间。乳牙𬌗建𬌗约在2岁半完成，故完整的乳牙𬌗时期在2岁半至6岁。此期有以下特征。

1．乳牙在颌骨上的位置较正，既没有明显的近远中向倾斜，也没有明显的唇（颊）舌向倾斜，因此纵𬌗曲线和横𬌗曲线均不明显。

2．乳切牙的牙长轴接近垂直，无明显的唇舌向倾斜，因此，乳牙的覆盖较小，覆𬌗较深。但4岁以后，由于下颌骨的发育，暂时性深覆𬌗的程度可有所减小。

3．4岁之前，乳牙排列紧密无间隙；4～6岁期间，颌骨长大迅速，而乳牙大小不变，从而在切牙区和尖牙区出现散在生理性间隙，此间隙称为发育间隙，为恒牙萌出创造有利条件。其中，在上颌乳尖牙近中、下颌乳中尖牙远中的间隙，称为灵长类间隙（图3-21）。此间隙与容纳灵长类杂食动物对颌的尖牙有关。

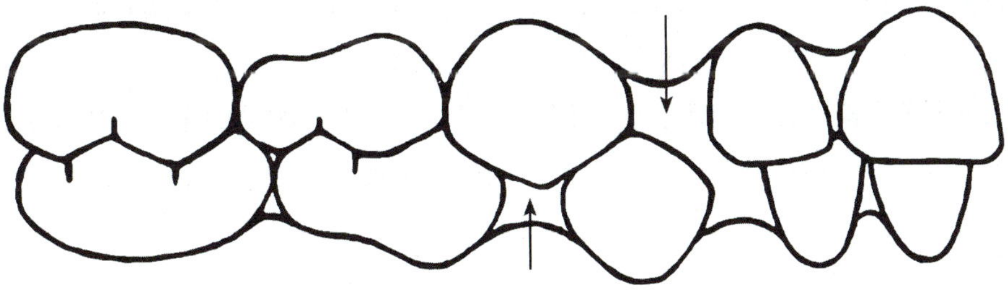

图3-21 灵长类间隙示意图

4．4岁以前，乳牙的切缘及𬌗面没有明显磨耗；4～6岁期间，乳牙的切缘及𬌗面产生一定程度的磨耗。

5．4岁以前，上、下颌第二乳磨牙的远中面常彼此相齐，呈一垂直平面，称为齐平末端（图3-22）。4～6岁时，上下颌第二乳磨牙的远中面不在同一个平面上，呈近中阶梯，即下颌第二乳磨牙移至上颌第二乳磨牙的稍前方。

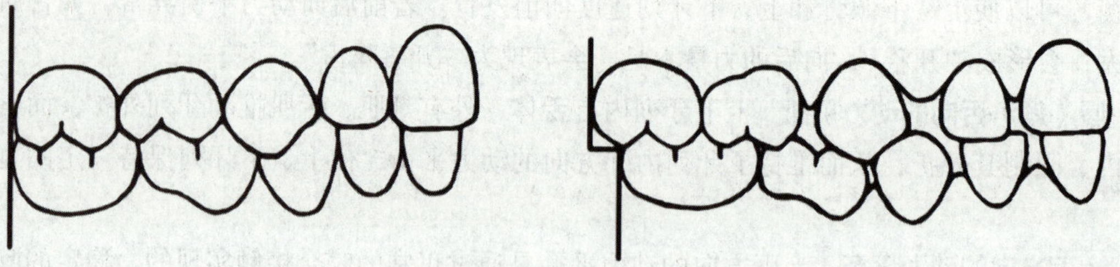

图 3-22 第二乳磨牙远中面的对位关系示意图

A. 齐平末端；B. 近中阶梯。

（二）替牙殆时期

6 岁左右，第一恒磨牙的萌出代表替牙殆期的开始。至 12 岁左右，乳牙全部由恒牙所替换，代表替牙期结束。因此 6 ～ 12 岁期间为替牙殆时期，或称混合牙列时期。此期，常有暂时性错殆出现，多数错殆在发育过程中常可自行调整为正常，因而无须矫正。这些暂时性错殆有以下几种。

1. 上颌中切牙间隙 上颌两中切牙牙冠偏向远中，两者之间出现一明显间隙。这多是尚未萌出的上颌侧切牙挤压了中切牙的牙根，迫使中切牙牙根向近中、牙冠向远中倾斜所造成的。待侧切牙萌出后，该间隙逐渐消失，中切牙位置转为正常。

2. 上颌切牙牙冠偏远中 上颌侧切牙、尖牙在颌骨内发育时，因颌弓暂时增长不足，未萌出的侧切牙、尖牙牙胚分别挤压中切牙、侧切牙的牙根，使得牙冠向远中倾斜。待侧切牙、尖牙相继萌出后，各切牙的牙根才不再受挤压，其牙体长轴可逐渐恢复正常。

3. 上唇系带位置过低 乳牙初萌时，上唇系带常位于上颌两乳中切牙之间，随着颌骨的发育、牙根的生长，上唇系带逐渐退缩至正常位置。

4. 轻度远中殆 建殆初期，上、下颌第一恒磨牙为轻度远中关系。由于乳磨牙近远中宽度较前磨牙者大，下颌乳磨牙和前磨牙的近远中宽度差比上颌者大，因此乳磨牙脱落后，下颌第一恒磨牙近中移动的距离要比上颌第一恒磨牙多，上、下颌第一恒磨牙关系可调整为中性殆关系。

5. 暂时性拥挤 由于恒切牙牙冠比乳切牙宽，故恒切牙初萌时前牙常有拥挤现象。随着颌骨宽度的增长，乳磨牙被前磨牙所替换，前牙的拥挤状态可逐渐改善。

6. 暂时性深覆殆 前牙也可出现暂时性深覆殆现象。伴随着颌骨的生长，以及后牙萌出高度增加，前牙的深覆殆现象可自行消失。

（三）恒牙殆早期

除第二、三磨牙外，其他恒牙在替牙殆期已经建殆。12 岁左右，第二恒磨牙萌出。其萌出空间，大部分靠面部的前 2/3 向前方增长，小部分靠面后 1/3 向后方增长而获得。第三恒磨牙多在 17 岁后萌出，其萌出空间的获得方式与第二恒磨牙相同。但现代人第三磨牙常因萌出空间不足而错位萌出或阻生，难以建立殆关系。12 ～ 18 岁期间为恒牙殆早期，在此期间，上、下颌牙列可通过生理性磨耗达到一种稳定的殆平衡。

三、牙尖交错殆

牙尖交错殆（intercuspal occlusion，ICO）（图 3-23）是指上、下颌牙牙尖交错，达到最广泛、最紧密的一种咬合接触关系，曾称正中殆（centric occlusio，CO）。因正中殆是以下颌居于正中为前提，而牙尖交错殆时下颌位置不一定在正中，故“正中”一词不如“牙尖交错”更能确切描述此咬合接触特征，现多采用“牙尖交错殆”。

（一）正常牙尖交错殆的咬合接触特征

牙尖交错殆时的咬合接触特征，按照近远中向、唇（颊）舌向及垂直向等三个不同方向分别描述。

1. 近远中向关系

（1）上、下牙列中线对齐：正常牙尖交错殆时，上下牙列中线对正，并与面部中线、上唇系带相一致。

（2）上、下颌牙的对位关系：除上颌最后一个磨牙和下颌中切牙外，每个牙均与对颌的两个牙相接触，上、下颌牙前后交错排列，达到全牙列最广泛、最密切的咬合接触（图 3-23 ～图 3-25）。

上下颌牙这种对位接触关系的意义：①使殆面最广泛、最密切地咬合接触，有利于咀嚼；②可以使殆力分散，避免个别牙负担过重。③短时间内，不会因个别牙缺失，而致对颌的同名牙完全失去咬合而出现伸长移位的现象。

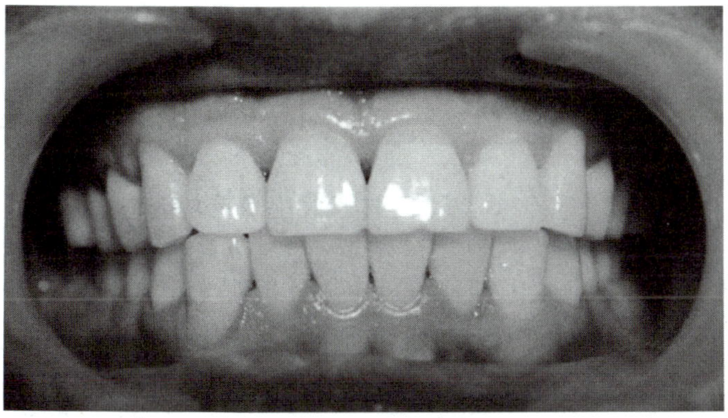

图 3-23　牙尖交错殆（正面观）

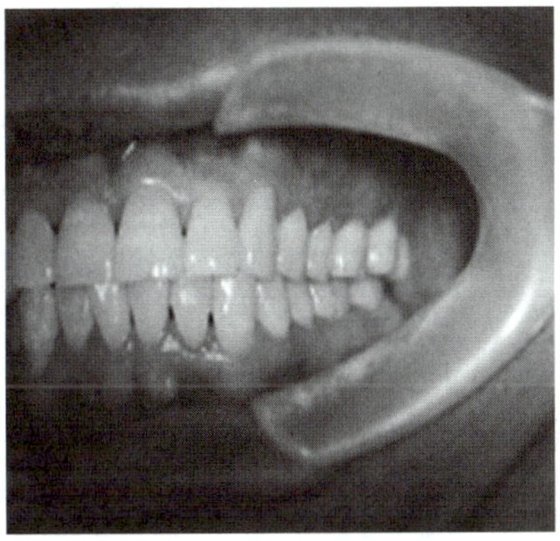

图 3-24　牙尖交错殆（侧面观）

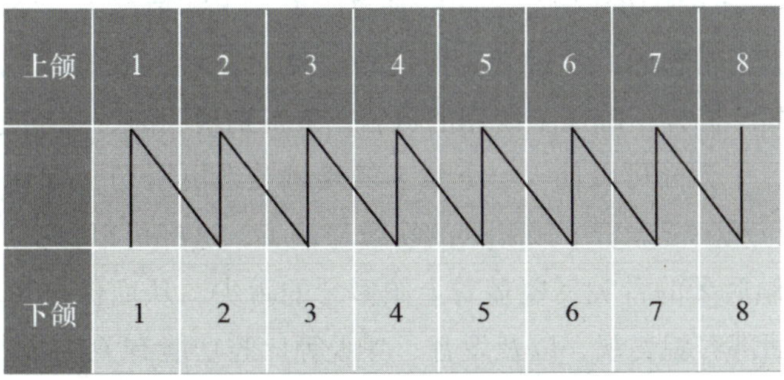

图 3-25　牙尖交错殆时牙的对应接触关系

（3）上下颌尖牙的对位关系：一般来讲，尖牙接触关系大体上可反映前牙近、远中向的接触特征。

因下颌前牙的牙冠比上颌的窄，故正常牙尖交错𬌗时，上颌尖牙的牙尖顶对应着下颌尖牙的远中唇斜面，而下颌尖牙的牙尖顶又对应着上颌尖牙的近中舌斜面。

（4）上下颌第一磨牙的对位关系：第一磨牙关系大体上可反映后牙近远中向的接触特征，通常被称为𬌗的关键。其原因在于：①第一恒磨牙是最早萌出、建𬌗的恒牙，其𬌗面最为宽大，尖窝沟嵴纵横交错，建𬌗后与对颌同名牙的尖窝解剖结构相嵌合，易于维持整个咬合关系的稳定；②第一磨牙牙根多、粗壮、根分叉度大，又位于骨质致密的颧牙槽嵴内，故萌出后位置较稳定，以利于其他牙相继在正常位置上萌出建𬌗；③第一磨牙位于后牙牙弓中段，靠近咀嚼肌收缩的合力作用点附近，承受的咬合力最大。由于这些特点，第一磨牙关系成为牙尖交错𬌗最重要的标志。

正常牙尖交错𬌗时，上颌第一磨牙的近中颊尖对着下颌第一磨牙的颊沟，其近中舌尖对着下颌第一磨牙的中央窝，而下颌第一磨牙远中颊尖则对着上颌第一磨牙的中央窝，上下颌第一磨牙的这种接触关系通常称为中性𬌗关系，为理想的磨牙关系。

2. 唇（颊）舌向关系 正常情况下，上颌牙列比下颌牙列略宽大，因而在牙尖交错𬌗时，上颌牙列盖在下颌牙列的唇（颊）侧，下颌牙列咬在上颌牙列舌侧，呈现覆𬌗、覆盖关系（图 3-26、图 3-27）。

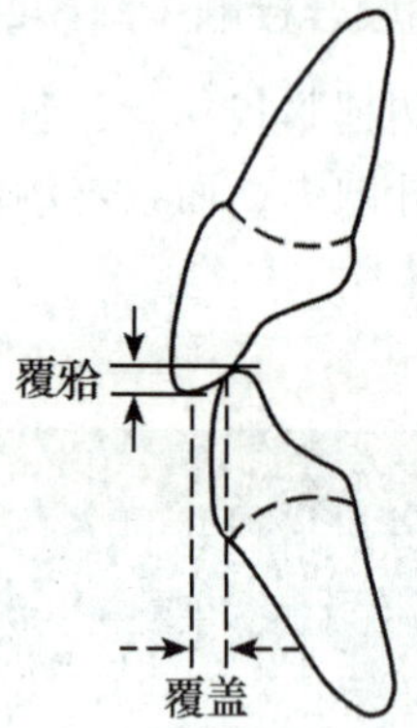

图 3-26 前牙覆𬌗与覆盖示意图

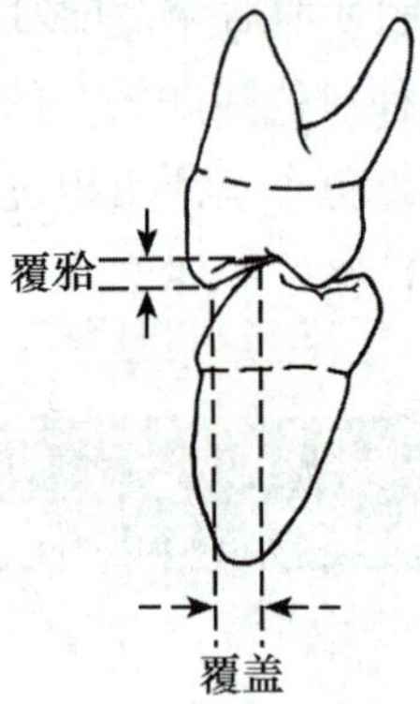

图 3-27 后牙覆𬌗与覆盖示意图

（1）覆盖（overjet）：亦称超𬌗，是指牙尖交错𬌗时，上颌牙盖过下颌牙的水平距离。对于前牙，它是指上颌切牙切缘与下颌切牙切缘之间前后向的水平距离。正常情况下，覆盖不超过 3mm，超过者为深覆盖。对于后牙，它是指上颌后牙颊尖盖过下颌后牙颊尖的颊侧，两颊尖顶之间的水平距离。临床上所用的覆盖，如未特别说明，通常指的是前牙的覆盖。

（2）覆𬌗（overbite）：是指牙尖交错𬌗时，上颌牙盖过下颌牙唇（颊）面的垂直距离。对于前牙，它是指上颌切牙切缘与下颌切牙切缘之间的垂直距离，正常情况下，下颌切牙切缘咬在上颌切牙舌面切 1/3 以内，此为正常覆𬌗，超过者为深覆𬌗。对于后牙，它是指上颌后牙颊尖顶与下颌后牙颊尖顶之间的垂直距离。同样，临床上所用的覆𬌗，未特别说明时，指的是前牙的覆𬌗。

正常的覆𬌗、覆盖，一方面可以使上、下颌牙的接触关系更密切，有利于提高咀嚼效能；另一方面，上颌牙列的切缘与颊尖覆盖着下颌牙列的切缘与颊尖，这样可以保护唇、颊软组织不被咬伤；同时在牙列的舌侧，下颌后牙的舌尖反覆盖着上颌后牙的舌尖，从而保护舌缘不被咬伤。另外，覆𬌗、覆盖关系还与维持面部容貌美观，以及发音、呼吸等口腔功能有关。

3. 垂直向关系

（1）切牙接触特征：下颌切牙切端的唇侧与上颌切牙舌面相接触。

（2）尖牙接触特征：下颌尖牙位于上颌尖牙的近中，下颌尖牙远中唇斜面与上颌尖牙近中舌斜面相接触；下颌尖牙近中唇斜面与上颌侧切牙舌面远中相接触；上颌尖牙远中舌斜面与下颌第一前磨牙颊尖的近中颊斜面相接触。

（3）后牙接触特征：上颌前磨牙的舌尖与下颌同名前磨牙的远中边缘嵴区域接触；下颌前磨牙的颊尖与上颌同名前磨牙的近中边缘嵴区域接触；上颌磨牙的近中颊尖正对着下颌同名牙的颊沟；上颌磨牙的近中舌尖与下颌同名牙的中央窝相接触；下颌磨牙的远中颊尖则与上颌同名磨牙的中央窝相接触（图 3-28）。

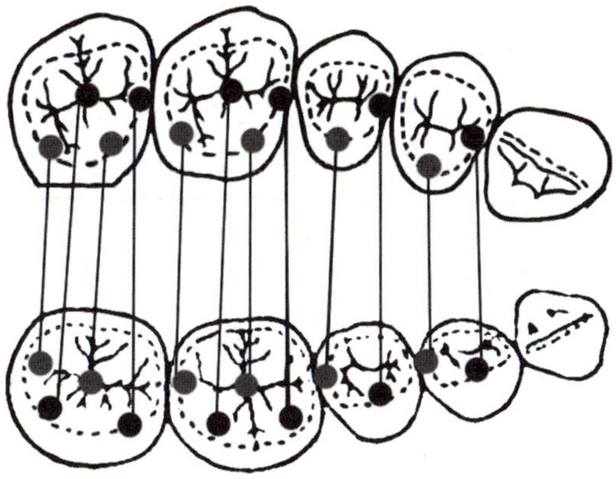

图 3-28 牙尖交错𬌗的后牙接触特征示意图

后牙颊、舌尖的功能有所不同，可根据后牙牙尖的主要功能作用，将其分为支持尖（功能尖）和引导尖（非功能尖）两种类型。上颌的舌尖与下颌的颊尖对咬合高度具有决定意义，通常称为支持尖或功能尖；上颌的颊尖与下颌的舌尖主要承担引导下颌运动的功能，故称为引导尖或非功能尖。

在理想的后牙𬌗面上，上颌后牙舌尖连线、下颌后牙颊尖连线分别构成一条连续的平滑曲线，各自与对颌的中央窝连线（即后牙的中央窝相连形成的连线）相吻合（图 3-29）。这种吻合是保证咀嚼运动平滑协调的关键之一，同时也能保证咀嚼效率最大化和维护组织健康。

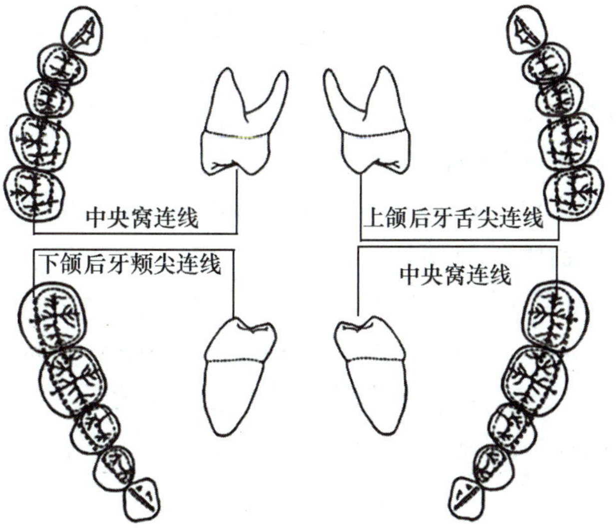

图 3-29 上颌后牙舌尖连线、下颌后牙颊尖连线与中央窝连线之间的关系示意图

4．牙尖交错𬌗正常的标志 根据上述牙尖交错𬌗基本形态特征的描述，正常牙尖交错𬌗需要具

有以下标志。

（1）上下牙列中线与面中线对齐，正对上唇系带。

（2）一牙对二牙，即除上颌最后一个磨牙及下颌中切牙外，每个牙都与对颌的两个牙对应接触。

（3）尖牙关系正常，即上颌尖牙的牙尖顶正对下颌尖牙的远中唇斜面及唇侧远中缘，下颌尖牙的牙尖顶则对应上颌尖牙的近中舌斜面。

（4）第一磨牙关系为中性关系。

（5）前、后牙覆𬌗、覆盖关系正常。

上述正常牙尖交错𬌗标志，包括了近远中向和唇（颊）舌向关系，但没有对垂直向关系进行描述，这是由于目前对垂直向咬合接触特征的研究还不全面，尚未总结出一个为多数人所接受、易于检查、诊断的指标体系，还有待在今后的咬合研究中不断研究总结。

（二）牙尖交错𬌗时，前、后牙的异常咬合关系

1. 前牙的异常咬合关系 根据覆𬌗、覆盖关系，前牙的异常咬合关系可分为对刃𬌗、深覆𬌗、深覆盖、反𬌗、开𬌗（图 3-30）。

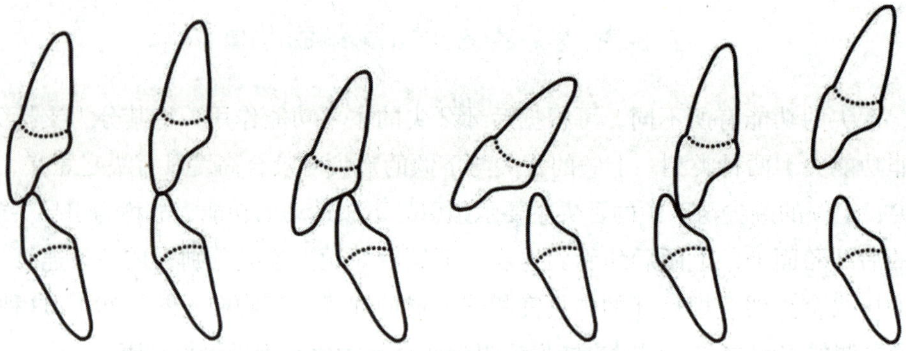

图 3-30 前牙的咬合关系示意图

A. 正常𬌗；B. 对刃𬌗；C. 深覆𬌗；D. 深覆盖；E. 反𬌗；F. 开𬌗。

（1）对刃𬌗：是指牙尖交错𬌗时，上、下颌切牙切缘相接触，覆𬌗、覆盖均为零的前牙咬合关系。该𬌗型对牙齿的切割功能和面形有一定程度的影响。

（2）深覆𬌗：牙尖交错𬌗时，上颌切牙盖过下颌切牙唇面超过切 1/3 者，为深覆𬌗。根据下颌切牙切缘咬在上颌切牙舌面的部位，临床上可将其分为三度。

1）Ⅰ度深覆𬌗：下颌切牙切缘咬在上颌切牙舌面切 1/3 与中 1/3 之间；

2）Ⅱ度深覆𬌗：下颌切牙切缘咬在上颌切牙舌面中 1/3 与颈 1/3 之间；

3）Ⅲ度深覆𬌗：下颌切牙切缘咬在上颌切牙舌面超过颈 1/3 以上者。

深覆𬌗者，下颌前伸运动受限制，容易导致咬合障碍，对颞下颌关节的功能可能会产生一定影响。

（3）深覆盖：临床上，深覆盖可分为三度。

1）Ⅰ度深覆盖：上颌切牙切缘盖过下颌切牙唇面的水平距离在 3 ～ 5mm；

2）Ⅱ度深覆盖：上颌切牙切缘盖过下颌切牙唇面的水平距离在 5 ～ 7mm；

3）Ⅲ度深覆盖：上颌切牙切缘盖过下颌切牙唇面的水平距离在 7mm 以上。

深覆盖患者多伴有上颌前突面型，对美观、发音及牙齿切割等功能有明显影响。深覆盖可以伴有或不伴有深覆𬌗。

（4）反𬌗：牙尖交错𬌗时，下颌前牙咬在上颌前牙的唇侧，覆盖为负值。该𬌗型基本无切割功能，对面型、发音等影响较大。

（5）开𬌗：牙尖交错𬌗时，上、下颌牙列部分前牙甚至前磨牙均不接触，上下颌前牙切缘之间在垂直方向上有空隙。开𬌗者不仅切割功能完全丧失，且对发音和面型也有较大影响。

2. 后牙的异常咬合关系　根据覆𬌗、覆盖关系，后牙的异常咬合关系可分为反𬌗、锁𬌗、反锁𬌗（图 3-31）。

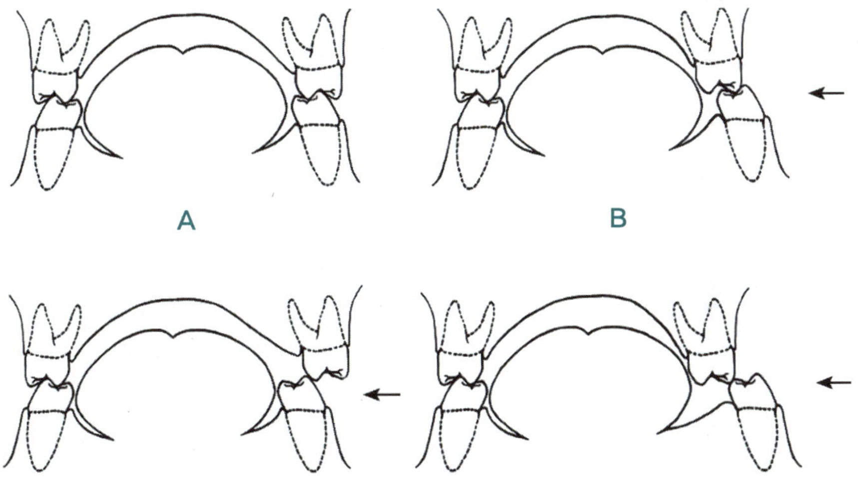

图 3-31　后牙的咬合关系示意图

A. 正常𬌗；B. 反𬌗；C. 锁𬌗；D. 反锁𬌗。

（1）反𬌗：是指牙尖交错𬌗时下颌后牙的颊尖咬在上颌后牙颊尖的颊侧。

（2）锁𬌗：也称正锁𬌗，是指牙尖交错𬌗时上颌后牙的舌尖咬在下颌后牙颊尖的颊侧。

（3）反锁𬌗：是指牙尖交错𬌗时下颌后牙的舌尖咬在上颌后牙颊尖的颊侧。

（三）异常牙尖交错𬌗的分类

根据上述的牙尖交错𬌗咬合接触特征的描述，从形态学角度，可将𬌗分为正常𬌗和错𬌗。凡牙尖交错𬌗异常者统称为错𬌗。

错𬌗的分类方法较多，最简单、常用的是安氏错𬌗分类法，该方法以上、下颌第一磨牙的咬合关系为基础，将咬合分为以下三类。

1. 安氏Ⅰ类错𬌗　上下颌第一磨牙为中性关系，但其余牙的𬌗关系有异常表现。该类错𬌗患者的面型多为正常。需注意其与正常𬌗的区别，正常𬌗者，上下颌第一磨牙为中性关系，同时其余牙的𬌗关系也正常。

2. 安氏Ⅱ类错𬌗　上下颌第一磨牙为远中关系，即上颌第一磨牙的近中颊尖对着下颌第一磨牙颊沟的近中，该类错殆患者的面型常伴有下颌后缩。

3. 安氏Ⅲ类错殆 上下颌第一磨牙为近中关系，即上颌第一磨牙的近中颊尖对着下颌第一磨牙颊沟的远中，该类错殆患者的面型常伴有下颌前突。

四、前伸殆与侧方殆

（一）前伸殆

下颌在保持上下牙接触的同时向前运动，运动过程中上下牙之间的动态接触关系，均称为前伸殆。它包含多种接触关系，其中，可重复的、有临床意义的有对刃殆和最大前伸殆。

1. 对刃殆 是指下颌前伸到上、下颌前牙切缘相对时的接触关系（图 3-32）。它对于前牙的切咬功能非常重要，前牙切缘相对方可切断食物。对于自然牙列，在正常情况下，应当是前牙接触，后牙不接触或轻接触。

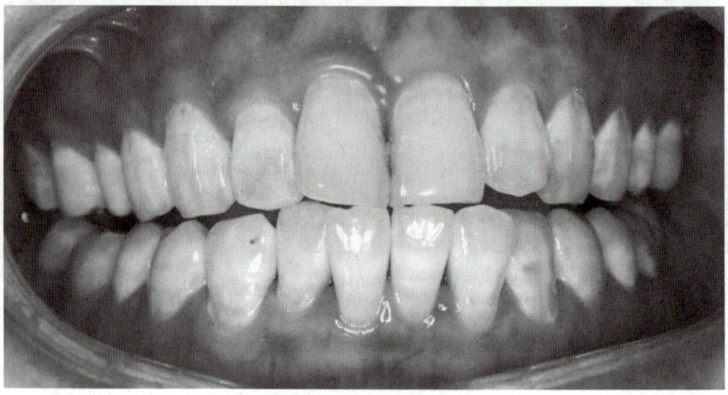

图 3-32　对刃殆

2. 最大前伸殆 下颌从对刃殆保持咬合接触继续前伸，达到最大前伸的位置，此时上、下颌只有后牙接触，前牙不接触，这种上、下牙的接触关系称为最大前伸殆。

（二）侧方殆

下颌向一侧（左侧或右侧）做功能运动时，上、下颌牙之间的接触关系称为侧方殆。它是一种不对称性咬合运动。在侧方运动中，将下颌移向侧称为工作侧，对侧称为非工作侧。正常自然牙列有两种咬合接触类型，即尖牙保护殆和组牙功能殆。

五、殆的类型

根据牙的接触特点，将殆分为单侧平衡殆和双侧平衡殆。

（一）单侧平衡殆

单侧平衡殆是指不存在或未达到双侧平衡殆关系者，主要有尖牙保护殆和组牙功能殆。

1. 尖牙保护𬌗　下颌进行侧方咬合运动时，工作侧只有尖牙保持接触，非工作侧牙齿不接触（图 3-33）。

2. 组牙功能𬌗　下颌在侧方咬合运动时，工作侧的上下尖牙和一对或一对以上的后牙同时保持接触；非工作侧上下颌后牙不接触（图 3-34）。

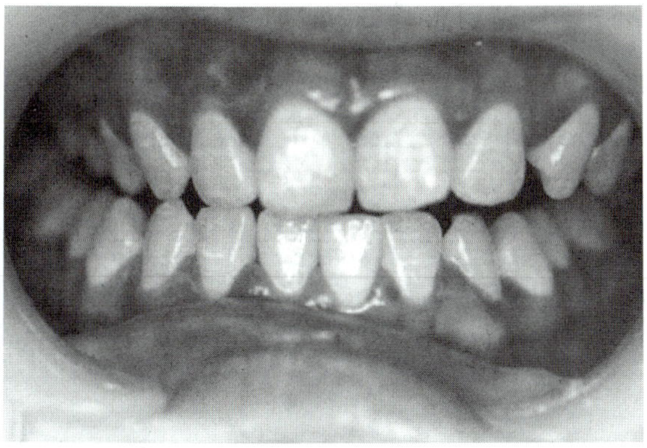

图 3-33　尖牙保护𬌗

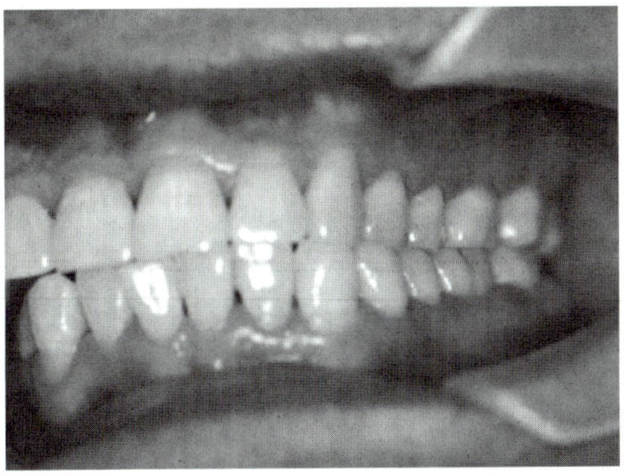

图 3-34　组牙功能𬌗

一般情况下，年轻人尖牙保护𬌗较多，随着年龄的增长和牙齿的磨耗，组牙功能𬌗的比例逐渐增加，因而组牙功能𬌗多见于年长者。

（二）双侧平衡𬌗

在为无牙颌患者进行全口义齿修复时，为了全口义齿的固位和稳定，义齿的咬合关系应排列成双侧平衡𬌗。双侧平衡𬌗可分为正中平衡𬌗、前伸平衡𬌗和侧方平衡𬌗。

1. 正中平衡𬌗　是指下颌在正中𬌗位时，上、下颌牙之间具有最大面积的广泛而均匀的接触。

2. 前伸平衡𬌗　是指下颌前伸至上下前牙切缘相对时，上、下颌双侧后牙之间保持接触关系。根据后牙的接触情况，可分为三点接触、多点接触和完善接触的前伸平衡𬌗。

3. 侧方平衡𬌗　是指下颌做侧方运动时，双侧上、下颌牙均有接触关系。根据后牙的接触情况，可分为三点接触、多点接触和完善接触的侧方平衡𬌗。

第三节　颌　　位

颌位是指下颌相对于上颌或颅骨的位置关系，即下颌的位置。由于上颌骨和颅骨是相对固定的，而下颌骨是相对活动的，可以左右、上下、前后运动，随着下颌位置的变化，就会产生不同的颌位。其中，最基本的、可以重复的、相对稳定的，又有重要临床意义的颌位有三个，即牙尖交错位、后退接触位和下颌姿势位。除了上述三个基本颌位以外，与咬合有关的可重复的颌位还有前伸𬌗颌位与侧𬌗颌位。

一、牙尖交错位

牙尖交错位（intercuspal position，ICP）是指牙尖交错𬌗时，下颌骨相对于上颌骨或颅骨的位置。该位置以牙尖交错𬌗为前提，随牙尖交错𬌗的变化而变化，丧失了牙尖交错𬌗就丧失了牙尖交错位，因而牙尖交错位又称为牙位。

正常情况下，牙尖交错𬌗时，下颌骨居于正中，不偏左右，这时牙尖交错位又称作正中𬌗位。事实上，并非所有人在牙尖交错位时其下颌位置都居于正中，因此，牙尖交错位比正中𬌗位更能准确反映该颌位的特征。

（一）牙尖交错位的特点

1. 上、下颌牙处于牙尖交错、最广泛、最紧密的咬合接触关系。

2. 髁突基本居于下颌窝中央。关节的前、后、上间隙基本相等，髁突前斜面、关节盘中间带、关节结节后斜面三者保持密切接触。

3. 双侧升颌肌群收缩对称、有力，作用协调。

4. 牙尖交错位具有重复性。该位置是由上、下颌牙的𬌗面尖窝解剖结构嵌合关系所决定，是重复性最好的颌位。

5. 牙尖交错位在人的一生中相对稳定，但也会逐渐变化。牙齿缺失、龋坏、外伤、临床治疗等引起的咬合变化，都可能会对牙尖交错位产生影响。总体上，牙尖交错位可随牙尖交错𬌗的存在而存在，随牙尖交错𬌗的变化而变化，随牙尖交错𬌗的丧失而丧失。

6. 牙尖交错位是下颌肌力闭合道的终点。在双侧升颌肌作用下，下颌自然闭口到上、下颌牙接触时，下颌牙沿上颌牙牙尖斜面自然、稳定地进入牙尖交错位，该位置也就是咀嚼肌肌力闭合道的终点。

（二）牙尖交错位的影响因素

牙尖交错位是随牙尖交错𬌗的变化而变化的下颌位置，其影响因素如下。

1. 牙尖交错𬌗异常　如某些错𬌗畸形、𬌗面重度磨损、多颗牙缺失等，可影响牙尖交错位使其发生改变。

2. 肌功能异常　如一侧咬肌痉挛，可使下颌在牙尖交错位时出现偏斜，上、下颌牙不能达到最广泛、最紧密的接触。

3. 颞下颌关节异常　如髁突骨折移位、盘突功能失调、髁突发育异常等，这些都会造成咬合异常，上、下颌牙不能达到最广泛而紧密的接触。

（三）牙尖交错位的意义

牙尖交错位是下颌的主要功能位，各种口腔功能活动如咀嚼、言语、吞咽等，均与牙尖交错位关系密切。而且牙尖交错位是咀嚼功能发挥最大时的位置，也是重复性最好的下颌位置，临床上可作为检查、诊断和治疗的基准位。牙尖交错位正常时，双侧升颌肌收缩对称有力，牙体、牙周组织受力均匀，双侧颞下颌关节受力适度，运动协调，有利于各种下颌功能运动的协调与稳定。

二、后退接触位

下颌从牙尖交错位开始，可以向后下移动少许（1mm 左右），受颞下颌韧带限制不能再向后退，此时后牙牙尖斜面保持部分接触而前牙不接触，下颌的这个位置称为后退接触位（retruded contact position，RCP）（图 3-35），是下颌的生理性最后位。后退接触位时，上、下颌牙的接触关系称为后退接触𬌗（retruded contact occlusion，RCO）。

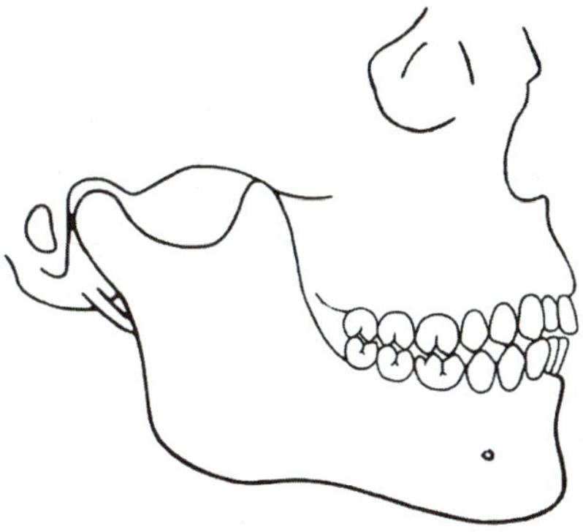

图 3-35 后退接触位示意图

（一）后退接触位与正中关系

正中关系（centric relation，CR）是指下颌适居正中，髁突位于关节窝的后位，在适当的面部距离（垂直距离）时，下颌对上颌的位置关系。髁突位于关节窝的后位时，髁突对上颌的位置称为正中关系位（centric relation position，CRP），它是一个稳定的、可重复的功能性后边缘位。

下颌在后退接触位时，髁突位于关节窝的后位，此时髁突可以在关节窝内做铰链运动，铰链运动可使切端张开 18 ～ 25mm，这个运动范围称为正中关系范围。在此范围内，下颌对上颌的位置关系统称为正中关系。可见，正中关系是一个范围，不是一个颌位，而是许多颌位的集合，其最上位是后退接触位。后退接触位时上下牙的接触关系也被称为正中关系𬌗。正中关系𬌗即是后退接触𬌗。

（二）后退接触位的特点

1．双侧部分后牙牙尖保持接触，前牙不接触。

2．下颌从后退接触位开始可作开口、侧向和前伸运动，具有可重复性。

3．颞肌后束、二腹肌前腹、下颌舌骨肌、颏舌骨肌等后退下颌的肌群收缩完成从牙尖交错位向后退接触位的运动。

4．从后退接触位开始，下颌向前上移动约 1mm 到达牙尖交错位。在此移动范围内，双侧后牙均匀对称接触、无偏斜，该距离称为长正中或自由正中。在正常人群中，约 10% 的人下颌不能从牙尖交错位后退，或者说牙尖交错位与后退接触位为同一个位置，此现象称为一位，而将既具有牙尖交错位又具有后退接触位的现象称为二位。儿童中一位的比例较高，随年龄增长，一位的比例逐渐降低，二位的比例则明显增加，到成人时基本在 90% 左右。

（三）后退接触位的意义

1. 后退接触位是吞咽时下颌经常到达的功能性颌位，也为下颌在牙尖交错位时承受的咬合力提供缓冲空间，当𬌗力较大时，可通过下颌后退来缓冲𬌗力。

2. 当全口牙或大多数牙缺失、𬌗过度磨耗等导致患者需要进行咬合重建时，后退接触位可作为寻找颌位关系的参考位或者作为建𬌗的参考依据。这些患者的牙尖交错位丧失或失去了其明确标志，但后退接触位仍存在，因此在临床修复缺牙过程中，可利用后退接触位的可重复性，获得患者后退接触位的记录，在后退接触位或者其前方建𬌗（即利用长正中建𬌗）。

3. 后退接触位对颞下颌关节紊乱的检查、诊断与治疗有重要价值。有学者指出，ICP 与 RCP 之间的咬合干扰对颞下颌关节紊乱和磨牙症具有重要的病因学意义。

三、下颌姿势位

当人直立或端坐，两眼平视前方，不咀嚼、不吞咽、不说话，下颌处于休息状态，上、下牙列自然分开不接触，此时下颌所处的位置称为下颌姿势位（mandibular postural position，MPP）。曾称息止颌位或下颌休息位。过去认为，该位时口颌肌群处于完全松弛状态，现研究表明，此时的升颌肌群既非处于静息状态，也非处于最小电活动状态，而是均有电位活动，颞肌的电位活动最明显，以维持下颌姿势位的平衡。

下颌姿势位时，上下颌牙均无咬合接触，上下牙弓之间有一前端大后端小的楔形间隙，称为息止𬌗间隙或𬌗间隙（图 3-36），该间隙在切牙切缘之间的距离为 2 ～ 4mm。

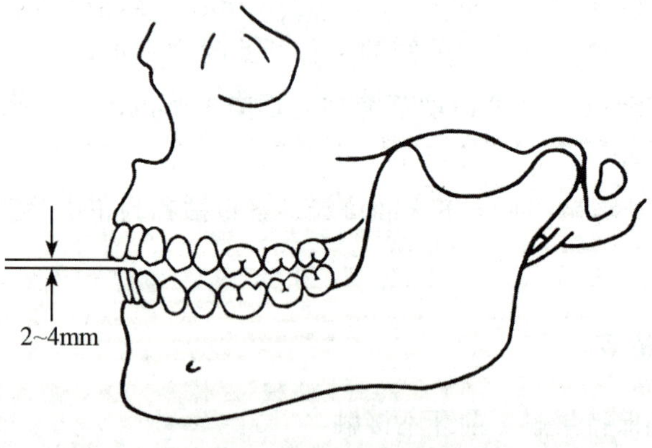

图 3-36　息止𬌗间隙示意图

（一）下颌姿势位的特点

1. 下颌姿势位在牙尖交错位后下方 2 ～ 4mm 处，上下颌牙无咬合接触。

2. 体位影响息止𬌗间隙的大小。如躯体直立头向前倾斜，息止𬌗间隙变小；头向后仰，息止𬌗间隙变大。

3. 下颌姿势位并不是一个完全稳定的下颌位，但在一段时间内，该位又相对稳定，有一定的可重复性。下颌姿势位主要靠肌张力和下颌骨重力的平衡来维持，其稳定性受许多因素的影响。体位、下颌骨重量（缺牙、牙齿磨损、戴义齿等）、异常咬合关系等均可影响下颌姿势位的稳定性。但是，在正常条件下，在相当长的一段时间内，MPP 又是相对稳定的。

（二）垂直距离与𬌗间隙

垂直距离是指面下 1/3 的高度，用鼻底到软组织颏下点之间的距离来表示。按照惯例，单独使用垂直距离时，一般是指牙尖交错位时面下 1/3 的高度。临床上常用面中 1/3 的距离或眼外眦到口角的距离作参考。

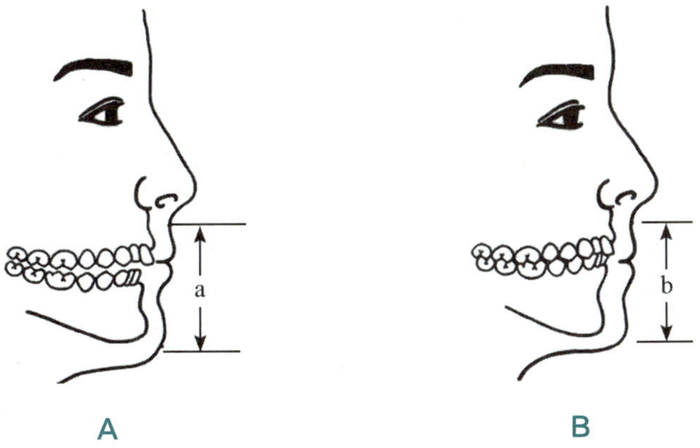

图 3-37 垂直距离示意图

A. 下颌姿势位；B. 牙尖交错位。

a、b 均为垂直距离，a = b + 息止𬌗间隙。

下颌姿势位时的垂直距离与牙尖交错位时的垂直距离之差即为息止𬌗间隙的大小，临床上常借此大致确定无牙𬌗患者上下颌的垂直位置关系。正确确定垂直距离，对恢复咬合非常重要。垂直距离正常时，口颌面部诸肌张力适度，表情自然，可发挥最大的咀嚼效率。

（三）下颌姿势位的意义

下颌姿势位时，上、下颌牙自然分开不接触，不产生非咀嚼性磨损，牙周和颞下颌关节均不受力，口颌肌群放松，因此，下颌姿势位是维持口颌系统健康所必需的颌位。

正常人在 24 小时内，上、下颌牙接触的时间仅十几分钟，绝大部分时间上、下颌牙不接触。有紧咬牙习惯或磨牙症的患者，在非咀嚼情况下，如睡眠、情绪紧张等时，上、下颌牙长时间紧咬或磨动，不仅造成牙齿严重磨损，还加重了牙周组织、咀嚼肌及颞下颌关节的负荷，长此以往会造成口颌系统不同程度的损伤和功能紊乱。因此，保持下颌姿势位的相对稳定或维持正常的𬌗间隙对口颌系统的健康很重要。

下颌姿势位不以上、下颌牙的咬合为存在条件。牙列缺失后，牙尖交错位丧失，但下颌姿势位仍存在，在进行全口义齿修复时，临床上常利用下颌姿势位作为恢复牙尖交错位的参考颌位。

▶知识拓展

了解夜磨牙症，守护口腔健康

夜磨牙症指夜间睡眠时，上、下颌牙齿间出现的节律性、间断性不自主磨动或紧咬的现象，有时伴有“咯吱咯吱”的牙齿磨动声响。

夜磨牙症是一种常见的口腔问题，其病因尚未完全明确，可能的诱发因素主要有咬合异常、精神心理因素、不良生活习惯等。其危害可轻可重，但长期、高强度的牙齿磨动可对口腔健康造成严重危害，如牙齿过度磨损、牙周组织损伤、咀嚼肌疲劳或肥大、颞下颌关节不适等，同时，磨牙时发出的异响会困扰同室人员的睡眠。夜磨牙症的治疗以对症治疗为主，常用治疗方法包括佩戴磨牙垫、调整咬合、心理疏导等。

四、前伸殆颌位与侧殆颌位

（一）前伸殆颌位

下颌在保持上、下牙接触的同时向前运动，运动过程中下颌所有的位置均统称为前伸殆颌位。前伸殆颌位是无数颌位的集合。其中，可以重复的、较稳定的前伸殆颌位包括对刃颌位和最大前伸颌位。

1. 对刃颌位 是指下颌向前运动到上、下颌前牙切缘相对时的位置，它是前牙切咬食物时的一个功能性颌位。

2. 最大前伸颌位 下颌从对刃颌位还可以保持咬合接触继续前伸，达到最大前伸的位置，称为最大前伸颌位，这是下颌前伸运动的极限位置。

（二）侧殆颌位

下颌在保持一侧上、下颌牙接触的同时向该侧移动，运动过程中下颌所有的位置统称为侧殆颌位。侧殆颌位有很多，但易重复的侧殆颌位主要包括同名牙尖相对侧殆颌位（简称尖对尖颌位）和最大侧殆颌位。

尖对尖颌位是后牙发挥咀嚼功能的起始咬合接触位，常作为检查咀嚼功能的基准位之一。下颌从尖对尖颌位还可以继续向外侧移动至最大侧向运动的位置，称为最大侧向颌位，它是下颌侧向运动的极限位。

五、下颌三种基本颌位的关系

1. 牙尖交错位与后退接触位的关系 这两个颌位之间的关系主要表现为前后方向和垂直方向上的空间位置变化。下颌从后退接触位开始，能自如地直向前上方滑动约 1.0mm 进入牙尖交错位，在此滑动范围内，双侧后牙均匀对称接触，无偏斜，则这两个颌位的关系协调。如在这一移动过程中仅单侧后牙接触，或偏斜过大，则称为 RCP-ICP 殆干扰，表明这两个颌位的关系不协调，它是引起口颌系统功能紊乱的潜在因素。

2. 牙尖交错位与下颌姿势位的关系 这两个颌位之间主要表现为垂直方向的关系。从下颌姿势位开始，下颌向上运动 1 ～ 3mm，并略向前移动，即达到牙尖交错位。当开口后再闭口时，下颌闭口运动的轨迹被称为肌力闭合道，肌力闭合道的终点即下颌在肌肉收缩引导下闭口至咬合刚接触时的位置，称肌接触位，简称肌位。正常情况下，肌位与牙尖交错位一致。如果从下颌姿势位向牙尖交错位移动过程中，向上的距离小于1mm，或能够向后、向前及向左、向右移动，则表明肌位与牙位不一致，以咬合异常和肌功能异常最为多见。

考试知识点总结

本章小结

协和云课堂…… 拓展练习及参考答案

（潘福勤 刘建辉）

第四章　口腔颌面颈部系统解剖

教学课件

学习目标

素质目标

（1）具备严谨认真、终身学习的治学态度和良好的医患沟通能力。

（2）提高关心爱护尊重患者的意识。

知识目标

（1）掌握：上颌骨、下颌骨及腭骨的解剖结构特点；颞下颌关节的组成及运动、咀嚼肌、舌骨上肌群起止点及功能；颈外动脉的主要分支；翼静脉丛的交通；三叉神经及面神经的分支及分布。

（2）熟悉：蝶骨、颞骨的解剖结构特点；口轮匝肌、腭部肌起止点及功能；颅内外静脉的交通。

（3）了解：鼻骨、舌骨的解剖结构特点；口腔颌面颈部淋巴结和淋巴管的结构特点。

能力目标

（1）能精准识别上、下颌骨，颞下颌关节等的解剖结构。

（2）能借助口腔解剖模型或标本指出咀嚼肌、舌骨上肌群起止点、颈外动脉的主要分支、翼静脉丛的交通、三叉神经及面神经走行及分支。

（3）能运用所学知识初步分析口腔颌面颈部的一些临床常见问题，具备一定的临床思维能力。

案例导入

【案例】

患者，男性，40岁。

主诉：右面部外伤2小时。

现病史：2小时前因车祸导致右侧面颊部创伤。伤后无昏迷史和呕吐史。

检查：神志清醒，脉弱速，无呼吸困难。右侧颊部有一长约4.5cm的创口，出血明显，深达肌层，右侧鼻唇沟变浅，但闭眼正常，无口角下垂。左侧耳前区压痛，肿胀明显，开口轻度受限。口腔检查见左侧后牙早接触，右侧牙开殆。其他未见异常。

诊断：右颊部挫裂伤、面神经损伤、下颌骨骨折。

治疗计划：右颊部清创缝合术 + 面神经吻合术 + 下颌骨骨折复位固定术。

【问题】

1. 下颌骨常见的薄弱区域有哪些？下颌骨的哪一个结构位于耳前区？
2. 左颊部出血明显，那么面颊部是哪些血管的供应范围呢？
3. 右侧鼻唇沟变浅，可正常闭眼，无口角下垂，是损伤了面神经的哪一个分支呢？

·核心知识拆解·

本章所涉及的内容为颌面颈部的骨、关节、肌肉、唾液腺、血管、淋巴组织和神经等。其上界为眉间点、眶上缘、颧弓、乳突、上项线及枕外隆突的连线，下界为胸骨颈静脉切迹、胸锁关节、锁骨、肩峰和第 7 颈椎棘突的连线。颌面骨包括上颌骨、下颌骨、鼻骨、泪骨、颧骨、腭骨、犁骨、舌骨、下鼻甲，它们紧密相连，构成面部轮廓。

颞下颌关节位于面部两侧，是颌面部唯一的双侧联动关节。由颞骨关节面、关节盘、下颌骨髁突、关节囊和关节韧带组成。主要参与咀嚼、吞咽、言语及部分表情等功能活动。

口腔颌面颈部肌群包括表情肌、咀嚼肌、腭部肌及颈部肌。口周肌群、眶周肌群和鼻肌等表情肌，主要作用是通过收缩和舒张来表达各种面部表情，同时也参与口腔的一些功能活动。咀嚼肌中的咬肌、颞肌、翼内肌上提下颌骨，翼外肌则主要负责下颌骨的前伸和下降。舌骨上肌群主要作用是降下颌骨、上提舌骨，在吞咽和下颌运动中发挥重要作用，同时对维持口腔底的形态和功能也有一定意义。颈浅肌群中的胸锁乳突肌对头部的位置和运动起着重要作用，一侧收缩使头向同侧倾斜并向对侧旋转，双侧收缩使头后仰；颈中肌群和颈深肌群则主要维持颈部的稳定性和正常的头部运动，在吞咽、呼吸等生理活动中协同作用。

口腔颌面颈部有纵横交错的脉管系统。动脉来源于颈总动脉和锁骨下动脉。颈总动脉于颈部又分为颈内动脉与颈外动脉，颈内动脉在颈部没有分支，颈外动脉有八大分支，包括甲状腺上动脉、舌动脉、面动脉、上颌动脉、颞浅动脉、咽升动脉、耳后动脉和枕动脉。口腔颌面颈部的静脉包括浅静脉和深静脉。浅静脉负责收集口腔颌面颈部浅层组织的血液，并将其汇入深静脉，而静脉血主要是通过颈内静脉和颈外静脉回流至心脏。口腔颌面颈部淋巴结和淋巴管较为丰富，共同组成此部的防御结构。

口腔颌面颈部密切相关的周围神经主要有三叉神经、面神经、舌咽神经、舌下神经。三叉神经是脑神经中最大的，属于混合神经，含躯体感觉与运动纤维，感觉根粗大，运动根细小，有三个分支，分别是眼神经，经眶上裂入眶；上颌神经经圆孔出颅；下颌神经经卵圆孔出颅。面神经为混合性神经，含有三种纤维：运动纤维、副交感纤维、感觉纤维。通常以茎乳孔为界，将面神经分为面神经管段和颅外段。面神经管段的分支主要有岩大神经、镫骨肌神经和鼓索。颅外段分支中的腮腺内分支包括颞支、颧支、颊支、下颌缘支、颈支。

第一节　骨

颅骨分为脑颅骨和面颅骨，其中脑颅骨共计 8 块，形成颅腔（图 4-1），包括成对的颞骨、顶骨及单块的额骨、蝶骨、筛骨、枕骨。面颅骨共有 15 块（图 4-2），构成颌面部的骨性支架，包括左右成对的鼻骨、泪骨、颧骨、上颌骨、腭骨、下鼻甲及单块的下颌骨、犁骨、舌骨。除下颌骨外，上述相邻诸骨均由骨缝紧密相连，不能移动。本节重点叙述与口腔临床关系密切的上颌骨、下颌骨、腭骨、蝶骨、颞骨、颧骨、鼻骨、舌骨。

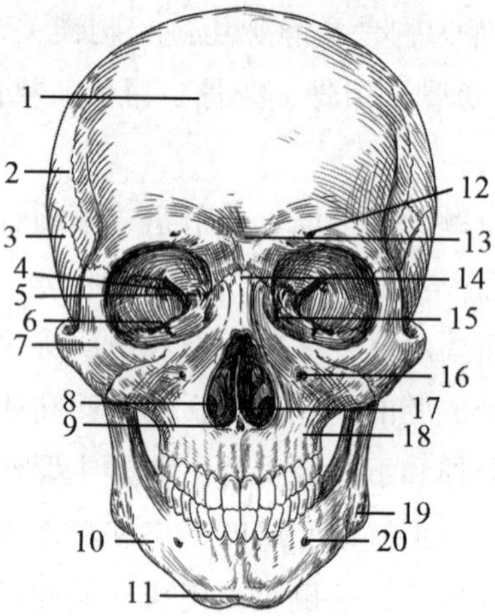

1. 额骨；2. 顶骨；3. 颞骨；4. 眶上裂；5. 视神经管；6. 眶下裂；7. 颧骨；8. 下鼻甲；9. 梨状孔；10. 下颌骨；11. 颏隆凸；12. 眶上孔；13. 眉间；14. 鼻骨；15. 泪囊窝；16. 眶下孔；17. 骨鼻中隔；18. 上颌骨；19. 下颌角；20. 颏孔。

图 4-1　颅（前面观）

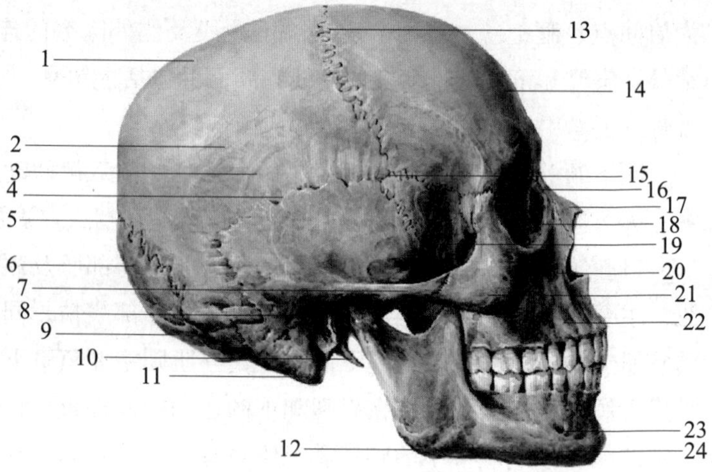

1. 顶骨；2. 上颞线；3. 下颞线；4. 顶颞缝；5. 人字缝；6. 枕骨；7. 颧弓；8. 外耳门；9. 枕外隆凸；10. 茎突；11. 乳突；12. 下颌角；13. 冠状缝；14. 额骨；15. 翼点；16. 泪骨；17. 鼻骨；18. 泪囊窝；19. 蝶骨；20. 眶下孔；21. 颧骨；22. 上颌骨；23. 颏孔；24. 下颌体。

图 4-2　颅（外侧面观）

一、上颌骨

上颌骨（maxilla）位于颜面部中央，左右成对，对称排列。它是口腔颌面部除下颌骨外最大的骨结构，与额骨、颧骨、蝶骨、鼻骨、泪骨、犁骨、腭骨等邻接。参与构成眼眶底部、口腔顶部、鼻腔外侧壁和底部、颞下窝、翼腭窝、眶下裂及翼上颌裂。

（一）外形特点

上颌骨形态不规则，可分为一体和四突（图 4-3、图 4-4）。

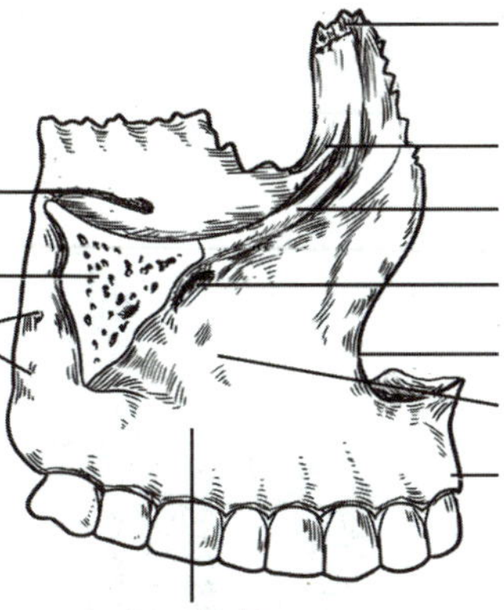

图 4-3　上颌骨前外侧面观示意图

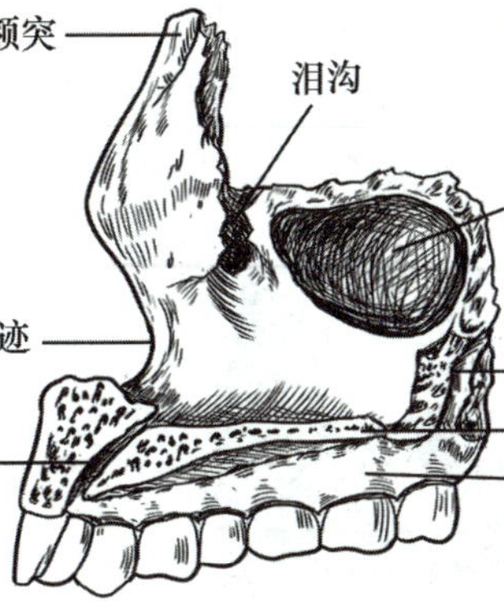

图 4-4　上颌骨内侧面观示意图

1．一体　即上颌体，呈锥体形，中央为上颌窦，分为前面、后面、上面、内面四个面。

（1）前面：又称脸面。上界眶下缘，下界牙槽突，后界为颧突及颧牙槽嵴，内界鼻切迹。在眶下缘中点下方约 0.5cm 处有椭圆形的眶下孔，其向后上外方通眶下管，孔内有眶下神经、血管通过，眶下孔是眶下神经阻滞麻醉的进针部位，应注意进针方向。眶下孔下方的骨面上有较深的窝，称为尖牙窝，提口角肌起始于此。尖牙窝一般位于前磨牙根尖的上方，与上颌窦仅有薄骨板相隔，上颌窦手术时常由此处开窗进入窦腔。尖牙窝前内侧为鼻切迹，向下移行为尖端的突起，与对侧共同形成前鼻棘。

（2）后面：又称颞下面。参与构成颞下窝及翼腭窝的前壁。该面与上颌体前面在外侧移行为颧牙槽嵴，在面部或口腔前庭可触及，是进行上牙槽后神经阻滞麻醉的重要标志。后面下份比较粗糙的圆形隆起，称为上颌结节，是翼内肌浅头的起点。上颌结节上方有数个小骨孔，称为牙槽孔，为牙槽管的开口，向下通入上颌窦后壁，其内有上牙槽后神经、血管通过。进行上牙槽后神经阻滞麻醉时，麻醉药物即注入牙槽孔周围。

（3）上面：又称眶面。平滑呈三角形，构成眶下壁的大部。后份中部有眶下沟，向前、内、下通眶下管，该管以眶下孔开口于上颌体的前面。眶下管的前段发出一牙槽管，有上牙槽前神经、血管向下经上颌窦的前壁穿行。眶下管的后段亦发出一牙槽管，有上牙槽中神经经上颌窦的前外侧壁穿行。在进行眶下管麻醉时，可同时麻醉上牙槽前神经、中神经及眶下神经。眶下管长约 1.5cm，麻醉时进针不可过深，以免针尖穿过眶下沟而刺伤眼球。

（4）内面：又称鼻面。参与构成鼻腔外侧壁。后上方有三角形的上颌窦裂孔通向鼻腔。裂孔前方有一深沟向上与泪沟延续，参与构成鼻泪管的骨性部分。裂孔后方有向前下方的沟与蝶骨翼突和腭骨垂直部相接，共同构成翼腭管。翼腭管长约 3.1cm，管内有腭神经和腭降动脉通过。临床上可通过翼腭管，实施上颌神经阻滞麻醉。

（5）上颌窦：上颌窦（maxillary sinus）为上颌体内的锥形空腔，是鼻窦中容积最大的一对窦腔，开口于中鼻道。上颌窦的形状与上颌体基本一致，可分为一底、一尖及前、后、上、下四个壁。上颌窦的窦底即鼻腔外侧壁，尖深入上颌骨的颧突，前壁为上颌体的前面；后壁为上颌体后面，上壁为上颌体眶面，下壁为上颌骨的牙槽突，且常较鼻腔底低 1.5cm。上颌窦下壁与上颌后牙牙根关系非常密切，由前向后盖过上颌第二前磨牙到第三磨牙的根尖，与上述各牙根尖之间以较薄的骨板相隔，甚至无骨板而仅覆以黏膜，其中上颌第一磨牙根尖距上颌窦下壁最近，然后是上颌第二磨牙、第二前磨牙、第三磨牙（图 4-5）。临床上，上述牙的牙源性感染可波及上颌窦，上颌窦炎症也可引起牙齿的炎症。临床上在拔除上述各牙及摘除断根时，不应使用推力，避免将其推入上颌窦内或穿通窦壁造成上颌窦瘘；做上颌窦手术时，应避免损伤牙根尖。

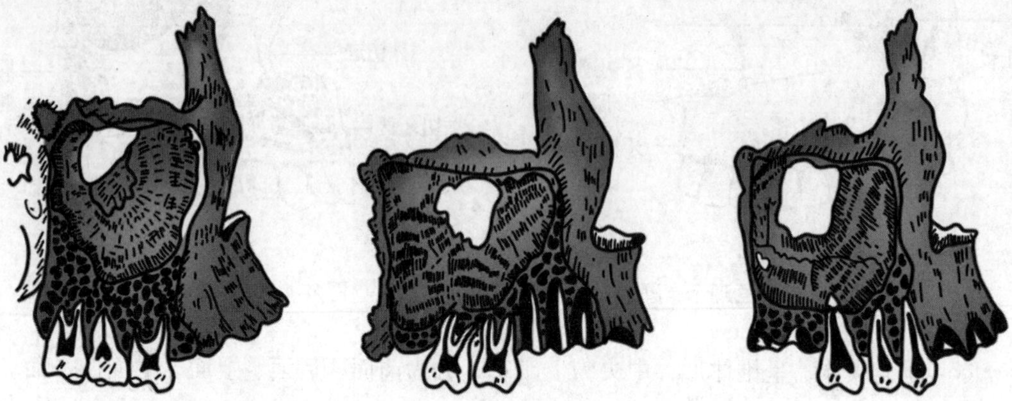

图 4-5　上颌窦下壁与牙根的关系示意图

2. 四突

（1）额突：为一细薄突起，位于上颌体的内上方，鼻骨和泪骨之间。其上缘与额骨相接，前缘、后缘分别与鼻骨、泪骨连接，其外侧面构成眶内缘及鼻背的一部分，内侧面形成鼻腔侧壁的上份。额突参与泪沟的构成，在上颌骨骨折累及鼻腔和眶底时，复位操作时应注意保证鼻泪管的通畅。

（2）颧突：是由上颌体的前面、后面、上面汇集而形成的一锥状突起。其三角形的粗糙面向外上与颧骨相接，向下至上颌第一磨牙处形成颧牙槽嵴。

（3）腭突：在上颌体与牙槽突的移行处向内侧伸展形成的水平骨板即腭突（图 4-6），与对侧腭突在中线对接形成腭中缝，参与构成鼻腔底部和口腔顶部的大部分。腭突的口腔面骨面粗糙，参与构成硬腭的前 3/4，左右腭突连接，中央略凹陷形成腭穹隆。腭突下面在上颌中切牙的腭侧、腭中缝与两侧尖牙连线的交点上有切牙孔，又称腭前孔，向上后方通入切牙管，管内有鼻腭神经、血管通过。进行鼻腭神经阻滞麻醉时，麻醉药物可注入切牙孔或切牙管内。腭突下面后外侧近牙槽突处，有纵行之沟或管，沟内有腭大血管及腭前神经通过。腭突后缘呈锯齿状，与腭骨水平部相连接。

（4）牙槽突：上颌骨下方呈弧形包围牙根的突起部分即牙槽突（图 4-6）。两侧的牙槽突在中线相接形成蹄铁状的牙槽骨弓。前部单根牙处的牙槽突较窄，后部多根牙处的牙槽突较宽厚。牙槽骨有内、外骨板，均为致密的骨皮质，中间夹以骨松质。上颌牙槽骨的骨皮质远较下颌者薄而多孔，在上颌拔牙或牙槽手术时，可采用局部浸润麻醉。上颌的唇、颊侧骨板较腭侧薄，但第一磨牙颊侧骨板因有颧牙槽嵴的存在使之增厚，故拔除上颌前牙时，可向阻力小的唇侧用力以顺利脱位。了解牙槽骨的骨板厚薄关系，有利于拔牙时脱位。

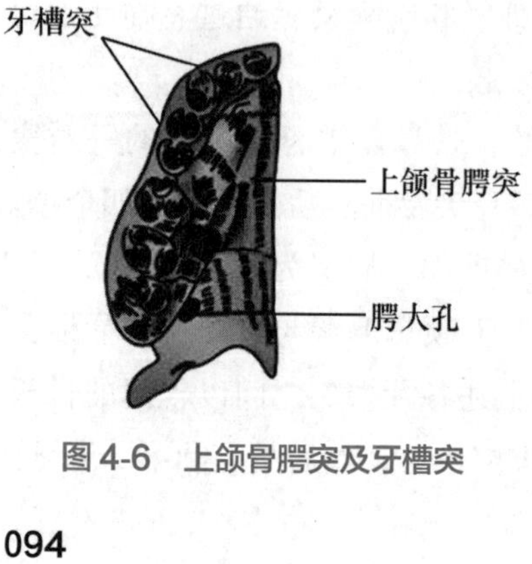

图 4-6　上颌骨腭突及牙槽突

上颌牙槽突与腭骨水平部共同构成腭大孔，该孔距硬腭后缘 0.5cm 处，内有腭前神经和腭大血管通过。一般情况下，腭大孔位于上颌第三磨牙腭侧牙槽嵴顶至腭中缝连线的中点。在覆盖黏骨膜的硬腭上，腭大孔的表面标志则为上颌第三磨牙腭侧龈缘至腭中缝连线的中外 1/3 的交点上。

（二）结构特点

1. 牙槽突 在全身骨骼系统中，牙槽突的变化十分显著，其变化与牙的发育、萌出、移动、脱落及咀嚼功能等都有密切关系。该变化反映了骨生成与破坏的改建过程，而口腔正畸正是依据此特性，对错位牙施以适当的力，促使其向正常位置移动，从而达到使牙列整齐并建立正常咬合关系的目的。牙槽突上常见的解剖结构有牙槽窝、牙槽嵴、牙槽间隔和牙根间隔等。

（1）牙槽窝（alveoli or tooth sockets）：为牙槽突容纳牙根的部分。牙槽窝与所容纳的牙根的大小、形态、数目和深度相适应。其中，上颌尖牙的牙槽窝最深，上颌第一磨牙的牙槽窝最大。牙槽窝周壁称为固有牙槽骨，包被于牙周膜的外围。固有牙槽骨上有许多小孔，又称为筛状板或筛板。因其骨质致密，X线片上呈现一白色线状影像包绕在牙周膜周围，又称为骨硬板。故，固有牙槽骨、筛状板、骨硬板指的是同一部位。

（2）牙槽嵴（alveolar ridge）：指牙槽窝的游离缘。

（3）牙槽间隔（interdental septa）：指两牙之间的牙槽突。

（4）牙根间隔（interradicular septa）：指多根牙各牙根之间的牙槽突。

2. 支柱及支架结构 上颌骨和咀嚼功能联系紧密，承受咀嚼压力较大的部位骨质较厚，有利于将咀嚼压力传导至颅底，由此形成了三对支柱（图 4-7）。这些支柱均下起上颌骨牙槽突，上达颅底。

图 4-7
彩图

（1）尖牙支柱（canine buttress）：又称鼻额支柱，起于上颌尖牙区的牙槽突，上行沿梨状孔外缘及眶内缘经额突至额骨，主要承受尖牙区的咀嚼压力。

（2）颧突支柱（zygomatic buttress）：起于上颌第一磨牙区的牙槽突，沿颧牙槽嵴上行达颧骨后分为两支，一支沿颧骨额蝶突经眶外缘至额骨，另一支向外后经颧弓至颅底，主要承受第一磨牙区的咀嚼压力。

（3）翼突支柱（pterygoid buttress）：又称翼上颌支柱。由蝶骨翼突与上颌骨牙槽突的后端连接而构成，主要承受磨牙区的咀嚼压力。

在上述支柱之间存在着横行的连接支架，如眶上弓、眶下弓、鼻骨弓等。这些结构能让上颌骨及其相邻的骨承受很大的咀嚼压力，并且可使外力沿着各骨间的接缝处和腔窦骨壁分散并消失。不过，在遭受暴力时，常常会导致上颌骨和其邻骨同时受损，甚至会影响到颅脑。因此，上颌骨骨折时，骨折移位和上颌骨结构特点、外力的大小和方向有关，而与上颌骨附着肌的牵拉关系不大，因为上颌骨上的附着肌主要是表情肌，肌束比较薄弱。

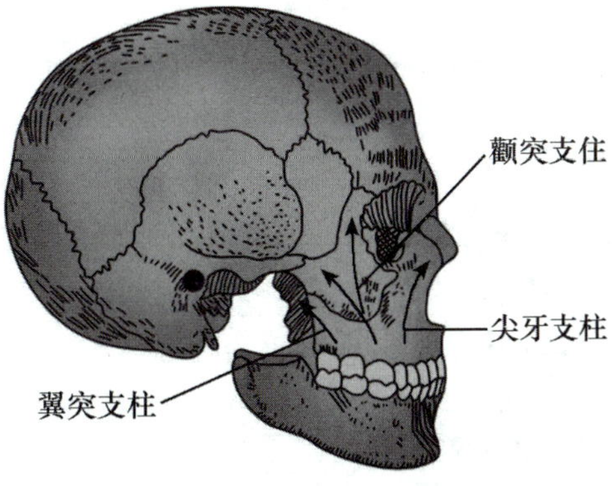

图 4-7 支柱及支架结构示意图

（三）血液供应、淋巴回流及神经支配

上颌骨有着极为丰富的血液供应，呈现多源性血供的特点，不仅接受来自骨内上牙槽动脉的供血，还接受颊、唇、腭侧黏骨膜等软组织的供血。上颌骨血供丰富，故在手术或外伤后出血会比较多，但抗感染能力强，骨折愈合较迅速。上颌骨的淋巴回流范围广泛，涉及咽后、下颌下及颈深等淋巴结。该骨的支配神经为三叉神经的分支上颌神经。

二、下颌骨

下颌骨（mandible）位于颜面部下 1/3，其后上方的髁突与颞骨的关节窝共同参与颞下颌关节的构成，是颌面骨中唯一能活动的骨（图 4-8、图 4-9）。

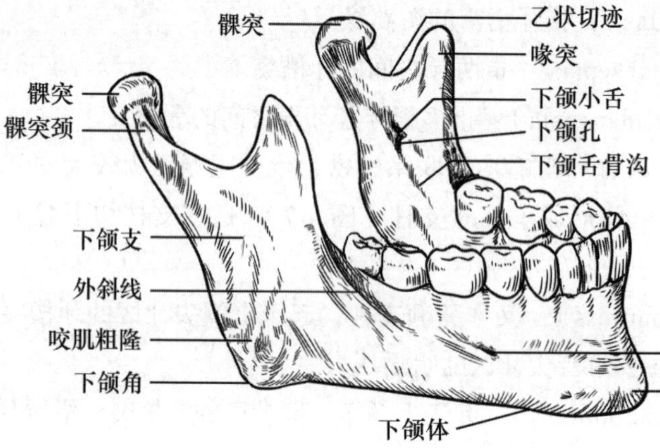

图 4-8　下颌骨外面观

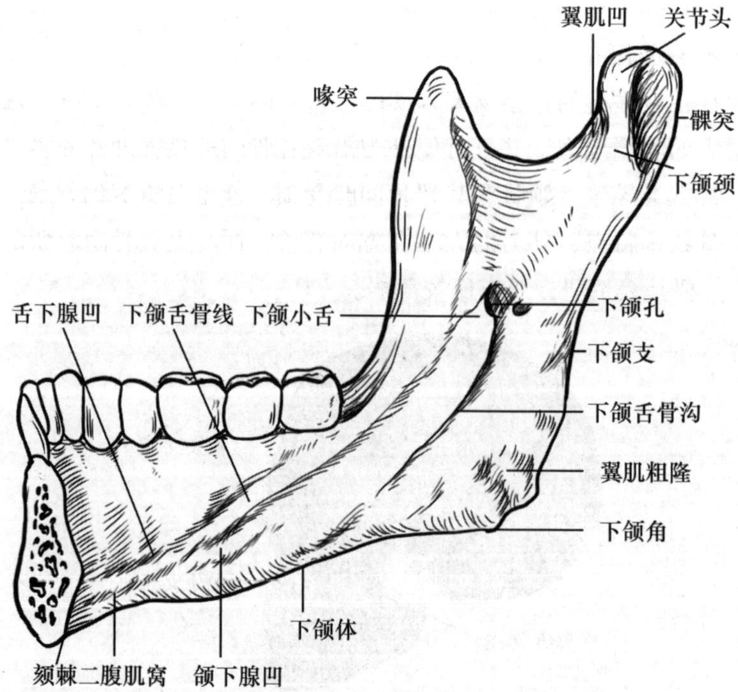

图 4-9　下颌骨内面观

（一）外形

下颌骨分为水平部和垂直部。水平部称为下颌体（mandibular body），垂直部称为下颌支（ramus of mandible），两者相连接的转角处称为下颌角。

1. 下颌体 呈弓形，有内外两面、上下两缘，上缘为牙槽突，下缘为下颌体下缘。

（1）外面：中线处的纵行隆起为正中联合，在胚胎时期，两侧的下颌突借纤维软骨相连，出生一年后形成骨性联合。在其下方两旁，靠近下颌体下缘处，左右各有一隆起，称为颏结节。从颏结节经颏孔之下向后上延至下颌升支前缘的骨嵴，称为外斜线，有降下唇肌及降口角肌附着。外斜线之下有颈阔肌附着。在外斜线的上方，下颌第二前磨牙或第一、第二前磨牙之间的下方，下颌体上、下缘之间略偏上方处有颏孔，孔内有颏神经、血管通过。

颏孔的位置可随年龄增长而逐渐上移和后移。刚出生时，颏孔朝向前方；2～3岁时，颏孔朝向后上；在第一恒磨牙萌出前，颏孔在下颌第一乳磨牙的下方，距下颌体下缘较近；成人时，颏孔多朝向后、上、外方，老年人或牙列缺失者因牙槽突萎缩吸收，颏孔位置相对上移。临床上经颏孔进行颏神经麻醉时应注意进针方向。

（2）内面：近中线处有上下两对骨质突起，分别称为上颏棘和下颏棘。上颏棘有颏舌肌附着，下颏棘有颏舌骨肌附着。自下颏棘下方斜向后上与外斜线相应的骨嵴称为内斜线或下颌舌骨线，有下颌舌骨肌附着。内斜线的后端有翼下颌韧带附着。在内斜线后下有下颌舌骨沟从下颌支向前下延伸。内斜线将下颌体内面分为上、下两部分。内斜线上方，颏棘两侧有舌下腺窝，与舌下腺相邻；内斜线下方，中线两侧近下颌体下缘处，有不明显的呈卵圆形的凹陷称为二腹肌窝，为二腹肌前腹附着。二腹肌窝后上方有下颌下腺窝与下颌下腺、下颌下淋巴结相邻。

（3）上缘：即牙槽突，下颌牙槽突与上颌牙槽突相似，但牙槽窝比相应的上颌牙槽窝小。牙槽突内、外骨板均为较厚的骨密质构成，除切牙区外，很少有小孔通向骨松质。因此，在拔除下颌牙或进行牙槽手术时，除切牙区可采用浸润麻醉外，一般均采用阻滞麻醉。下颌切牙、尖牙唇侧牙槽窝骨板较舌侧薄，前磨牙的颊、舌侧骨板厚度相近。下颌第一、第二磨牙的牙体倾向于牙槽突的舌侧，颊侧有外斜线使其骨质更厚且更致密。此外，下颌骨略大于上颌骨，因此老年无牙颌下颌牙槽突萎缩，可致反𬌗面型。

（4）下缘：即下颌体下缘，又称下颌下缘，外形圆钝，为下颌骨最坚实处。下颌体下缘常作为颈部上界及下颌下区手术切口的标志。

2. 下颌支 左右各一，为近似垂直的长方形骨板，有内面、外面两面，喙突、髁突两突和上缘、下缘、前缘、后缘四缘。

（1）内面：中央偏后上方有下颌孔，呈漏斗状，开口朝向后上方，向前下通入下颌骨内的下颌管。在下颌孔的前方有锐薄的小骨片，为下颌小舌，其上有蝶下颌韧带附着。在下颌孔的前上方，有自喙突向后下方和髁突往前下方两者汇合而成的骨嵴，称下颌隆突，此处由前向后分别有颊神经、舌神经和下牙槽神经越过。在下颌孔的后上方，有下颌神经沟，下牙槽神经、血管通过此沟进入下颌孔。下颌孔位置约相当于下颌磨牙𬌗平面，而下颌神经沟的位置相当于下颌磨牙𬌗平面上方约1cm处。故口内法行下牙槽神经阻滞麻醉时，为使针尖避开下颌小舌的阻挡，接近下牙槽神经，注射器针尖应到达下颌孔上方约1cm处。在下颌孔的下方，有一向前下的沟，为下颌舌骨沟，此沟沿内斜线的下方向前延伸，沟内有下颌舌骨神经、血管经过。下颌小舌的后下方骨面比较粗糙，称为翼肌粗隆，为翼内肌的附着处。

（2）外面：其上中部，相当于内面下颌孔上方及前后区域，有突起或骨嵴，为下颌支外侧隆突。外面的后下方骨面比较粗糙，为咬肌粗隆，是咬肌的附着处。在行下颌支手术时，可以下颌支外侧隆突为标志，保护下颌支内侧的下牙槽神经、血管。下颌角处有茎突下颌韧带附着（图 4-8）。

（3）喙突：喙突（coracoid process）又称冠状突，呈扁三角形，内外分别有颞肌和咬肌附着，故而又称肌突。颧骨骨折时，骨折片可压迫喙突，影响下颌运动，导致张口受限。

（4）髁突：髁突（condylar proees）又称髁状突或关节突，分为头，颈两部分。上端膨大部呈椭圆形为髁突头，其上面为关节面，与颞下颌关节盘相邻。侧面观，关节面上有一横嵴，将其分为前斜面和后斜面。髁突头下方缩窄的部分称髁突颈，前后稍扁，其前上方有小凹陷称关节翼肌窝，有翼外肌下头附着。喙突与髁突之间借“U”形的下颌切迹分隔，切迹内有咬肌的神经、血管通过。髁突是下颌骨的主要生长中心之一，如果该处在发育完成前遭受损伤或破坏，将影响下颌骨的生长发育，导致颌面部畸形。

（5）四缘：上缘较薄，为下颌切迹或称乙状切迹。下缘向前与下颌体下缘连接，与后缘相接成下颌角。后缘厚而圆钝，自髁突延伸到下颌角，上部稍向后凸而下部凹，与腮腺相接触。前缘上部薄，与喙突连续，下部厚，与内外斜线连接。

（二）内部结构

下颌管是位于下颌骨骨松质之间的骨密质管道。在下颌支内，该管自下颌孔向前下走行，到下颌体内时则近乎水平向前，在经过下颌诸牙槽窝下方时，沿途发出小管通向各个牙槽窝，下牙槽神经与血管的分支在其内穿行，最后在第二前磨牙牙根下方或前磨牙牙根之间下方分为颏管和切牙管，切牙管较细，在切牙之下向正中线走行；颏管较粗，与颏孔相接，内有颏神经、血管通过。下颌管离下颌磨牙根尖较近，尤其是下颌第三磨牙根尖，在实施拔牙或摘除断根操作时，务必要避免损伤下颌管内的下牙槽神经（图 4-10）。

图 4-10 彩图

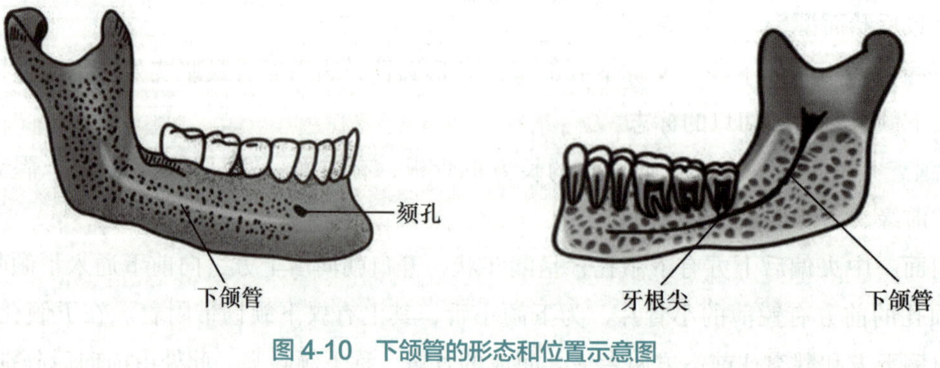

图 4-10　下颌管的形态和位置示意图

皮昕等（1986 年）对下颌骨展开剖面观测研究后发现，下颌管从下颌孔至下颌第一磨牙的位置具有以下规律。

（1）下颌管距下颌骨内板近，距下颌骨外板远，下颌管的内壁常由下颌骨内板构成，而其上壁、下壁、外壁往往与骨松质邻接。

（2）在下颌支内，下颌管距下颌支前缘近，距后缘远（除下颌孔及其下方 1 ～ 2mm 范围外）。

（3）在下颌体内，下颌管距下颌体下缘近，距牙槽突远。

除下颌角和第三磨牙区骨松质与该处骨外板厚度相近外，下颌支及下颌第一、第二磨牙区的骨松质均厚于该处的骨外板。从下颌第一磨牙至下颌第二前磨牙区，下颌管从后内侧朝着前外侧斜向延伸，穿过骨松质后开口于颏孔。在进行下颌骨手术过程中，必须重视下颌管的位置关系，防止损伤下牙槽神经及其伴行血管。

（三）薄弱区域

下颌骨为颌面诸骨中体积最大、面积最广且位置最为突出者，其结构中存在易于发生骨折的薄弱区域。

1．正中联合：为胚胎发育期间两侧下颌突相互连接之处，该位置最为突出。

2．颏孔区：该区域有颏孔，又有下颌前磨牙的牙槽窝，骨量较少。

3．下颌角：该区骨质相对较薄，且有下颌第三磨牙牙槽窝处于其间，若下颌第三磨牙阻生，则该部位骨质会更为薄弱。

4．髁突颈：该部位较为细小，而其上下部分则相对粗大。

上述薄弱部位的解剖特点，并非是下颌骨骨折的必然因素，骨折实际发生的部位还取决于所承受外力的程度、方向，以及性质等综合因素。下颌骨上附着强壮的咀嚼肌，骨折后，因咀嚼肌的牵拉方向不同，常使骨折块移位，引起咬合错乱，还可能出现舌后坠，导致呼吸困难，甚至窒息。

（四）神经支配、血管分布及淋巴回流

下颌骨的血液供应主要源于双侧下牙槽动脉，同时也有源自骨周围软组织的动脉，如翼内肌动脉、翼外肌动脉、颞下颌关节囊动脉、颞肌动脉、咬肌动脉，以及舌下动脉等。其淋巴液回流至下颌下及颈深淋巴结。下颌骨相应部位的黏膜、牙齿、牙周膜，以及牙槽骨主要由下牙槽神经支配。相较于上颌骨，下颌骨的血液供应较少，其周边被致密的肌肉与筋膜包绕，一旦发生化脓性炎症，较难实现有效引流，所以，下颌骨相较于上颌骨，更易出现骨髓炎。

三、腭骨

腭骨（palatine bones）（图 4-11）位于鼻腔后部、上颌骨与蝶骨翼突之间，左右成对，为“L”形骨板，参与构成鼻腔底和侧壁、眶底、硬腭、翼腭窝、翼突窝及眶下裂。

图 4-11
彩图

腭骨在外形上主要分为水平部与垂直部两部分。

（一）水平部

水平部构成鼻腔底的后部及硬腭的后 1/4。其前缘与上颌骨腭突相连接，两侧后缘的内侧部分共同构建成鼻后棘，外侧缘不仅与垂直部相连续，且带有一条显著的沟，此沟与上颌骨牙槽突一同构成腭大孔，该孔向上连通翼腭管。水平部的内侧缘在中线处和对侧相连，进而形成鼻嵴后部。

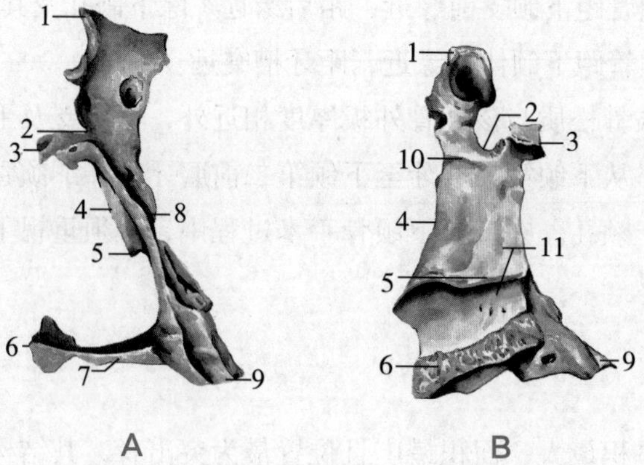

1. 眶突；2. 蝶腭切迹；3. 蝶突；4. 垂直板；5. 鼻甲嵴；6. 鼻嵴；7. 水平板；8. 腭大沟；9. 锥突；10. 筛嵴；11. 鼻面。

图 4-11　腭骨

A. 后面观；B. 内面观。

（二）垂直部

垂直部构成鼻腔的后外侧壁，其外侧面的翼腭沟与上颌体内面，以及蝶骨翼突前面的沟共同形成翼腭管。垂直部的上缘有蝶突和眶突，这两突之间的凹陷即为蝶腭切迹，蝶腭切迹与蝶骨体的下面共同合成蝶腭孔，此孔连接翼腭窝与上鼻道后部，是蝶腭血管和鼻后上神经的通道。

在水平部与垂直部的连接处存在锥突，锥突后面的中部构成翼突窝底，此处为翼内肌的起始处。

四、蝶骨

蝶骨（sphenoid bone）（图 4-12、图 4-13）位于颅底中部，嵌入额骨、颞骨与枕骨之间，形似蝴蝶。其结构包括中央的蝶骨体、一对小翼、一对大翼，以及从蝶骨体和大翼交界处向下延伸的两个翼突。蝶骨向前连接额骨与筛骨，向后衔接颞骨与枕骨，向下与犁骨和腭骨相连。

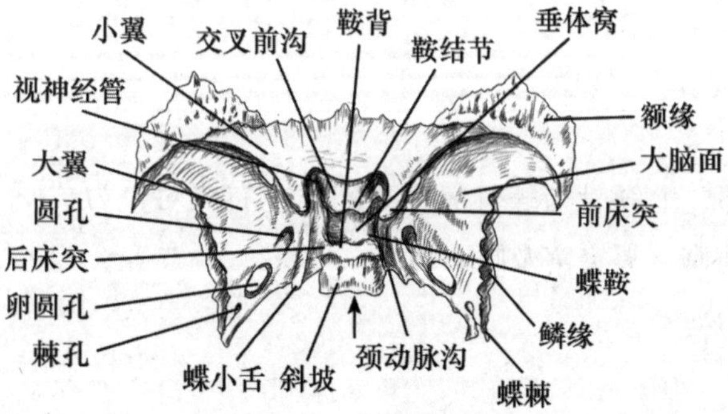

图 4-12　蝶骨上面观

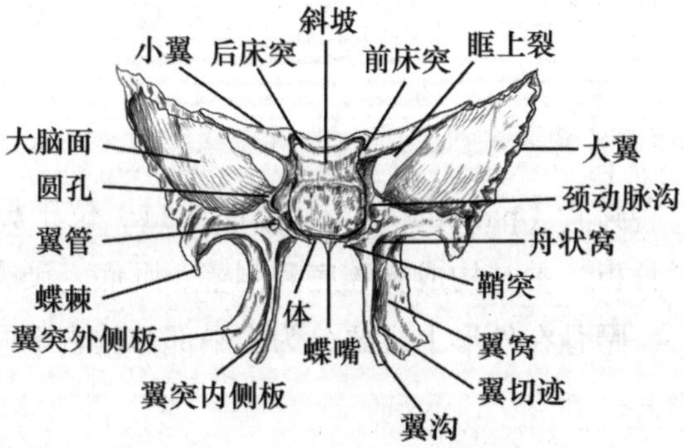

图 4-13　蝶骨后面观

（一）蝶骨体

位于蝶骨中央，其内部由中隔分成左右两个气窦，称蝶窦。蝶骨体上面为蝶鞍，蝶鞍中部有凹陷的垂体窝，容纳脑垂体。

（二）小翼

小翼为成对的三角形薄骨板，构成眶顶的一部分，以上下两根与蝶骨体前上部相连，两根间为视神经孔，有视神经和眼动脉通过。

（三）大翼

从蝶骨体两侧向外上方伸出的较大的三角形骨板，由以下四个面构成。

1. 大脑面　构成颅中窝的前部，容纳大脑颞叶前部。近蝶骨体处的前内侧有圆孔，向前与翼腭窝相通，三叉神经的分支上颌神经由此出颅；圆孔的后外侧是卵圆孔，向下通颞下窝，三叉神经的分支下颌神经由此出颅；再往后外侧是较小的棘孔，脑膜中动脉由此入颅。

2. 颞面　构成颞窝的一部分，其下界为颞下嵴。

3. 颞下面　位于颞下嵴内侧，构成颞下窝的上壁。颞下面与颞下嵴均是翼外肌上头的起始处，在颞下面也可见卵圆孔和棘孔。颞下面的后端有向下突出的蝶骨角棘，是蝶下颌韧带的附着点。

4. 眶面　构成眶的外侧壁，眶面下缘与上颌骨体部眶面后缘之间的裂隙为眶下裂，翼腭窝借此通向眶腔，主要有眶下动脉、上颌神经及眼下静脉经过。

蝶骨大翼与小翼之间的三角形裂隙为眶上裂，内侧界为蝶骨体，上界为蝶骨小翼，下界为蝶骨大翼眶面内侧缘，外侧界是蝶骨大翼和蝶骨小翼之间的额骨。动眼神经、滑车神经、展神经，以及三叉神经的分支眼神经和眼上静脉经此裂进入眶腔。

（四）翼突

翼突是一对从蝶骨体与大翼连接处向下延伸的突起，由外板和内板组成。内、外板的前上部融合，下部分离形成翼切迹，其内有腭骨锥突。内、外板之间的窝称为翼突窝，是翼内肌的起始处。翼突外板宽且薄，其外侧面朝向前外方，构成颞下窝的内侧壁，是翼外肌下头的起始处，也是上、下颌神经阻滞麻醉定位的骨性标志。

翼突内板窄而长，下端较尖并弯向外下方，形成翼钩，腭帆张肌肌腱呈直角绕过此处。在进行腭裂修复手术时，需要凿断翼钩，使腭帆张肌收缩时失去原有的牵拉功能，从而降低缝合时软腭的张力。翼突上部前面与上颌体后面之间的裂隙称为翼突上颌裂，上颌动脉的末端经此处进入翼腭窝；翼突下部前面与上颌体下部的后面相接，形成翼突上颌缝，也叫翼颌连接。

五、颞骨

颞骨（temporal bone）（图 4-14、图 4-15）左右成对，处于蝶骨、顶骨与枕骨之间，由鳞部、乳突部、岩部和鼓部四个部分构成，参与构成颅底及颅腔侧壁。

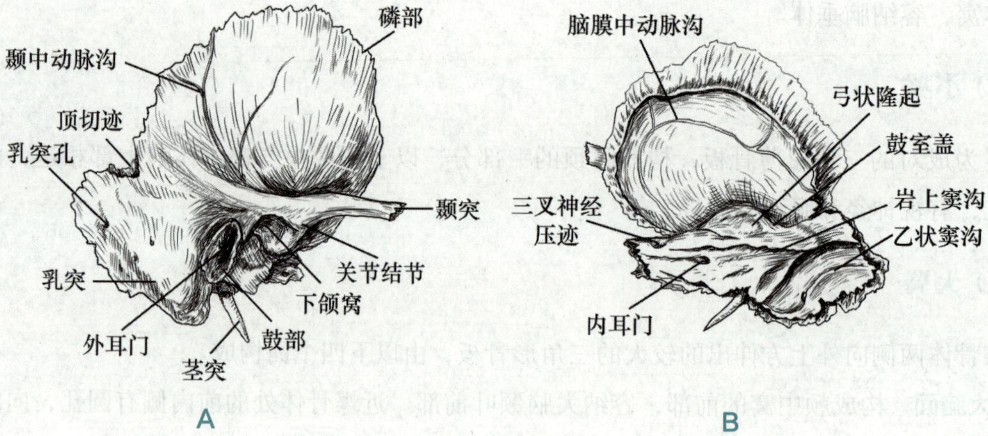

图 4-14　颞骨侧面观

A. 外侧观；B. 内侧观。

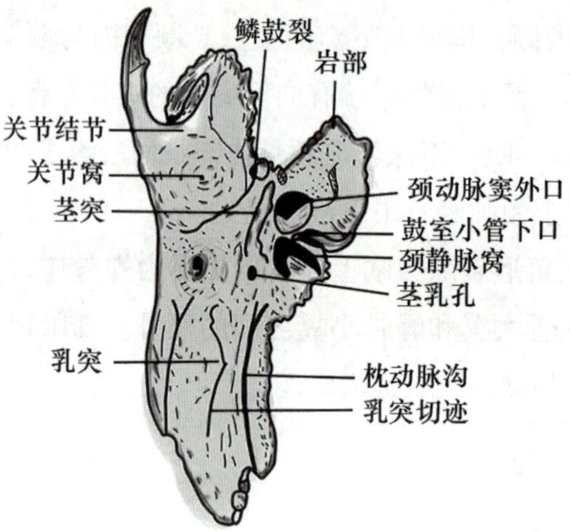

图 4-15　颞骨下面观

（一）鳞部

鳞部构成颞骨前上方，薄似鳞片状，分为内、外两面。

1. 外面　即颞面，表面平滑且稍显凸起，是颞窝的主要构成部分。颧突上缘经外耳门上方向后延伸，形成向后上的嵴状结构，称为乳突上嵴，有颞筋膜和颞肌下缘附着于此。乳突上嵴前方有近似垂直的颞中动脉沟。自颞鳞下部伸出前根、后根并向前方突出形成颧突，与颧骨的颞突相接构成颧弓。颧弓上缘较薄，附有颞深筋膜；下缘呈短弓状，是咬肌的起始之处。

颧突前根起始处为一短半圆柱状的关节结节，关节结节后方、鼓部前方有一关节窝，为颞下颌关节的一部分。关节窝顶部与颅中窝仅被一薄骨板分隔，在进行颞下颌关节手术时需留意这一关系，防止造成关节窝顶部骨折。关节窝的前界是关节结节，从侧面看关节结节是一个突起，从底面看则是自后内方略向前外方的横嵴，中间部位稍有凹陷。关节结节的后面向前下方倾斜，即关节结节后斜面，是颞下颌关节的功能面。关节窝的后界为鼓鳞裂和岩鳞裂。

2. 内面　又称大脑面，与大脑颞叶相邻，上面有脑膜中动脉沟。内面的下界是岩鳞裂，借此与颞骨岩部分开。

（二）乳突部

乳突部处于颞骨的后部，有一个尖朝下的乳突，是胸锁乳突肌的附着部位。乳突内侧的深沟是乳突切迹，二腹肌后腹起始于此处。乳突部的上前份内部含有一个较大且不规则的腔，称为乳突窦，向前经过其前上部的乳突窦口与鼓室上隐窝相通。乳突窦顶与前方的鼓室盖相连；前方毗邻面神经管的降部；乳突窦的外侧壁是外耳道上三角，内侧壁前部为外侧半规管凸和面神经管凸；乳突窦向下与乳突小房相通。乳突部大脑面有一条弯曲的乙状窦沟。

（三）岩部

岩部呈锥体形，也叫岩锥。岩部的大脑面有三叉神经压迹，其上面存在三叉神经节；小脑面有内耳门；岩部下面为颈动脉管外口；岩尖处有颈动脉管内口。岩部内部包含面神经管（图 4-16），该管起自内耳道底上部的面神经管口，起始时呈水平位向前外延伸，接着以直角转向后外，然后垂直向下延伸，止于茎乳孔，管内有面神经穿行。

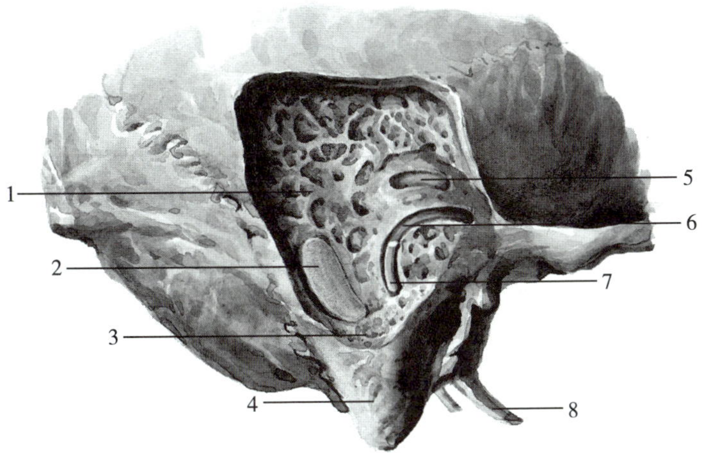

1. 颞骨；2. 乙状窦；3. 乳突小房；4. 乳突；5. 外膜半规管；6. 面神经管；7. 面神经；8. 茎突。

图 4-16　面神经管（颞骨剖面观）

（四）鼓部

鼓部是一片弯曲骨板，构成外耳道的前壁、底和下后壁，以及外耳门的大部分边缘。鼓部后方与乳突之间的骨缝称为鼓乳裂；鼓部前方与颞鳞之间的骨缝称为鼓鳞裂，由于岩部嵌入其中，将鼓鳞裂分成前部的岩鳞裂和后部的岩鼓裂。鼓板后内侧有细长的茎突，向前下方伸展。茎突咽肌、茎突舌骨肌、茎突舌肌、茎突下颌韧带和茎突舌骨韧带皆起始于此。茎突与乳突之间有茎乳孔，为面神经管的下口，面神经由此出颅。

六、颧骨

颧骨（zygomatic bone）左右各一，形似菱形（图 4-17）。位于眶的外下方，是上颌骨与脑颅骨之间的主要支架，参与构成眶外侧壁、眶底、颞窝、颞下窝及颧弓，对塑造面部外形起到重要的支撑性作用。

颧骨由体部和三个突起构成。体部有三面，包括颊面、颞面及眶面。颊面隆突朝向前外侧，靠近眶缘之处有颧面孔，有颧面神经及血管通过；颞面凹陷并向后内侧延伸，其前方粗糙区域与上颌骨相连接，后方向后上延伸至额蝶突，构成颞窝的前面，同时向后延伸至颞突内侧面，形成不完整的颞下窝外侧壁，在此面靠近额蝶突底有颧颞孔；眶面平滑且内凹，构成眶的外下壁，通常有因颧面孔和颧颞孔导入而形成的管口，即颧眶孔。

三个突起分别为额蝶突、上颌突及颞突。额蝶突向上生长，与额骨颧突和蝶骨大翼相邻接；上颌突向内下方伸展，与上颌骨的颧突相互连接；颞突向后延伸，和颞骨颧突相接构成颧弓，二者连接处为颧颞缝。

颧骨与颧弓均位于面部较为突出之处，是面中部侧方轮廓的关键组成部分，因其突起的结构特点，易受损而引发骨折。颧骨骨折时，常导致颧骨向下、向后，以及向内侧方向移位，使中部塌陷，骨折片可能会压迫颞肌或者导致喙突运动受阻，从而出现张口困难的症状。

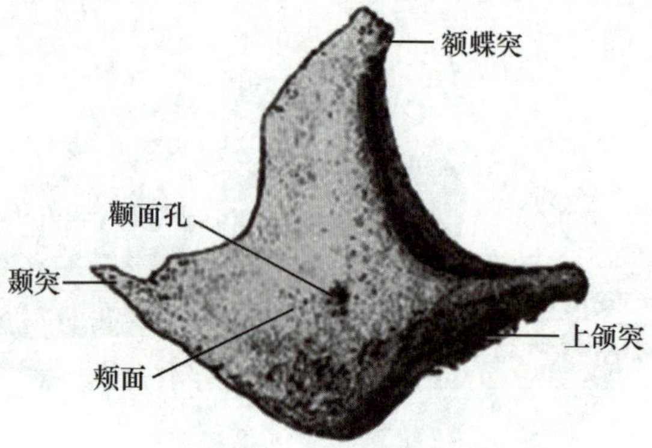

图 4-17　颧骨颊面观

七、鼻骨

鼻骨（nasal bone）位于颜面中央或中部，其形似不规则长方形（图 4-18）。左右两块鼻骨并列，处于两侧上颌骨额蝶突之间，于中线处相连构成鼻背。鼻骨有两面，外面向下呈横向凸、直向凹，中央有一小静脉孔；内面横向凹，有筛前神经纵沟。鼻骨还有四缘，上缘窄厚与额骨鼻部相接；下缘宽薄，构成梨状孔上缘并连接鼻侧软骨；外侧缘与上颌骨额蝶突邻近；内侧缘与对侧形成向后突出的垂直嵴及一小部分鼻中隔，且从上至下与额骨鼻棘、筛骨垂直板和鼻中隔软骨相连。鼻骨下部较薄且向前突出，其下 1/3 处易骨折。成人因两侧鼻骨连接紧密，多双侧同时骨折；儿童鼻骨间有明显缝隙，骨折可仅单侧发生。

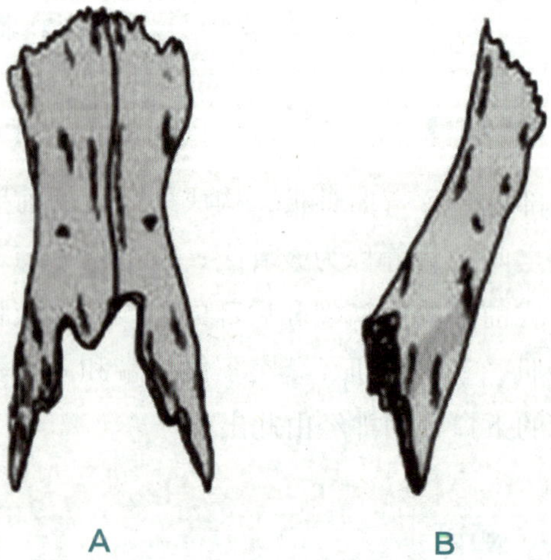

图 4-18　鼻骨

A. 正面观；B. 侧面观。

八、舌骨

舌骨（hyoid bone）呈“U”形（图 4-19），位于甲状软骨上方、下颌骨后下方，是颈部的重要骨性标志。中间部为舌骨体，为近似椭圆形扁骨板，与下颌角处于同一水平，可在颈前皮下扪及。其上部有颏舌骨肌附着，下部有下颌舌骨肌、胸骨舌骨肌和肩胛舌骨肌附着，后面借甲状舌骨膜与会厌分开。左右成对的长突称为舌骨大角，自舌骨体外侧端向后上方延伸，渐细并终止于一结节，其上缘通常与舌动脉起始部在同一水平，是舌骨舌肌起始处；短突是舌骨小角，起于舌骨体与舌骨大角连接处，为小的圆锥状突起，有茎突舌骨韧带附着（图 4-20），舌骨借该韧带连于茎突尖。甲状舌管囊肿常发生于舌骨体上下。临床上，舌骨大角是咽部手术，以及寻找或结扎舌动脉的重要解剖标志。

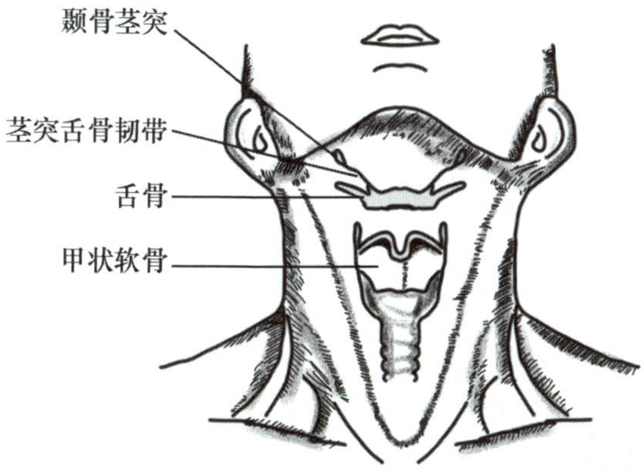

图 4-19　舌骨解剖位置示意图

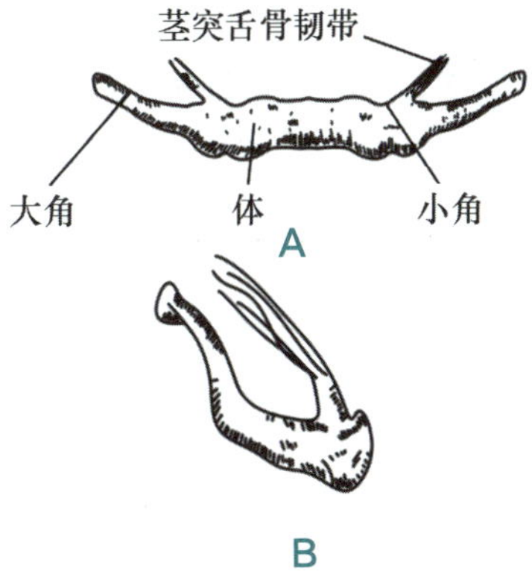

图 4-20　舌骨

A. 正面观；B. 侧面观。

▶知识拓展

救死扶伤解病情，仁心妙手济苍生

交通事故是导致口腔颌面部外伤的首要原因，一般占 40%～60%，其次为工伤、暴力事件及其他原因。口腔颌面部损伤涉及骨、关节、肌肉、血管及神经等组织，伤情相对复杂，若伴发颅脑损伤，可有危及生命的风险。

因此，口腔医生在面对口腔颌面部外伤患者时，应葆有仁心，秉持救死扶伤的人道主义精神，无论患者的身份、地位、种族、宗教信仰如何，都要全力以赴地进行救治。同时应严格遵守医疗规范和操作规程，认真细致地进行每一个诊疗环节。在面对复杂的颌面部骨折手术时，具有爱伤护伤意识，专注于手术操作，确保骨折复位的精准性，以利于患者术后功能的恢复，保障患者的治疗效果。

第二节　颞下颌关节

颞下颌关节（temporomandibular joint，TMJ）又称下颌关节或颞颌关节，是颌面部唯一的双侧联动关节。下颌骨体部通过两侧下颌支将双侧髁突连为一体，组成左右联动的颞下颌关节，支持吞咽、咀嚼、言语，以及部分表情等功能活动。在咀嚼时，颞下颌关节需要承受由咀嚼肌收缩产生的负荷；在言语、表情等活动中，颞下颌关节又表现出灵活的运动性，故颞下颌关节的主要功能包括负重和支持下颌运动。

一、颞下颌关节的构成

颞下颌关节由颞骨关节面、下颌骨髁突、关节盘、关节囊及关节囊外韧带组成（图 4-21）。

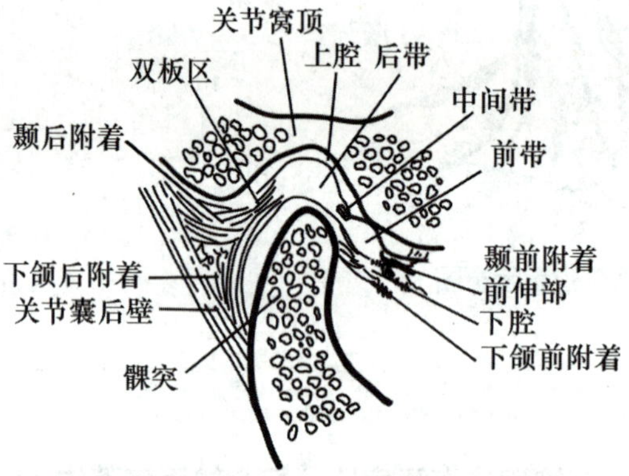

图 4-21　颞下颌关节的构成示意图

（一）颞骨关节面

颞骨关节面包括颞下颌关节窝（glenoid fossa）和关节结节（articular eminence）。

1. 颞下颌关节窝　位于颞骨鳞部下表面，形似三角形，底边在前，为关节结节；内后边为鼓鳞裂和岩鳞裂；外边为颧弓的后续部分。内外两边相交于三角形关节窝的顶点。有的顶点为一骨状突起，呈锥形，称关节后结节。人体处于端坐位时，关节窝的后缘高于前缘，内缘高于外缘。

颞下颌关节窝后方通过鼓鳞裂与中耳相邻，幼儿期时两者仅隔一层软组织，因此，两者的炎症可互相波及，如幼儿期化脓性中耳炎可造成颞下颌关节强直。关节窝顶与颅中窝相邻，二者之间仅有薄层骨板相隔，中央最薄处仅厚 1 ～ 2mm，平均 1.2mm，因而颞下颌关节的化脓性炎症可经此薄弱部位侵入颅内，引发脑膜炎或脑脓肿。关节窝的颅腔面常有脑膜中动脉越过，因此，关节窝顶部的外伤或手术，若不慎伤及该动脉，可引发颅内出血，危及生命。

2. 关节结节　关节结节（图 4-22）位于颞骨颧突根部，侧面观形似圆丘形，由一条骨嵴将其分为前、后两斜面。前斜面是颞下窝的延续，坡度较小，而后斜面构成颞下颌关节窝的前壁，向前下倾斜。关节结节后斜面及关节结节顶附近是颞下颌关节的主要功能区。

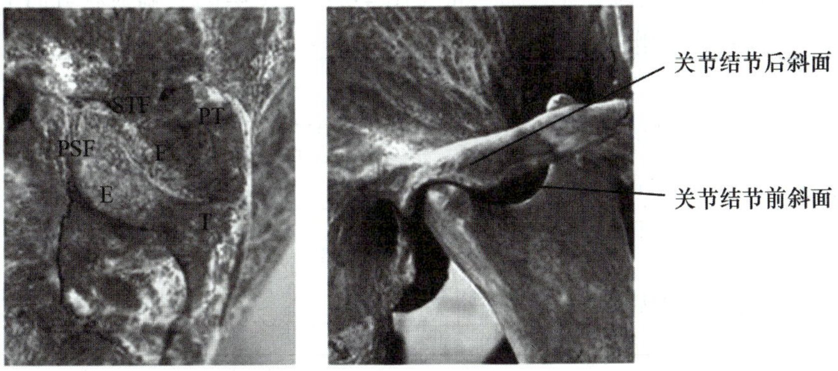

A　　B

F. 关节窝；E. 关节结节；T. 关节粗隆；PT. 关节后结节；STF. 鼓鳞裂；PSF. 岩鳞裂。

图 4-22　颞骨关节面

A. 下面观；B. 侧面观。

（二）下颌骨髁突

下颌骨髁突（mandibular condyle，condylar process）（图 4-23）形似梭形，前后径较短，一般为 8 ～ 10mm；内外径长，为 15 ～ 30mm。下颌骨髁突内外侧略突起的骨粗糙面分别称为内极和外极，内极较外极大而略突。下颌骨髁突的内、外极是关节盘内、外缘附着处。开口运动时，可在耳屏前扪到下颌骨髁突外极。下颌骨髁突顶有一内外向走行的骨性隆起为横嵴，将下颌骨髁突关节面分为前、后两个斜面，即下颌骨髁突前斜面和下颌骨髁突后斜面。下颌骨髁突前斜面略窄，为关节的主要负荷部位，与关节结节后斜面构成一对负重区，其表面覆盖的纤维软骨较厚。下颌骨髁突后斜面宽而平，呈圆三角形，为非功能面。

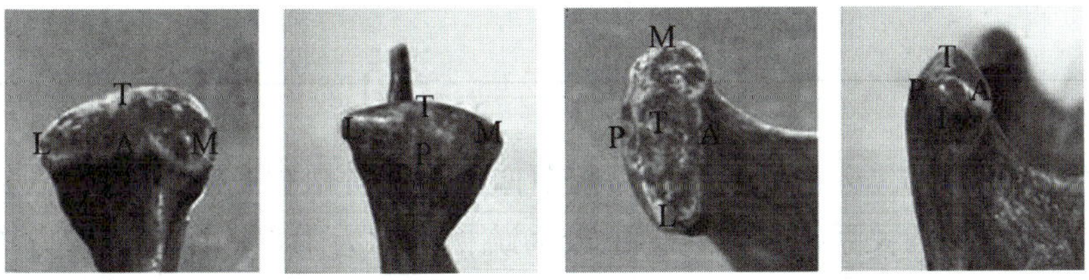

A　　B　　C　　D

L. 外极；M. 内极；T. 横嵴；A. 前斜面；P. 后斜面。

图 4-23　下颌骨髁突

A. 前面观；B. 后面观；C. 上面观；D. 侧面观。

（三）关节盘

颞下颌关节的关节盘（articular disc）位于颞骨关节面与髁突之间，具有吸收震荡、缓解关节内压的作用。关节盘具有良好的形态可塑性，可以调节髁突与颞骨关节面之间形态、大小的差异，进而维持关节运动等功能的稳定。

1. 关节盘的形态 形似椭圆形，内外径长于前后径，其上表面前凹后凸，呈“S”形，分别与关节结节、关节窝形态相匹配。下面观，关节盘下表面呈凹形，与髁突外形相契合。斜矢状方向上，可根据厚度将关节盘分为前、中、后三带（图 4-24）（表 4-1）；斜冠状方向上，关节盘呈凹向下的“C”形，内侧缘厚，外侧缘薄（图 4-25）。

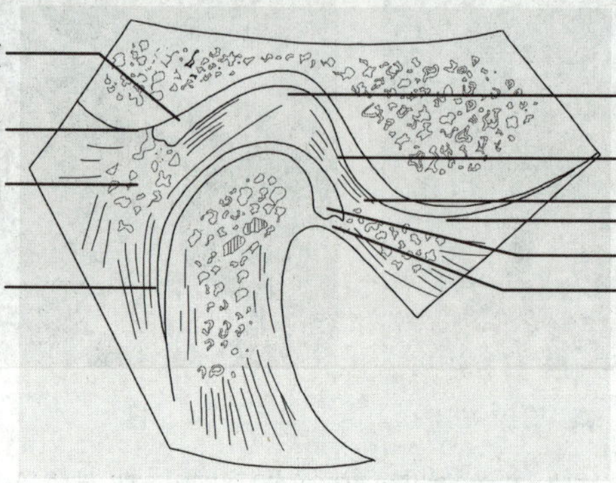

图 4-24 关节盘斜矢状面示意图

表 4-1 关节盘分型

	前带	中间带	后带
部位	关节结节前斜面下方和关节结节顶部	关节结节后斜面和髁突前斜面之间	髁突横嵴和关节窝之间
厚度	2mm	1mm	3mm
主要成分	胶原纤维，多向排列	胶原纤维，前后走向	胶原纤维，多向排列
其他成分	少许弹力纤维； 神经、血管； 表面滑膜覆盖	无神经、血管； 软骨样细胞和软骨基质； 表面滑膜覆盖	少许弹力纤维； 神经、血管； 表面滑膜覆盖
功能负荷区	否	是	否

2. 关节盘周边附着关系 关节盘四周均与关节面周围的骨组织有附着关系，具有稳定关节盘的作用。关节盘与周围组织的关系在矢状方向上较为疏松，称为附着；而在冠状方向上则较为致密，称为韧带。

（1）关节盘附着：颞前附着起于关节盘前缘上方，止于关节结节前斜面前缘；下颌前附着起于关节盘前缘下方，止于髁突前斜面前缘和髁突颈部；颞后附着起于关节盘后部上缘，止于关节窝后缘鼓鳞裂和岩鳞裂，由胶原纤维和粗大的弹力纤维构成；下颌后附着起于关节盘后部下缘，止于髁突后斜面下缘和髁突颈部，由胶原纤维构成（图 4-24）。

在颞前附着和下颌前附着之间，有翼外肌上头肌腱附着。翼外肌上头肌腱、关节盘前部的颞前附着和下颌前附着，以及局部关节囊相融合，形成所谓的关节盘前伸部。颞后附着与下颌后附着之间存在富含神经、血管的疏松结缔组织，通常把包括颞后附着、下颌后附着，以及两者之间疏松结缔组织在内的区域称为双板区，它是关节润滑、营养的重要结构基础，同时也是关节盘穿孔的好发部位。当双板区的神经受刺激时，可引发关节疼痛。

（2）关节盘韧带：关节盘内、外缘不仅和关节囊融合，同时又紧密地附着在髁突的内、外极，这些附着较坚韧，属于真性韧带，称内外侧盘韧带，简称盘侧韧带（图 4-25）。盘侧韧带使关节盘和髁突紧密连成一个功能整体，即盘-髁复合体。

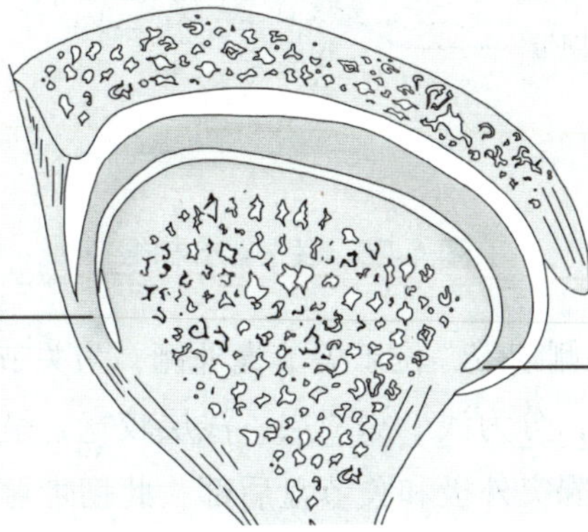

图 4-25 关节盘斜冠状断面示意图

（四）关节囊

颞下颌关节的关节囊（articular capsule）呈袖套状，由韧性较强的薄而松弛的纤维结缔组织构成，上前方附着于关节结节前斜面的前缘，上后方附着于鼓鳞裂及岩鳞裂的前方，内、外侧附着于关节窝的边缘。关节囊连于关节盘的四周后，向下附着于髁突颈部。

关节盘和关节囊将关节腔分为完全不相通的上、下两个潜在性腔隙。关节上腔大而松弛，由关节盘上表面与颞骨关节面组成，可构成一个完整的关节结构，以滑动为主，称为盘 - 颞关节（或滑动关节）。关节下腔小而紧密，由关节盘下表面与髁突关节面组成，主要做转动，称为盘 - 髁关节，或称铰链关节。正常情况下，髁突及关节盘的运动均受到关节囊包被与限制（表 4-2）。

表 4-2 关节腔

	组成	特点	运动
关节上腔	关节囊、关节盘上表面、颞骨关节面	大而松弛 1.0 ～ 1.2ml	盘 - 髁复合体在关节窝下滑动（滑动关节）。运动轴心：下颌孔附近
关节下腔	关节囊、关节盘下表面、髁突关节面	小而紧密，0.5 ～ 0.8ml	髁突在关节盘下转动（转动关节、铰链关节）运动轴心：髁突

（五）关节囊外韧带

颞下颌关节每侧各有三条主要的囊外韧带（图 4-26），其主要功能为悬吊下颌骨，并限制其在正常范围内进行运动。

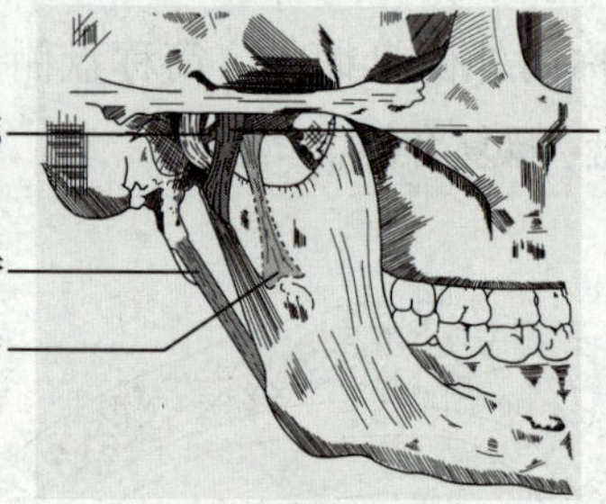

图 4-26 关节囊外韧带

1. 颞下颌韧带 又称关节外侧韧带，位于关节囊外侧，为关节囊外壁的增厚部分。颞下颌韧带纤维均起自于关节结节的外侧面，分为浅、深两层，浅层较宽，呈扇形，斜向后下止于髁突颈部的外侧；深层较窄，水平向后止于髁突外极和关节盘后部。此韧带可防止髁突向外侧脱位，并限制髁突过度向后和向下运动，但其悬吊下颌的作用不明显，大开口时呈松弛状态。

2. 蝶下颌韧带 又称关节内侧韧带，位于下颌支内侧，为一扁状薄带，起自蝶骨角棘，止于下颌支的下颌小舌和下颌孔下缘。该韧带除具有保护进入下颌孔的神经、血管作用外，在迅速大张口时，还具有悬吊下颌、防止张口过大的作用。

3. 茎突下颌韧带 又称为关节后韧带，位于下颌支后方，咬肌和翼内肌之间，起于茎突，向前下止于下颌角和下颌支后缘。张口时该韧带松弛，下颌前伸时紧张可限制下颌过度前伸。

二、颞下颌关节的运动

颞下颌关节为双侧联动关节，双侧髁突既能做对称运动，也能做不对称运动。运动形式可以是单纯转动、单纯滑动或者滑动兼转动（图 4-27）。

（一）单纯转动

通常出现在左右侧关节的对称性运动中，运动主要发生在关节下腔，髁突在关节盘下做前后方向的单纯转动，又称铰链运动。如从后退接触位开始的小开口运动，髁突的运动即为单纯的转动运动。

（二）单纯滑动运动

单纯滑动通常出现在双侧关节的对称性运动中，主要发生在关节上腔，盘-髁复合体沿关节结节后斜面向前下方运动。如前伸运动时双侧颞下颌关节即进行单纯滑动运动。

（三）滑动兼转动运动

该运动可以出现在对称性运动中，也可以出现在非对称性运动中。如从小开口至大开口的运动即为滑动兼转动运动，髁突在关节盘下转动的同时，盘-髁复合体也在颞骨关节面下做滑动运动。

（四）开、闭口运动中关节结构关系的变化

髁突–关节盘–颞骨关节面三者之间的位置关系称为关节结构关系，其对关节的正常运动有着重要意义。

在正常自然闭口状态下，髁突前斜面、关节盘中带、关节结节后斜面这三者之间保持紧密接触，关节盘后带位于髁突横嵴上方或其稍后方。从小开口至大开口运动时，髁突在关节盘下做单纯转动，同时盘–髁复合体顺着颞骨关节面做滑动运动，由于髁突向前的运动速度较关节盘快，盘–髁复合体运动到关节结节顶处时，髁突顶与关节盘中带相对，而不是闭口位时的髁突前斜面与关节盘中带相对。若继续开口至最大开口运动时，随着髁突在关节盘下继续转动，可以出现髁突后斜面对着关节盘中、后带的情况（图 4-27）。

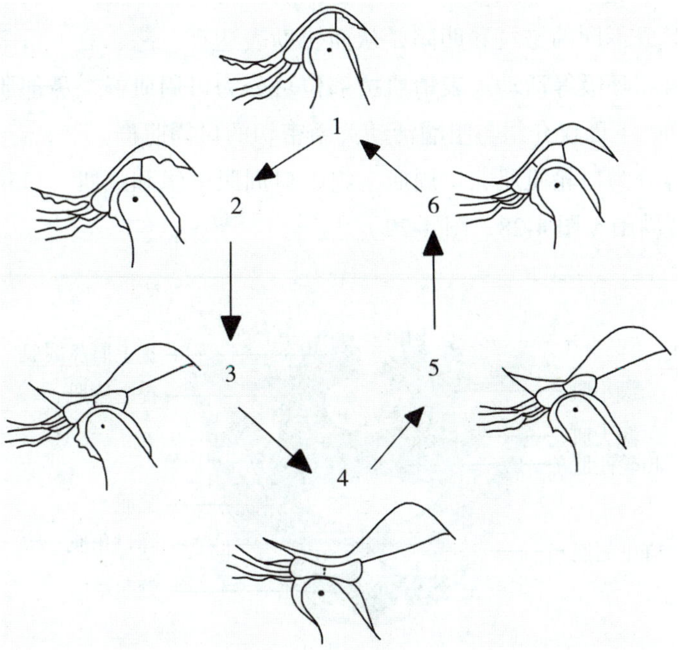

1→4：开口运动过程；4→1：闭口运动过程。

图 4-27　正常开闭口运动中颞下颌关节各结构之间的位置变化示意图

三、颞下颌关节的血液供应与神经支配

颞下颌关节的血供主要源自颞浅动脉的分支颞中动脉和面横动脉，以及上颌动脉的颞深后动脉和鼓室前动脉的分支等，邻近关节约 2cm 范围内的知名动脉也有分支分布于颞下颌关节。关节窝、关节结节及髁突软骨无血管，其营养主要来源于关节滑液。

颞下颌关节主要有下颌神经的三条分支分布，即耳颞神经、颞深神经和咬肌神经。关节囊的后内侧壁和外侧壁主要分布有耳颞神经的分支；关节囊前壁及外侧壁主要分布于有颞深神经的分支；咬肌神经则主要分布于关节囊前壁其余部分及内侧壁的一小部分。关节盘的周围富含神经末梢，而中心区缺如。关节囊及关节韧带富含感受器，对关节的位置、运动进行调节反馈。

第三节 肌

口腔颌面颈部的肌群，主要包括表情肌、咀嚼肌、腭部肌和颈部肌等。

一、表情肌

表情肌位置较浅，多起于骨面或筋膜，行走于浅筋膜内，止于皮肤。表情肌的肌束纤细，收缩力小，收缩时使面部形成不同的皱纹和凹陷，从而协助表达喜、怒、哀、乐等各种情绪，同时部分参与咀嚼、吞咽、言语和呼吸等活动。表情肌按部位可分为口周肌群、鼻部肌群、眶周肌群、耳部肌群和颅顶肌群等五群，下面仅介绍与咀嚼活动关系密切的口周肌群。

口周肌群按部位可分为口轮匝肌、口周肌上组、口周肌下组和颊肌。口轮匝肌呈环形，其余诸肌呈放射状排列在口裂周围（图 4-28、图 4-29）。

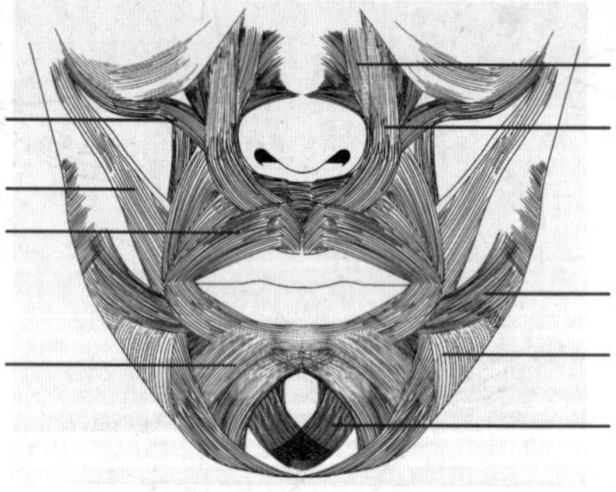

图 4-28 唇颊部肌群正面观

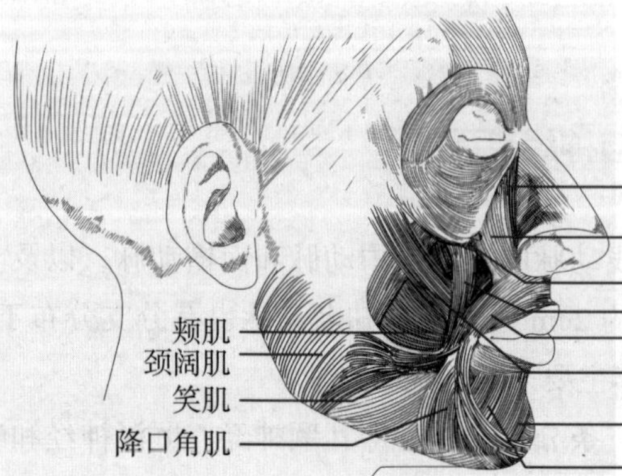

图 4-29 唇颊部肌群侧面观

（一）口周肌

口周肌上组主要包括浅层的笑肌、颧大肌、颧小肌、提上唇肌、提上唇鼻翼肌和深层的提口角肌。口周肌下组主要包括浅层的降口角肌和深层的降下唇肌、颏肌。口周肌各肌的起止点、神经支配与作用见表 4-3。

表 4-3 口周肌上、下组起止点、神经支配与作用

	名称	起点	止点	神经支配	作用
口周肌上组	笑肌	腮腺咬肌筋膜	口角部皮肤	面神经的颊支	牵引口角向外上
	颧大肌	颧骨颧颞缝前方	口角部皮肤	面神经的颊支及颧支	牵引口角向外上
	颧小肌	颧骨外侧面的颧颌缝后	口角内侧和上唇皮肤	面神经的颊支及颧支	上提上唇及上提和加深鼻唇沟
	提上唇肌	上颌骨眶下缘	上唇外侧的皮肤	面神经的颊支及颧支	牵引上唇向上及加深鼻唇沟
	提上唇鼻翼肌	上颌骨额突	内侧束止于鼻大翼软骨和皮肤；外侧束斜向下与提上唇肌共同参与口轮匝肌的组成	面神经的颊支及颧支	牵引上唇及鼻翼向上
	提口角肌	上颌骨尖牙窝	部分纤维止于口角皮肤，部分纤维参与口轮匝肌的组成	面神经的颊支及颧支	牵拉口角向上
口周肌下组	降口角肌	下颌骨外斜线	部分纤维止于口角皮肤，部分纤维参与口轮匝肌的组成	面神经下颌缘支	降口角
	降下唇肌	下颌骨外斜线	止于下唇皮肤和黏膜，参与口轮匝肌的组成	面神经下颌缘支	降下唇
	颏肌	下颌侧切牙及中切牙根尖处骨面	向下止于颏部皮肤	面神经下颌缘支	上提下唇及颏部皮肤，前伸并外翻下唇

（二）口轮匝肌

口轮匝肌（orbicularis oris）位于口裂周围的上、下唇内，呈扁环形排列，由多层环绕口裂且方向不同的肌纤维组成。口轮匝肌的浅层由口轮匝肌的固有纤维构成，从唇的一侧至对侧，中层则由唇周围肌的上、下组肌纤维交织而成，深层在口角处由颊肌和唇周围肌的部分纤维构成。

口轮匝肌的主要作用是闭唇，封闭口腔，参与进食、吮吸、咀嚼及发音，还可完成努嘴、吹口哨等各种动作。

（三）颊肌

颊肌（buccinator）（图 4-30）位于颊部，为长方形扁肌，内侧紧邻黏膜。它起自上、下颌骨第三磨牙牙槽突的外侧和翼下颌韧带（又称翼突下颌缝，为颊肌与咽上缩肌之间的致密结缔组织），肌纤维向口角方向汇聚，止于口角、上下唇和颊部皮肤。颊肌纤维向前并入口轮匝肌，其中，上部纤维进入下唇，而下部纤维进入上唇，产生交叉，但其最上方和最下方的纤维并不交叉，分别直接进入上、下唇。

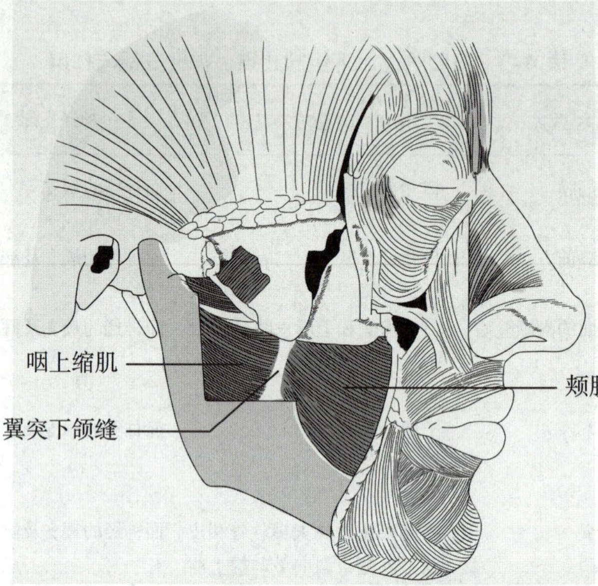

图 4-30　颊肌

颊肌的主要作用是牵引口角向后，并使颊部更贴近上下牙列，以参与咀嚼和吮吸。

二、咀嚼肌

头颈部很多肌肉均参与咀嚼运动，但通常咀嚼肌只包括颞肌、咬肌、翼内肌和翼外肌。咀嚼肌的主要功能是在言语和咀嚼活动中运动下颌，其肌纤维的排列与走行与颞下颌关节的运动特点相适应。

（一）颞肌

颞肌（temporalis）（图 4-31）为扇形扁肌，位于颞窝。起自整个颞窝（上自颞上线，下至颞下嵴）及颞深筋膜的深面，该肌肌束向下聚拢穿过颧弓内侧，汇聚为肌腱止于喙突（内侧面、尖部、前缘及后缘），以及下颌支的前缘直至第三磨牙远中。颞肌位置较浅，收缩时，可以在体表明显于触及。

颞肌的主要作用是上提下颌骨，同时也参与下颌侧方运动。该肌后份肌束收缩有牵拉下颌后退的功能。

（二）咬肌

咬肌（masseter）（图 4-31）呈四边形，位于下颌支外侧，可分为浅、中、深三层。浅层最大，起于颧骨的上颌突和颧弓下缘的前 2/3；中层起于颧弓前 2/3 的内侧面和后 1/3 的下缘；深层起于颧弓深面。三层肌束向后下方走行，止于下颌角的咬肌粗隆和下颌支外侧面和喙突。咬肌位置较浅，收缩时很易于触及并可观察到。

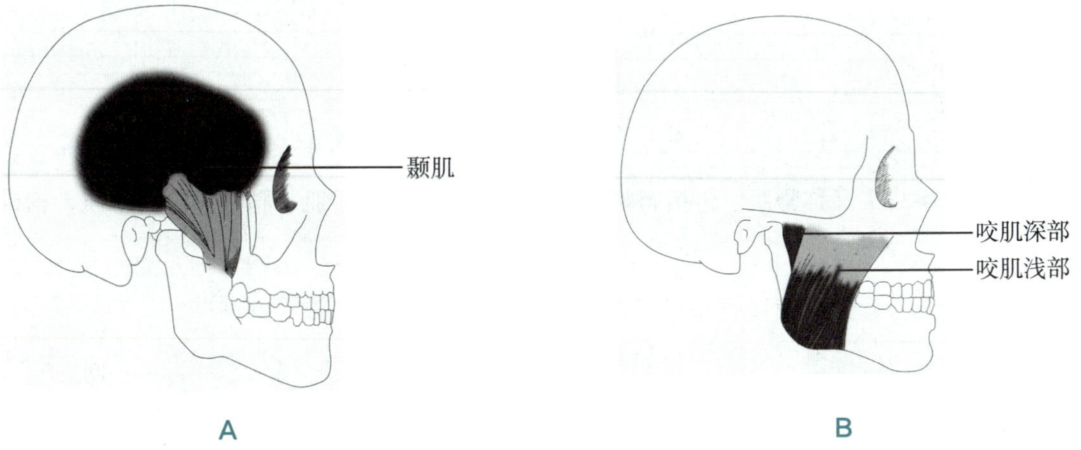

图 4-31　颞肌和咬肌

A. 颞肌；B. 咬肌。

咬肌的主要作用是上提下颌骨，并使下颌微向前伸，还可参与下颌侧方运动。

（三）翼内肌

翼内肌（medial pterygoid）（图 4-32）呈四边形，位于下颌支内侧，有深、浅两头。深头起自翼外板的内面和腭骨锥突，浅头起自腭骨锥突和上颌结节，深、浅两头夹抱翼外肌下头，向下、向后外方走行，止于下颌骨内面的翼肌粗隆。

翼内肌的主要作用是上提下颌骨，并协助下颌前伸和侧方运动。

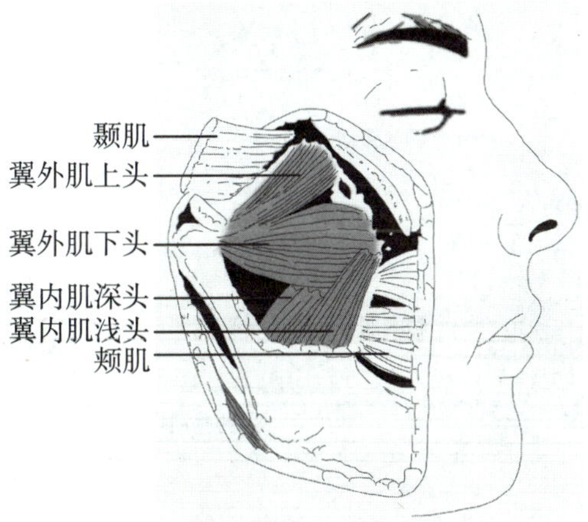

图 4-32　翼内肌和翼外肌

（四）翼外肌

翼外肌（lateral pterygoid）（图 4-32）呈三角形，位于颞下窝，主要位居翼内肌上方，有上、下两头。上头较小，起自蝶骨大翼的颞下面和颞下嵴；下头粗大，起自翼外板的外侧面。肌束几乎呈水平方向走行向后外，两头肌纤维于近止点处会聚。上头小部分肌纤维止于颞下颌关节的关节囊前内面和关节盘前缘，上头大部分肌纤维与下头肌纤维一并止于髁突颈部的关节翼肌窝。

翼外肌的主要作用是牵引髁突和关节盘向前下，使下颌前伸并开口。如果单侧收缩，可使下颌偏向对侧。

三、腭部肌

腭部肌（图 4-33）又称腭肌，包括腭帆提肌、腭帆张肌、腭舌肌、腭咽肌及腭垂肌，构成软腭的主体。

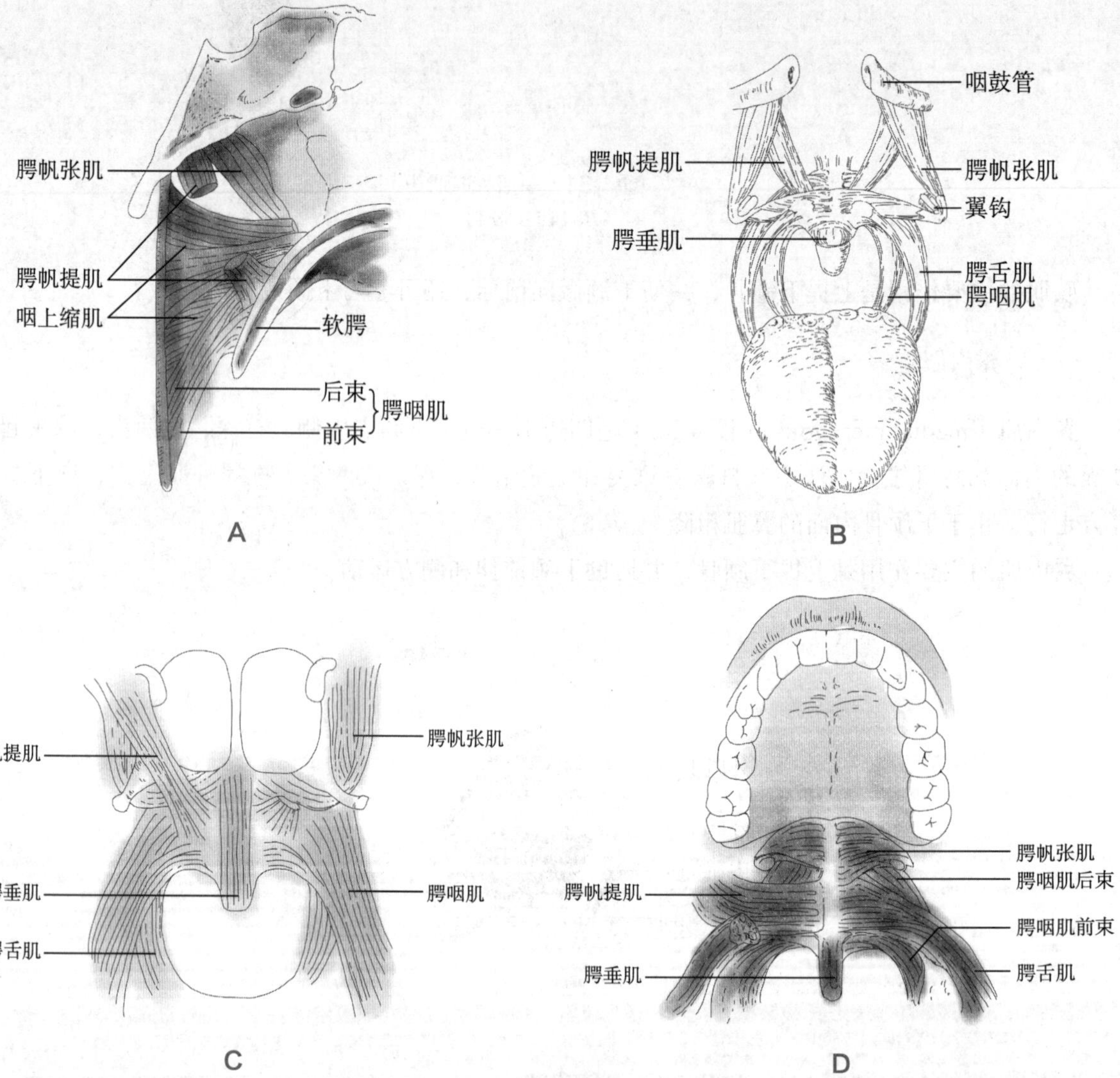

图 4-33 腭部肌

A. 内侧面观；B. 前面观；C. 后面观；D. 上面观。

（一）腭帆提肌

腭帆提肌（levator vcli palatini）为一对扁圆柱形的细小肌，位于腭帆张肌后内侧。该肌起自颞骨岩部下方和咽鼓管软骨，向前下、向内走行，在咽鼓管的下方进入软腭，经两束腭咽肌之间分为三份，前份纤维向前附着于腭腱膜，中间大部分纤维在中线处与对侧同名肌纤维交织形成提腭吊带，而后份纤维与腭垂肌相融合。

腭帆提肌的主要作用是上提软腭，缩窄咽鼓管管腔及咽口。该肌也是完成腭咽闭合最重要的肌肉之一。

（二）腭帆张肌

腭帆张肌（tensor vel palatini）为三角形薄肌，位于翼突内侧板和腭帆提肌的外侧。该肌大部分起自咽鼓管软骨外侧壁及咽鼓管膜等处，其余部分起自翼突内侧板的基部，肌束在翼突内侧板与翼内肌之间垂直下行，逐渐集聚移行成小肌腱，绕过翼钩，约呈直角转向中线，止于腭腱膜。

腭帆张肌的主要作用是拉紧软腭，扩大咽鼓管。该肌收缩可轻度下压软腭前部，有助于腭咽闭合。

（三）腭舌肌

腭舌肌（palatoglossus）为细长柱状小肌束，起于腭腱膜，止于舌侧缘和舌背后外侧，与黏膜共同形成腭舌弓。

腭舌肌的主要作用是参与言语与吞咽，收缩时上提舌根，下降软腭，紧张腭舌弓，使双侧腭舌弓靠近，缩小咽门。

（四）腭咽肌

腭咽肌（palatopharyngeus）起自甲状软骨后缘及咽侧壁，斜向上内走行，止于硬腭后缘及腭腱膜，与黏膜共同形成腭咽弓。腭咽肌在软腭内分为前、后两束，包被腭帆提肌。

腭咽肌的主要作用是上提咽喉，还可以紧张腭咽弓，使双侧腭咽弓向中线靠拢，缩小咽门，在吞咽时下降软腭，使其游离缘与咽后壁相接触，将口咽腔与鼻咽腔隔开。

（五）腭垂肌

腭垂肌（musculus uvulae）又称悬雍垂肌，是位于腭垂内的一对细长肌，起自腭骨鼻后棘及腭腱膜，行向后下，止于腭垂黏膜。

腭垂肌的主要作用是牵引腭垂向后上方，并使其缩短。通过回缩腭垂，使软腭中 1/3 增厚，协助腭帆提肌使腭咽闭合。

四、颈部肌

根据排列位置，颈部肌分为颈浅肌群，舌骨上、下肌群和颈深肌群。其中，颈浅肌群及舌骨上、下肌群与咀嚼活动关系密切。

（一）颈浅肌群

颈浅肌群位置表浅，包括颈阔肌（platysma）和胸锁乳突肌（sternocleidomastoid）（图 4-34）。

1. 颈阔肌　位于颈部皮下，薄而宽阔，呈长方形，与皮肤结合紧密，属于皮肌。颈阔肌起自三角肌和胸大肌的筋膜，向上内止于口角、下颌骨下缘及面部皮肤。

颈阔肌的主要作用是协助降下颌和牵引下唇、口角向下方，协助做惊讶与恐怖表情。收缩时使颈部皮肤出现斜行皱纹。颈阔肌的变异较大，有的甚至可一侧或双侧缺失。

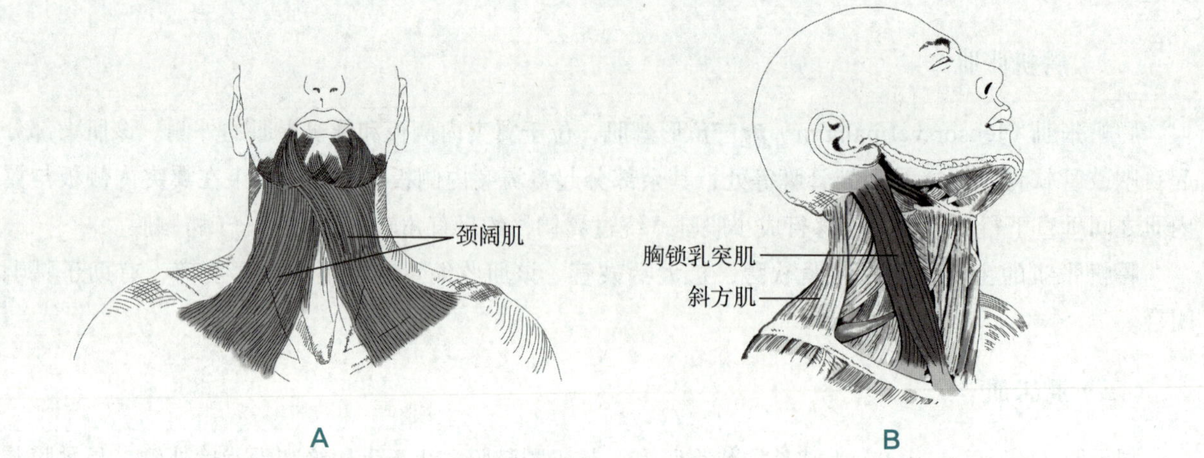

图 4-34　颈浅肌群

A. 前面观；B. 侧面观。

2. 胸锁乳突肌　斜行分布于颈部两侧，颈阔肌深面，其中部窄而厚，而两端宽而薄。胸锁乳突肌下端两头分别起自胸骨柄和锁骨的胸骨端，两头会合斜向后上，止于颞骨乳突。

胸锁乳突肌的主要作用是保持头的端正姿势，两侧肌肉同时收缩，使头后仰；一侧收缩使头向同侧倾斜，面部向对侧旋仰。当下端固定时，该肌两侧同时收缩可牵引头向前以辅助屈颈；当头部固定时，该肌两侧同时收缩可上提胸廓协助深呼吸。

（二）舌骨上、下肌群

1. 舌骨上肌群　位于舌骨以上，下颌骨、颅底以下。每侧 4 块肌，包括二腹肌、下颌舌骨肌、颏舌骨肌和茎突舌骨肌（图 4-35）。

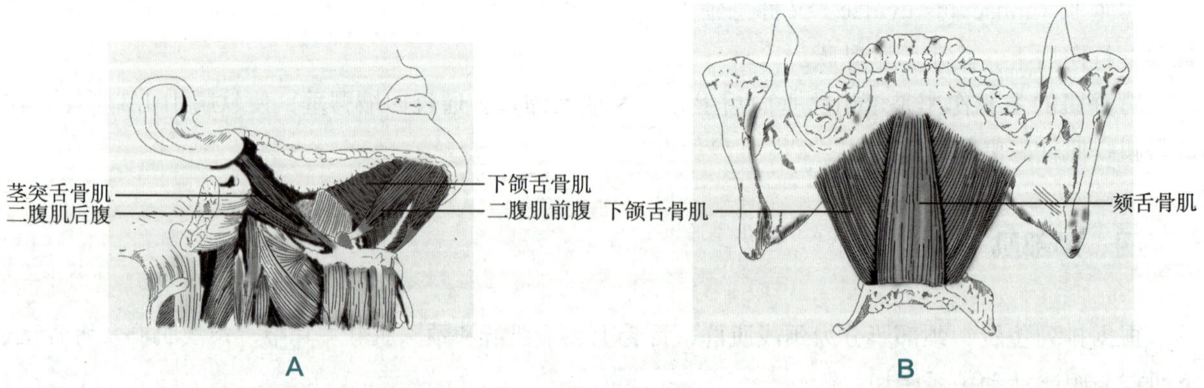

图 4-35　舌骨上肌群

A. 侧面观；B. 后面观。

（1）二腹肌（digastric）：位于下颌骨下方，分为前腹、后腹及中间腱三部分。前腹起自下颌骨二腹肌窝，行向后下方，后腹起自颞骨乳突切迹，行向前下外方，两个肌腹均止于中间腱。中间腱由结缔组织包绕，附着于舌骨体与舌骨大角的交界处。

下颌骨固定时，二腹肌收缩可上提舌骨；舌骨固定时，该肌收缩可下降下颌骨，协助咀嚼。

（2）下颌舌骨肌（mylohyoid）：介于下颌骨与舌骨之间，为三角形扁肌。起自下颌骨内面的下颌舌骨线，行向内下方，后部的肌纤维止于舌骨体的前面，前、中部肌纤维在正中纤维缝处汇合，构成肌性与功能性口底。

下颌舌骨肌的作用是收缩时可将口底上提，推食物入咽腔，该肌亦可协助上提舌骨和下降下颌骨。

（3）颏舌骨肌（geniohyoid）：位于中线两侧，下颌舌骨肌上方，为长柱状肌。其起自下颌骨内侧面的下颏棘，肌束向后逐渐增宽止于舌骨体前面。

颏舌骨肌的作用是牵引舌骨向前上；当舌骨固定时，可下降下颌骨。

（4）茎突舌骨肌（stylohyoid）：较细小，呈梭形，位于二腹肌后腹的上方，起于颞骨茎突，行向前下方，止于舌骨大角与舌骨体的结合处。

茎突舌骨肌的主要作用是牵拉舌骨向后上方。

2. 舌骨下肌群　位于颈前部，舌骨下方颈中线两侧，居于喉、气管、甲状腺的前方。每侧也是4块肌，包括肩胛舌骨肌、胸骨舌骨肌、胸骨甲状肌和甲状舌骨肌（图4-36）。该组肌群的共同作用是下降舌骨和喉。

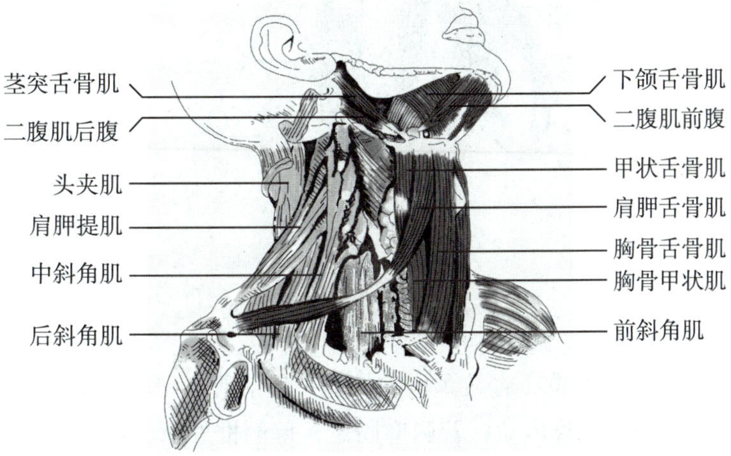

图4-36　舌骨上、下肌群

（1）肩胛舌骨肌（omohyoid）：呈细长带状，位于颈阔肌深面，胸骨舌骨肌外侧。该肌有上、下两腹，以中间腱相连。下腹起自肩胛骨上缘和肩胛横韧带，斜行向前上方，于胸锁乳突肌深面移行于中间腱，上腹起自中间腱，斜行向内上方，止于舌骨体外下缘，中间腱借颈深筋膜中层向下连于锁骨。

肩胛舌骨肌的作用是下降已抬高的舌骨，如果与舌骨上肌群共同收缩，可固定舌骨。

（2）胸骨舌骨肌（sternohyoid）：为薄而窄的带状肌，位于颈前正中线的两侧，肩胛舌骨肌的内侧。下端起自胸骨柄和锁骨胸骨端的后面，肌束行向上内方，止于舌骨体内侧部的下缘。

胸骨舌骨肌的作用与肩胛舌骨肌的部分作用相似，可下降和固定舌骨。

（3）胸骨甲状肌（sternothyoid）：位于胸骨舌骨肌的深面，较之宽而短。肌束起自胸骨柄的后面和第一肋软骨，斜行向上外方，止于甲状软骨的斜线上。

胸骨甲状肌的主要作用是牵拉已上抬的喉头向下。

（4）甲状舌骨肌（thyrohyoid）：位于胸骨舌骨肌的深面，可视为胸骨甲状肌的向上延续。其起自甲状软骨斜线，行向外上方，止于舌骨体外侧部及舌骨大角。

甲状舌骨肌的主要作用是下降舌骨；当舌骨被固定时，可向上牵拉喉头。

（三）颈深肌群

颈深肌群（图 4-37）位于脊柱颈段的前方和前外侧，由椎外侧肌群（外侧群）和椎前肌群（内侧群）两部分组成。

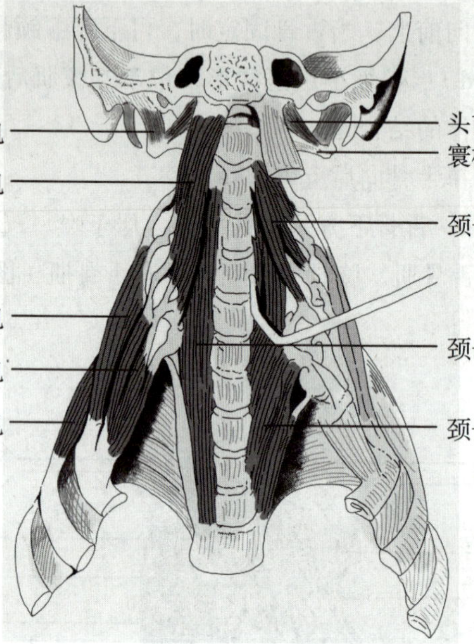

图 4-37　颈深肌群

1. 椎外侧肌群　椎外侧肌群位于脊柱颈段的外侧，包括前、中、后斜角肌。椎外侧肌群收缩时使第 1 肋、第 2 肋上提，协助呼吸运动；若胸廓固定，单侧椎外侧肌群收缩可使颈侧屈，若双侧同时收缩，可使颈向前屈。

2. 椎前肌群　椎前肌群位于脊柱颈段前方，颈正中线两侧，包括头长肌、颈长肌、头前直肌及头侧直肌，其主要作用是屈头、屈颈。

第四节　脉　　管

一、动脉

口腔颌面颈部的动脉来源于颈总动脉和锁骨下动脉。颈总动脉，在颈部分为颈内及颈外动脉，颈内动脉经颅底的颈动脉管入颅，供应脑前 3/5 部分、眶内结构及额部等；颈外动脉则供应颈前部、口腔颌面部、颅顶及硬脑膜等处。锁骨下动脉，供应颈部下份的深面结构和脑后 2/5 部分。两侧同名动脉之间，颈内、外动脉之间及其与锁骨下动脉之间均有分支吻合，形成具有广泛联系的动脉网。

因此，面颈部的血运非常丰富。

（一）颈总动脉

颈总动脉是供应头颈部的主要动脉干（图 4-38）。左、右起始有所不同，右侧在右胸锁关节的后方，起自头臂干，左侧在胸骨柄后方，起自主动脉弓。因此，右侧颈总动脉较短，左侧颈总动脉较长。两侧颈总动脉均经胸锁关节深面上行，经气管及喉的外侧及胸锁乳突肌深面，进入颈动脉三角。在这一行程中，颈总动脉一般无分支，与之伴行的有颈内静脉及迷走神经，三者共同包被在颈动脉鞘内。在颈动脉鞘内，颈总动脉在内侧，颈内静脉在外侧，迷走神经则处于两者之间的后方。在颈动脉三角，颈总动脉位置较表浅，此处可触及该动脉搏动，故临床上，该位置常作为测量脉搏、暂时性压迫止血和进行颈动脉穿刺造影的部位。约 50% 的颈总动脉在甲状软骨上缘水平，分为颈内动脉和颈外动脉。颈内动脉入颅前无分支，而颈外动脉有数个分支，在颈部是否有分支为两者辨别的重要标志之一。

图 4-38 彩图

颈总动脉分叉处有两个重要结构，即颈动脉窦（carotid sinus）和颈动脉体（carotid body）（图 4-39）。

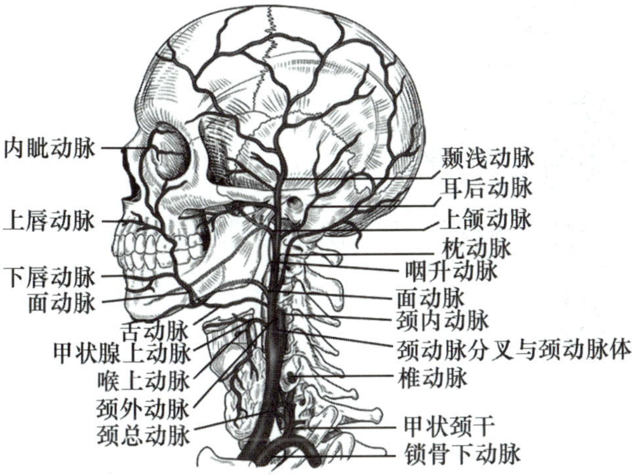

图 4-38　头颈部动脉

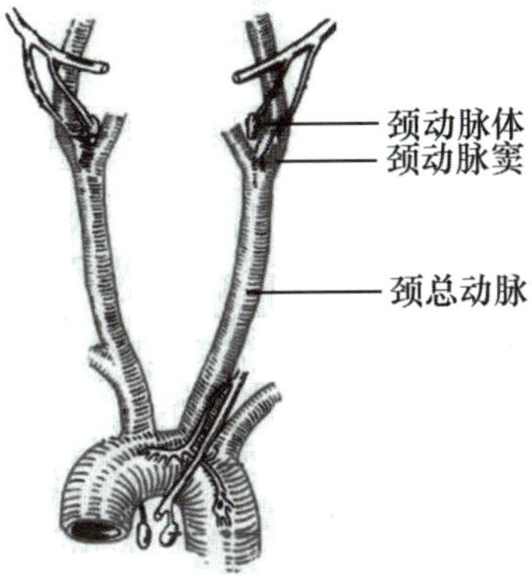

图 4-39　颈动脉窦和颈动脉体

1. 颈动脉窦　为颈总动脉分叉处或颈内动脉起始处的膨大部分，窦壁内含有特殊压力感受器，当血压升高或受到外界压力刺激时，可反射性引起末稍血管扩张，使心率减慢、血压降低。临床上在颈总动脉分叉区域进行手术时，常先用利多卡因局部封闭麻醉，以免不慎压迫颈总动脉或累及颈动脉窦，导致颈动脉窦综合征，表现为心率减慢、血压降低。

2. 颈动脉体　又称颈动脉小球，位于颈总动脉分叉处的后壁，呈扁椭圆形小体，约麦粒大小。其属于化学感受器，内部含有大量的毛细血管网和感觉神经末梢，能感受血液中二氧化碳的含量，当血液内二氧化碳浓度升高时，可反射性地使呼吸运动加快、加深。

（二）颈外动脉

颈外动脉属于颈总动脉的两大分支之一，约 50% 在甲状软骨上缘水平，自颈总动脉起始后，先在颈内动脉前内侧，行向前上，继而转向上后，经二腹肌后腹及茎突舌骨肌深面上行，穿腮腺实质或其深面，行至髁突颈部内后方，分为上颌动脉与颞浅动脉两终末支（图 4-38）。与口腔医学关系密切的主要有 8 个分支。

1. 甲状腺上动脉 颈外动脉的第一分支为甲状腺上动脉（superior thyroid artery）（图 4-40、图 4-41）。其在舌骨大角稍下方，自颈外动脉起始部的前内侧壁发出（也有直接起自颈总动脉，或偶见甲状腺上动脉与舌动脉共干发出者，称为甲 - 舌动脉干），呈弓形弯向前下，沿甲状软骨外侧下行，到达甲状腺上极后，分支进入甲状腺。其分支不仅与对侧同名动脉分支相吻合，还与甲状腺下动脉的分支相交通。途中还发出胸锁乳突肌支、喉上动脉、舌骨下肌支、环甲肌支，分布于相应肌肉及其附近的皮肤。

甲状腺上动脉的起点是重要的解剖标志，该处常作为颈外动脉逆行插管区域化疗的部位。此外，颈外动脉结扎术也通常在该动脉与舌动脉之间进行。

2. 咽升动脉 咽升动脉（ascending pharyngeal artery）是颈外动脉分支中最小的一支（图 4-40）。由颈外动脉起始部的内侧壁发出，沿颈内动脉与咽侧壁之间上行达颅底，分支分布于咽侧壁、软腭、腭扁桃体、咽部肌等部位。

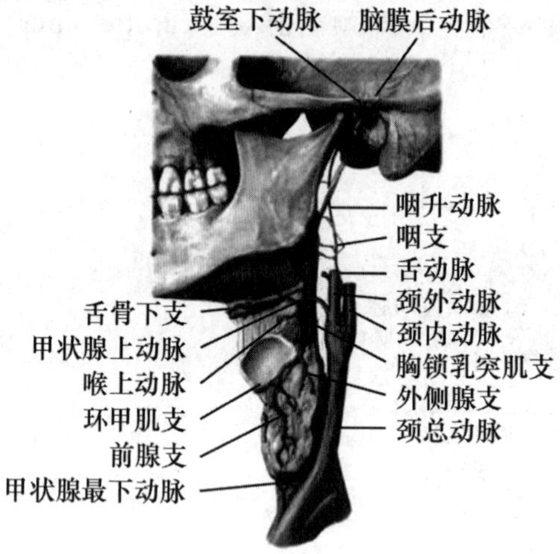

图 4-40 甲状腺上动脉及咽升动脉

图 4-41
彩图

3. 舌动脉 舌动脉（lingual artery）在甲状腺上动脉起点稍上方、平舌骨大角尖处，从颈外动脉前壁发出。因此，舌骨大角尖常作为寻找舌动脉起始位置或者颈外动脉的重要解剖标志。在舌动脉的走行过程中，以舌骨舌肌为界，可将其分三段（图 4-41）。

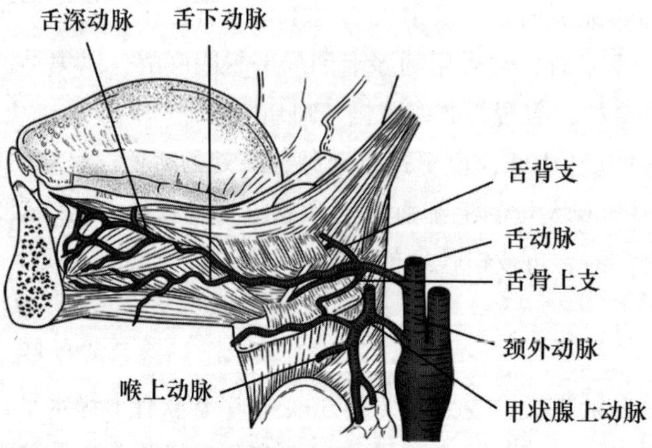

图 4-41 舌动脉及其分支

（1）第一段：自起点至舌骨舌肌后缘处的一段。该段处于颈动脉三角的上部，略呈弓形稍向上凸，分出扁桃体支，然后弯曲向下，经舌下神经内侧，至二腹肌中间腱附着于舌骨处的上方，到达舌骨舌肌的后缘。此段位置较为表浅，容易暴露，临床常选此段作为游离瓣手术血管吻合的受区动脉，或作为舌动脉结扎术的部位，以控制舌部手术或损伤时的出血。

（2）第二段：位于舌骨舌肌深面的一段。舌动脉沿着舌骨上缘水平前行，在舌骨舌肌深面向上发出舌背动脉。舌背动脉迂曲走行于舌根背侧，供应舌根部的肌肉和黏膜，其终支不超过界沟和舌正中线。

（3）第三段：从舌骨舌肌前缘处分为舌下动脉、舌深动脉两终支的一段。舌下动脉自起始后，前行于颏舌肌和下颌舌骨肌之间，直至舌下腺，为舌下腺、口底黏膜及舌肌提供血液供应。舌下动脉穿过下颌舌骨肌后，与面动脉的分支颏下动脉相吻合。有时舌下动脉缺如，可由颏下动脉的穿支来代替。临床上在进行牙体制备的时候，应避免损伤。舌深动脉是舌动脉的直接延续，在舌骨舌肌前缘转向上行，经舌神经内侧、颏舌肌与舌下纵肌之间，以及舌系带两侧的黏膜下方，迂曲前行至舌尖，分支供应舌肌和舌黏膜。

4. 面动脉（facial artery） 面动脉（facial artery）亦称颌外动脉（图 4-38），在舌骨大角稍上方、二腹肌后腹下缘处，由颈外动脉前壁分出，行向前内上方，经二腹肌后腹与茎突舌骨肌的深面，进入下颌下三角，穿下颌下腺鞘到达下颌下腺上缘，而后经下颌下腺上面的沟或腺实质内急转向外侧。在咬肌附着处前缘，呈弓形绕过下颌骨体下缘并上行至面部。此动脉通常经面神经下颌缘支的深面、笑肌与颧大肌深面、颊肌浅面及面静脉前方蜿蜒而上，沿口角及鼻翼外侧抵达眼内眦，更名为内眦动脉。在面部，面动脉行程迂曲，这一特性是使其能适应唇颊部的活动。

面动脉在绕过下颌骨下缘处位置表浅，在体表能触及搏动。面部出血时，可压迫此处以达到其供血区创口止血的目的。面动脉的主要分支如下。

（1）腭升动脉（ascending artery）：自面动脉起始处分出，沿咽上缩肌与翼内肌之间上行，直至颅底，血液供应软腭及腭扁桃体等处。

（2）颏下动脉（submental artery）：自面动脉即将转向面部时分出，在下颌骨体下方，沿下颌舌骨肌浅面向前走行至颏部。其分支供应舌下腺、舌骨上区的前部、颏部各肌肉与皮肤等处，还与舌下动脉、下唇动脉、颏动脉相吻合。当舌下动脉缺失时，颏下动脉的分支经下颌舌骨肌抵达舌下区，以替代舌下动脉。在临床应用方面，颈阔肌皮瓣在舌骨上区部分的血液供应主要来源于颏下动脉。

（3）下唇动脉（inferior labial artery）：近口角处由面动脉发出，在降口角肌的深面迂曲前行，而后穿口轮匝肌，沿下唇黏膜下层延伸至中线，与对侧的下唇动脉相吻合。此外，它还与源自下牙槽动脉的颏动脉相吻合。下唇动脉主要为下唇黏膜、腺体，以及肌肉提供血液。

（4）上唇动脉（superior labial artery）：自口角附近由面动脉发出，而后进入上唇，在口轮匝肌与上唇黏膜之间穿行至中线，与对侧上唇动脉相吻合。它为上唇组织提供血液。两侧上、下唇动脉在唇红缘深面约 4mm 处的唇黏膜下层行至中线，并相互吻合，形成环绕口裂的动脉环。用手指轻捏上唇或下唇边缘，可触摸到动脉环的搏动。临床实施唇裂修复术或者处理严重的唇外伤出血时，可使用唇夹或用拇指、示指二指夹住口唇，以实现暂时止血。

（5）内眦动脉（angular artery）：又称角动脉，是面动脉的终末段，沿鼻的外侧向上走行，分支供应鼻背和鼻翼。动脉末端到达眼内眦处，与眼动脉的分支形成吻合。面动脉有时会在接近口角处分为上、下唇动脉两个终支，而不再形成内眦动脉。此时，缺如的内眦动脉通常由眼动脉或眶下动脉的分支来替代。

5. 枕动脉 起始于颈外动脉后外侧壁的枕动脉（occipital artery），沿二腹肌后腹的下缘向后上方行走，经乳突根部内侧时转而向后，在斜方肌与胸锁乳突肌附着点之间穿出筋膜抵达枕部皮下（图 4-38），分支供应胸锁乳突肌、耳部肌、耳部背面及乳突等处。

6. 耳后动脉 耳后动脉（posterior auricular artery）处于下颌后窝内，在二腹肌后腹与茎突舌骨肌上缘之间（图 4-38），起始于颈外动脉后壁，在腮腺的深面顺着茎突舌骨肌上缘行向后上方，于面神经主干的浅面穿过，抵达外耳道软骨与乳突之间，供应耳部后部的肌肉及皮肤。耳后动脉与枕动脉及颞浅动脉之间均有吻合。

图 4-42
彩图

7. 上颌动脉 上颌动脉（maxillary artery）亦称颌内动脉，为颈外动脉的终支之一，于下颌骨髁突颈部的内后方由颈外动脉发出，在髁突颈的深面穿行并向前抵达颞下窝（图 4-42），经翼外肌的浅面或深面继续向前上方走行，而后经翼上颌裂入翼腭窝。根据上颌动脉的行程及其与骨和肌的关系，将其分为三段。

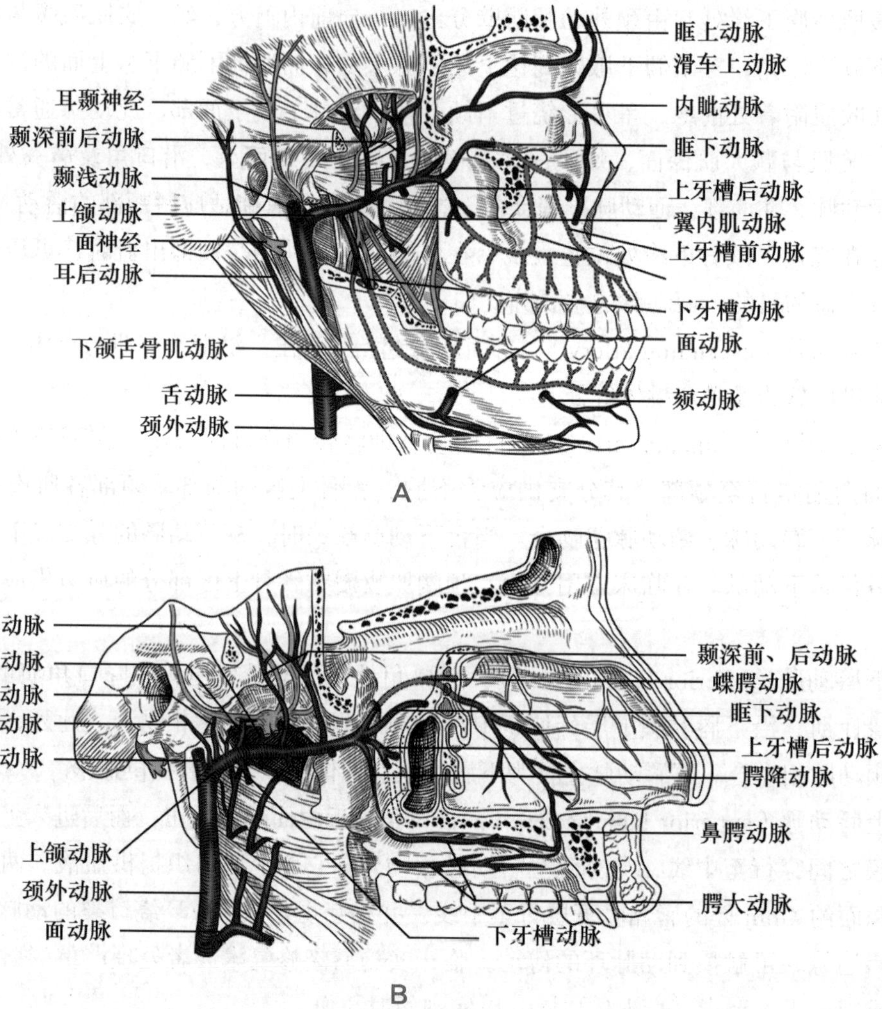

图 4-42 上颌动脉
A. 外面观；B. 内面观。

（1）第一段（下颌段）：自起始处至翼外肌下缘。上颌动脉起始后水平走行于髁突颈部的深面和耳颞神经的浅面。临床实施髁突切除手术或者颞下颌关节成形术时，需特别注意保护该段动脉。随后，此段动脉从下牙槽神经的浅面越过，沿翼外肌下缘延续至第二段。下颌段的主要分支如下：

1）脑膜中动脉（middle meningeal artery）：由上颌动脉发出，在蝶下颌韧带与翼外肌之间上行，经耳颞神经两根之间，穿过棘孔进入颅中窝，行于硬脑膜内，分前、后两支供应硬脑膜。

2）下牙槽动脉（inferior alveolar artery）：在翼外肌下缘附近，由上颌动脉下壁分出，紧贴下颌支内侧面与下牙槽神经一起下行，经下颌孔进入下颌管。在管内发出分支，供应下颌骨、下颌磨牙、前磨牙、牙槽突、牙周膜及牙龈。该动脉与神经相伴而行，至第一前磨牙处分成两支，其中一支为相对粗大的颏动脉，穿出颏孔抵达颏部，供应颏部与下唇，并与颏下动脉及下唇动脉形成吻合。另一支为稍细的切牙动脉，流经尖牙与切牙根部下方，与对侧同名动脉相吻合，为下颌尖牙与切牙提供血液。

下牙槽动脉在进入下颌孔之前还分出下颌舌骨肌动脉，供应下颌舌骨肌。

（2）第二段（翼肌段）：也是最长的一段，自翼外肌下缘至翼上颌裂。该段通常经翼外肌下头的浅面（有时经其深面），向前上方斜行，走行于颞肌的深面，经翼外肌上、下两头之间至翼上颌裂。此段发出的分支主要供应咀嚼肌、颊肌，以及颞下颌关节囊等结构。此外，该段的分支还与面动脉、颞浅动脉、眼动脉的分支相吻合。

（3）第三段（翼腭段）：为上颌动脉的末段，经翼上颌裂入翼腭窝。该段的分支有以下 4 支。

1）上牙槽后动脉（posterior superior alveolar artery）：在上颌动脉即将进入翼腭窝时发出，沿上颌骨体后面下行，发出分支经牙槽孔进入上颌窦后壁的牙槽管，供应上颌磨牙、前磨牙及上颌窦黏膜。此外，尚有分支沿骨面继续向前下方行进，分布于上颌磨牙与前磨牙牙槽突颊侧的黏膜和牙龈。

2）眶下动脉（infraorbital artery）：在上牙槽后动脉的起点附近由上颌动脉发出，或与上牙槽后动脉共干发出，经眶下裂进入眼眶，与眶下神经相伴沿眶下沟、眶下管前行，出眶下孔抵达面部，在颧小肌、提上唇肌以及提上唇鼻翼肌的深面，发出分支分布于颊的前部、上唇根部及唇侧牙龈，并与上唇动脉、内眦动脉相吻合。

眶下动脉在眶下管内发出上牙槽前动脉，此动脉经上颌窦前外侧壁的牙槽管到达牙槽突，供应上颌前牙、牙周组织及上颌窦黏膜。上牙槽前、后动脉在上颌窦的前壁及后外侧壁内互相吻合。

3）腭降动脉（descending palatine artery）（图 4-43）：于翼腭窝内起自上颌动脉，沿翼腭管下行，分为腭大动脉和腭小动脉。腭大动脉自腭大孔穿出，沿腭沟前行，分支分布于硬腭黏膜及上颌腭侧牙龈，其末段即鼻腭支，经切牙孔穿切牙管入鼻腔，与蝶腭动脉的鼻中隔支相吻合。腭小动脉由腭小孔穿出行向后方，供应软腭及腭扁桃体。

4）蝶腭动脉（sphenopalatine artery）（图 4-43）：为上颌动脉的终末分支，经蝶腭孔入鼻腔，分支分布于鼻腔外侧壁、鼻窦、鼻中隔及硬腭前部。

图 4-43
彩图

上颌动脉作为口腔颌面部的主要供血动脉，位置较深，分支较多且彼此相互吻合成网，为口腔颌面部提供了丰富的血液。此动脉除有一支脑膜中动脉进入颅腔外，其余大部分分支分布于上颌骨、下颌骨、牙齿、腭、鼻窦、咀嚼肌及鼻腔等区域。

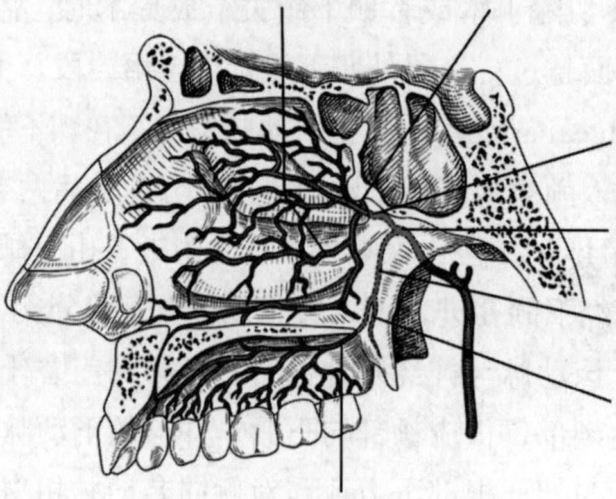

图 4-43 蝶腭动脉及腭降动脉

8. 颞浅动脉 颞浅动脉（superficial temporal artery）系颈外动脉的另一终末分支（图 4-38）。在腮腺的深面，在髁突颈平面，自颈外动脉发出，经外耳道软骨前上方，与颞浅静脉及耳颞神经相伴而行，从腮腺上缘穿出，越过颧突根部上行约 3cm，分成额、顶两个终末分支，供应颅顶部的软组织。颞浅动脉具有以下较大的分支。

（1）面横动脉（ransverse facial artery）：在颞浅动脉穿出腮腺之前发出，越过咬肌的浅面，水平前行于颧弓与腮腺管之间，直至眼外侧角下方，并与面动脉及眶下动脉的分支相互吻合。其分支分布于腮腺、颞下颌关节、咬肌及附近的皮肤。该动脉位置相对固定，水平跨越颊部，并与邻近动脉有丰富的吻合，为面部皮瓣的营养血管。

（2）额支：是颞浅动脉的前终末分支，在额部皮下组织中向前上迂曲而行，分支分布于额部，并与眼动脉的分支相吻合。

（3）顶支：是颞浅动脉的后终末分支，比额支大，向上后方行于颞筋膜的浅面，并与对侧的同名动脉、耳后动脉、枕动脉及同侧的额支相吻合，分支分布于颅顶部。

在颧弓根部上方，颞浅动脉位置表浅，在此可触及动脉搏动，常用于测量脉搏和压迫止血。颞浅动脉有颞浅静脉与之相伴，是常用的受区部吻合血管之一，也是进行动脉插管化疗与血管造影术时经常选用的部位。

二、静脉

口腔颌面颈部的静脉包括浅静脉与深静脉两大类。其中，浅静脉收集口腔颌面颈部浅层组织的血液，汇入深静脉，而后通过颈内静脉和颈外静脉回流至心。静脉的行径及分布通常与动脉一致，但其分支多且细，且变异较多，吻合更丰富，分布呈网状。

（一）口腔颌面部浅静脉

口腔颌面部浅静脉主要有面静脉（facial vein）和颞浅静脉（superficial temporal vein）（图 4-44）。

1. 面静脉（facial vein） 又称面前静脉，起始于内眦静脉，居面动脉后方向后外下斜行，到达咬肌前下角后，转而行至下颌角的后下方，在此与下颌后静脉的前支汇合成面总静脉，并于舌骨大角附近注入颈内静脉。面静脉收纳面浅部软组织的静脉血，还通过面深静脉引流由翼丛而来的面深部的静脉血。

面静脉在口角以下有静脉瓣，但少且薄弱，在口角以上一般无静脉瓣，难以有效阻挡血液逆流。当面部特别是上唇与鼻根部出现炎症时，若处理不当（如挤压感染区域），细菌可经内眦静脉、眼静脉逆流至海绵窦，或经面深静脉至翼丛再至海绵窦，从而引发颅内感染。因此，临床上将鼻根部与两侧口角相连围成的区域定义为“危险三角区”。

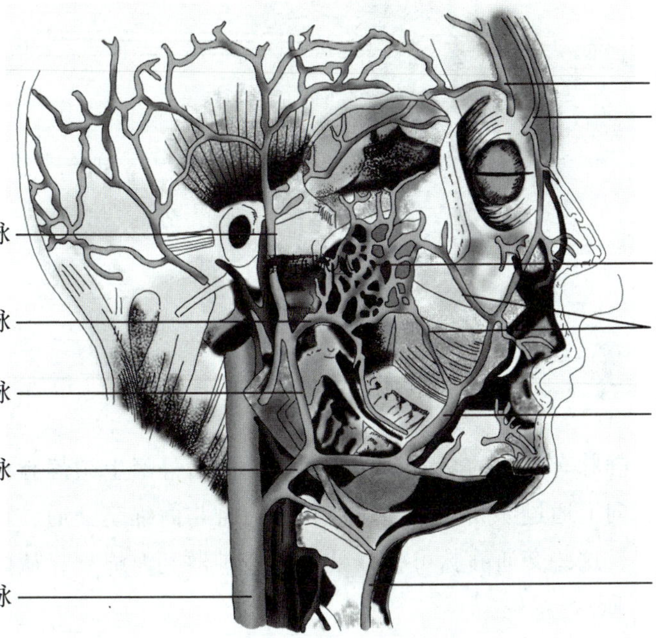

图 4-44　口腔颌面部浅深静脉

2. 颞浅静脉　起自头皮内的静脉网，由额支与顶支在颧弓上方汇合形成，继而于颧弓根部浅面穿入腮腺。途中收集来自腮腺、颞下颌关节及耳部诸多小静脉的血液，最后在下颌骨髁突颈后方与上颌静脉汇合，形成下颌后静脉。颞浅静脉与眶上静脉、枕静脉、耳后静脉等存在交通支。

（二）口腔颌面部深静脉

口腔颌面部深静脉主要有翼静脉丛（pterygoid venous plexus）、上颌静脉（maxillary vein）、下颌后静脉（retromandibular vein）及面总静脉（common facial vein），其所处位置相对较深（图 4-45）。

1. 翼静脉丛　又称翼丛，位于颞下窝内，分布在颞肌与翼内、外肌之间。凡与上颌动脉分支相伴行的静脉均参与翼静脉丛的构成，该静脉丛向后汇集成上颌静脉。临床上行上牙槽后神经阻滞麻醉操作时，应注意注射针的方向、角度及深度，以防刺破翼静脉丛而发生血肿。

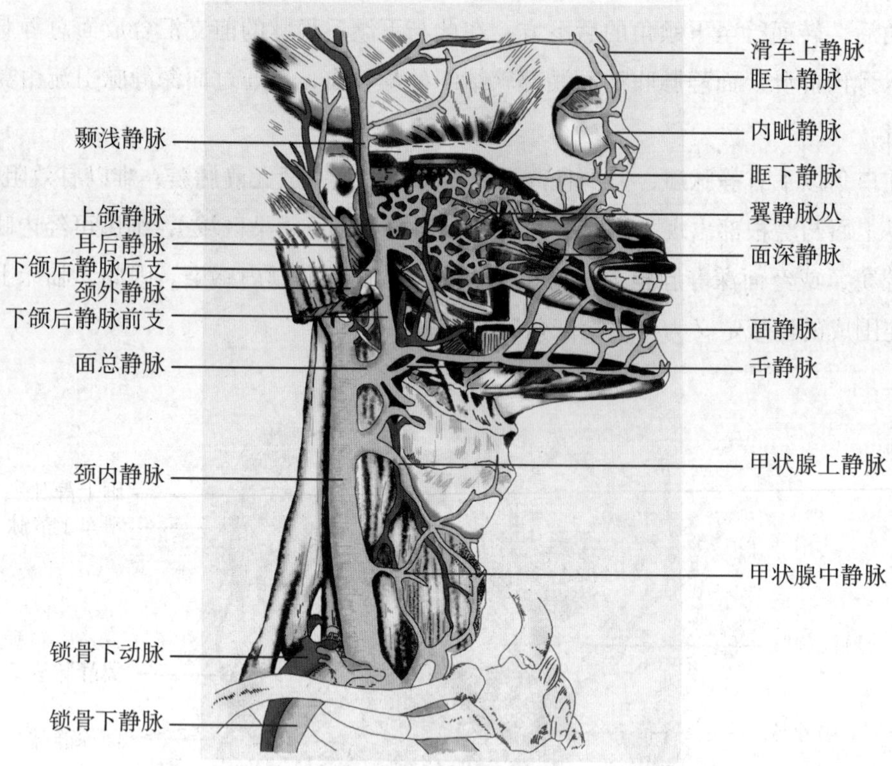

图 4-45 头颈部静脉

翼静脉丛与颅内、外静脉有广泛的交通。其血液主要向后外经上颌静脉汇入下颌后静脉；向前经面深静脉通入面静脉；向上通过卵圆孔网和破裂孔导血管与海绵窦交通。翼静脉丛主要收集口腔颌面，以及眼部的静脉血，这些交通静脉可将该处的感染扩散到海绵窦，从而引发颅内感染。翼静脉丛的交通途径如图 4-46 所示。

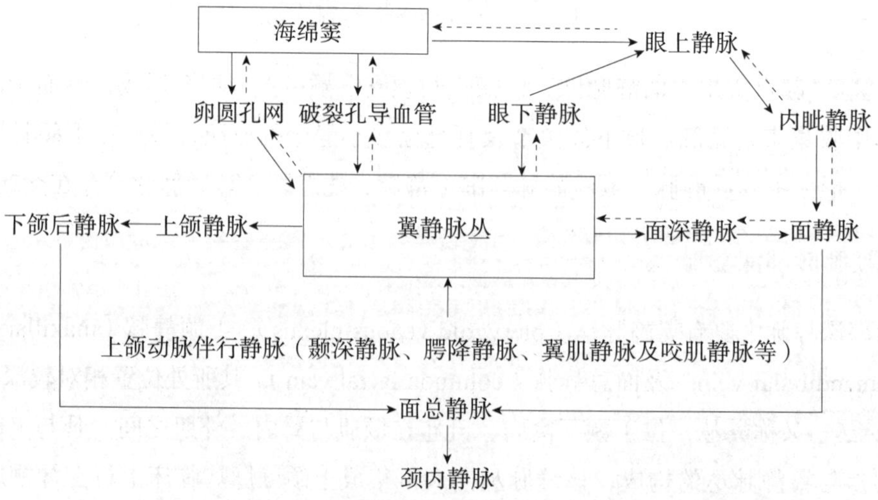

虚线表示逆流方向。

图 4-46 翼静脉丛的交通途径示意图

2. 上颌静脉 又称颌内静脉，位于颞下窝内，形态短粗。起始于翼丛的后端，向后与上颌动脉第一段相伴而行，经下颌骨髁突颈与蝶下颌韧带之间，于下颌支后缘附近汇入下颌后静脉。

3. 下颌后静脉　亦称面后静脉（posterior facial vein）。在腮腺的内部、下颌骨髁突颈部后方，由颞浅静脉与上颌静脉汇合而形成。下颌后静脉在腮腺内下行，从腮腺下端穿出，经二腹肌和茎突舌骨肌的浅面或深面下行至下颌角处，分为前后两支。其中，前支行向前下方，在下颌角的后下方，与面静脉汇合形成面总静脉；后支则行向后下方，与耳后静脉汇合形成颈外静脉。

下颌后静脉出腮腺下端后有面神经的下颌缘支越过其浅面，故可循下颌后静脉寻找下颌缘支，再追踪面神经主干。

4. 面总静脉　位于颈动脉三角内、下颌角的后下方，是由面静脉与下颌后静脉的前支汇合而成的短粗静脉干。面总静脉向后下斜行越过舌下神经及颈内、颈外动脉的浅面，于胸锁乳突肌的深面约平舌骨大角处汇入颈内静脉。

面总静脉有时会接纳舌静脉及咽深静脉等属支，并在颈外动脉的浅面构成静脉网。面总静脉与颈外静脉之间有吻合支，有时面总静脉主干注入颈外静脉，仅以小支汇入颈内静脉。在面总静脉与颈内静脉的交角处有角淋巴结，上颌窦癌、鼻咽癌转移时可先至此淋巴结。临床上进行颈外动脉结扎术时，需小心处理面总静脉，以更好地显露颈外动脉。

（三）颈部浅静脉

颈部浅静脉主要有颈外静脉（external jugular vein）与颈前静脉（anterior jugular vein）（图 4-47）。

1. 颈外静脉　是颈部较粗大的浅静脉，大部分位于浅筋膜内、胸锁乳突肌浅面。此静脉在下颌角附近由前、后两支汇合而成，前支为下颌后静脉的后支，后支则由枕静脉与耳后静脉合成。颈外静脉沿胸锁乳突肌的表面向后下方行至该肌后缘，距锁骨中点上方约 2.5cm 处，穿颈深筋膜浅层至深部，汇入锁骨下静脉，偶尔汇入颈内静脉。颈外静脉主要负责收集枕部、颈外侧部的皮肤与肌肉的静脉血。

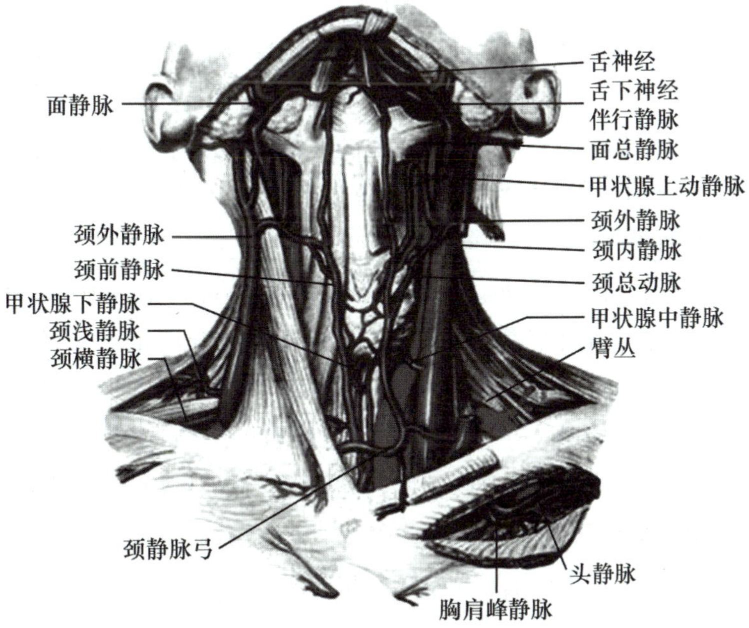

图 4-47　颈部静脉

2. 颈前静脉　起于颏下部的浅静脉，沿颈前正中线两侧向下行至颈下部，而后呈直角转向外行并注入颈外静脉的末端，偶尔汇入锁骨下静脉或头臂静脉。左、右颈前静脉的下端在胸骨上间隙内发出一横向的交通吻合支，称颈静脉弓，在进行气管切开术时，此血管易受损。有时，颈前静脉仅有一条，处于颈前正中线附近，称颈前正中静脉，其在胸骨上间隙内分成两支，分别汇入左右颈外静脉或颈内静脉。颈前静脉主要收集颈前部皮肤的静脉血。

（四）颈部深静脉

颈部深静脉主要包括颈内静脉（internal jugular vein）与锁骨下静脉（subclavian vein）（图4-45、图4-47）。

1. 颈内静脉 是头颈部较为粗大的主要静脉干。上端起始于颅底颈静脉孔处的乙状窦，起始处膨大称为颈静脉上球。颈内静脉起始时位于颈内动脉的背侧，靠近咽的外侧壁，后沿颈总动脉外侧下行，并与迷走神经一起被包于颈动脉鞘内，下行至锁骨的胸骨端深面，与锁骨下静脉汇合形成头臂静脉。颈内静脉下端也膨大，形成颈静脉下球，其腔内有一对瓣膜，以防止血液逆流。

颈内静脉在颅外有着诸多属支，如面总静脉、舌静脉、咽静脉，以及甲状腺上、中静脉等，这些属支大多在舌骨大角附近汇入颈内静脉。而上述属支中的舌静脉、咽静脉及甲状腺上静脉，还可直接注入面总静脉。

2. 锁骨下静脉 位于颈根部，于第一肋骨外侧缘起于腋静脉，在胸锁关节后方与颈内静脉汇合形成头臂静脉。二者所形成的夹角即颈静脉角，左侧颈静脉角有胸导管注入，右侧颈静脉角则有右淋巴导管注入。锁骨下静脉的主要分支包含颈外静脉、肩胛上静脉，有时颈前静脉也会汇入锁骨下静脉之中。

（五）颅内、颅外静脉的交通

颅内的静脉血主要通过同侧的颈内静脉回流，但在颅内、颅外静脉之间还存在许多交通静脉，在颈淋巴清扫术结扎切除颈内静脉时，这些交通静脉可代偿颈内静脉，引导颅内静脉血回流。颅内、颅外主要的交通静脉如下。

1. 导血管 是通过颅骨将颅内、外直接连通的短静脉。颅外静脉可通过顶导血管、乳突导血管、破裂孔导血管等与颅内的硬脑膜静脉窦相连通。导血管可以平衡颅内、颅外静脉的压力，同时也是颅外感染向颅内蔓延的潜在途径。

2. 板障静脉 位于颅顶骨内、外板之间的板障中，主要有额板障静脉、颞板障静脉及枕板障静脉。板障静脉不仅与颅内静脉窦相联系，还与颅顶部软组织静脉相连通，也是颅外感染向颅内蔓延的潜在途径。

3. 脑神经及血管周围的静脉网 位于颅底骨孔处，伴随颅底脑血管及神经穿行于管内，如颈动脉管内的静脉网、舌下神经管内的舌下神经静脉网等，均有联系颅内、颅外静脉的作用。

4. 眼静脉 眼上静脉向前与内眦静脉相连通，向后则通过眶上裂与海绵窦相连通。眼下静脉一支经眶上裂汇入眼上静脉，另一支经眶下裂与翼丛相连通。

另外，在枕骨大孔周围也有错综复杂的静脉网，这些静脉网连接着椎管内静脉丛和椎静脉、枕静脉、舌下神经管静脉网、髁导血管、横窦、乙状窦及基底静脉丛等。

三、淋巴

口腔、颌面及颈部的淋巴结与淋巴管分布广泛，它们相互协同，共同构建起该区域的防御体系。淋巴结的表面被一层致密的结缔组织被膜包裹，其内部有血管与神经穿梭其中，同时，淋巴输入管与输出管在此处有序进出。淋巴结承担着多项重要功能，它不仅是淋巴细胞的产生地，而且能够对淋巴液进行滤过，在机体免疫反应进程中发挥着不可或缺的作用。

在正常状况下，淋巴结的硬度与软组织相近，通常难以触摸到。但当淋巴结的收纳范围内出现炎症时，该淋巴结便会肿大且伴有疼痛。若是肿瘤侵犯所致，淋巴结往往呈无痛性肿大，质地由软转硬，逐渐固定并可触及，不过也存在无法触及的情况。此外，口腔颌面部的原发性恶性肿瘤大多会沿着淋巴通路发生转移，因此，熟知淋巴结的分布部位、收纳范围、淋巴流向，尤其是淋巴结的状态，对于炎症或者肿瘤的诊断、治疗及明确预后均有重要的临床价值。

依据面颈部淋巴结所在的部位和分布情况，大致将面颈部淋巴结分为环形组和纵形组两大组（图 4-48）。

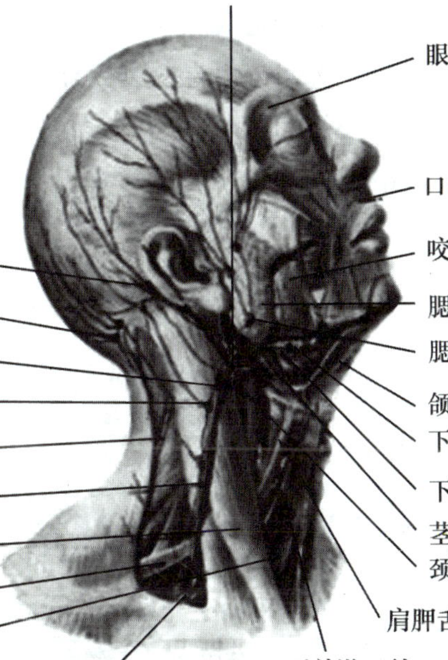

图 4-48　头颈部淋巴结

（一）环形组淋巴结

环形组淋巴结（图 4-49、图 4-50）主要分布于面部、颏下、下颌下、耳周及枕部等区域，由后向前环绕头颈部交界处排列，包括腮腺淋巴结（parotid lymph nodes）、面淋巴结（facial lymph nodes）、下颌下淋巴结（submandibular lymph nodes）、颏下淋巴结、耳后淋巴结与枕淋巴结。环形组淋巴结所收集的淋巴液会通过其输出管向下汇入纵形组淋巴结，从而构成头颈部淋巴循环系统中的重要一环。下面主要叙述与口腔颌面颈部关系密切的腮腺淋巴结、面淋巴结及下颌下淋巴结。

图 4-49
彩图

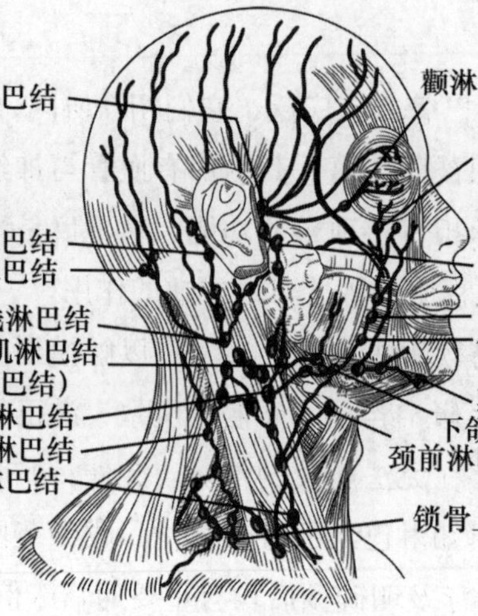

图 4-49　面颈部浅淋巴结

图 4-50
彩图

1. 腮腺淋巴结　属于面部规模较大的淋巴结群，其数量通常在 20 个左右。依照淋巴结与腮腺的位置关系，将其划分为腮腺浅淋巴结和腮腺深淋巴结（图 4-50）。

（1）腮腺浅淋巴结（superficial parotid lymph nodes）：处于腮腺表面与腮腺咬肌筋膜的浅面，数量多为 3 ～ 5 个。依据其所在的位置，可进一步划分为耳前淋巴结与耳下淋巴结。

腮腺浅淋巴结负责收集来自颞区、额区，还有耳部、外耳道、眼睑的外侧部分及鼻根部的淋巴液。有时，颊部、上唇和颧部的淋巴液也会流入到该淋巴结之中。其输出淋巴管则注入腮腺深淋巴结与颈深上淋巴结。

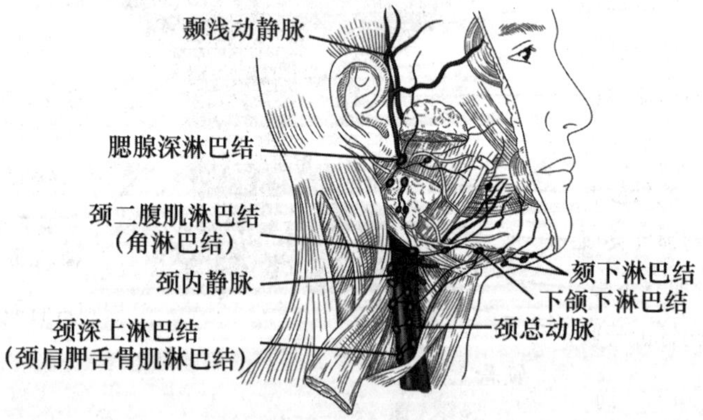

图 4-50　面颈部深淋巴结

（2）腮腺深淋巴结（deep parotid lymph nodes）：数量多为 5 ～ 10 个，分布于腮腺内部，主要聚集于下颌后静脉和面神经周边区域，部分会深达腮腺与咽侧壁、腮腺与下颌支之间。

腮腺深淋巴结主要负责收集腮腺区域及与之相对应的面部皮肤、眼睑外侧结膜、外耳道、咽鼓管和鼓室黏膜的淋巴液。此外，腮腺浅淋巴结的输出管也汇入腮腺深淋巴结。腮腺深淋巴结输出管浅部的分支沿胸锁乳突肌的前、后缘向下延伸，其中前缘支通常会直接注入颈深上淋巴结；而后缘支则会与下颌后静脉相伴，注入颈浅淋巴结，或者伴随耳大神经下行，沿胸锁乳突肌后缘达锁骨上淋巴结。腮腺深淋巴结输出管的深部分支则会沿颈外动脉走行，最终注入颈深上淋巴结中的颈二腹肌淋巴结。

2. 面淋巴结　数量一般是 1 ～ 5 个，较小，分布位置不恒定，多位于面部皮下与表情肌浅面之间的蜂窝组织内，并沿面动脉和面静脉走向分布排列。若面部出现炎症或者肿瘤时，面淋巴结反应性增大，从而被发现。

面淋巴结主要负责收集眼睑内侧、眶内侧、鼻、上唇、颊部及颧部内侧等处的淋巴，其输出管大多向下汇入下颌下淋巴结。

3. 下颌下淋巴结　数量在 3 ～ 10 个，在二腹肌前、后腹与下颌骨下缘之间的下颌下三角内，介于下颌骨内侧或其下缘与下颌下腺之间。

口腔颌面部的大部分淋巴液会引流至下颌下淋巴结，此淋巴结不但接收颏下淋巴结和面淋巴结的输出管，还负责引流眼睑内侧部、鼻、上唇、下唇的外侧、颊部、除下颌切牙之外的上、下颌牙及牙龈、软腭、舌前 2/3、舌下腺和下颌下腺等部位的淋巴液。

下颌下淋巴结的输出管与面静脉和面动脉相伴，汇入颈深上淋巴结中的颈二腹肌淋巴结，或者直接向后外侧沿着肩胛舌骨肌下行，抵达颈深上淋巴结中的颈肩胛舌骨肌淋巴结。

环形组淋巴结的名称、所在部位、收集范围和淋巴流向见表 4-4。

表 4-4　主要的环形组淋巴结

淋巴结名称	所在部位	收集淋巴液范围	淋巴流向
腮腺浅淋巴结	腮腺浅面及腮腺咬肌筋膜浅面	颞区、额区、耳郭、外耳道、眼睑外侧部和鼻根部	腮腺深淋巴结、颈深上淋巴结
腮腺深淋巴结	腮腺内部	腮腺及其相应的面部皮肤、眼睑外侧结膜、外耳道、咽鼓管、鼓室黏膜，以及接收腮腺浅淋巴结的输出管	颈深上淋巴结、颈浅淋巴结、锁骨上淋巴结
面淋巴结	面部皮肤下与表情肌浅面之间的蜂窝组织内	眼睑内侧、眶内侧、鼻、上唇、颊部、颧部内侧	下颌下淋巴结
下颌下淋巴结	下颌下三角内	下颌下腺、舌下腺、上唇、下唇外侧、颊部、鼻、牙龈、上、下颌牙（下颌切牙除外）、眼睑内侧部、软腭、舌前 2/3，以及接收颏下淋巴结、面淋巴结的输出管	颈深上淋巴结
颏下淋巴结	颏下三角内	下唇中部、颏部、口底前部、下颌切牙及舌尖	同侧或对侧下颌下淋巴结、颈深上淋巴结
耳后淋巴结	乳突部与耳部后方之间、胸锁乳突肌止点前缘	顶区、颞区、乳突区、耳部后面及外耳道后壁	耳下淋巴结、颈深上淋巴结、副神经淋巴结
枕淋巴结	斜方肌枕骨起点的浅面、头夹肌深面	枕区、项部上方皮肤及颈部深层肌肉	颈浅淋巴结、副神经淋巴结

（二）纵行组淋巴结

纵行组淋巴结（图 4-49、图 4-50）是指沿颈部血管、神经或器官附近呈纵行排列的淋巴结，多为口腔颌面部淋巴回流的二级淋巴结，其输出管汇集成颈淋巴干，两侧颈淋巴干分别汇入左侧的胸导管和右侧的淋巴导管。纵行组淋巴结可分为颈外侧群、颈前群及咽后群淋巴结。现主要叙述颈外侧群淋巴结。

按分布的位置深浅，颈外侧群淋巴结分为颈外侧浅淋巴结和颈外侧深淋巴结，通常简称为颈浅淋巴结（superficial cervical lymph nodes）和颈深淋巴结（deep cervical lymph nodes）。颈浅淋巴结和颈深淋巴结的名称、所在部位、收集范围和淋巴流向见表 4-5。

表 4-5　颈外侧群淋巴结

淋巴结名称	所在部位	收集范围	淋巴流向
颈浅淋巴结	胸锁乳突肌浅面、颈外静脉周围	腮腺及耳后部、枕淋巴结输出管	颈深淋巴结
颈深上淋巴结	上自颅底，下至肩胛舌骨肌下腹与颈内静脉交叉的上方，沿颈内静脉排列	枕淋巴结、耳后淋巴结、腮腺淋巴结、下颌下及颏下淋巴结的输出管	颈深下淋巴结或颈淋巴干
颈深下淋巴结	肩胛舌骨肌下腹与颈内静脉交叉以下，沿颈内静脉排列	颈深上淋巴结的输出管或颈前、锁骨上、副神经淋巴结的输出管及下颌下、颏下、腮腺、耳后、枕及咽后淋巴结的输出管	颈淋巴干
副神经淋巴结	沿副神经排列	枕淋巴结、耳后淋巴结、肩胛上淋巴结的输出管和颈外侧部淋巴结	颈深下淋巴结、右淋巴导管或胸导管
锁骨上淋巴结	沿颈横血管排列	副神经淋巴结、锁骨下淋巴结的输出管	颈深下淋巴结

1. 颈浅淋巴结　数量不定，通常为 1 ～ 2 个，有时缺如，有时也可多达 4 个。其上方的淋巴结处于胸锁乳突肌前缘与腮腺后缘之间，由于紧邻腮腺淋巴结，致使在某些情况下与耳下淋巴结难以区分；下方的淋巴结则位于胸锁乳突肌浅面，依循颈外静脉走向分布。

颈浅淋巴结主要收纳来自枕淋巴结的输出管，还有腮腺、耳后等部位的淋巴液。其输出管越过胸锁乳突肌，汇入该肌深面的颈深淋巴结。

2. 颈深淋巴结　是颈部最大的淋巴结群，上起颅底，下达颈根部，数量通常是 15 ～ 30 个。这些淋巴结沿颈内静脉、副神经及颈横动脉、颈横静脉呈三角形排列。依其位置分为四组，即颈深上淋巴结、颈深下淋巴结、副神经淋巴结与锁骨上淋巴结。其中，沿颈内静脉周围分布的颈深上淋巴结、颈深下淋巴结及其淋巴输出管和颈淋巴干共同组成颈内静脉链。

纵行组淋巴结中的颈二腹肌淋巴结，又称角淋巴结或扁桃体淋巴结，为颈深上淋巴结的组成部分，位于面总静脉注入颈内静脉的夹角处，该淋巴结在舌癌的转移上有重要意义，常被称为前哨淋巴结，是判断舌癌病情发展的重要标志性部位。

颈内静脉肩胛舌骨肌淋巴结为颈深上淋巴结群组成部分，所处位置在肩胛舌骨肌下腹或者中间腱略微靠上之处，即在肩胛舌骨肌跨越颈内静脉部位的上方或者周边区域。在舌癌，特别是舌尖部鳞癌发生转移时，该淋巴结常常会被波及。

（三）颈部淋巴结分区

目前，临床上广泛采用2002年美国耳鼻咽喉－头颈外科学会制定的颈部淋巴结简化分区法（图4-51）。该分区法的优点在于命名简单明了、易于理解记忆，尤其对CT及MRI检查中头颈部淋巴结的精确定位，以及确定颈淋巴清扫术的区域极为有利。

图4-51 彩图

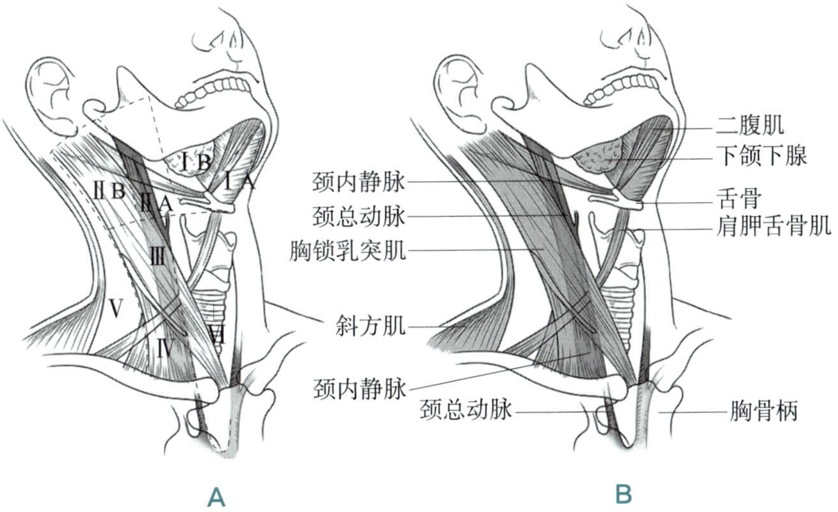

图4-51 颈部淋巴结简化分区示意图

A. 结构对应的淋巴结分区线条图；B. 对应的颈部主要标志性结构。

1. Ⅰ区淋巴结 包括颏下淋巴结（ⅠA）和下颌下淋巴结（ⅠB），主要分布于下颌下三角和颏下三角区域内。

2. Ⅱ区淋巴结 前界为茎突舌骨肌，后界为胸锁乳突肌后缘上1/3，上界为颅底，下界平舌骨下缘。在该区内可见副神经由前上行向后下，将该区分为前下的ⅡA区和后上的ⅡB区。

3. Ⅲ区淋巴结 前界为胸骨舌骨肌外缘，后界为胸锁乳突肌后缘中1/3，下界为肩胛舌骨肌与颈内静脉交叉平面（环状软骨下缘水平）。

4. Ⅳ区淋巴结 为Ⅲ区淋巴结向下的延续，下界为锁骨上缘，后界为胸锁乳突肌下1/3段后内。

5. Ⅴ区淋巴结 位于颈后三角区及锁骨上区内，前界邻接Ⅱ、Ⅲ、Ⅳ区后界，后界为斜方肌前缘。以环状软骨下缘平面为界。分为上后方的颈后三角区和下方的锁骨上区。

6. Ⅵ区淋巴结 位于颈前部带状肌覆盖区域，上界为舌骨下缘，下界为胸骨上缘，两侧颈总动脉为外侧边界。

▶知识拓展

守护血管淋巴网络，秉持健康责任担当

口腔颌面部的动脉、静脉和淋巴构成了一个至关重要的循环与防御系统。动脉输送含氧血液，支持细胞代谢；静脉回收代谢废物，维持体内平衡；淋巴则过滤病原体，增强免疫。

作为口腔专业学生，理解这些结构对健康的重要性至关重要。我们必须尊重生命，敬畏人体构造，掌握动脉路径、静脉回流及淋巴引流的专业知识，为临床诊断和治疗方案的制定打下基础。面对血管疾病，如出血或栓塞，以及淋巴病变带来的全身性风险，需运用精湛医术和奉献精神，确保患者健康，实践医者仁心，致力于人类健康事业。在学习中，我们必须不断努力，准备迎接未来临床工作的挑战。

第五节　神　　经

分布于口腔颌面颈部的神经主要有三叉神经、面神经、舌咽神经、舌下神经、迷走神经、副神经、颈丛、臂丛及颈交感干等。本节主要介绍与口腔颌面颈部密切相关的三叉神经、面神经、舌咽神经、舌下神经、颈丛及颈交感干。

一、三叉神经

三叉神经（trigeminal nerve）（图 4-52）是最大的一对脑神经，由感觉神经纤维束和运动神经纤维束两根组成，为混合性神经。其中，三叉神经运动根较为细小，由脑桥中部发出，是一种特殊的运动神经纤维，经三叉神经节深面入下颌神经，支配咀嚼肌的运动；三叉神经感觉根较为粗大，由三叉神经节的中枢突聚集而成，并在颞骨岩部尖端的三叉神经压迹处扩展成扁平的三叉神经节（又称半月神经节），其感觉纤维传导口腔颌面部的感觉。

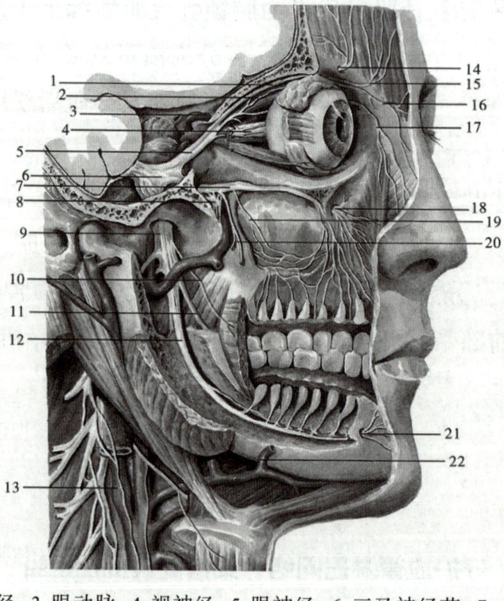

1. 额神经；2. 泪腺神经；3. 眼动脉；4. 视神经；5. 眼神经；6. 三叉神经节；7. 上颌神经；8. 翼腭神经节；9. 下颌神经；10. 颊神经；11. 舌神经；12. 下牙槽神经；13. 颈内动脉；14. 眶上神经；15. 滑车上神经；16. 滑车下神经；17. 筛前神经；18. 眶下神经；19. 上牙槽中支；20. 上牙槽后支；21. 颏神经；22. 面动脉。

图 4-52　三叉神经

三叉神经节为最大的脑神经节，在颞骨岩部尖端的三叉神经压迹处，上邻大脑颞叶，内邻海绵窦的后部和颈内动脉，外前下方有卵圆孔、棘孔。三叉神经节内含有感觉神经元的胞体，感觉神经元的周围突聚成三条神经干，分别为眼神经、上颌神经和下颌神经（图 4-53），三条神经干在出颅以前已经分离，出颅后在面部的分布约以睑裂、口裂为分界。

（一）眼神经

眼神经（ophthalmic nerve）（图 4-53），属感觉神经，系三叉神经中最细小者，起自三叉神经节的前内侧，穿海绵窦外侧壁，经眶上裂入眶，分支分布于眼眶、泪腺、上睑、眼球、结膜、睑裂以上前额及顶部皮肤、鼻的大部分皮肤，以及部分鼻黏膜。

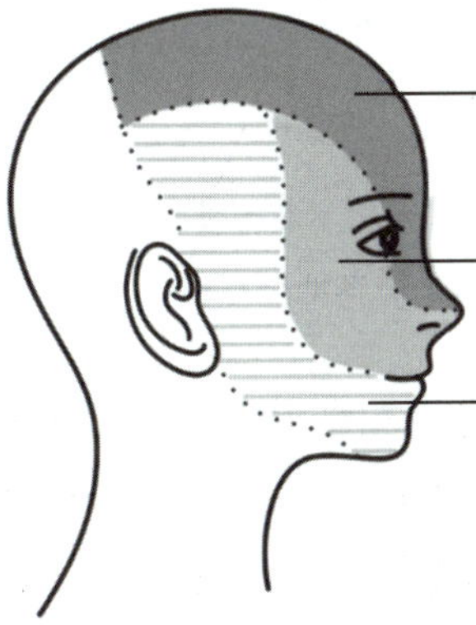

图 4-53　三叉神经感觉纤维在面部的分支分布区示意图

（二）上颌神经

上颌神经（maxillary nerve）（图 4-54），属感觉神经，起自三叉神经节前缘中部，向前沿海绵窦外侧壁下方，经圆孔达翼腭窝上部，经眶下裂入眶并更名为眶下神经，继续前行于眶下沟、眶下管，出眶下孔形成多个分支分布于面部。依其行程及分布，将上颌神经分为以下四段。

图 4-54
彩图

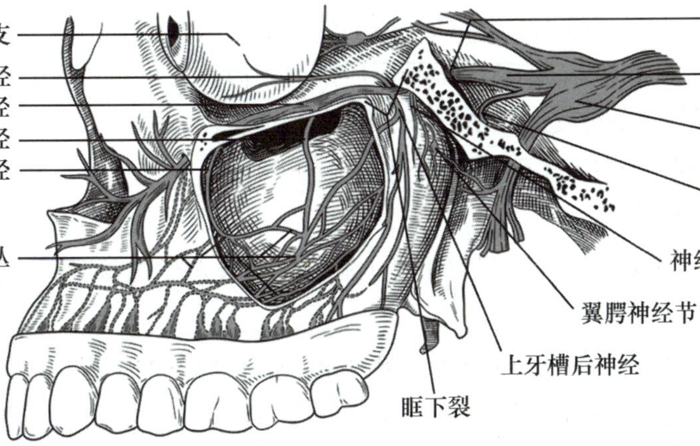

图 4-54　上颌神经及其分支

1. 颅中窝段　上颌神经在颅中窝段发出脑膜中神经，分布于硬脑膜。

图 4-55
彩图

2. 翼腭窝段 上颌神经在翼腭窝段发出翼腭神经、上牙槽后神经及颧神经。

（1）翼腭神经（pterygopalatine nerve）：也称为蝶腭神经，起自上颌神经干，常分为两小支，在翼腭窝内下降，穿经翼腭神经节，与其节后纤维共同组成鼻支、腭神经等（图 4-55）。

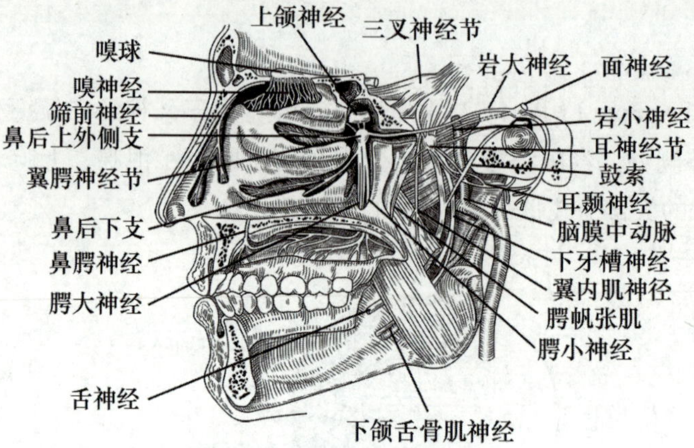

图 4-55 翼腭神经及其分支

1）鼻支：经蝶腭孔入鼻腔，分支布于鼻甲和鼻中隔黏膜。其中一支称为鼻腭神经，沿鼻中隔黏膜深面行向前下，分布于鼻中隔，经切牙管出切牙孔，分布于上颌前牙区腭侧黏骨膜及牙龈，且发出分支与上牙槽前神经吻合，共同支配上颌中切牙，另有分支在上颌尖牙腭侧与腭前神经吻合。故拔除上颌前牙时，可采用切牙孔注射法麻醉鼻腭神经。

2）腭神经（palatine nerve）：下行于翼腭管内并分为前、中、后三支。腭前神经又名腭大神经，最粗，出腭大孔向前，行于上颌骨腭突下面纵行的沟内，分支分布于上颌后牙及尖牙的腭侧黏骨膜及牙龈，并在上颌尖牙的腭侧黏骨膜内与鼻腭神经分支吻合。腭中、腭后神经下行出腭小孔，形成分支分布于软腭及腭扁桃体。

上颌神经阻滞麻醉常用的翼腭管注射法即由腭大孔进针。另外，拔除上颌前磨牙及磨牙时，常采用腭大孔注射法行腭前神经阻滞麻醉。

（2）上牙槽后神经（posterior superior alveolar nerve）：由上颌神经干发出，经翼突上颌裂进入颞下窝，常为 2 ～ 3 支，有一支沿上颌骨体后面下行布于上颌磨牙颊侧的黏膜及牙龈。另有一分支伴行于上牙槽后动脉进入牙槽孔，前行于上颌窦后壁的牙槽管，与上牙槽中神经及前神经吻合成上牙槽神经丛。上牙槽后神经的分支经牙槽管至上颌磨牙根部（上颌第一磨牙的近中颊根除外），自根尖孔进入牙髓腔，还分布于相应的牙周膜、牙槽骨及上颌窦黏膜。有时上牙槽后神经的分布范围也可向前延伸至前磨牙及尖牙。

（3）颧神经（zygomatic nerve）：经眶下裂入眶，穿眶外侧壁的颧骨管，分为颧颞支和颧面支，分布于颧、颞部皮肤。

3. 眶内段 上颌神经进入眶下裂后更名为眶下神经，沿眶下沟走行，进入眶下管内，并在眶下管内发出上牙槽中神经及上牙槽前神经。

（1）上牙槽中神经（middle superior alveolar nerve）：在眶下管的后段起自眶下神经，沿上颌窦前外侧壁的牙槽管下行，参与构成上牙槽神经丛。支配上颌前磨牙和上颌第一磨牙的近中颊根及其牙周膜、牙槽骨、颊侧牙龈及上颌窦黏膜。部分人上牙槽中神经缺如，其分布区由上牙槽前神经和 / 或上牙槽后神经替代。

（2）上牙槽前神经（anterior superior alveolar nerve）：自眶下管的中部起自眶下神经，沿上颌窦前外侧壁的牙槽管下行，分支汇入上牙槽神经丛，支配上颌前牙及其相应的牙周膜、牙槽骨、唇侧牙龈及上颌窦黏膜。其中，上牙槽前神经发出鼻支与鼻腭神经相吻合。

4. 面段　上颌神经在眶下孔处发出睑下支、鼻外侧支、鼻内侧支及上唇支。

（1）睑下支：分布于下睑皮肤。

（2）鼻外侧支：分布于鼻侧部皮肤。

（3）鼻内侧支：分布于鼻腔前庭黏膜。

（4）上唇支：分布于上唇皮肤及黏膜。

临床上行眶下神经阻滞麻醉时，可在眶下孔处或眶下管内注射麻药。当面部外伤性骨折或上颌窦肿瘤破坏眶底累及眶下神经时，均可引起同侧下眼睑、眶下区、上唇皮肤及相关牙、牙龈疼痛或麻木。

（三）下颌神经

下颌神经（mandibular nerve）（图 4-56）是以感觉神经为主的混合性神经，为三叉神经中最大的分支，由三叉神经节前缘外侧部发出的粗大感觉根，和行于半月神经节下方的细小运动根两根组成，两根共同穿卵圆孔出颅，进入颞下窝时两根合并，下行于翼外肌与腭帆张肌之间，发出脑膜支和翼内肌神经后分成前、后两干。

图 4-56
彩图

1. 脑膜支　又称棘孔神经，由棘孔入颅，与脑膜中动脉相伴行，分布于硬脑膜。

2. 翼内肌神经　自翼内肌深面进入该肌，分布于翼内肌，并有 1 ～ 2 条细支穿经耳神经节，分布于鼓膜张肌和腭帆张肌。

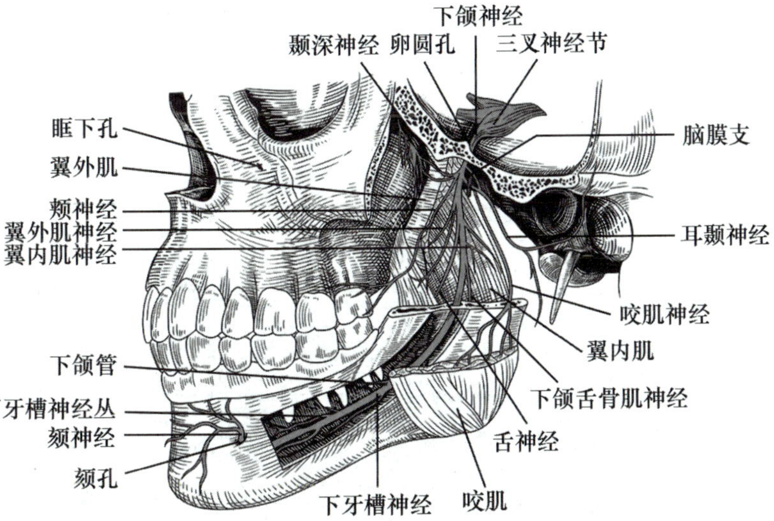

图 4-56　下颌神经及其分支

3. 下颌神经前干　大部分为运动纤维，较细，走行于翼外肌的深面，分布于颞肌、咬肌和翼外肌。感觉纤维主要集中于颊神经。

（1）颞深神经（deep temporal nerves）：前后各一，分别为颞深前神经和颞深后神经，均由翼外肌上缘进入颞肌深面，支配该肌。

（2）咬肌神经（masseteric nerve）：常与颞深后神经共干，两者分开后，咬肌神经向外走行，经翼外肌上缘，与咬肌动脉相伴行，于颞肌与颞下颌关节之间跨越下颌切迹，抵达咬肌深面，分布于该肌。在翼外肌上缘，咬肌神经发出细小分支分布于颞下颌关节。

（3）翼外肌神经（lateral pterygoid nerve）：沿翼外肌深面走行，发出分支，支配翼外肌的上头和下头。

（4）颊神经（buccal nerve）：也称为颊长神经，是前干中唯一的感觉神经，由下颌神经前干分出后行向前外，自翼外肌上下两头之间穿出，在喙突内侧沿下颌支前缘行向前下，在颞肌和咬肌前缘的覆盖下，穿过颊脂垫，分布于下颌磨牙及第二前磨牙区的颊侧牙龈、黏膜和颊侧皮肤。

4. 下颌神经后干 较粗，主要分为三条神经，即耳颞神经、舌神经和下牙槽神经。前两者为感觉神经，下牙槽神经为混合性神经。

（1）耳颞神经（auriculotemporal nerve）：常以两根包绕脑膜中动脉后合并为一干，向后走行于翼外肌深面与腭帆张肌之间，穿行于蝶下颌韧带与髁突颈之间，沿颞下颌关节后方进入腮腺上部，并分为上、下两支。

1）上支：从耳颞神经主干分出后，几成直角弯曲向上，经腮腺上缘穿出，沿颞浅动脉后方上行，越过颧弓根部进入颞区，分为以下4支。①关节支。分布于颞下颌关节；②耳前支及外耳道支。分布于耳部前上部及外耳道；③腮腺支。分布于腮腺；④颞浅支。上行越过颧弓浅面，经耳部前方，在颞浅动脉、颞浅静脉之间上行，为耳颞神经上支的终末支，分布于颞区的皮肤。

2）下支：在腮腺实质内下行分布，与面神经相交通，因此，在行颞下颌关节区及腮腺区手术时，应避免损伤耳颞神经。

（2）舌神经（lingual nerve）：为下颌神经中最大的分支之一，起自下颌神经后干，经翼外肌深面至其下缘，于翼内肌和下颌支之间行向前下，越过下颌第三磨牙的远中至舌侧下方，继续向前下经舌骨舌肌与下颌舌骨肌之间，居下颌下腺及其导管之上，并于舌骨舌肌前缘部位旋至导管外侧，绕过导管下方至其内侧，沿颏舌肌外侧与舌深动脉伴行，直至舌尖（图4-57）。舌神经主要分布于同侧下颌舌侧牙龈、舌前2/3、口底黏膜和舌下腺。

图4-57
彩图

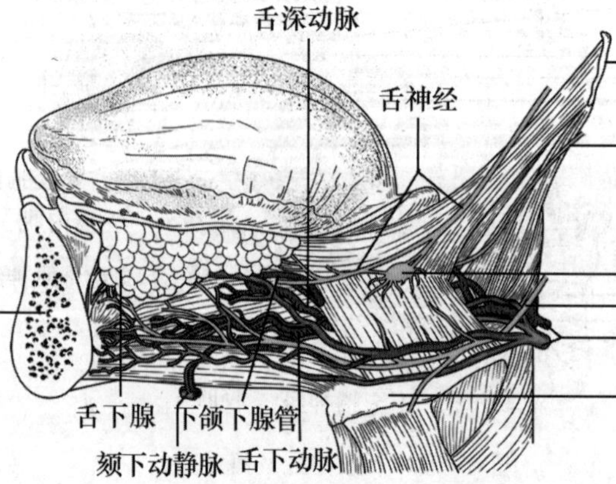

图4-57 舌神经及其分支

舌神经在经过翼外肌下缘时，收纳由面神经分出的鼓索，将面神经的味觉纤维分布于舌前2/3的味蕾；将副交感纤维导入舌神经下方的下颌下神经节，该节的节后纤维分布于舌下腺及下颌下腺，支配腺体的分泌。

舌神经在下颌第三磨牙远中及舌侧，位置表浅，表面仅有黏膜覆盖，故在进行下颌第三磨牙拔除术，以及舌下腺、下颌下腺、口底区手术时，要注意防止舌神经的损伤。

（3）下牙槽神经（inferior alveolar nerve）：为下颌神经前后干分支中最大的一根，与舌神经同经翼外肌深面下行，从翼外肌下缘处穿出，与下牙槽动、静脉相伴沿下颌神经沟下行，经下颌孔入下颌管，沿途分支在下颌骨的下牙槽基底部吻合成下牙槽神经丛，由该丛再分出终末支，分布于下颌牙的牙髓、牙周膜和牙槽骨。另有终末支出颏孔为颏神经（mental nerve），分布于下颌前牙及第一前磨牙的唇颊侧牙龈、下唇黏膜、皮肤和颏部皮肤。

下牙槽神经在进入下颌孔前还发出下颌舌骨肌神经，向前下方行于下颌舌骨沟内，支配下颌舌骨肌及二腹肌前腹。下颌管在下颌第三磨牙下方距根尖较近，拔除阻生的第三磨牙时应注意保护下牙槽神经。

上、下颌神经在口腔中的分布见表 4-6。

表 4-6　上、下颌神经在口腔中的分布

<table>
<tr><th colspan="2">神经名称</th><th>分布部位</th></tr>
<tr><td>上颌神经</td><td>鼻腭神经</td><td>1│1 的牙髓和 321│123 的腭侧黏骨膜及牙龈</td></tr>
<tr><td></td><td>腭前神经</td><td>876543│345678 的腭侧黏骨膜及牙龈</td></tr>
<tr><td></td><td>上牙槽后神经</td><td>87│78 和 6│6 的腭根及远中颊根、牙周膜、牙槽骨、颊侧牙龈</td></tr>
<tr><td></td><td>上牙槽中神经</td><td>54│45 及 6│6 近中颊根、牙周膜、牙槽骨、颊侧牙龈</td></tr>
<tr><td></td><td>上牙槽前神经</td><td>321│123 的牙髓及其牙周膜、牙槽骨、唇侧牙龈</td></tr>
<tr><td>下颌神经</td><td>颊神经</td><td>8–5│5–8 的颊侧牙龈、颊部皮肤和黏膜</td></tr>
<tr><td></td><td>舌神经</td><td>8–1│1–8 的舌侧牙龈、口底及舌前 2/3 的黏膜和下颌下腺、舌下腺</td></tr>
<tr><td></td><td>下牙槽神经</td><td>8–1│1–8 的牙髓及其牙周膜、牙槽骨</td></tr>
<tr><td></td><td>颏神经</td><td>4–1│1–4 的唇颊侧牙龈、下唇黏膜及颏部皮肤</td></tr>
</table>

二、面神经

面神经（facial nerve）（图 4-58）为混合性神经，由两个根组成。一个是较大的运动根，含特殊内脏运动纤维，起于脑桥下部的面神经核，其纤维支配面部表情肌、颈阔肌、镫骨肌、二腹肌后腹和茎突舌骨肌。另一个是较小的混合根，包含副交感纤维、味觉纤维和一般躯体感觉纤维。副交感纤维支配舌下腺、下颌下腺、泪腺、腭及鼻腔黏膜的腺体；味觉纤维支配舌前 2/3 的味蕾；一般躯

图 4-58
彩图

体感觉纤维主要传导外耳道、外耳门周围及小部分耳后皮肤的痛、温、触觉。面神经于脑桥延髓沟的外侧部出脑后入内耳门，穿内耳道底入颞骨岩部的面神经管，在面神经管内先向前外，继呈直角转向后外，在转折处膨大形成面神经膝（外膝），此处前缘面神经干上有感觉性的膝神经节。继而下行出茎乳孔，向前穿过腮腺形成腮腺丛，分出终支呈扇形分布于面部表情肌。因此，以茎乳孔为界，可将面神经分为面神经管段和颅外段。

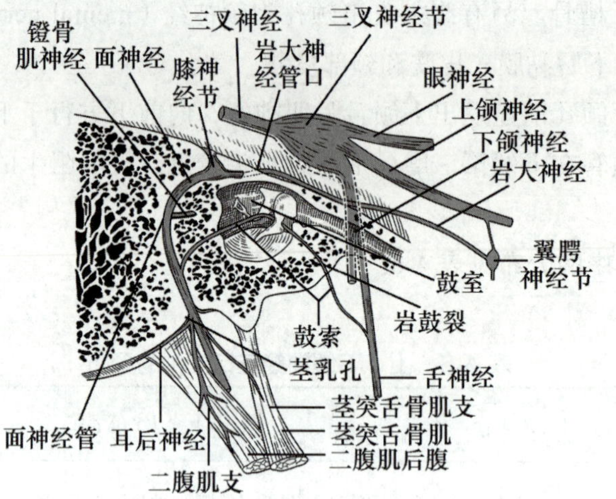

图 4-58　面神经及其分支

（一）面神经管段及其分支

1. 岩大神经　岩大神经（greater petrosal nerve）也称岩浅大神经，为面神经第一分支，主要含有副交感节前纤维，起自面神经膝状神经节，至蝶腭神经节交换神经元，节后纤维到达泪腺、鼻和腭黏膜的腺体，支配其分泌。

2. 镫骨肌神经　镫骨肌神经（stapedial nerve）自面神经干发出，向前经一小管至镫骨肌。若面神经在发出镫骨肌神经以前段受损，除面瘫外，患者还会表现为镫骨肌麻痹和听觉过敏。

3. 鼓索　在茎乳孔上方约 6mm 处自面神经干发出，向前上走行进入鼓室，而后经岩鼓裂出鼓室至颞下窝，向前下行加入舌神经并随其走行分布。鼓索（chorda tympani）含有味觉纤维及副交感纤维，前者随舌神经分布于舌前 2/3 的味蕾，传导味觉冲动；后者进入下颌下神经节交换神经元，节后纤维至下颌下腺及舌下腺，支配腺体分泌。

（二）面神经颅外段及其分支

1. 面神经主干　是指面神经出茎乳孔至面神经分叉处的一段，长 1.5 ～ 2.0cm，直径约 2.5mm。面神经自茎乳孔出颅，位于茎突与乳突之间，在茎乳孔前缘相当于乳突尖上方约 1cm 处，皮下约 2cm 处，面神经弯向前外并向下经外耳道软骨与二腹肌后腹之间，前行越过茎突根部的浅面进入腮腺。

2. 面神经腮腺前分支

（1）耳后神经（poster auricular nerve）：于茎乳孔下方 1 ～ 2mm 处发出，沿乳突前方上行，在外耳道和乳突之间，分为耳支和枕支，前者支配耳后肌，后者支配枕肌。

（2）二腹肌支（digastric branch）：在近茎乳孔处发出，支配二腹肌后腹。

（3）茎突舌骨肌支（stylohyoid branch）：较为细长，常与二腹肌支共干发出，支配茎突舌骨肌。

3. 面神经腮腺内分支 面神经主干进入腮腺后，在腮腺深浅两叶之间前行，横过颈外动脉及下颌后静脉的外侧，通常分为颞面干和颈面干两大分支。颞面干较粗，行向前上；颈面干较细，沿下颌支后缘向下行，由两干发出 9～13 条神经，形成 5 组分支（图 4-59），即颞支、颧支、颊支、下颌缘支和颈支。各分支间在腮腺内外均有吻合，因此面神经局部损伤时，各分支具有一定的代偿功能。

图 4-59 彩图

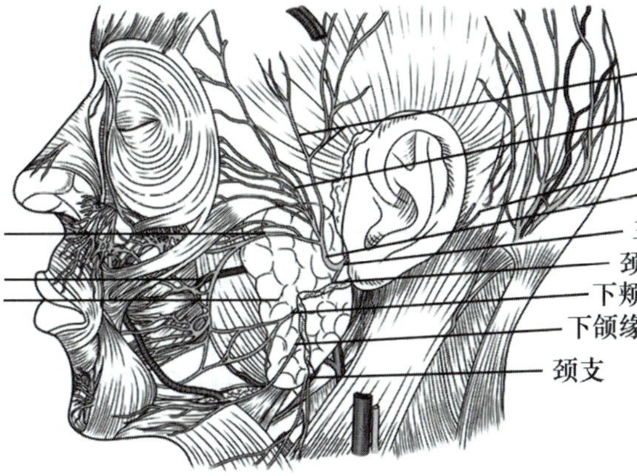

图 4-59 面神经在腮腺内的分布

（1）颞支（temporal branches）：有 1～2 支，由颞面干发出后，经髁突浅面或前缘，出腮腺上缘，越过颧弓后部浅面向前上，分支支配额肌、眼轮匝肌上份、耳前肌和耳上肌。该支若受损，则同侧额纹消失。

（2）颧支（zygomatic branches）：常为 2～3 支，由颞面干发出，自腮腺前上缘穿出后行向前上，分上下两支，上支较细，行向前上并越过颧骨表面，支配同侧上、下眼轮匝肌；下支较粗，沿颧弓下方及面横动脉下方水平前行，支配颧大肌、颧小肌及提上唇肌、提上唇鼻翼肌。颧支损伤后眼睑不能闭合。

（3）颊支（buccal branches）：多为 3～5 支，由颈面干发出，有时同时来自颞面干、颈面干。出腮腺前缘，行于咬肌筋膜表面，据其与腮腺导管的关系，分为导管上方的上颊支及导管下方的下颊支，两者分别走行于腮腺管上、下方各 10mm 的范围内。上颊支较粗，位置较恒定，其体表投影约在耳屏前切迹与鼻翼下缘的连线上，平行于腮腺管之上。下颊支位置不恒定，在口角平面或其稍上方前行。上、下颊支支配颧大肌、颧小肌、笑肌、提上唇肌、提上唇鼻翼肌、鼻肌、提口角肌、口轮匝肌、切牙肌及颊肌等。因颊支与腮腺管位置关系密切，故在行腮腺切除术时，可以腮腺导管为标志，寻找并解剖面神经颊支。若颊支受损，可出现鼻唇沟变浅或消失、鼓腮无力、上唇运动力减弱或偏斜及食物积存于颊龈沟等症状。由于颊支在腮腺内的吻合丰富，个别小支的损伤不致于影响表情肌的活动。

（4）下颌缘支（marginal mandibular branch or branches）：常为 2 支，由颈面干发出，穿过腮腺，位置变异较大。自腮腺的下前缘穿出，行于下颌下三角上部，而后转向上前跨过下颌下缘，行于降口角肌深面，支配降口角肌、降下唇肌、笑肌及颏肌。大部分下颌缘支行于下颌骨下缘之上方，下颌缘支损伤，可导致患侧口角下垂及流涎。在行下颌下区切口时，为避免损伤下颌缘支，应选择下颌骨下缘下方约 1.5cm 处切口，低位结扎面动脉及面静脉，并应切开颈深筋膜浅层，在其深面向上翻瓣，可达到保护下颌缘支的目的。

（5）颈支（cervical branch or branches）：常为 1 支，为面神经颈面干的终末支，出腮腺下缘后行向前下至下颌下三角，分布至颈阔肌。颈支有时还发出一条返支行向前上，并入下颌缘支。

临床上可依据患者的症状及体征作出面神经损伤的定位诊断（表 4-7）。

表 4-7　面神经腮腺内分支、分布或支配和损伤表现

分支	起源	支数	出腮腺部位	分布或支配	损伤后的表现
颞支	颞面干	1～2 支	腮腺上缘	支配额肌、眼轮匝肌上份、耳前肌和耳上肌	同侧额纹消失
颧支	颞面干	2～3 支	腮腺前上缘	支配眼轮匝肌、颧大肌、颧小肌、提上唇肌和提上唇鼻翼肌	眼睑不能闭合
颊支	颞面干 颈面干	3～5 支	腮腺前缘	支配颧大肌、颧小肌、笑肌、提上唇肌和提上唇鼻翼肌、提口角肌和颊肌	鼻唇沟变浅或消失、上唇动力减小或偏斜、颊部积存食物、不能鼓气和吸吮等
下颌缘支	颈面干	2 支	腮腺下前缘	支配降下唇肌（下唇方肌）、降口角肌（三角肌）、笑肌和颏肌	口角下垂、流涎等
颈支	颈面干	1 支	腮腺下缘	支配颈阔肌	无明显症状

三、舌咽神经

图 4-60 彩图

舌咽神经（glossopharyngeal nerve）（图 4-60）为混合性神经，含有以下 5 种纤维。①一般内脏运动纤维：支配腮腺的分泌；②特殊内脏运动纤维：支配茎突咽肌；③一般内脏感觉纤维：起于下神经节内的细胞，周围突分布于颈动脉窦和颈动脉体、舌后 1/3、腭扁桃体、咽及中耳、咽鼓管等处的黏膜，中枢突终止于孤束核；④特殊内脏感觉纤维：起于下神经节内的细胞，周围突分布于舌后 1/3 的味蕾，传导味觉冲动，中枢突终止于孤束核；⑤一般躯体感觉纤维：起于上神经节内的细胞，周围突分布于耳后皮肤，中枢突终止于三叉神经脊束核。

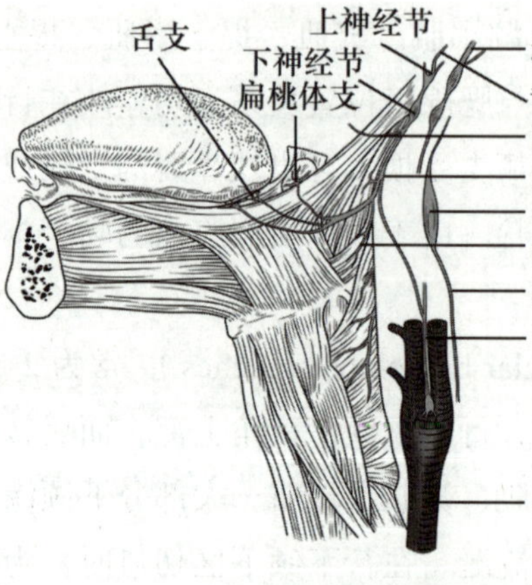

图 4-60　舌咽神经及其分支

四、舌下神经

舌下神经（hypoglossal nerve）（图 4-61）属于运动神经，支配除腭舌肌以外的全部舌内、舌外肌。舌下神经仅含躯体运动神经纤维，该神经起自延髓的舌下神经核，由此核发出的纤维组成舌下神经根丝，自延髓锥体与橄榄之间的前外侧沟出脑。舌下神经穿过舌下神经管出颅，经二腹肌后腹的深面，穿颈内动脉、颈内静脉之间，在下颌角水平，神经呈弓形向前，越过颈内、颈外动脉浅面，再经二腹肌后腹深面进入下颌下三角，在此处，舌下神经于下颌下腺的深面，伴随其上方的下颌下腺导管，经舌骨舌肌与下颌舌骨肌之间进入舌下间隙。舌下神经在舌骨舌肌的浅面布于舌外诸肌，至舌骨舌肌前缘分支深入舌内肌群。

图 4-61
彩图

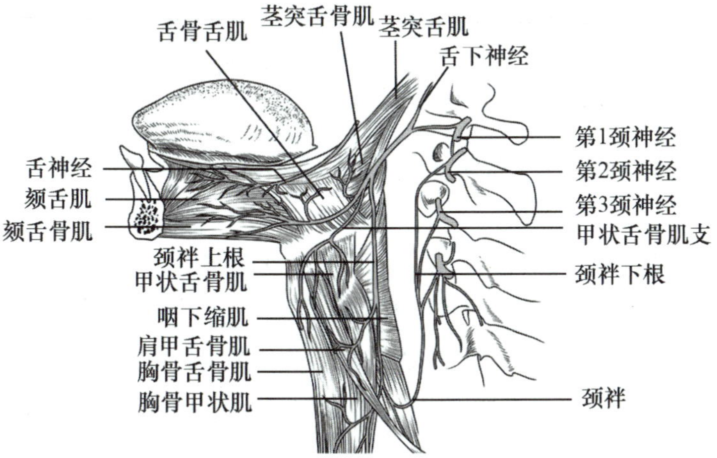

图 4-61　舌下神经及其分支分布

五、颈丛

颈部脊神经共 8 对，其中第 1 ～ 4 对颈神经的前支构成颈丛（cervical plexus），分布于颈部肌、膈肌及头颈和肩胸部皮肤。颈丛位于颈椎侧方、胸锁乳突肌和椎前筋膜的深面，肩胛提肌和中斜角肌的前面。颈丛包括浅、深两组分支。

1. 颈丛浅支组　颈丛浅支组为皮神经，各支均在胸锁乳突肌后缘中点处穿出颈深筋膜，分布于头颈及肩胸部皮肤（图 4-62）。

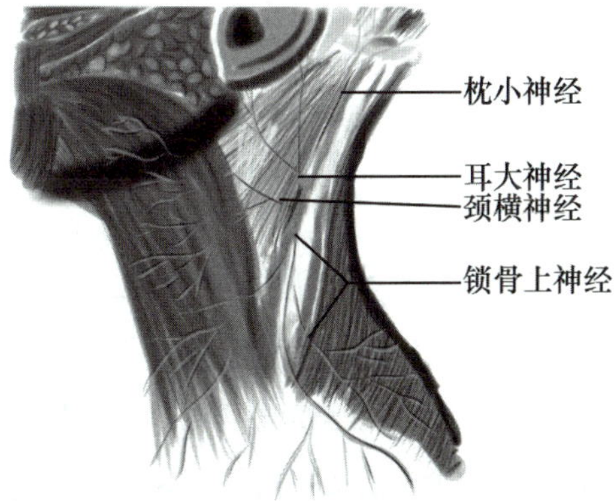

图 4-62　颈丛浅支组

（1）枕小神经（lesser occipital nerve）：纤维来自第 2 或第 3 颈神经前支，沿胸锁乳突肌后缘向上，与枕大神经、耳大神经及面神经的耳后支相交通，分布于耳部后面及枕部皮肤。

（2）耳大神经（greater auricular nerve）：纤维来自第 2 及第 3 颈神经前支，为颈丛浅支中最大的分支。绕胸锁乳突肌后缘行向前上，于颈阔肌深面沿颈外静脉后方上行，至腮腺下方分为两支，前支分布于腮腺区皮肤；后支分布于耳部后面及乳突部的皮肤。耳大神经位置较为表浅、易于寻找，临床上可作为面神经移植的供体神经。

（3）颈横神经（transverse nerve of neck）：又称颈皮神经，纤维来自第 2 及第 3 颈神经的前支。该神经在胸锁乳突肌后缘中点处浅出，横过胸锁乳突肌表面向前走行，在颈阔肌深面分为升、降两支，升支分布于颈前上部皮肤，有分支与面神经的颈支连接成袢；降支分布于颈前外侧部皮肤。

（4）锁骨上神经（supraclavicular nerve）：纤维来自第 3 及第 4 颈神经的前支，在胸锁乳突肌后缘中点处浅出，向下穿行于颈阔肌深面，有内、中、外 3 组分支，分别在锁骨稍上方穿出颈阔肌，分布于颈下部、胸上部及肩部皮肤。

颈丛浅支均自胸锁乳突肌后缘中点处穿出颈深筋膜，故临床上在此处可行颈丛浅支的神经阻滞麻醉。

2. 颈丛深支组　主要支配颈深肌群，此外，还有至迷走神经、舌下神经、副神经和交感神经颈上神经节的交通支。在颈丛深支组中比较重要的是膈神经。

膈神经（phrenic nerve）的运动纤维支配膈肌的运动，感觉纤维分布于胸膜、心包及膈下面的部分腹膜。膈神经受刺激时可发生呃逆；损伤时，则导致同侧膈肌瘫痪，表现为腹式呼吸减弱或消失，严重者可有窒息感。在椎前筋膜浅面清扫淋巴结时，要牢记膈神经位于椎前筋膜的深面，以避免其损伤。

六、颈交感干

颈交感干（cervical sympathetic trunk）位于颈椎横突前方、颈血管鞘的后方、颈椎前筋膜的深面，左右各一条，由 3 个颈交感神经节和节间支相互串联而成。

颈丛麻醉或颈淋巴清扫术中损伤颈交感干，均可导致颈交感神经功能障碍，临床上称为霍纳（Hormer）综合征，其具体表现为患侧瞳孔缩小、眼球内陷，患侧颌面颈部皮肤血管扩张及汗腺分泌减少。

▶知识拓展

三叉神经痛

三叉神经痛是一种常见的神经系统疾病。临床表现为面部突然出现的电击样、刀割样剧烈疼痛。患者常因疼痛而难以正常进食、洗漱和说话，严重影响生活质量。

三叉神经痛病因及发病机制尚不明确，缺乏绝对有效的治疗手段，因此，在临床治疗中，应根据患者情况综合分析，制定个体化治疗方案，提供最优选择。

三叉神经痛首选以卡马西平、奥卡西平为代表的药物治疗，当药物治疗失败后，可选择微血管减压手术治疗，若治疗无效，可选择神经毁损或放射治疗。

考试知识点总结

本章小结

协和云课堂…… 拓展练习及参考答案

（杨 敏 刘晓宇 刘建辉 刘 娟）

教学课件

第五章 口腔颌面颈部局部解剖

学习目标

素质目标

（1）具备良好的医患沟通和团队协作能力。

（2）具备严谨认真的学习态度和勇于创新的科学素养。

（3）具备大医精诚的医者精神。

知识目标

（1）掌握：口腔境界及表面解剖标志；唇、腭、舌的解剖特点；舌下区的表面标志和解剖特点；面部表面解剖；腮腺咬肌区及面侧深区的解剖特点。

（2）熟悉：眶下间隙、颊间隙、咬肌间隙、翼颌间隙、翼腭间隙的境界及内容；下颌下三角、颈动脉三角的境界与内容。

（3）了解：颈部的境界与分区；颈部体表标志；颈筋膜、筋膜间隙及其连通，气管颈段层次及周围毗邻。

能力目标

（1）能识别口腔前庭、唇、腭、舌、舌下区及颌面部的表面解剖标志。

（2）能说出腮腺咬肌区、面侧深区的境界、层次及重要结构。

（3）能运用所学知识初步分析口腔颌面颈部的一些常见临床问题，具备一定的临床思维能力。

案例导入

【案例】

患者，男性，25 岁。

主诉：右侧面部肿痛 1 周。

现病史：2 周前患者自觉右下颌后牙胀痛不适，当时口服消炎药未做特殊处理。1 周前左侧面部开始出现肿胀，皮肤发红，近日来疼痛加重并出现张口及吞咽困难。

既往史：否认药物过敏史。

家族史：无特殊。

颌面部检查：患者右侧面颊部肿胀明显，皮温较高，按压疼痛明显，开口度仅 1cm，右下颌下淋巴结肿大，压痛明显。

口腔检查：右下颌第三磨牙阻生，未完全萌出，右侧颊部软组织肿胀，口腔前庭沟变浅，磨牙后区及翼下颌皱襞处黏膜水肿，穿刺有脓液。

诊断：第三磨牙冠周炎伴间隙感染。

治疗计划：静脉途径给予足量抗生素，并行脓肿切开引流术，待炎症消除后微创拔除右下颌第三磨牙。

【问题】

1. 患者"口腔前庭沟变浅""磨牙后区及翼下颌皱襞处黏膜水肿"，请问口腔前庭沟、磨牙后区及翼下颌皱襞分别在什么位置？口腔前庭表面还有哪些解剖标志？

2. 试从病例中分析患者的智齿冠周炎引发了哪些间隙感染？试述这些间隙的境界及其连通。

3. 患者右侧下颌下淋巴结肿大，压痛明显。下颌下淋巴结位于下颌下三角内，试述下颌下三角的境界及内容。

·核心知识拆解·

口腔作为消化道的起始部分，前界为唇，经口裂与外界相通，后为咽门，两侧壁为颊，上顶和下底分别为腭及舌下区。以上下牙列、牙龈及牙槽黏膜为界，将口腔分为口腔前庭和固有口腔。在口腔前庭内可见口腔前庭沟、上唇及下唇系带、颊系带、腮腺管乳头、磨牙后区、翼下颌皱襞和颊脂垫尖等具有临床意义的表面解剖标志。口腔局部解剖中详细描述了唇、颊、舌、腭等器官的组织层次、神经支配、血液供应及淋巴回流，为后续的功能解析、疾病诊断及治疗提供必要的基础支持。

面部位于人体头端的前面，上界为发际，下界为下颌骨下缘，两侧以下颌支后缘为界。面部表面解剖标志是定位颌面部结构和进行诊断治疗的重要依据。面部常用测量点及体表投影有助于确定颌面部某些结构的位置和范围。通常根据面部解剖结构和功能特点进行面部分区，常见的分区包括眶区、鼻区、唇区、颊区、腮腺咬肌区、面侧深区等。腮腺咬肌区、面侧深区在颌面部疾病的诊断和治疗中具有重要意义。蜂窝组织间隙是颌面部的又一个重要解剖结构，它位于皮下组织与肌肉、筋膜等深层组织之间。这些间隙内含有疏松的结缔组织和脂肪组织，具有潜在的感染扩散风险。因此，在颌面部疾病的诊断和治疗中，需要特别注意这些间隙的解剖特点。

颈部通常根据解剖结构和功能特点被划分为不同的区域，常见的分区包括颈前区、颈外侧区和颈后区。颈筋膜是颈部的重要结构，它包裹着颈部的肌肉、血管和神经等组织，起到保护和支撑的作用。颈筋膜可以分为浅筋膜和深筋膜两层。浅筋膜位于皮肤深面，深筋膜则位于浅筋膜深面，由致密结缔组织构成，分为浅层、中层和深层三层，分别称为封套筋膜、颈内脏筋膜和椎前筋膜。下颌下三角、颈动脉三角这些结构在颈部疾病的诊断和治疗中具有重要意义。气管颈段是气管在颈部的部分，在颈部手术中，需要特别注意保护气管颈段避免损伤。

第一节 口腔局部解剖

口腔位于消化道的起始部，具有咀嚼、吮吸、吞咽、言语和感觉等生理功能。

一、口腔的境界和分部

口腔前壁为唇，后界为咽门（咽峡），两侧壁为颊，上壁（顶）为腭，下壁（底）为舌和舌下区。口腔向前经上、下唇间的口裂与外界相通；向后经咽门与口咽部相延续。

闭口时，由上下牙列、牙龈及牙槽骨弓将口腔分为两部分，分别是口腔前庭和固有口腔。口腔前庭为位于唇、颊与牙列、牙龈及牙槽黏膜之间的呈蹄铁形的潜在腔隙，在下颌姿势位时可经息止𬌗间隙与固有口腔相连通；而在牙尖交错位时，其后部可经翼下颌皱襞与最后一颗磨牙远中面之间的空隙与固有口腔相通，对于牙关紧闭或颌间固定的患者，可经此空隙输入流质食物和营养液。

二、口腔前庭及其表面解剖标志

在口腔前庭各壁上，可见口腔前庭沟、唇系带、颊系带、腮腺导管乳头、磨牙后区、翼下颌皱襞和颊脂垫尖等具有临床意义的表面解剖标志（图 5-1）。

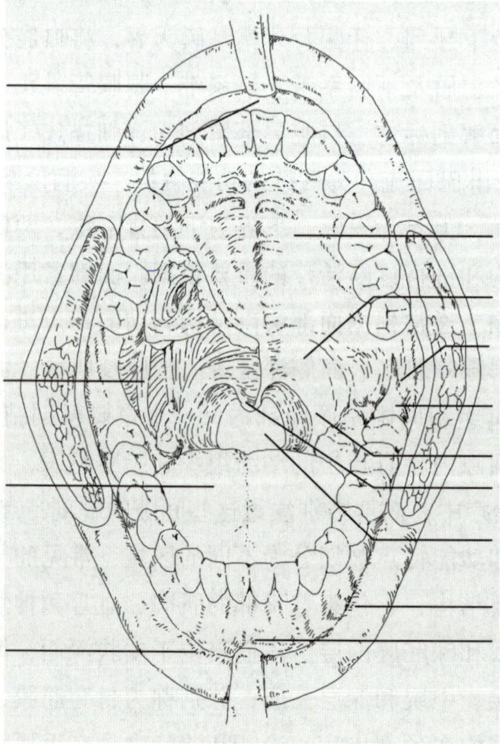

图 5-1 口腔

（一）口腔前庭沟

又称唇颊龈沟，呈蹄铁形，为唇、颊黏膜移行于牙槽黏膜的沟槽，即口腔前庭的上、下界。口腔前庭沟是口腔局麻穿刺和手术切口的常用部位。

（二）唇系带

为口腔前庭沟中线上扇形或线形的黏膜皱襞。在上唇者为上唇系带，在下唇者为下唇系带。上唇系带一般较下唇系带明显。义齿修复时，基托边缘应在唇系带处形成切迹，避免压伤唇系带。

儿童的上唇系带通常较为宽大，并可能与切牙乳头直接相连。随着年龄的增长，唇系带会逐渐退缩，如果持续存在，可导致上颌中切牙之间的间隙无法自行闭合，从而影响上颌中切牙的正常排列，需要手术矫正唇系带。

（三）颊系带

位于口腔前庭沟内，相当于上、下颌尖牙或前磨牙区的扁形黏膜皱襞。颊系带数目不定，上颊系带一般较明显。义齿基托边缘在此处应注意避让。

（四）腮腺导管乳头

上颌第二磨牙牙冠平对的颊黏膜上有一隆起，称为腮腺导管乳头，其上的腮腺导管开口是腮腺造影或腮腺导管内注射治疗时的必经之口。

（五）磨牙后区

由磨牙后三角及磨牙后垫组成。

1. 磨牙后三角　位于下颌第三磨牙的后方。该三角的底为下颌第三磨牙远中面的颈缘，其尖朝向后方。

2. 磨牙后垫　为覆盖于磨牙后三角表面的软组织。

（六）翼下颌皱襞

翼下颌皱襞为伸延于上颌结节后内方与磨牙后垫后方之间的一条黏膜皱襞，其深面为翼下颌韧带所衬托。翼下颌皱襞是下牙槽神经阻滞麻醉的重要标志，同时也是进行翼下颌间隙及咽旁间隙口内切口的参考标志。

（七）颊脂垫尖

大张口时，平对上、下颌后牙𬌗面间颊黏膜上有一个三角形的黏膜隆起，称为颊脂垫（颊垫），其尖称为颊脂垫尖（颊垫尖）。颊脂垫尖向后邻近翼下颌皱襞前缘，位置约相当于下颌孔平面，为下牙槽神经阻滞麻醉的重要参考标志。

三、唇、颊、腭、舌、舌下区的局部解剖

（一）唇

1. 唇的境界及表面解剖标志 唇的上界为鼻底，下界为颏唇沟，两侧界为唇面沟。上、下唇表面可见以下解剖标志（图 5-2）。

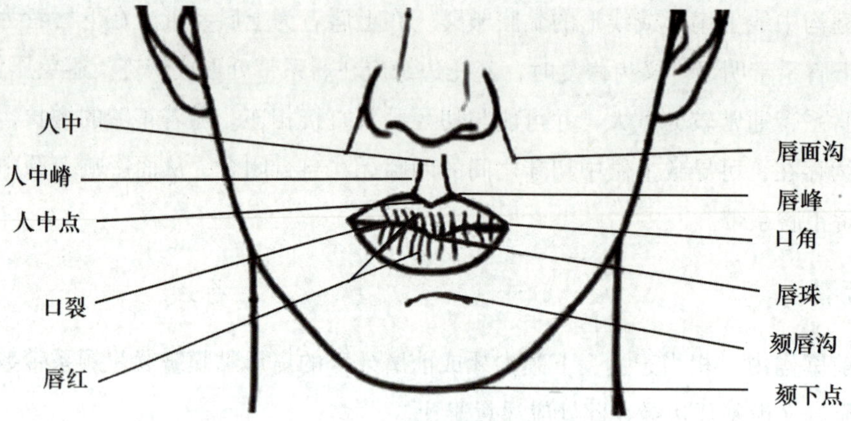

图 5-2 唇的表面解剖标志示意图

（1）口裂和口角：上、下唇之间的横行裂隙为口裂，口裂两端为口角。静止状态下，正常口角位置约相当于尖牙与第一前磨牙之间。

（2）唇红和白唇：上、下唇皮肤与黏膜移行的红色区域，称为唇红。白唇是指唇部唇红以外的皮肤区域。两者间的颜色变化是由组织结构和皮下毛细血管距皮肤的距离决定的。

（3）唇红缘：唇红与白唇皮肤交界处，称为唇红缘。

（4）唇弓：上唇的全部唇红缘呈 M 形弓背状，称为唇弓。

（5）唇峰（唇弓峰）：上唇 M 形唇弓中线两侧的最高点，称为唇峰（唇弓峰）。

（6）唇珠（上唇结节）：上唇正中唇红呈珠状向前下方突出，称为唇珠（上唇结节）。

（7）人中点（人中切迹）：上唇的全部唇红缘呈 M 形，M 形唇弓在正中线最低点，称为人中点（人中切迹），即人中与唇红缘的交点。

（8）人中：上唇皮肤表面正中，由鼻小柱向下至唇红缘的纵行浅沟，称为人中。

（9）人中穴：人中的上、中 1/3 交点为人中穴，是抢救昏迷患者常用的急救穴位。

（10）人中嵴：人中的两侧各有一条与其并行稍微隆起的皮肤嵴，自鼻孔底伸延至唇峰，称为人中嵴。

上述解剖结构，在唇裂手术及外伤修复中，均为重要的表面标志。

2. 唇的层次 唇由外向内分为五层（图 5-3）。

（1）皮肤：较厚，与浅筋膜及表情肌结合紧密，富含毛囊、皮脂腺和汗腺，容易发生疖或痈。由于该处位于面部的危险三角区内，故感染后，严禁热敷、挤压，以免感染扩散至颅内。

（2）浅筋膜：较疏松，炎症时水肿明显。

（3）肌层：主要为口轮匝肌。手术或外伤应先将口轮匝肌对位缝合，减少创口张力，以免愈合后形成较宽的瘢痕或隐裂。

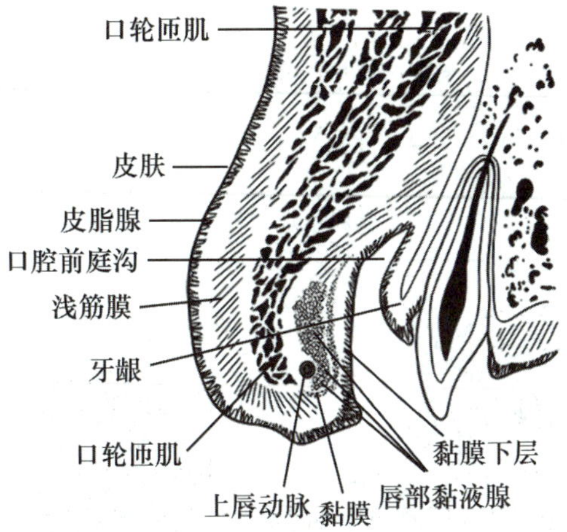

图 5-3　唇的层次（上唇矢状切面）

（4）黏膜下层：内含上、下唇动脉及黏液腺。该处的黏液腺称唇腺，当导管阻塞时可发生黏液腺囊肿。

（5）黏膜：表面有黏液腺开口，排出的黏液可润滑黏膜。

3. 唇的血管、淋巴管及神经　唇的血液主要由面动脉的分支上、下唇动脉供应，两侧唇动脉在中线吻合形成唇动脉环。静脉血经面静脉回流，但面静脉缺少静脉瓣，故面部静脉血液可逆行至海绵窦。

唇的淋巴管丰富（图 5-4），上、下唇的淋巴回流有如下特点：①上唇的淋巴引流较为广泛；②下唇中部的淋巴管可交叉至对侧。

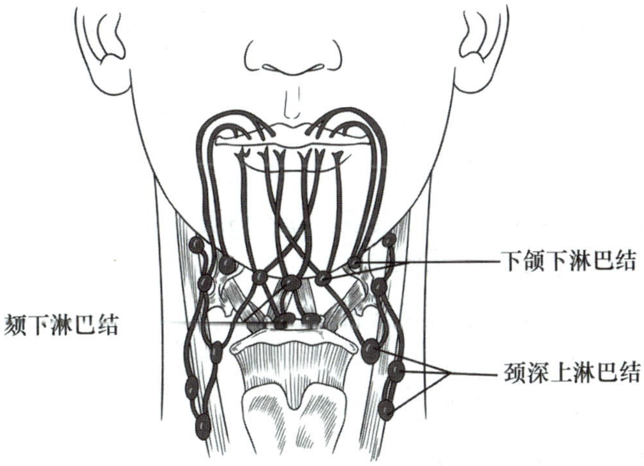

图 5-4　唇的淋巴回流示意图

上唇外侧部的淋巴管注入下颌下淋巴结，有时也可流入耳前淋巴结或颈深上淋巴结。下唇外侧部的淋巴管注入下颌下淋巴结，下唇外 1/3 的淋巴管还可通过颏孔进入下颌骨。下唇中部的淋巴管注入颏下淋巴结，下唇中线或近中线的淋巴管，尚可相互交叉至对侧的下颌下淋巴结。因此，唇癌淋巴转移时，上唇癌可向下颌下淋巴结、耳前淋巴结或颈深上淋巴结转移，下唇癌可向下颌下淋巴结及颏下淋巴结转移，也可向下颌骨扩散。

唇的感觉神经来自上、下颌神经的分支。唇的运动则由面神经支配。

（二）颊

1. 颊的境界 前界为唇面沟，后界为咬肌前缘，上界为颧骨下缘，下界为下颌骨下缘。

2. 颊的层次 颊由外向内分为六层（图 5-5）。

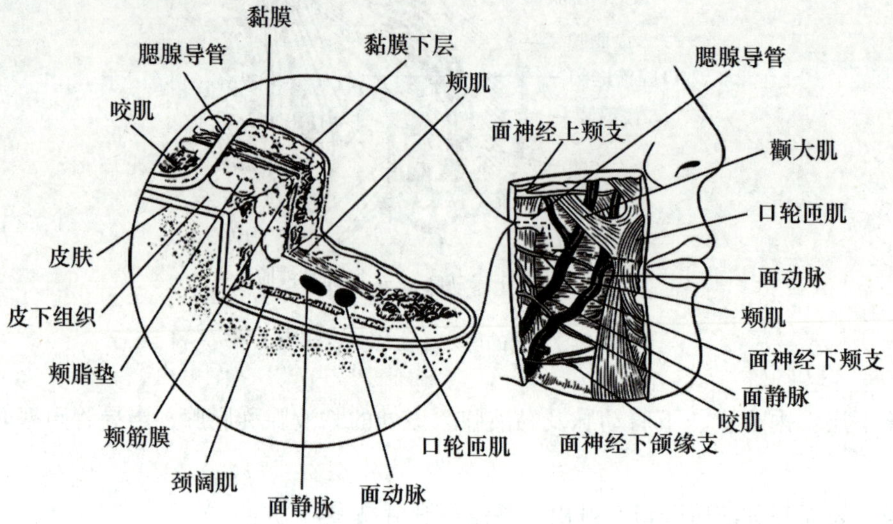

图 5-5 颊

（1）皮肤：富含毛囊、皮脂腺和汗腺，是疖的好发部位。

（2）皮下组织：皮下脂肪组织较面部其他部位发达。在颊肌表面及颊肌与咬肌之间的脂肪团块称为颊脂垫，其内有颊神经、血管和腮腺导管穿行。据皮下组织内血管、神经、腮腺导管等的行走方向，可分为横行组和斜行组。横行组自上而下依次为面横动脉、面神经颧支、上颊支、腮腺导管、面神经下颊支和下颌缘支；斜行组为面动脉及其后方伴行的面静脉。其中，面动脉在经咬肌前缘绕过下颌骨体下缘处，位置表浅，可触及其搏动。面神经的上颊支和下颊支分别位于腮腺导管的上方和下方，故面神经解剖时可以腮腺导管为标志寻找。

（3）颊筋膜：属于颊咽筋膜的一部分。颊咽筋膜覆盖于颊肌表面的部分，称为颊筋膜。颊咽筋膜向后被覆于咽上缩肌表面的部分，称为咽筋膜。颊咽筋膜在上述二肌间增厚，形成了翼下颌韧带（颊咽肌缝），该韧带也是翼内肌前缘的重要标志。

（4）颊肌：是颊部唯一的肌肉，起自翼下颌韧带及上、下颌骨磨牙区的牙槽骨外面，肌纤维向前并入口轮匝肌中。腮腺导管穿过该肌。

（5）黏膜下层：含有黏液腺，称颊腺。

（6）黏膜：其上有腮腺导管的开口。

3. 颊的血管、淋巴管及神经

颊部的血液供应主要来源于面动脉、眶下动脉和面横动脉，彼此间吻合众多，因此，即使结扎其中一支动脉，也不会对该区的血供造成显著影响。静脉血主要回流至面静脉。淋巴管注入下颌下淋巴结。感觉神经为上、下颌神经；运动神经为面神经。

（三）腭

腭（图 5-6）为固有口腔的上壁，分隔口腔和鼻腔，在吞咽、发音、言语和咀嚼等活动中发挥重要作用。腭由硬腭和软腭两部分构成，前 2/3 为硬腭，后 1/3 为软腭。

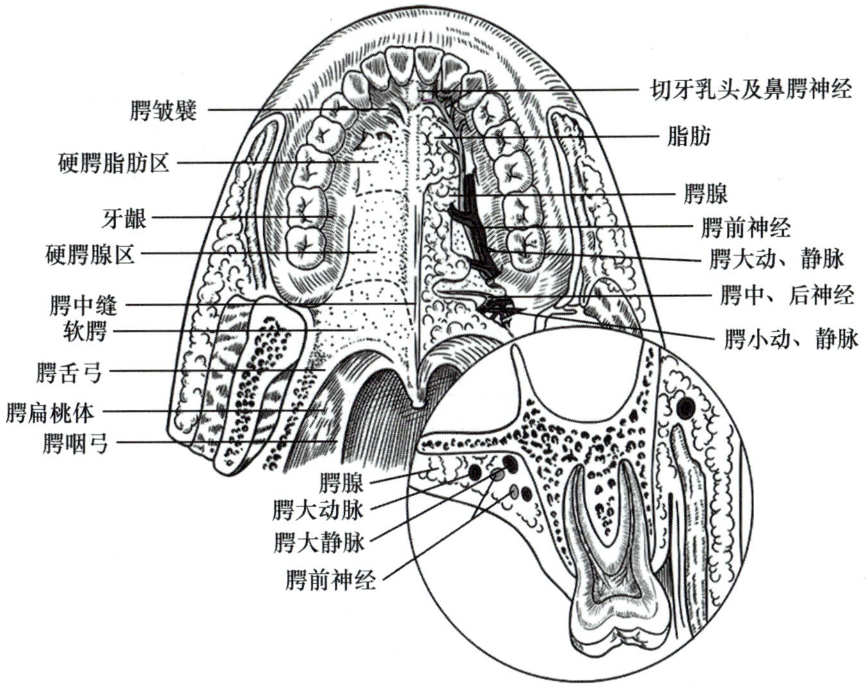

图 5-6　腭

1. 硬腭　呈穹隆状，以骨腭表面覆盖黏膜构成。

（1）表面解剖标志：在硬腭的口腔面，可以见到或触及下列具有临床意义的解剖标志。

1）腭中缝：位于硬腭中线上的一条纵行的黏膜隆起。

2）切牙乳头：又称腭乳头，位于腭中缝的前端、上颌两个中切牙间的腭侧，为一卵圆形的黏膜隆起。其深面为切牙孔，鼻腭神经、血管经此孔穿出，向两侧分布于硬腭前 1/3。切牙乳头是鼻腭神经局部麻醉的表面标志。

3）腭皱襞：位于硬腭前部、腭中缝两侧，为形状不规则的软组织嵴。

4）上颌硬区及上颌隆突：位于硬腭中央部分，该区黏膜较薄且缺乏弹性，触之坚硬，称为上颌硬区。有时在此区前部可出现不同程度的骨质隆起，称为上颌隆突。

5）腭大孔：距硬腭后缘前约 0.5cm 处，上颌第三磨牙腭侧龈缘至腭中缝的外、中 1/3 交界处，此处黏膜略显凹陷，其深面即腭大孔。腭前神经及腭大血管经此孔向前布于硬腭后 2/3，故腭大孔表面的黏膜凹陷是腭前神经麻醉的表面标志。

6）翼钩：位于上颌第三磨牙后内侧 1.0 ～ 1.5cm 处，触摸此处有一骨质隆起即翼钩，与腭裂手术有关。

临床上，在切牙乳头、腭皱襞、上腭硬区及上颌隆突等处相对应的义齿基托组织面应注意缓冲，以免压迫软组织引起疼痛或形成溃疡。

（2）层次及结构特点：硬腭由上颌骨腭突及腭骨水平板构成支架（图 5-6），表面覆以软组织。硬腭的组织层次由浅向深依次为硬腭黏膜、黏膜下层（腭中缝无黏膜下层）、硬腭骨膜、硬腭骨板。黏膜下层在硬腭前部含有少量脂肪，无腺体；后部则有较多的腭腺。硬腭黏膜、黏膜下层和骨膜结合紧密，临床上合称为黏骨膜，黏骨膜不易移动，能耐受磨擦和咀嚼压力。腭部浸润麻醉多在两侧近牙槽骨的黏膜下注射。作腭部两侧松弛切口时，应尽量靠近牙龈切开，以免损伤腭部的主要神经和血管。

2. 软腭 软腭（图 5-7）附着于硬腭后缘，并向后延伸，为一厚约 lcm 的可动软组织隔。

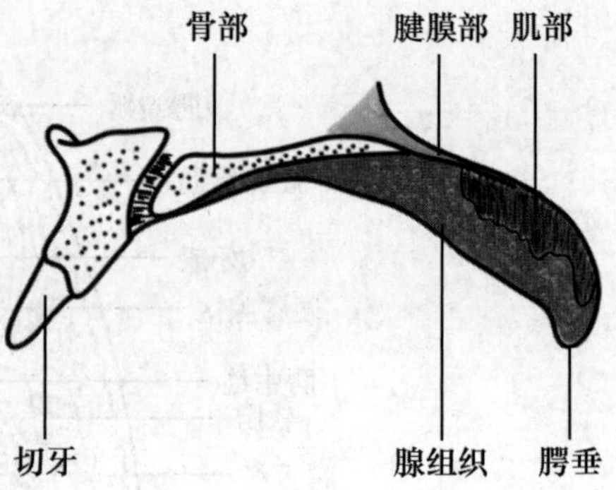

图 5-7 腭示意图（正中矢状切面）

（1）表面解剖标志：在软腭的口腔面可见下列具有临床意义的表面解剖标志。

1）腭小凹：又称腭凹，位于软腭前端、中线两侧，黏膜表面左右各有一对称的腭小凹，是硬腭后缘鼻后棘的表面解剖标志，可作为总义齿基托后缘的参考标志。

2）腭帆：软腭后缘游离，斜向后下，称为腭帆。

3）腭垂或称悬雍垂：软腭中央伸向下方的指状突起。

4）腭舌弓和腭咽弓：软腭后部向两侧形成前后两条弓形皱襞，前方者向下移行于舌，称为腭舌弓。后方者移行于咽侧壁，称为腭咽弓。

5）扁桃体窝：腭舌弓和咽舌弓间的三角形凹陷，称为扁桃体窝，容纳腭扁桃体。

6）咽门或咽峡：由腭帆、腭舌弓和舌根共同围成，是口腔与咽的分界。

（2）层次及结构特点：软腭主要由黏膜、黏膜下层、腭腱膜及腭肌等组成。

软腭黏膜与硬腭黏膜相延续。黏膜下层中含有较多的黏液腺。在腭垂、腭舌弓及腭咽弓处，黏膜下层特别疏松，炎症时易水肿。在黏膜下层的深面是腭腱膜及腭肌，腭腱膜位于软腭的前 1/3，构成软腭的支架，向前附着于硬腭后缘，主要由腭帆张肌腱膜组成，其他腭肌也附着其上。

腭肌细小，位于软腭的后 2/3，前续腭腱膜，共计五对（参见第四章第三节的相关内容）。①腭帆张肌：其作用是紧张腭帆及开大咽鼓管；②腭帆提肌：其作用是上提腭帆，参与腭咽闭合；③腭舌肌：其作用是下降腭帆，紧缩咽门；④腭咽肌：其作用是上提咽喉，并使两侧腭咽弓接近；⑤腭垂肌：其作用是上提腭垂。

腭肌与咽肌协调运动，控制腭咽闭合，在呼吸、吞咽、言语、咀嚼等功能、活动中起重要作用。

3. 腭的血管、淋巴管及神经 腭部血液主要由腭降动脉的分支腭大动脉和腭小动脉供应，腭前部由蝶腭动脉的终末支鼻腭动脉供应，软腭有咽升动脉及腭升动脉分布，静脉回流至翼丛。

淋巴管主要注入颈深上淋巴结。

腭部感觉神经主要来自三叉神经上颌支，软腭还有舌咽神经分布。软腭运动主要由副神经的颅根经迷走神经咽支支配，但腭帆张肌由三叉神经的下颌神经支配。

（四）舌

舌是口腔内的重要器官，在言语、咀嚼、吮吸、吞咽、感知一般感觉与味觉及在建殆过程中提供牙列内侧动力起重要作用。舌分上、下两面及其中间的肌层，舌上面拱起称为舌背（图 5-8），舌下面称为舌腹（图 5-9）。

1. 舌背 按形态结构、部位和功能不同，舌背可分为两部分，即前 2/3 的舌体与后 1/3 的舌根。舌背可见下列具有临床意义的表面解剖标志。

（1）界沟：舌体和舌根的“Λ”形分界。

（2）舌盲孔：存在于界沟的尖端，是胚胎甲状舌管咽端的遗迹。

（3）舌乳头：舌背黏膜粗糙、呈淡红色，与舌肌紧密相连。舌前 2/3 散布许多小突起，称为舌乳头，按形态分以下四种。

1）丝状乳头：体积甚小，呈天鹅绒状，数目最多，散布于舌体上面，司一般感觉。

2）菌状乳头：体积较丝状乳头稍大，呈红色圆点状，数目较少，散布于丝状乳头之间，有味蕾，司味觉。

3）轮廓乳头：体积最大，呈盘状，一般为 7 ～ 9 个，沿界沟前方排列。轮廓乳头周围有深沟环绕，沟内有味蕾，司味觉。

4）叶状乳头：为 5 ～ 8 条并列的黏膜皱襞，位于舌侧缘后部，皱襞间的沟内含有味蕾，司味觉。

（4）舌扁桃体：舌根黏膜无舌乳头，但有许多结节状淋巴组织，称为舌扁桃体。

2. 舌腹　舌腹黏膜薄而平滑，返折后与舌下区的黏膜相延续。

（1）表面解剖标志：在舌腹可见下列具有临床意义的解剖标志。

1）舌系带：舌腹正中可见连于口底黏膜的皱襞称为舌系带。舌系带活动性很大，义齿制作时应注意此关系。舌系带过短或附着过前时，会影响吮吸、咀嚼及言语功能，需进行手术治疗。

2）伞襞：舌系带两侧分别有一条平行于舌侧缘的黏膜皱襞，称为伞襞，向前内方行向舌尖。

（2）舌腹黏膜下层：在左、右伞襞分别与舌腹中线所夹的三角区内，舌腹黏膜下层由外向内排列有舌深静脉、舌神经和舌深动脉。其中，舌深静脉靠近伞襞，位置表浅，透过黏膜清晰可见。手术时，应注意上述血管、神经的位置和走行，以免术中造成不必要的损伤。

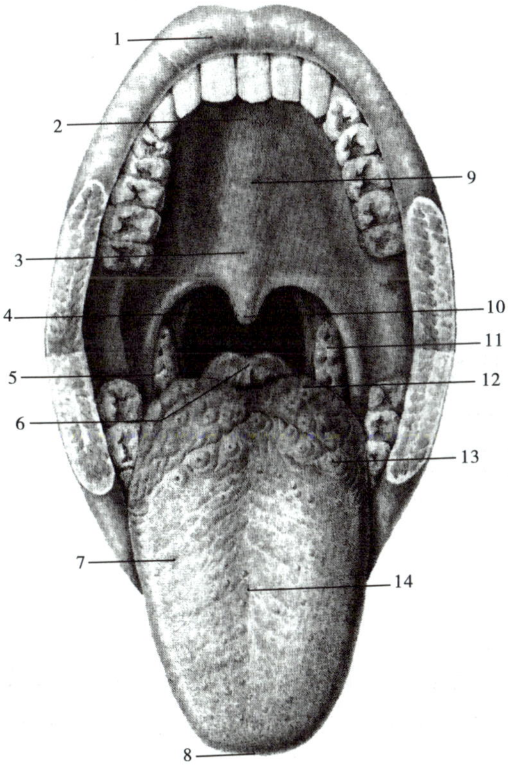

图 5-8　舌背

1. 上唇；2. 硬腭；3. 软腭；4. 腭咽弓；5. 腭舌弓；6. 会厌；7. 舌体；8. 舌尖；9. 腭缝；10. 腭垂；11. 腭扁桃体；12. 舌根；13. 轮廓乳头；14. 舌正中沟。

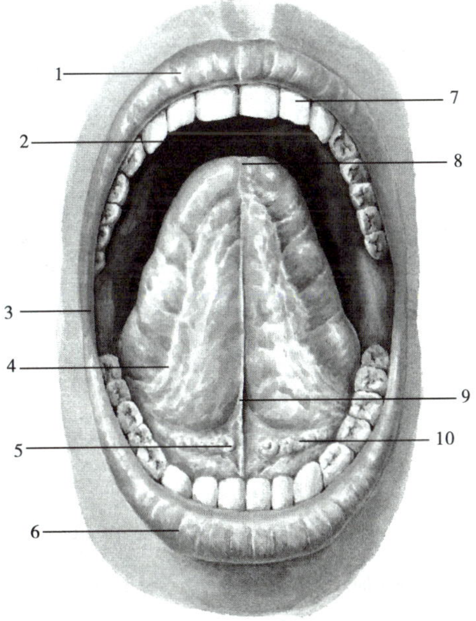

图 5-9　舌腹

1. 上唇；2. 硬腭；3. 唇联合；4. 伞襞；5. 舌下阜；6. 下唇；7. 上牙弓；8. 舌尖；9. 舌系带；10. 舌下襞。

3. 肌层 舌肌为骨骼肌，位于上、下两面之间，可分为舌内肌和舌外肌两部分。

（1）舌内肌：起止均在舌内，由舌上纵肌、舌下纵肌、舌横肌及舌垂直肌组成。舌内肌肌纤维纵横交织，收缩时可改变舌的外形。舌上、下纵肌同时收缩时，舌可变短；分别收缩时，则舌可向上、下卷曲。舌横肌收缩时，舌变窄加厚；舌垂直肌收缩时，舌变宽变薄（图 5-10）。

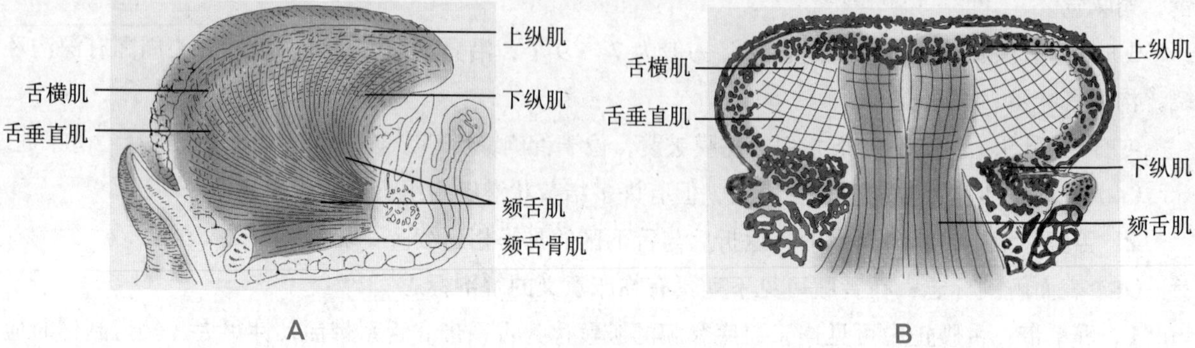

图 5-10 舌内肌示意图

A. 矢状面；B. 冠状面。

（2）舌外肌：主要起自下颌骨、舌骨、茎突及软腭，止于舌，依次称为颏舌肌、舌骨舌肌、茎突舌肌及腭舌肌。舌外肌收缩时可改变舌的空间位置。其中，两侧颏舌肌同时收缩时，舌伸向前下；单侧颏舌肌收缩时，则舌尖伸向对侧。如一侧颏舌肌瘫痪，舌尖偏向瘫痪侧（图 5-11）。

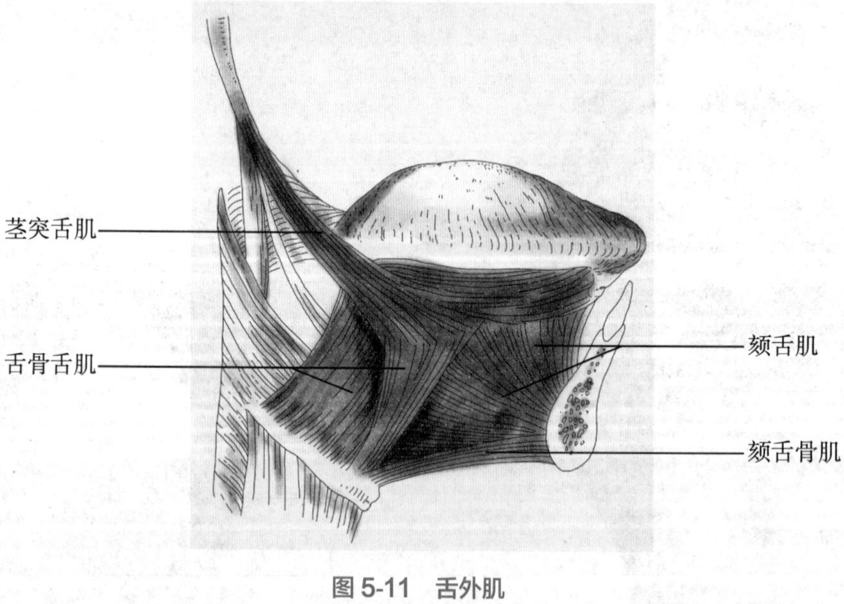

图 5-11 舌外肌

舌内、外肌协同收缩时，舌可进行复杂而又灵活的功能运动。全身深度麻醉、昏迷或意识丧失时，舌肌松弛，以致舌后坠，压迫会厌，阻塞气道，造成窒息风险。因此，为避免出现这种情况，须将患者舌牵出或推下颌向前，以保持呼吸道的通畅。

4. 舌的血管、淋巴管和神经 舌的血液供应主要来源于舌动脉，舌根部有咽升动脉的分支供血。舌的静脉回流较为特殊，舌背静脉注入舌静脉；舌深静脉与舌下静脉汇合成舌下神经伴行静脉，注入舌静脉或面总静脉。

舌的淋巴管极为丰富，毛细淋巴管主要起于黏膜下层及肌层内，全部淋巴管最终汇入颈深上淋巴结。舌的淋巴管与颈深上淋巴结的引流关系具有一定的规律，越近舌尖而起的淋巴管，其注入的颈深上淋巴结所在部位越低；越近舌根部而起的淋巴管，其注入的颈深上淋巴结所在部位越高（图 5-12）。

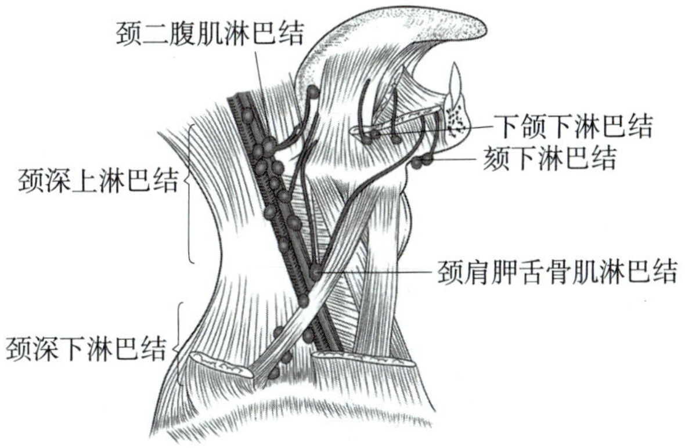

图 5-12 舌的淋巴回流示意图

舌的淋巴管引流可分为四组（图 5-13）：①舌尖淋巴管大部分引流至颏下淋巴结，另一部分引流至颈肩胛舌骨肌淋巴结。②舌前 2/3 的边缘或外侧淋巴管一部分引流至下颌下淋巴结，另一部分淋巴管引流至颈深上淋巴结。③舌中央淋巴管汇入颈深上淋巴结，或下颌下淋巴结；靠近正中面的淋巴管，部分交叉至对侧。④舌后 1/3 的淋巴管引流至两侧颈深上淋巴结。

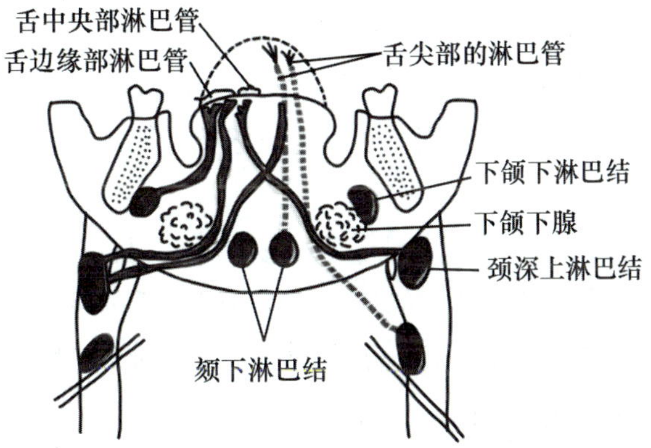

图 5-13 舌不同部位的淋巴回流示意图

舌的运动主要由舌下神经支配。舌前 2/3 的一般感觉由舌神经管理，味觉由参与舌神经的鼓索味觉纤维管理；舌后 1/3 的一般感觉及味觉由舌咽神经管理（但舌后 1/3 的中部则由迷走神经管理）。

（五）舌下区

1. 境界 位于舌、口底黏膜之下，下颌舌骨肌及舌骨舌肌之上，前界及两侧为下颌体的内侧面，后界止于舌根。颏舌肌和颏舌骨肌将舌下区分为左、右两部分，二者前端在舌系带深面彼此相通；后端借下颌舌骨肌与舌骨舌肌之间的裂隙连通下颌下间隙。

2. 表面解剖标志 在舌下区的口底黏膜上可见下列表面解剖标志。

(1)舌下阜：又称舌下肉阜，当舌向上方翘起时，舌系带两侧的口底黏膜上各有一小突起，称为舌下阜，为下颌下腺管及舌下腺大管的共同开口处。

(2)舌下襞：舌下阜两侧各有一条向后外斜行的皱襞，称为舌下襞，为舌下腺小管的开口部位，也是下颌下腺导管的表面标志。

在进行舌系带延长术时，应避免损伤上述腺管口及其附近的血管、神经。

图 5-14 彩图

3. 舌下区的重要结构 在口底黏膜深面，从两侧向中线排列有重要结构（图 5-14），包括舌下腺、下颌下腺深部、下颌下腺管、舌神经、舌下神经及舌下神经伴行静脉及舌下动脉。

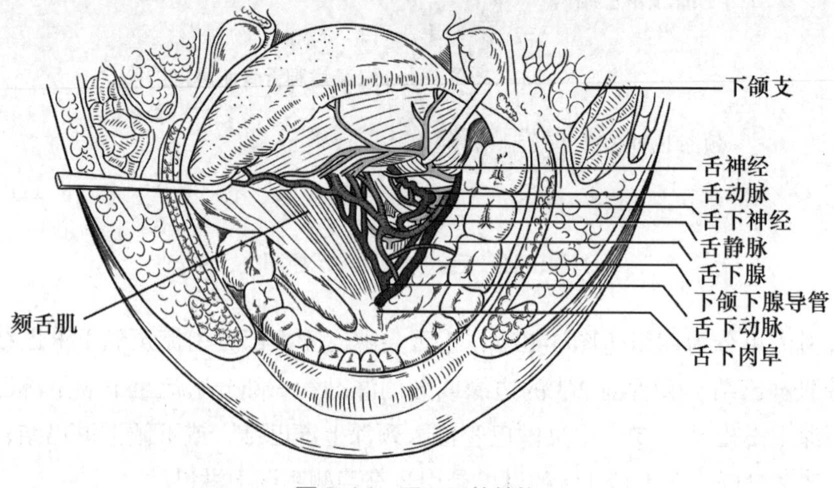

图 5-14 舌下区的结构

(1)舌下腺及下颌下腺深部：舌下腺位于口底舌下襞深面，呈扁杏核状，较小，由蜂窝组织鞘包绕。该腺体前端与对侧舌下腺相接，后端与下颌下腺的深部相邻，外侧紧贴下颌骨的舌下腺窝。在舌骨舌肌与下颌舌骨肌间，下颌下腺延伸一团腺组织至舌下区内，称为下颌下腺深部，前端续为下颌下腺导管。

(2)下颌下腺管及舌神经：下颌下腺管位于舌下腺内侧，由后向前、由深至浅斜行，贯穿舌下间隙，开口于舌下阜。舌神经在舌骨舌肌前缘处，绕下颌下腺管外下至其内侧向舌侧行进。

(3)舌下神经及舌下神经伴行静脉：舌下神经及其伴行静脉越过舌骨舌肌浅面，发出分支分布于舌外诸肌，至舌骨舌肌前缘即深入舌内，分布于舌内诸肌。

(4)舌下动脉：为舌动脉的终支之一，舌下动脉穿行于舌下腺与颏舌肌、颏舌骨肌之间，发出分支营养舌下腺。该动脉前行于舌下区前部黏膜下，并与对侧同名动脉相吻合，并发出分支至舌系带。

4. 舌下区的淋巴管 舌下区的毛细淋巴管网与下牙龈、舌下面、舌下腺的毛细淋巴管网相延续。舌下区前部的淋巴管注入下颌下前淋巴结，后部的淋巴管注入颈二腹肌淋巴结或颈深上淋巴结。

第二节 面部局部解剖

面部也称颜面部，上界为发际，下界为下颌骨下缘，两侧以下颌支后缘为界。面部位于人体头端的前面，各种表情变化均可表现于面部，同时也是个人形象特征的代表区域。

一、面部表面解剖及浅层结构

（一）面部表面解剖标志

面部表面解剖标志如下（图 5-15）。

1. 睑裂 为上、下睑之间的裂隙。

2. 睑内侧联合和睑外侧联合 为上、下睑在内侧和外侧的联合处。

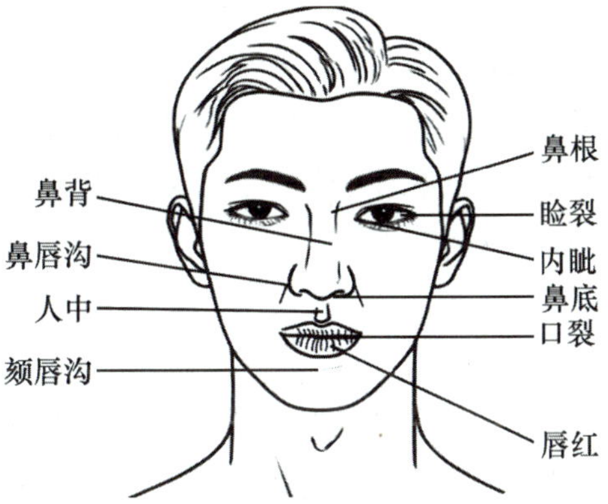

图 5-15 面部表面解剖标志示意图

3. 内眦和外眦 为睑内侧联合和睑外侧联合处所成的角点。

4. 鼻根、鼻尖和鼻背 外鼻上端连于额部者称为鼻根；下端隆起处称为鼻尖；鼻根与鼻尖之间称为鼻背。

5. 鼻翼和鼻小柱 鼻尖向两侧扩展的隆起部分称为鼻翼。鼻小柱为两个鼻孔之间的隆嵴，是鼻中隔的下端。

6. 鼻底和鼻孔 位于鼻翼与鼻小柱之间，锥形外鼻之底称为鼻底，鼻孔为鼻腔向前的开口。

7. 鼻面沟 鼻外侧的长形凹陷。

8. 唇面沟 上唇与颊部之间的斜行凹陷。在矫治修复时，唇面沟常用以作为判断面容恢复情况的指征。

9. 鼻唇沟 鼻面沟、唇面沟合称鼻唇沟。沿该沟做手术切口，愈合后瘢痕不明显。

10. 颏唇沟 颏部与下唇之间的横形凹陷。

11. 耳屏 外耳道前方的结节状突起。临床上，常在耳屏前方、颧弓根部之下，可触及髁突的活动；在耳屏前方约 1.0cm 处，可触及颞浅动脉的搏动。

（二）面部常用的测量点及其体表投影

1. 眉间点 左右眉头间的正中点。

2. 鼻根点 额鼻缝（额骨与鼻骨相交之处）与正中矢状面的交点，位于鼻根最凹处的稍上方。

3. 鼻翼点 鼻翼外缘的最突点。

4. 鼻尖点 鼻尖部的最突点。

5. 鼻下点 鼻小柱与上唇的连接点。

6. 颏上点 颏唇沟与正中矢状面的交点。

7. 颏下点 颏部正中的最低点，常作为测量面部距离的标志。

8. 颏前点 颏部正中的最前点。

（三）面部常用的体表投影

1. 眶下孔 位于眶下缘中点下方大约 0.5cm 处，其体表投影为从鼻尖至睑外侧联合连线的中点。眶下孔是眶下神经阻滞麻醉的部位。

2. 颏孔 成人的颏孔通常位于下颌体外侧面、在下颌第二前磨牙或第一、第二前磨牙之间的下方，下颌体上、下缘中点稍上方，距正中线 2.0 ～ 3.0cm 的位置。颏孔为颏神经阻滞麻醉的部位。

3. 腮腺管 由腮腺浅叶前缘发出，在颧弓下缘大约一横指处，越过咬肌向内穿过颊肌，开口于平对上颌第二磨牙相对的颊黏膜处。其在体表投影位于鼻翼与口角间中点至耳垂连线的中 1/3 段。了解其体表投影，有助于颊部手术时避免其损伤。

（四）面部的分区

根据面部形态和解剖特点，将颌面部分为眶区、眶下区、鼻区、唇区、颧区、颊区、颏区、腮腺咬肌区及面侧深区。本节只介绍腮腺咬肌区和面侧深区（图 5-16）。

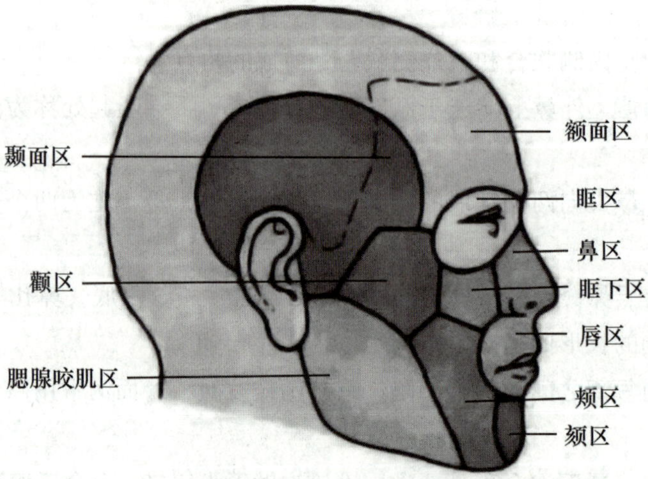

图 5-16　面部分区示意图

（五）面部浅层结构

1. 皮肤　面部皮肤薄而柔软，富有弹性，易于伸展。这种特性有利于创口缝合及整形美容手术，但在颏部尤其是鼻翼处，该部位的皮肤与皮下组织结合紧密，不易分离，清创时要注意，以防发生缝合困难。面部皮下组织中有表情肌、皮肤支持韧带连于真皮，真皮内还有大量弹性纤维和胶原纤维，因此，在手术或处理外伤时，不仅要注意皮肤创缘易向内卷，同时还要注意表情肌的缝合，以免表情肌功能受损。

面部皮肤含有较多的皮脂腺、汗腺和毛囊，容易发生皮脂腺囊肿和疖肿。另外，面部皮肤血运丰富，组织再生和抗感染能力较强，有利于创口愈合，但创伤时出血也较多。面部静脉与颅内静脉窦关系密切，炎症时有向颅内蔓延的可能。此外，皮下组织内有面神经、血管及腮腺管等穿行，手术时除了要考虑皮肤皱纹及沟的走向外，还应避免损伤上述重要结构。

2. 面部皮肤皱纹线和面部 Langer 皮肤裂线

（1）面部皮肤皱纹线：根据皱纹产生的原因，面部皮肤皱纹线主要分为两类。

1）动力性皱纹线：是由于面部表情肌收缩时，其表面皮肤未能相应收缩而形成的。表情肌起于骨面或筋膜，止于皮肤，收缩时肌纤维缩短，牵引皮肤形成与肌纤维长轴相垂直的皮肤皱纹线。该皱纹一旦形成，即使此部位的表情肌不收缩，也不会完全消失，并会随年龄增长而加深，故动力性皱纹线是老化的征象。面部主要的动力性皱纹线包括额纹、眉间纹、鼻根纹、眼睑纹、鱼尾纹、鼻唇沟纹、颊纹、唇纹、颏纹等。

2）重力性皱纹线：由于皮下脂肪减少、肌肉松弛、骨萎缩及皮肤弹性减弱、松弛、下垂所致。如上睑部的皮肤下垂形成“肿眼泡”，在下睑部，因眶隔萎缩，眶内脂肪突出，导致皮肤臃肿下垂形成“眼袋”。

（2）Langer 皮肤裂线（Langer cleavage lines）：1934 年，Duputren 在用圆锥穿刺尸体皮肤时，发现穿刺口呈线状裂缝，该裂缝宽窄不一，且在身体的不同部位，其排列方向亦不相同。随后，Langer 复现了 Duputren 的试验，绘制出了第一张人体皮肤裂线图，故称此线为 Langer 皮肤裂线，简称 Langer 线。Langer 进一步指出皮肤裂线的排列方向与皮肤真皮内胶原纤维及弹性纤维的排列方向一致。

皱纹线与 Langer 线是两个不同的概念，二者的形成原因虽然不同，但在面部的大部分范围内，二者的走向基本相似，仅在眉间、外眦等处略有差异。①眉间：皮肤皱纹线为垂直向，而 Langer 线是水平向；②外眦：皮肤皱纹线呈放射状，而 Langer 线为斜行。因此，目前认为面部的皮肤皱纹线明显时，按皮肤皱纹线作切口；不明显时，则按 Langer 线作切口。对于眉间、外眦等处，可根据具体情况，选择最佳切口方向。

二、腮腺咬肌区解剖结构特点及临床应用

（一）境界

腮腺、咬肌及其表面的软组织所在的区域统称为腮腺咬肌区。前界为咬肌前缘，后界为胸锁乳突肌、乳突及二腹肌后腹的前缘，上以颧弓及外耳道为界，下以下颌骨下缘为界，内侧以咽旁间隙为界，外侧以皮肤为界。

（二）层次

图 5-17
彩图

由浅入深依次为皮肤和皮下组织、腮腺咬肌筋膜、腮腺和穿经腮腺的血管、神经等（图 5-17）。

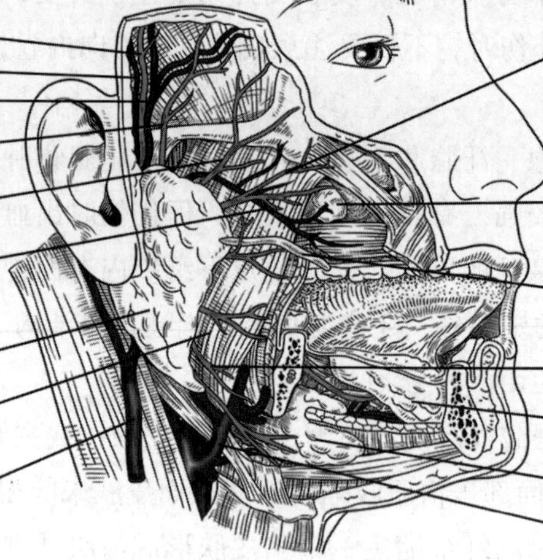

图 5-17 腮腺咬肌区

1. 皮肤和皮下组织 内含颈阔肌上部。在腮腺区有耳前淋巴结和耳大神经，在咬肌区有面神经分支及腮腺导管。

2. 腮腺咬肌筋膜 腮腺咬肌筋膜来自颈深筋膜的浅层，它是颈深筋膜向上延续的一部分。在腮腺的后缘，腮腺咬肌筋膜分为浅、深两层，包绕腮腺，形成腮腺鞘。在腮腺前缘，浅、深两层筋膜又合为一层，并移行为咬肌筋膜，覆盖于咬肌的表面直达该肌前缘。

腮腺鞘具有下列特点：①腮腺鞘的浅层特别致密，但其深层薄弱且不完整，在茎突和翼内肌之间有一裂隙，腮腺深叶经此处与咽旁间隙和翼下颌间隙相互连通。故腮腺发生化脓性感染时，脓液不易向致密的浅层穿破，而通过深层薄弱部位扩散，形成咽旁脓肿。②腮腺鞘浅层与腺体紧密结合，并发出许多筋膜间隔，深入到腺实质内，将腮腺分隔成许多小叶。当腮腺化脓时，这些小叶形成独立散在的小脓灶，故而从表面不易扪及典型的波动。在切开排脓时，应注意分开各腺叶的脓腔，以确保引流通畅。③腮腺鞘上部与外耳道紧密相连，并发出索状纤维束，延伸到外耳道前下壁软骨部的裂隙中，腮腺内的小动、静脉及神经也通过该裂隙进入外耳道，外耳道前下部的淋巴液亦通过此裂隙回流至腮腺区的耳前淋巴结。因此，化脓性感染可在腮腺与外耳道之间相互传播。

3. 腮腺 腮腺是人体最大的涎腺，略呈不规则的楔形，底向外侧、尖向内侧突向咽旁间隙。外形分为上、外、前内及后内四面。上面形凹，邻近颧弓根、外耳道和颞下颌关节后面；外面覆以皮肤、浅筋膜、颈阔肌和深筋膜；前内面邻接咬肌、下颌支及翼内肌后部；后内面与乳突、胸锁乳突肌、二腹肌后腹、茎突及茎突诸肌、颈内动静脉和第Ⅸ～Ⅻ对脑神经相邻。

临床上，通常以面神经主干和分支平面为界，把腮腺分为浅、深两叶，浅叶位于面神经主干和分支的浅面，而深叶位于其深面。这种划分方法具有实用价值，在临床进行腮腺切除手术时，为保留面神经，避免术后面瘫，通常是按面神经主干和分支平面来分离腮腺浅、深两叶。

腮腺管为腮腺腺泡分泌小管的集纳总管，经由腮腺浅叶前缘发出（图 5-18），在颧弓下方大约

1.5cm 处穿出腮腺鞘，向前走行于腮腺咬肌筋膜浅面，与颧弓平行，在咬肌前缘穿入颊肌，开口于上颌第二磨牙牙冠颊面相对的颊黏膜上。成人腮腺导管直径约为 2.5mm，长 5.0 ～ 7.0cm。在颧弓与腮腺管之间，或有形态、大小不一的孤立小腺体，为副腮腺（图 5-17），其腺管汇入腮腺管。

图 5-18
彩图

4. 穿经腮腺的血管、神经 穿行在腮腺内的血管、神经（图 5-18）按位置深浅大致分为：面神经由后向前横过深面的血管；下颌后静脉与颈外动脉纵向并行，静脉位于动脉浅面。因此，腮腺手术时可循下颌后静脉找到面神经。

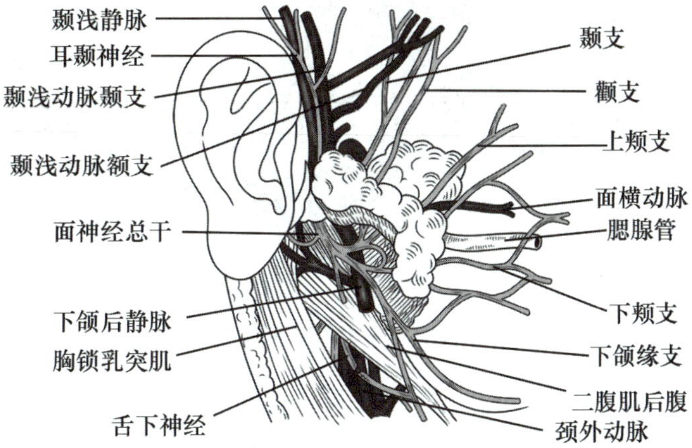

图 5-18 穿经腮腺的血管、神经

（1）腮腺内主要血管、神经的排列：根据腮腺内血管、神经的走行方向，将其分为两大组，即纵行组和横行组：纵行组有颈外动脉、下颌后静脉、颞浅动静脉和耳颞神经；横行组有面神经诸分支、上颌动静脉及面横动脉。面神经出茎乳孔后，从腮腺后上部进入腮腺，由后向前越过上、下走行的下颌后静脉及颈外动脉浅面。由于上述解剖关系，故腮腺炎症或肿瘤，不仅可使腮腺肿大，还可引起压迫症状。

（2）腮腺浅叶周缘血管、神经的排列：腮腺浅叶上缘从后向前依次排列的血管、神经为颞浅静脉、耳颞神经、颞浅动脉、面神经颞支及颧支；腮腺浅叶前缘自上而下依次排列的血管、神经有面横动脉、面神经颧支、面神经上颊支、腮腺导管、面神经下颊支及下颌缘支；腮腺浅叶下端由前向后排列的血管、神经有面神经下颌缘支、面神经颈支和下颌后静脉。

5. 腮腺深面的血管、神经 腮腺深叶的深面、茎突诸肌及周围以蜂窝组织的深部血管神经（包括颈内动脉、颈内静脉、第Ⅸ～Ⅻ对脑神经）相毗邻，上述这些结构统称为腮腺床。

6. 咬肌 咬肌浅面的前下部覆以咬肌筋膜，其后上部为腮腺浅叶所覆盖。在咬肌筋膜浅面，从上至下依次有面横动脉分支、面神经上颊支、腮腺管、面神经下颊支和面神经下颌缘支横过。

（三）临床应用

在腮腺咬肌区中，重要的血管、神经主要位于腮腺内、腮腺边缘和腮腺深叶深面，而腮腺浅面并无重要结构。故在面部手术时，应避免在腮腺浅叶或颊部做垂直深切口，以防损伤腮腺内或腮腺浅叶前缘走行的面神经分支或腮腺管，导致面瘫、腮腺腺体瘘或腮腺管瘘。在腮腺深叶深面咽旁间隙手术时，必须小心操作，避免伤及腮腺床内的重要血管、神经。

三、面侧深区解剖结构特点及临床应用

图 5-19
彩图

面侧深区（图 5-19）位于腮腺咬肌区前部的深面，处于颞下间隙及翼颌间隙的范围。

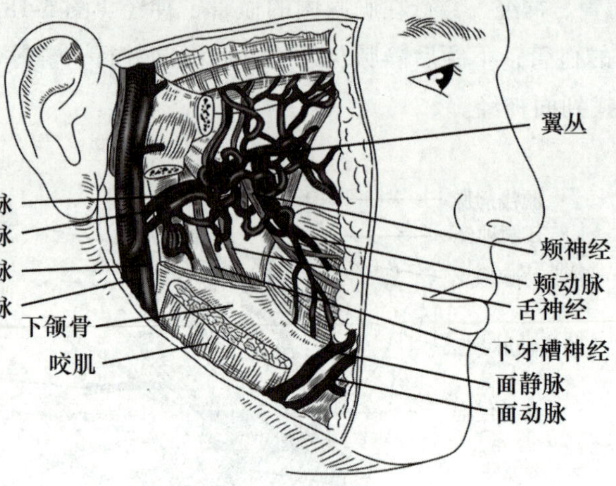

图 5-19 面侧深区

（一）境界

前以上颌骨的后面为界，后以腮腺深叶为界，内侧以翼外板为界，外侧以下颌支为界。

（二）层次及内容

本区内分布着众多的血管和神经，它们位于下颌支、翼内外肌与翼外板之间，并被蜂窝组织包绕。这些血管和神经走行复杂、层次不是很明显，由浅入深大致分层如下。

1. 翼丛 位于颞下窝内、下颌支深面，颞肌与翼外肌之间及翼内、外二肌之间。所有与上颌动脉分支伴行的静脉，都参与翼丛的构成，该丛向后汇集成上颌静脉。上颌结节阻滞麻醉时，应注意翼丛的位置关系，针头刺入不宜过深，以免刺破翼丛而引起血肿。

2. 上颌动脉 经下颌骨髁突颈部的深面前行，越过翼外肌浅面（少数在其深面），经翼外肌两头之间进入翼腭窝。临床上进行髁突切除术或颞下颌关节成形术时，应注意保护位于髁突颈部深面的上颌动脉（图 5-20）。当髁突颈部骨折时，亦可能伤及上颌动脉。

图 5-20
彩图

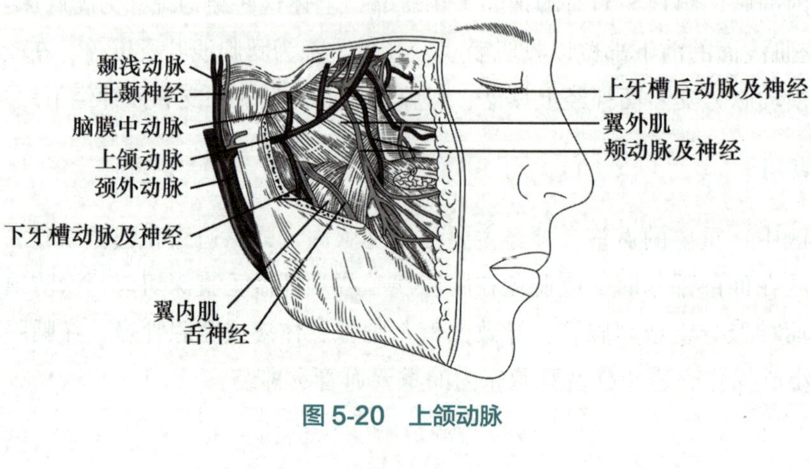

图 5-20 上颌动脉

3. 下颌神经与翼外肌　下颌神经与翼外肌关系密切，出卵圆孔后，位于翼外肌深面，几乎立即分支。

（1）从翼外肌上缘穿出者：颞深前后神经和咬肌神经，分别分布于颞肌和咬肌。

（2）从翼外肌上、下两头间穿出者：颊神经（又名颊长神经），行于舌神经的前方，分布于颊部皮肤、黏膜和颊侧牙龈。

（3）经翼外肌下缘穿出者：舌神经和下牙槽神经，经翼外肌下缘进入翼下颌间隙。

（4）位于翼外肌深面者：翼外肌神经在翼外肌深面，分支分布于翼外肌上、下头。

（5）位于翼外肌深面及髁突颈部深面者：耳颞神经，以两根起于下颌神经，夹持脑膜中动脉后合为一干，向后经翼外肌及髁突颈部的深面，至髁突颈部后方上行进入腮腺，于腮腺浅叶上缘浅出。

（三）临床应用

翼丛、上颌动脉、下颌神经及其分支均与翼外肌关系密切，故翼外肌可视为面侧深区的“钥匙”。

四、面部蜂窝组织间隙的境界及连通

面部蜂窝组织间隙是位于颅底、上下颌骨及其周围的骨膜、肌肉及筋膜之间的潜在间隙。各间隙均为蜂窝组织（即疏松结缔组织）充满，并有血管、神经穿行，使相邻的间隙彼此连通。间隙感染时，可局限于一个间隙，也可波及一个或数个间隙，有时还可向下侵及纵隔，向上进入颅内。

（一）眶下间隙

眶下间隙（图 5-21）位于面部前方，上界为眶下缘，下界为上颌骨牙槽突，内侧界为鼻侧缘，外侧界为颧大肌，底为以尖牙窝为中心的上颌骨前壁，浅面有上唇的表情肌覆盖。眶下间隙向后达颊间隙。该间隙内有眶下神经、血管及蜂窝组织，有时还有眶下淋巴结。内侧有面静脉、面动脉经过，面静脉连于内眦静脉经眼静脉与海绵窦相通，炎症可经此蔓延引发颅内感染。眶下间隙邻近上颌前牙及前磨牙、鼻侧部和上唇，这些部位的感染可侵及眶下间隙。该间隙向下外侧通颊间隙，向后经眶下管通眶。

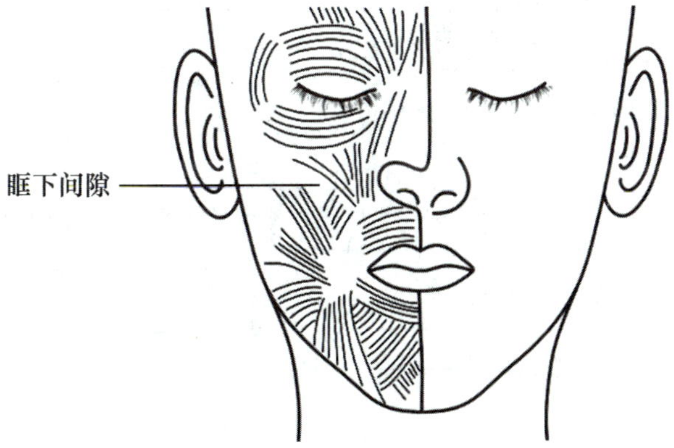

图 5-21　眶下间隙示意图

（二）颊间隙

颊间隙（图 5-22）处于颊部皮肤与颊黏膜之间，颊肌所在的部位。前界为口角，后界为咬肌前缘和翼下颌韧带，上界为上颌骨颧突和颧大肌，下界为下颌体下缘。该间隙内有脂肪组织及颊神经、面横动静脉、面动静脉穿行。颊间隙向上通眶下间隙，向后与翼下颌、咬肌、颞下及咽旁等多个面部间隙相通，成为感染相互扩散的途径。颊间隙邻近磨牙，磨牙根尖的感染或牙槽脓肿可侵及该间隙。

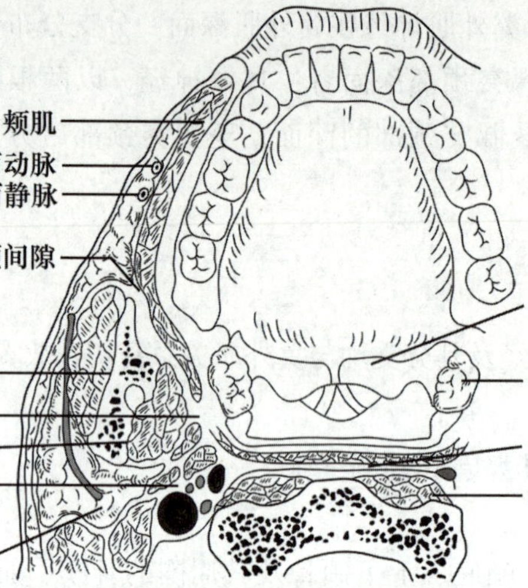

图 5-22　面部间隙（水平面观）

（三）咬肌间隙

咬肌间隙（图 5-22、图 5-23）位于咬肌与下颌支之间，故又称咬肌下间隙。前界为咬肌前缘，后界为下颌支后缘及腮腺组织，上达颧弓下缘，下抵下颌骨下缘。间隙内有咬肌血管、神经及少量疏松结缔组织。该间隙向前与颊间隙相通，向后与腮腺间隙相连，向上与颞浅间隙相通，向内与颞下间隙相通，亦可绕过下颌支前缘通至翼下颌间隙。咬肌间隙邻近下颌磨牙，间隙感染多来自下颌第三磨牙。

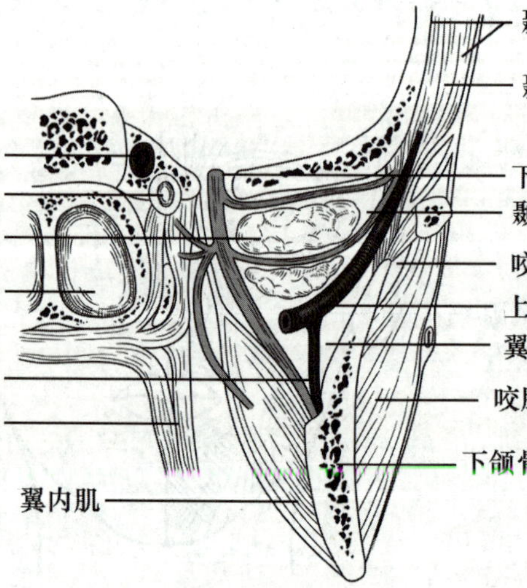

图 5-23　面部间隙（冠状面观）

（四）翼下颌间隙

翼下颌间隙（图 5-22、图 5-23）位于翼内肌与下颌支内侧面之间，故又称翼颌间隙。在冠状面上，该间隙呈底朝上、尖向下的三角形。前界为颞肌及颊肌，后界为腮腺，上界为翼外肌的下缘，下界为翼内肌附着于下颌支处。该间隙向前与颊间隙相通；向后与腮腺间隙相连；向上与颞下间隙及颞深间隙相通；向下与舌下、下颌下间隙连通；向内与咽旁间隙相通；向外与咬肌间隙相接。该间隙内主要走行舌神经、下牙槽神经及下牙槽动静脉。翼下颌间隙邻近下颌磨牙，间隙感染通常源自下颌第三磨牙冠周炎及下颌磨牙根尖周炎。翼颌间隙的感染可经颅底神经、血管束扩散至颅内。

（五）颞间隙

颞间隙（图 5-23）位于颞区，借颧弓和颞下嵴的平面与颞下间隙分隔。颞间隙可以分为颞浅间隙和颞深间隙。颞间隙与颊、咬肌、翼下颌及颞下诸间隙相连通。颞浅间隙位于颞深筋膜与颞肌之间，而颞深间隙则位于颞肌与颞窝之间。

颞间隙的解剖结构特点：①颞深筋膜致密；②颞肌坚厚；③颞窝骨质在颞鳞处最薄，其内、外骨板之间的板障很少。因此，颞部脓肿形成后，不易自行穿破，脓液长时间积存在颞鳞表面，压迫骨皮质，使其坏死并引发骨髓炎，感染由此可直接向颅内扩散或通过邻近脑膜的血管蔓延，引发脑膜炎、脑脓肿等严重的并发症。

（六）颞下间隙

颞下间隙（图 5-23）位于颞下窝内，翼下颌间隙的上方。前界为上颌骨的后面，后界为腮腺深叶，内以蝶骨翼突外侧板为界，外以下颌支上份及颧弓为界，上以蝶骨大翼的颞下面和颞下嵴为界，下界为翼外肌下缘平面。

此间隙在解剖上有两个特点：①颞下间隙处于颌面深部诸间隙的中央；②间隙中有翼丛、上颌动脉及其分支和上、下颌神经的分支通过。间隙中的蜂窝组织伴随上述血管、神经伸入邻近诸间隙，使颞下间隙与颞间隙、翼颌间隙、颊间隙、翼腭间隙及咽旁间隙相连通，并借眶下裂通眶内，经卵圆孔和棘孔与颅腔相通，借翼丛与海绵窦相连。因此，颞下间隙的感染通常不会单独存在，常与相邻间隙的感染同时存在。

（七）腮腺间隙

腮腺间隙位于腮腺鞘内，该间隙主要由腮腺及穿行于腺体内的血管、神经和淋巴结所填充。腮腺间隙内侧面未封闭，直接与咽旁前间隙和翼下颌间隙相连通。

（八）翼腭间隙

翼腭间隙（图 5-24）又称翼腭窝，为一略呈锥体形间隙，位于颞下窝的内侧、眶尖的下方。翼腭间隙前界为上颌骨体，后界为蝶骨翼突，上界为蝶骨大翼，内界为腭骨垂直板，外界为翼上颌裂。间隙内主要有上颌神

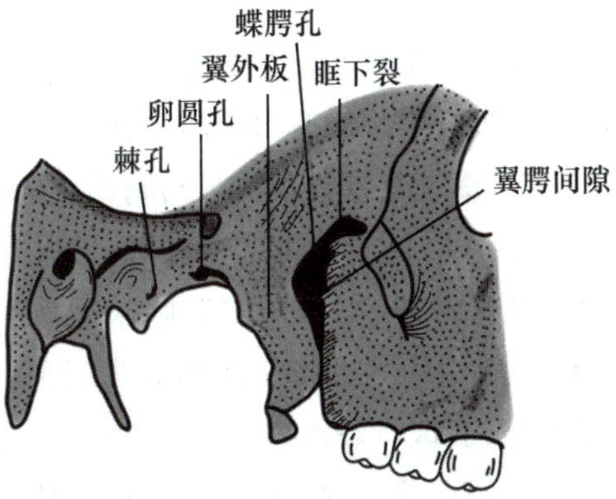

图 5-24　翼腭间隙

经、翼腭神经节、上颌动脉及其分支穿行。翼腭间隙向前经眶下裂通眼眶，向后上经圆孔通颅腔，向后经翼管通破裂孔，向内经蝶腭孔通鼻腔，向外经翼上颌裂连通颞下间隙，向下经翼腭管通口腔。因而翼腭窝与眼眶、颅中窝、颅底、鼻腔、口腔及颞下窝均有连通。

（九）舌下间隙

位于口底黏膜之下，下颌舌骨肌和舌骨舌肌之上，形状呈马蹄形。前外侧为下颌舌骨线以上的下颌骨体内侧面，后界止于舌根。由颏舌肌及颏舌骨肌将舌下间隙分为左右对称的两部分，二者在舌系带深面相交通。舌下间隙向后通咽旁间隙，向后下通下颌下间隙，向后上通翼下颌间隙。舌下间隙内有舌神经，舌下神经，舌下动、静脉，还有舌下腺、下颌下腺深部及其导管等。感染多来自下颌牙、舌下腺、下颌下腺导管的炎症。

第三节　颈部局部解剖

颈部是人体连接头部与躯干的重要部位，它不仅是支撑头部重量的关键结构，还包含了丰富的血管、神经、淋巴管、肌肉和多种重要器官。

在颈部正中，由前向后依次纵列有呼吸道和消化道的颈段。在颈部两侧有纵行排列的大血管和神经，这些血管和神经为颈部和头部的器官提供血液和营养，同时传递神经信号，维持人体的正常生理活动。

颈部肌肉层次和分群较为复杂，筋膜层次较多。这些肌肉和筋膜共同构成了颈部的支撑和保护系统，使颈部能够进行多种活动。同时，筋膜鞘和筋膜间隙的形成，适应于颈部进行多种活动时器官的移动。当头后仰时，颈部器官向上、前突出；颈部侧转时，喉、气管及颈部大血管均向旋转侧移动。

一、颈部解剖与颈筋膜的层次结构

（一）颈部的境界和分区

颈部上以下颌骨下缘、乳突尖、上项线及枕外隆突的连线为界与头部连接，下以胸骨颈静脉切迹、胸锁关节、锁骨上缘、肩峰和第 7 颈椎棘突连线为界与胸部、上肢和背部相邻。

颈部以斜方肌前缘为界，分为前方的固有颈部和后面的项部（图 5-25）。固有颈部与口腔临床关系密切，该部又以胸锁乳突肌的前、后缘为界，将每侧划分为三部，从前向后依次为颈前区、胸锁乳突肌区、颈后区。

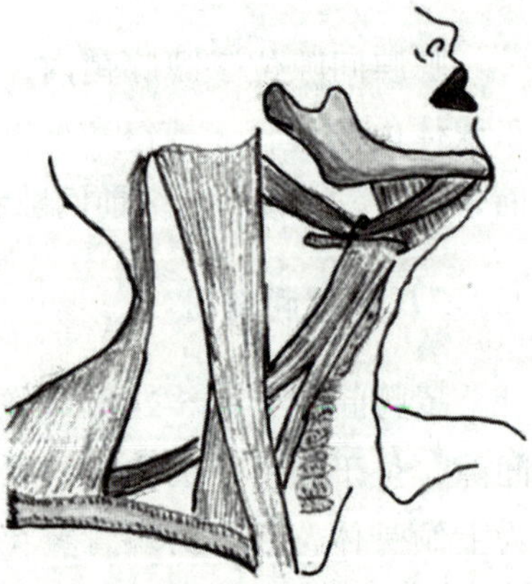

图 5-25　颈部分区

1. 颈前区　颈前区又称颈前三角，内界为颈前正中线，外界为胸锁乳突肌前缘，上界为下颌骨下缘。该区以舌骨为界，可以分为舌骨上区、舌骨下区。若以二腹肌及肩胛舌骨肌上腹为界，颈前区又可以细分为四个区域。

（1）颏下三角：由左右两侧二腹肌前腹和舌骨之间围成，位于舌骨上区。

（2）下颌下三角：由二腹肌前、后腹与下颌骨下缘围成，位于舌骨上区。

（3）颈动脉三角：由二腹肌后腹、肩胛舌骨肌上腹和胸锁乳突肌前缘围成，位于舌骨下区。

（4）肌三角：由颈前正中线、肩胛舌骨肌上腹和胸锁乳突肌前缘围成，位于舌骨下区。

2. 胸锁乳突肌区 相当于胸锁乳突肌及其浅面和覆盖的部位。

3. 颈后区 又称颈后三角。由胸锁乳突肌后缘、斜方肌前缘及锁骨中 1/3 上缘所围成。以肩胛舌骨肌下腹为界，将其进一步分为两个三角。

（1）枕三角：位于胸锁乳突肌后缘、斜方肌前缘和肩胛舌骨肌下腹之间。

（2）锁骨上三角：位于锁骨上缘、胸锁乳突肌后缘、肩胛舌骨肌下腹下缘之间。

（二）颈部体表标志

颈部体表标志是指在颈部表面可以触及或观察到许多具有临床意义的解剖结构，它们对于颈部的诊断、治疗及解剖学研究具有重要意义。以下是一些常见的颈部体表标志。

1. 舌骨 位于颏隆凸下后方和喉的上方，其高度约相当于平对第 3 颈椎。舌骨体两侧的舌骨大角是手术中寻找或结扎舌动脉的标志，也是颈外动脉结扎的常用部位。

2. 甲状软骨 位于舌骨下方。甲状软骨上缘平对第 4 颈椎，颈总动脉约于此处分叉为颈内动脉和颈外动脉。甲状软骨在前正中线上的突起称为喉结，成年男性尤为明显。在喉结上缘有甲状软骨切迹，是颈部体表定位的重要标志。

3. 环状软骨 位于甲状软骨的下方，平对第 6 颈椎，是喉与气管、咽与食管的分界标志，也是计数气管环的标志。甲状软骨下缘与环状软骨之间有环甲膜相连，在紧急情况下，如患者出现呼吸困难又无法及时行气管切开术时，可用粗针头自环甲膜刺入，或进行环甲膜切开术，作为抢救窒息患者的急救手段之一。

4. 胸锁乳突肌 位于颈部两侧，浅面有颈外静脉越过，深面主要有颈总动脉、颈内静脉和迷走神经通行。胸锁乳突肌的前、后缘既是颈部分区的重要肌性标志，又是某些手术的切口标志。胸锁乳突肌前缘可作为显露颈内动、静脉及颈外动脉等的切口标志，该肌后缘可作为显露副神经等的切口标志。此外，胸锁乳突肌后缘中点处也是颈神经丛皮支阻滞麻醉的刺入点。

5. 气管 在环状软骨下缘与胸骨颈静脉切迹之间，沿颈前正中线可触及气管颈段。

6. 锁骨上窝 又称肩胛舌骨肌锁骨三角。位于锁骨中 1/3 的上方、肩胛舌骨肌下腹之下。在该窝的锁骨上缘处，可扪及锁骨下动脉的搏动。

7. 胸骨上窝 位于胸骨颈静脉切迹上方的凹陷，是触诊气管的部位，常用于判断气管的位置是否居于正中。

此外，还有一些其他颈部体表标志，如乳突（位于耳垂后方的圆丘状骨性隆起）、上项线（位于枕外隆凸的两旁，向乳突基部伸展弯曲的横行骨嵴）等，这些标志也在颈部解剖和临床应用中具有重要意义。

（三）颈筋膜的层次结构

筋膜是临床上手术分层的标志，颈筋膜由浅及深可分为四层。

1. 颈浅筋膜 为全身浅筋膜的一部分，以一薄层包绕颈阔肌及颈部浅层的血管和神经。缝合切口时，应将切断的颈阔肌及其筋膜对位缝合，以免瘢痕明显。

2. 颈深筋膜浅层 位于颈浅筋膜深面。上方附着于头颈部的分界线，下方附着于胸骨颈静脉切迹、胸锁关节、锁骨上缘、肩峰及第7颈椎棘突，除颈阔肌及浅层的血管、神经外，几乎包被颈部全部结构，在颈部形成一完整的封套，故又称为封套筋膜。此层筋膜分两层包绕斜方肌及胸锁乳突肌形成肌鞘，向下覆盖舌骨下肌群，在胸骨颈静脉切迹上3.0～4.0cm处分两层，形成胸骨上间隙；在腮腺、下颌下腺处也分为两层包被，分别形成腮腺鞘及下颌下腺鞘，并在二者间增厚形成茎突下颌韧带。

3. 颈深筋膜中层 又称气管前筋膜、颈内脏筋膜，包绕颈部的喉、气管、甲状腺、咽及食管等脏器。该筋膜紧密贴附于舌骨下肌群的深面，向上附着于舌骨、甲状软骨和环状软骨，向下包绕甲状腺形成甲状腺鞘，并继续沿气管前及两侧入胸腔，续连心包；向两侧包被颈内静脉、颈内动脉、颈总动脉及迷走神经，形成颈鞘（又称颈动脉鞘、颈血管鞘）。在中线处，颈深筋膜浅层和中层结合形成宽2.0～3.0mm的颈白线，此处血管较少，进行颈部有关手术时，可经此分离舌骨下肌群。

4. 颈深筋膜深层 又称椎前筋膜。位于颈深筋膜中层的深面，紧密地覆盖在椎前肌、斜角肌、交感干及膈神经段的表面。该筋膜上起自颅底，向下延续为胸内筋膜。在锁骨上大窝处，该筋膜从斜角肌表面向外侧延续，包裹锁骨下血管及臂丛，并随大血管进入腋腔后形成腋鞘。因该筋膜位于颈深淋巴结和颈动脉鞘的深面，故颈淋巴结清扫时，通常以椎前筋膜（即颈深筋膜深层）为界限，即手术在椎前筋膜浅面进行，不切开此层筋膜，以避免损伤该颈膜深面的重要血管和神经。

二、下颌下三角

下颌下三角又称二腹肌三角、下颌下区，位于舌骨上区的后部。

（一）境界

由下颌骨下缘、二腹肌前腹和二腹肌后腹围成。其底由下颌舌骨肌、舌骨舌肌及咽上缩肌等构成。

（二）内容及毗邻

1. 面神经下颌缘支 在颈阔肌深面的颈浅筋膜内，有面神经下颌缘支及颈支通行。约有1/5的下颌缘支出现于下颌下区，因此，下颌下区的手术切口常设计在下颌下缘以下1.5～2.0cm处，做平行于下颌下缘的切口，以免伤及下颌缘支而致口角歪斜（图5-26）。

2. 下颌下腺 为下颌下三角的主要内容物，是人体的三大唾液腺之一，呈扁椭圆形。腺体由浅部和深部两部分组成。浅部较大，位于下颌舌骨肌浅面；深部位于下颌舌骨肌深面，借下颌舌骨肌后缘与浅部相连。下颌下腺导管由下颌下腺深部发出，于舌骨舌肌浅面，经下颌舌骨肌深面进入舌下区，开口于舌下阜。

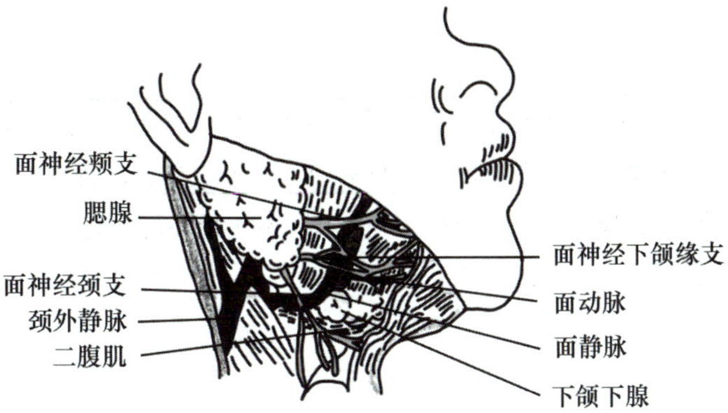

图 5-26　下颌下三角（浅层）

3. 下颌下淋巴结　一般有 3 ～ 6 个，主要位于下颌下腺鞘内，或下颌下腺与下颌下缘之间。下颌下淋巴结与下颌下腺关系密切，故在口腔颌面部恶性肿瘤转移时，常将下颌下淋巴结和下颌下腺一同切除。

4. 面动脉、面静脉　面动脉是颈外动脉的分支，在舌骨大角的稍上方、二腹肌后腹下缘处起于颈外动脉，经二腹肌后腹的深面进入下颌下三角，然后在咬肌附着处的前缘，绕过下颌骨体的下缘至面部。在经过下颌下三角的过程中，发出腺支滋养下颌下腺。

面静脉与面动脉在面部相伴而行，行至咬肌附着端的前缘处后，面静脉越过下颌下缘，穿下颌下腺鞘浅层，向后下走行于下颌下腺后部的浅面，经二腹肌后腹的浅面进入颈动脉三角。

5. 舌神经、下颌下腺管及舌下神经　三者均位于下颌下腺的深面，在舌骨舌肌浅面，自后向前经下颌舌骨肌的深面进入舌下区。在舌骨舌肌浅面，自上而下依次排列有舌神经、下颌下腺管及舌下神经（图 5-26，图 5-27）。舌下神经位于二腹肌中间腱的上方，手术分离下颌下腺下缘时，应注意不要伤及其深面的舌下神经。下颌下腺手术切断下颌下腺管时，应注意鉴别舌神经与下颌下腺管，不要误切舌神经。

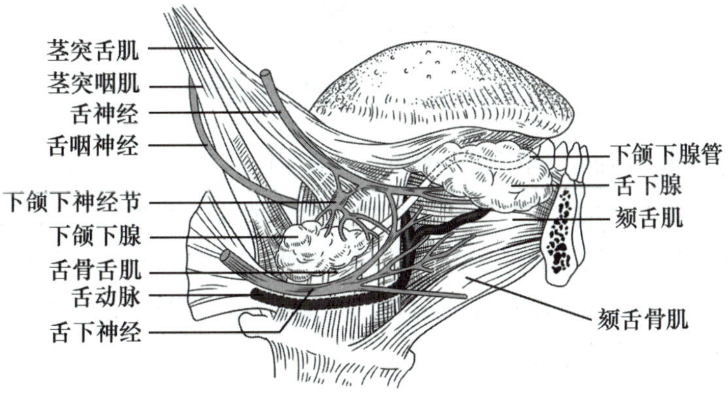

图 5-27　下颌下三角（深层）

舌神经与下颌下腺管的鉴别可从以下三方面来区分。①从联系上看：舌神经下方连接下颌下神经节，再以节后纤维与下颌下腺相连，而下颌下腺管则直接发自下颌下腺深部。②从位置上看：在舌骨舌肌表面，舌神经位于下颌下腺管的上方，若将下颌舌骨肌的后缘向前拉开，则可见舌神经自外上勾绕下颌下腺管，经其下方转至其内侧和上方。③从形态上看：舌神经较下颌下腺管粗而略扁且坚韧。

三、气管颈段

气管颈段正常位于舌骨下区下部的正中，上接环状软骨（即第 6 颈椎平面），下至胸骨颈静脉切迹，与气管胸段相续。气管颈段长约为 6.5cm，横径在 1.5 ～ 2.0cm，有 6 ～ 8 个气管软骨环，这些软骨环能够保持气管的形状和稳定性。当头前倾时，颈部气管环部分进入胸腔，位置较深；当头后仰时，颈部有较多气管环，位置变浅，易于暴露。

（一）气管颈段前方层次及毗邻

气管颈段前方由浅入深为皮肤、颈浅筋膜、颈深筋膜浅层、颈筋膜中层及其包被的胸骨舌骨肌和胸骨甲状肌。（图 5-28）气管颈段的两侧，上部有甲状腺侧叶覆盖，下部与颈总动脉相邻。越靠近胸骨上缘，颈总动脉与气管的距离越近。因此，在进行气管切开时，应强调切口的正中位。气管后方紧邻食管，二者之间两侧的沟内有喉返神经走行，因此，进行气管切开术时应注意此解剖关系。

图 5-28
彩图

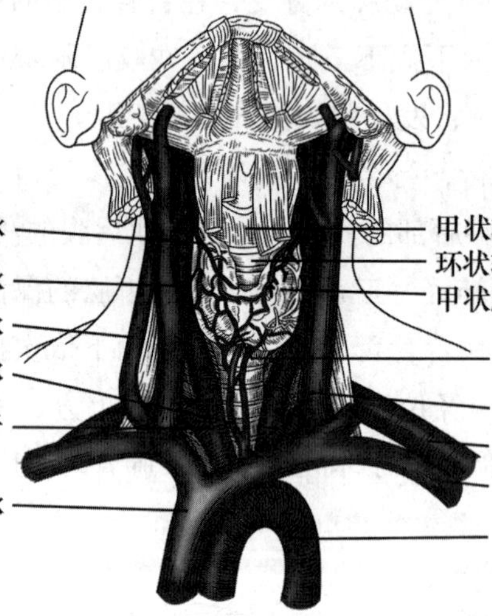

图 5-28　气管颈段前方的血管

颈筋膜中层与气管颈段前面之间形成气管前间隙，内含甲状腺奇静脉丛、甲状腺下静脉，有时会有甲状腺最下动脉。对于小儿，由于解剖结构的差异，胸腺、头臂干、左头臂静脉，甚至主动脉弓可能会在胸骨颈静脉切迹的稍上方越过气管前方。因此，在进行小儿气管切开术时，应注意此解剖关系。在气管颈段第 2 ～ 4 气管软骨环的前方，有甲状腺峡部横过，此处有左、右甲状腺上、下动脉的分支吻合，故切断后易引起出血。

（二）气管颈段位置的移动性

气管颈段被疏松结缔组织包绕，上方与环状软骨相连，下方则通过胸骨颈静脉切迹与气管胸部相连，这些解剖结构使气管颈段具有一定的移动性。当人体进行仰头或低头的动作时，气管颈段可以上下移动约 1.5cm。这种移动性使得气管能够适应头部姿势的变化，从而保持呼吸道的通畅。当头部转向一侧时，气管颈段也会随之转向同侧。然而，位于气管后方的食管却会移向对侧。这种侧向移动性有助于保持呼吸道的通畅，但不易于显露。因此，在进行气管切开术时，头部应处于后仰正中位，以利于充分显露气管。

四、颈动脉三角

颈动脉三角位于胸锁乳突肌上部的前方（图 5-29）。

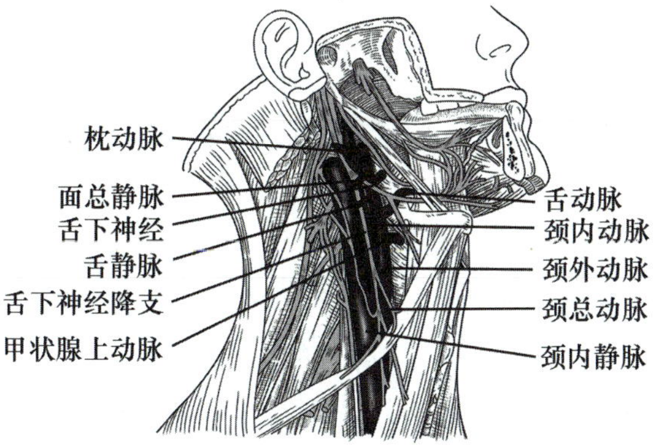

图 5-29　颈动脉三角

（一）境界

前上界为二腹肌后腹，前下界为肩胛舌骨肌上腹，后界为胸锁乳突肌前缘。

（二）内容物及毗邻

1. 颈总动脉　颈总动脉在颈动脉三角的下部，从胸锁乳突肌的前缘露出，沿气管及喉的外侧上行，约平甲状软骨上缘处，分为颈内动脉和颈外动脉。

2. 颈内动脉和颈外动脉　颈内、外动脉从颈总动脉分出后，均继续上行进入二腹肌后腹的深面。

颈内动脉从颈总动脉分出后上行，初在颈外动脉的后外侧，继而转至其后内侧，沿咽侧壁上行，经颈动脉管入颅。在颈部，颈内动脉没有分支。在颈动脉三角内，颈内动脉浅面有枕动脉、舌下神经、舌静脉及面总静脉，后外侧有迷走神经，外侧有颈内静脉，内侧为咽侧壁及喉上神经内外支。

颈外动脉从颈总动脉分出后上行，初在颈内动脉的前内侧，继而转至其前外侧。在颈动脉三角内，颈外动脉发出了甲状腺上动脉、舌动脉、面动脉、枕动脉和咽升动脉 5 条分支，其浅面自上而下有舌下神经、面总静脉和舌神经越过，内侧有咽侧壁及喉上神经的内、外支，后有舌下神经降支及迷走神经。

颈内、外动脉的鉴别要点如下：①颈外动脉初在颈内动脉的前内侧，继而转至其前外侧。②颈外动脉在颈部发出一系列分支，而颈内动脉在颈部无分支。③暂时阻断颈外动脉，同时触摸颞浅动脉或面动脉，如无搏动，即可证实阻断颈外动脉。

3. 颈内静脉　颈内静脉是头颈部的主要静脉之一，颈内静脉全程与颈总动脉和迷走神经伴行，其位置在颈总动脉的外侧。在颈部，它接收来自脑、面部和颈部的静脉血，是头颈部静脉回流的重要通道。

4. 面总静脉　面总静脉在下颌角下后方，由面静脉和下颌后静脉的前支汇合而成，越过舌下神经及颈外、内动脉的浅面，在舌骨大角附近注入颈内静脉。

5. 舌下神经 经二腹肌后腹的深面进入颈动脉三角，呈弓形跨过颈内、外动脉的表面，在舌骨大角上方，再次经二腹肌后腹的深面进入下颌下三角。

6. 喉上神经 起自迷走神经，在舌骨大角处分为内、外两支，在颈内、颈外动脉的深面下行。内支穿甲状舌骨膜入喉，司声门裂以上喉部黏膜的感觉。外支主要为运动神经，沿咽下缩肌表面下降，支配该肌和环甲肌。

7. 二腹肌后腹 二腹肌后腹的后下缘，为颈动脉三角之上界，其位置与颈动脉三角的血管、神经关系密切。在二腹肌后腹附近及其深面进行手术时，切勿伤及重要的血管、神经。

▶知识拓展

涎石病

涎石病是唾液腺或导管内因唾液成分沉积形成结石，导致唾液排出障碍，进而引发腺体肿胀、疼痛、感染等一系列症状的疾病。涎石病90%发生于下颌下腺，主要与下列因素有关：①下颌下腺导管自下向上走行，分泌液逆重力方向流动，且导管较长，在口底后部有一弯曲部，故唾液在其内运行缓慢；②下颌下腺为混合性腺体，分泌液富含黏蛋白，且含钙量较高。这些解剖结构和生理因素均使唾液易于淤滞、钙盐易沉积而形成结石。

涎石病的主要症状为进食（尤其是摄入酸性食物）时，患侧腺体肿胀伴疼痛，停止进食后症状逐渐缓解。阻塞严重者，症状可持续数小时，甚至不能完全消退。导管口可有溢脓，双手触诊可扪及导管内有硬块。

对于涎石病的治疗，涎石小者可自行排出，或催唾促其排出，但涎石较大或反复感染者则需手术治疗。

—• 考试知识点总结 •— **—• 本章小结 •—**

—• 协和云课堂…… 拓展练习及参考答案 •—

（郝立辉 刘建辉）

第六章　口腔功能

教学课件

学习目标

素质目标

（1）具备较强的集体意识和团队合作精神，能够进行有效的医患沟通。

（2）具备良好的职业道德和职业操守。

（3）具备一定的社会责任感和参与意识。

知识目标

（1）掌握：下颌运动的形式、范围及意义；咀嚼运动的过程和类型、咀嚼周期、咀嚼效率、咀嚼时牙的动度与磨耗；唾液的性质、成分及其作用。

（2）熟悉：咀嚼运动的生物力；唾液的分泌与调节；口腔颌面部痛觉、口腔黏膜温度觉、触觉及压觉。

（3）了解：下颌运动的制约因素；口周组织在咀嚼中的作用，以及咀嚼的作用与影响；口腔的吞咽功能；言语功能；味觉。

能力目标

（1）能运用所学知识初步分析临床常见的下颌运动异常问题，具备一定的临床思维能力。

（2）能运用所学知识判断咀嚼运动的类型、评估咀嚼效率的大小，并初步分析影响咀嚼效率的因素。

案例导入

【案例】

患者，男性，45 岁。

主诉：近半年来，咀嚼时，特别是咀嚼硬质食物时感到疼痛不适，伴有下颌关节弹响和张口受限。

现病史：患者半年前因车祸导致左侧颞下颌关节受伤，当时进行了保守治疗，症状稍缓解。近几个月，症状逐渐加重。

专科检查：牙齿排列整齐，无明显龋齿和牙周病，上下颌咬合关系正常。左侧颞下颌关节区域有轻度肿胀，关节弹响且触痛明显。开口度受限，最大开口度约为25mm。张口时下颌明显偏向左侧，休息或热敷后症状可缓解。患者咀嚼硬质食物时，咀嚼效率明显下降，左侧咬肌和颞肌紧张，有压痛。

诊断：左侧颞下颌关节紊乱病。

治疗计划：非甾体抗炎药药物治疗，配合局部热敷、调整饮食、给予心理支持。

【问题】

1. 病历中“左侧颞下颌关节区域有轻度肿胀，关节弹响且触痛明显。开口度受限”，请问正常开口度是多少？开口运动正常的标志是什么？

2. “患者咀嚼硬质食物时，咀嚼效率明显下降”，请问咀嚼效率与颞下颌关节紊乱病有什么关系呢？

·核心知识拆解·

下颌运动是在神经系统的调节支配下，通过作用于下颌的肌肉、颞下颌关节与𬌗的协同作用产生的，在咀嚼、吞咽、言语等口腔功能中起重要作用。下颌运动极为复杂，可简化为开闭口运动、前后运动和侧方运动三种基本形式。下颌运动的范围包括边缘运动、叩齿运动和咀嚼运动。

咀嚼活动是在神经系统的调节支配下，通过咀嚼肌收缩，使颞下颌关节、颌骨、牙及牙周组织产生的节律性运动。咀嚼运动较复杂，一般归纳为前牙的切割和后牙的捣碎、磨细三个基本动作。咀嚼运动可以单侧、双侧或双侧交替地进行，单侧咀嚼多由𬌗障碍或颞下颌关节功能紊乱所致。在咀嚼食物时，下颌运动呈现一定的程序性和重复性，此种程序性和重复性称为咀嚼周期，咀嚼周期具有时间和形态的变化。咀嚼效率是衡量咀嚼能力大小的一个重要生理指标，可用称重法、吸光度法和比色法测定。咀嚼力指参与咀嚼的肌肉收缩时所能发挥的最大力量；咀嚼时，咀嚼肌仅发挥部分力量，这种牙周组织所承受的实际咀嚼力量称为咀嚼压力，也称𬌗力，最大𬌗力是指牙周膜的最大耐受力；在咀嚼食物时，正常牙周组织尚储备一定的承受力，称为牙周潜力。咀嚼过程中，牙面与牙面之间或牙面与食物之间的摩擦，造成牙齿硬组织缓慢地、渐进性消耗，称为磨耗，多发生在牙齿的𬌗面、切嵴、邻面及后牙的工作尖。而磨损是牙面与外物之间因机械性摩擦产生的病理性牙体组织损耗。唇、颊、舌和腭在咀嚼运动中起协同作用。咀嚼具有消化、清洁和按摩作用，在𬌗、颌、面生长发育中具有重要作用。

口腔其他功能包括吞咽、言语、唾液分泌和感觉功能。唾液是唾液腺所分泌的混合液的总称。唾液腺包括口腔的三对大唾液腺（腮腺、下颌下腺和舌下腺）和较多小唾液腺（唇腺、颊腺、腭腺与舌腺等）。唾液主要成分是水，平均pH为6.75，正常成人每日唾液分泌量是1.0～1.5L，唾液成分随分泌率改变。唾液的分泌调节包括非条件反射和条件反射两种。口腔咀嚼、吞咽和味觉等功能皆与唾液关系密切。唾液具有消化、润滑、清洁、抗微生物、排泄等重要的生理功能。

口腔作为人体多种感觉较集中的部位，具备躯体感觉功能，包括痛觉、触压觉、温度觉（冷、热觉）和特有的味觉。口腔黏膜的痛觉感受器分布不均匀，龈缘处的痛觉最为敏锐，第二磨牙相对应的颊黏膜区有触点但无痛点。触压觉感受器包括 Meissner 触觉小体、Meckel 环层小体、游离神经末梢和牙周本体感受器。牙周本体感受器可感受牙体受力的大小和方向，牙周触压觉对调节咀嚼压力，协调咀嚼肌和颞下颌关节运动等有重要意义。口腔的温度觉感受器主要分布于口腔黏膜，分冷觉和热觉。味觉是口腔特有的感觉，味觉感受器称为味蕾，主要分布在舌的菌状乳头、轮廓乳头和叶状乳头内。味蕾可接受酸、甜、苦、咸四种基本味觉，并与视觉、嗅觉、口腔温度觉和触压觉互相影响，形成复合感觉。

第一节　下颌运动

下颌运动需要在神经系统的调节下，通过口颌系统各组成部分协同完成。若口颌系统各组成部分关系协调，则下颌运动正常，也是完成咀嚼、吞咽、言语等口腔功能的重要保证；反之，下颌运动可出现异常。故下颌运动正常与否是评价口颌系统功能的一项重要的检查内容。

一、下颌运动的形式、范围及意义

（一）下颌运动的形式

下颌运动是一个极其复杂的三维运动，通常将其简化为三种基本形式，即开闭口运动、前后运动和侧方运动。

1. 开闭口运动　即下颌的升降运动，是双侧髁突的对称性运动。

（1）开口运动：正常开口时，开口度为 40mm 以上；两侧髁突运动顺畅、协调、对称；下颌直向下，颏部运动不偏斜、无前伸动作；关节内无响声、无弹跳现象，颌面部无痛。以开口度的状态，将开口运动分为三个阶段，即小开口运动、大开口运动和最大开口运动。

1）小开口运动：从后退接触位开始，下颌切牙向后下方运动 18 ～ 25mm，此时髁突围绕水平横轴旋转，关节盘静止不移动，即髁突在关节下腔做单纯的转动运动。

2）大开口运动：下颌继续自然大张口运动，上下颌切牙切缘之间的开口度为 37 ～ 45mm，该阶段髁突带动关节盘沿关节结节后斜面向前下方滑动，滑动至关节结节的前下方，在盘 - 突复合体滑行过程中，髁突继续向前方旋转，而关节盘稍向后方旋转，即大开口运动时，髁突以滑动为主，伴有一定的转动运动。髁突向前下方移动 10mm 左右，髁突与颏部运动距离之比约为 1∶3（非线性）。

3）最大开口运动：下颌在用力状态下所做的最大极限张口运动，如打哈欠时的下颌运动就是最大开口运动。该阶段髁突只在关节下腔做单纯转动，直到最大张口位。

一般情况下，从牙尖交错位或下颌姿势位张口至大开口位时的下颌运动是习惯性开口运动，髁突运动从一开始就是滑动兼转动，运动至关节结节的前下方。若继续开口，髁突运动变为单纯转动，直到最大张口位。

开口运动的动力主要来自翼外肌下头和舌骨上肌群。翼外肌下头收缩牵拉盘－突复合体沿关节结节后斜面向前下方滑行，舌骨上肌群牵拉下颌向下向后运动。颞下颌韧带、蝶下颌韧带和茎突下颌韧带则起到限制髁突过度移动的作用。

（2）闭口运动：下颌循开口运动原轨迹做反方向的回位运动。闭口运动时，翼外肌下头和舌骨上肌群舒张，颞肌、咬肌、翼内肌收缩，牵引下颌向前上运动回到牙尖交错位或后退接触位。

2. 前伸与后退运动

（1）前伸运动：即下颌向前的运动，通常是指从牙尖交错位开始，下颌前牙切缘沿上颌前牙舌面滑动至切缘相对的对刃位置（对刃颌位），下颌也可超过此位做最大前伸运动。功能性前伸范围一般为 3.0mm，最大前伸范围约为 10.0mm。前伸运动时，主要由双侧翼外肌下头同时协调收缩，牵引双侧髁突及关节盘同步协调地沿关节结节后斜面向前下方滑动，该运动主要发生在关节上腔。正常情况下，该运动为双侧关节的对称运动，下颌前伸无偏斜。咀嚼运动中通过下颌前伸来切咬食物。

（2）后退运动：下颌沿前伸运动路径做反向运动，返回到牙尖交错位。此时，双侧翼外肌下头舒张，颞肌后束和二腹肌前腹收缩完成下颌后退运动，盘－突复合体沿关节结节的后斜面向后上方滑回。正常情况下，下颌从牙尖交错位还可以后退 0.5 ～ 1.0mm 到达后退接触位。

3. 侧方运动 是指下颌从牙尖交错位开始，在保持该侧上、下颌牙接触的情况下，向一侧滑动至上、下颌尖牙牙尖顶相对的位置，也可超过此位置做最大侧方运动。当下颌向左侧做侧方运动时，左侧为工作侧，右侧则为非工作侧；当下颌向右侧做侧方运动时，右侧为工作侧，左侧则为非工作侧。侧方运动是双侧关节的不对称运动，两侧髁突运动有较大差异，工作侧髁突以旋转为主，非工作侧髁突以滑动为主。后牙在咀嚼食物时，通过下颌侧方运动达到侧方咬合，从而嚼碎食物。

（二）下颌运动的范围及意义

1. 边缘运动 边缘运动（border movement）指下颌在各个方向所能做的最大限度的运动（图 6-1）。日常生活中的咀嚼、言语等功能运动，均包含在边缘运动范围内。它代表了咀嚼肌、颞下颌关节及其韧带等结构在下颌运动方面的功能潜力。通常以下颌运动中切点的运动轨迹来描述。为了便于理解，将下颌的边缘运动分解为三维方向上的简单运动，即矢状面（图 6-1）、水平面（图 6-2）和冠状面（图 6-3）。临床上，利用边缘运动轨迹的流畅性、稳定性、对称性及范围大小等特点，作为判断口颌系统功能状态的指标。一般认为，下颌由牙尖交错位可以向侧方运动约 10.0mm，开口 50.0 ～ 60.0mm，前伸约 9.0mm，后退约 1.0mm。

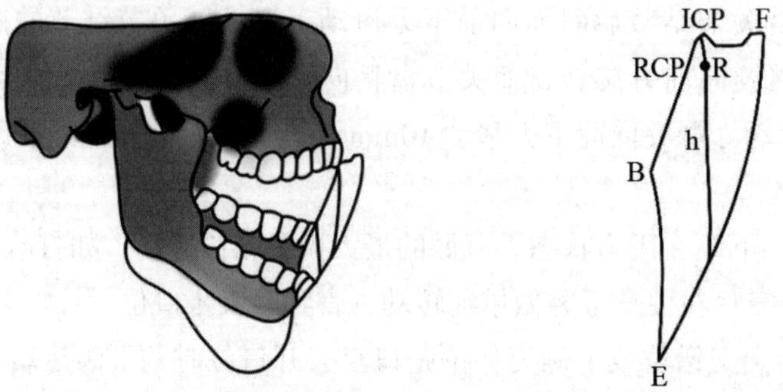

RCP. 下颌后退接触位；ICP. 牙尖交错位；F. 最前伸位；R. 下颌姿势位；E. 最大张口位；h. 习惯性开闭运动轨迹；B. 正中关系界；RCP → B → E. 边缘运动的后峰；RCP → ICP → F. 边缘运动的上峰；F → E. 边缘运动的前缘。

图 6-1 下颌边缘运动中切点在矢状面上的投影示意图

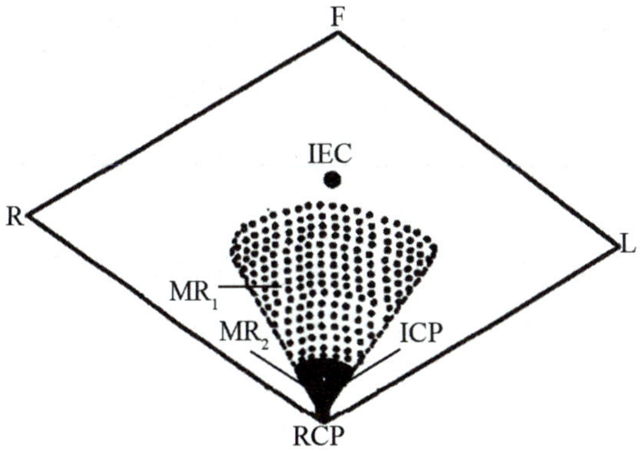

F. 最大前伸位；R、L，右、左侧方运动最大限度；IEC. 切牙对刃位；MR_1. 咀嚼运动初期；MR_2. 咀嚼运动后期；RCP. 下颌后退接触位；ICP. 牙尖交错位。

图 6-2　下颌边缘运动及咀嚼运动中切点轨迹在水平面上的投影示意图

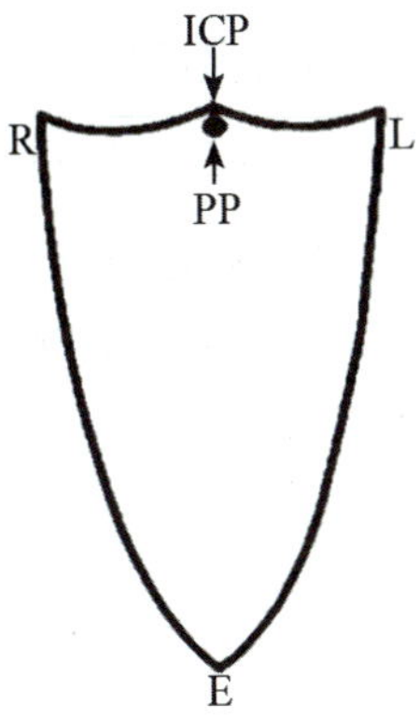

ICP. 牙尖交错位；PP. 下颌姿势位；R、L. 右、左侧方运动最大限度；E. 最大开口边缘。

图 6-3　下颌边缘运动切点在冠状面上的投影示意图

2. 叩齿运动　叩齿运动（tapping movement）又称习惯性开闭运动（图 6-4），是一种无意识进行的开闭口运动，与下颌运动中神经肌肉记忆型的反复强化密切相关。从水平面看，该位置位于下颌边缘运动的后界前 0.5 ～ 1.0mm 范围内。通过叩齿运动，下颌可回到肌肉和颞下颌关节张力最小的位置，即习惯性咬合位置，该位置可用作恢复上下颌关系的依据。叩齿运动的频率、稳定性和速度大小可反映该系统各组成部分之间的协调性，是评估𬌗功能稳定性的指标之一。

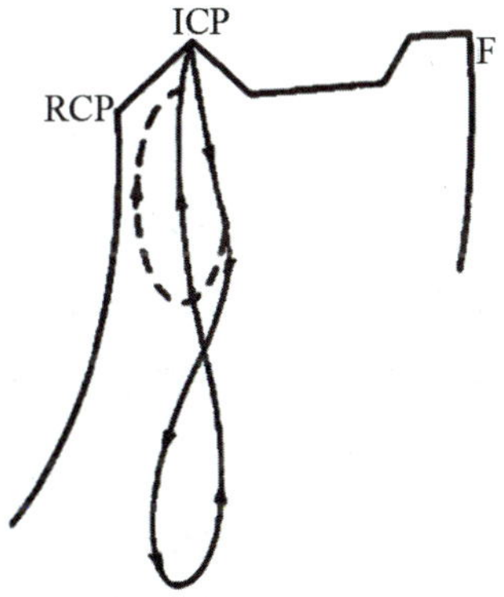

RCP. 下颌后退接触位；ICP. 牙尖交错位；F. 最前伸位；--➤. 开口较小时的轨迹；➔. 开口较大时的轨迹。

图 6-4　下颌习惯性开闭运动中切点在矢状面上的投影示意图

3. 咀嚼运动　是人类赖以生存的最重要的下颌功能运动。咀嚼运动轨迹存在个体差异，即使同一个体，因咀嚼食物的性质和数量不同及咀嚼所处的阶段不同，其形态均有差异，但都包含在下颌边缘运动轨迹的范围内。

二、下颌运动的制约因素

制约下颌运动的因素主要有四个，即左侧颞下颌关节、右侧颞下颌关节、𬌗因素及神经肌肉因素。其中，双侧颞下颌关节和殆因素被称为解剖性控制因素。双侧颞下颌关节相对固定，不易改变，限制着下颌运动的范围和方式。殆因素在一定范围内因自然的变化（如生理性磨耗、病理性磨损等）和医源性改变（如修复、殆重建、充填、正畸等）而发生变化，其限定了下颌运动的上界和有牙接触时的下颌运动的轨迹。神经肌肉因素则为生理性控制因素。牙周膜、关节囊及关节韧带等多种结构中的感受器反馈性调节下颌运动。

口颌系统各组成部分之间相互影响。咬合改变可通过牙尖交错位的变化影响髁突在关节窝的位置及神经肌肉功能；关节位置的改变可影响咬合的接触状况，咀嚼肌功能紊乱也可影响到咬合和颞下颌关节。

第二节 咀　　嚼

咀嚼活动（masticatory movement）是在神经系统的支配下，通过咀嚼肌收缩，使颞下颌关节、颌骨、牙齿和牙周组织产生的节律性运动，将口腔内的大块食物切割、捣碎、磨细成碎末，与唾液混合形成食团，以便吞咽和吸收。同时，唇、颊、舌和腭也参与和协助完成咀嚼过程。

一、咀嚼运动的过程及其生物力学杠杆作用

咀嚼运动是下颌运动的一部分，其运动形式复杂但有规律。通常将咀嚼运动归纳为切割、捣碎和磨细三个基本动作。这三个动作在咀嚼过程中连续顺畅地重复进行，完成了整个进食过程。

1. 前牙切割运动及其生物力学杠杆作用　切割主要通过下颌的前伸运动，由上、下颌切牙进行前伸咬合来实现。开始时，下颌从牙尖交错位或姿势位向下、向前移动，随后上升，使上、下颌切牙咬住食物，用力切割。食物一经穿透，上下颌切牙即行对刃。然后，下颌切牙的切缘沿上颌切牙的舌面向后上滑回至牙尖交错殆（下颌回到牙尖交错位）。前伸过程为准备阶段，而切咬、对刃与滑回才是切割的咀嚼运动。一个完整的切割运动以牙尖交错位为始终，从下牙弓离开牙尖交错位开始，经过前伸、对刃、滑回到牙尖交错位为止，构成了前牙咀嚼运动的一个周期（图 6-5）。前牙切割的水平运动范围通常为 1.0 ～ 2.0mm，具体取决于前牙的覆盖与覆殆程度。通常情况下，深覆盖者前伸距离大，深覆殆者下颌向下运动距离大，反之则较小。前牙切割的垂直运动范围视被切割食物的大小而定。

在切割运动中，以前牙切咬的食物为重点（W），颞下颌关节作为支点（P），提下颌肌群以咬肌和颞肌为主要动力点（F），形成第Ⅲ类杠杆（图 6-6）。由于阻力臂长，动力臂短，因此，机械效能较低，但前牙所承受的咀嚼力量较小，有助于保护单根前牙及其牙周组织。

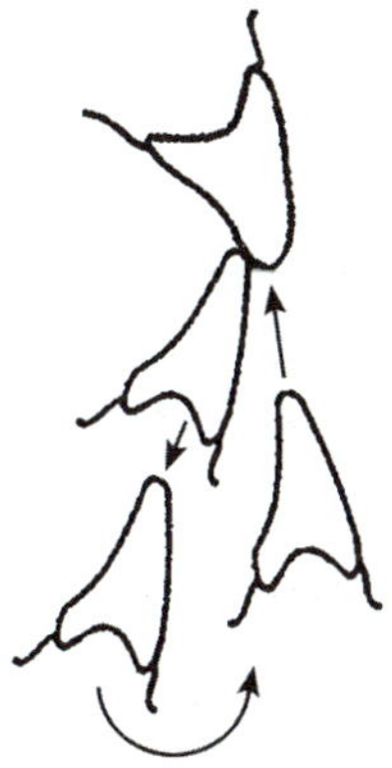

图 6-5　前牙的殆运循环示意图

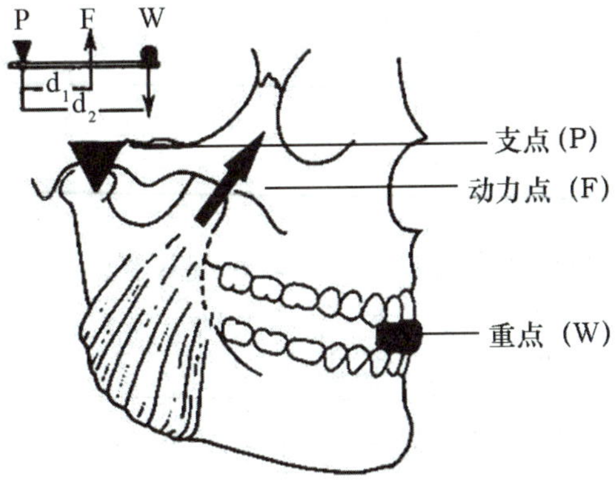

图 6-6　咀嚼运动的第Ⅲ类杠杆示意图

2. 后牙捣碎和磨细运动及其生物力学杠杆作用　捣碎主要通过下颌的开闭运动来实现，即从垂直方向由上、下颌前磨牙将食物压碎，多用于较酥脆的食物。磨细则主要通过下颌的侧方运动，由上、下颌磨牙进行侧方咬合来实现。开始时，下颌从牙尖交错位先向下、向工作侧运动，至上、下颌牙颊尖相对位即行向上，使上、下颌牙的颊尖相咬合。然后，下颌磨牙颊尖的颊斜面沿上颌磨牙颊尖的舌斜面向舌侧滑行，返回到牙尖交错殆（下颌回到牙尖交错位）。在返回过程中，受食物的性质影响，如韧性食物，则下颌磨牙颊尖的舌斜面需要从中央窝依上颌磨牙舌尖的颊斜面向舌侧继续滑行，约至一半处分离，再重复上述咀嚼运动，如此循环往复，食物被嚼碎，称为后牙的殆运循环（图 6-7）。在这个循环中，下颌向下向工作侧的运动为准备运动，上、下颌磨牙颊尖相对至颊舌尖分离的过程才是磨碎的咀嚼运动，运动距离受磨牙牙尖斜度的影响，一般是 2.0 ～ 4.0mm。在正常的咀嚼过程中，捣碎和磨细通常是综合进行的。

在后牙殆运循环中，非工作侧的髁突作为支点（P），虽然其向工作侧移动，但仍由翼外肌、颞肌和舌骨上下肌所稳定，而工作侧的提下颌肌群以咬肌和翼内肌的收缩处作为力点（F），研磨食物处作为重点（W），构成第Ⅱ类杠杆（图 6-8）。此时，由于动力臂长，阻力臂短，故使机械效能增加。在研磨食物的后阶段，下颌接近牙尖交错位时，同时存在第Ⅱ类和第Ⅲ类杠杆的作用。

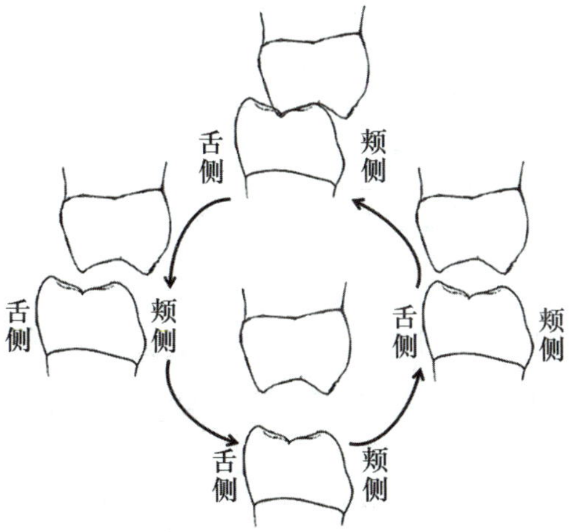

图 6-7　后牙的殆运循环示意图

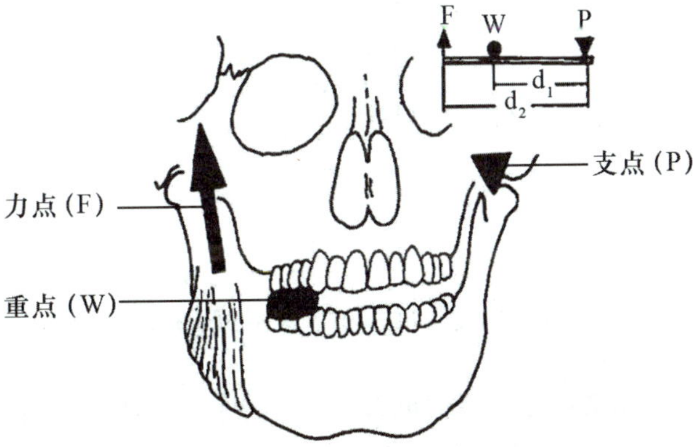

图 6-8　咀嚼运动的第Ⅱ类杠杆示意图

在实际咀嚼食物时，前牙切割和后牙捣碎磨细食物是一个连续、重复的过程。前牙切割的食物由唇、颊、舌运送到后牙进行反复的捣碎、磨细，最终形成食团吞咽入胃，随后进行下一轮的切咬和多次的捣碎磨细过程。

二、咀嚼运动的类型

咀嚼运动可以单侧、双侧或双侧交替地进行。个体的咀嚼类型受多种因素影响，不可仅凭牙列是否完整、𬌗关系是否正常及颞下颌关节有无功能障碍来确定。

1. 单侧及前伸咀嚼 多因𬌗障碍或颞下颌关节功能紊乱所致。单侧咀嚼时，下颌牙列经常向咀嚼惯用侧运动，促使牙列向惯用侧旋转，中线也向该侧偏移，并逐渐使该侧牙列趋于远中关系，失用侧则趋于近中关系。同时，咀嚼肌和颞下颌关节也受到影响，致使颌面部两侧发育不对称，因此，被认为是不正常的咀嚼运动，12% 的个体属于此类。

2. 双侧交替咀嚼 当牙列完整对称、两侧牙尖协调、功能潜力相等且咀嚼运动无障碍时，多为双侧交替咀嚼，78% 的个体属于此类。

3. 双侧同时咀嚼 多发生在咀嚼食物的末期，全口义齿使用者常采用这种咀嚼方式。研究表明 10%～20%的个体属于此类型。

三、咀嚼周期

在咀嚼食物时，下颌运动呈现一定的程序和重复性，这种程序和重复性被称为咀嚼周期（图 6-9）。

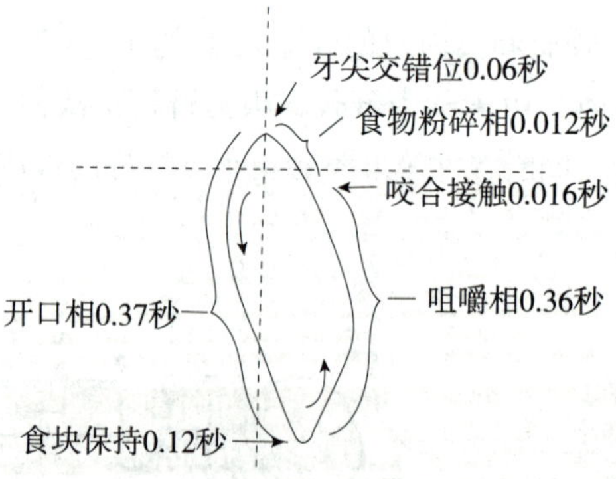

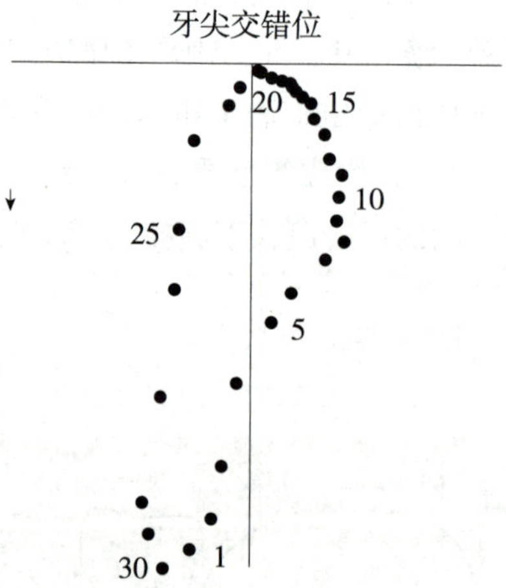

图 6-9 咀嚼周期示意图

A. 正常咀嚼周期各相；B. 咀嚼周期正常速度特征：黑点间隔距离远表示速度快，反之表示速度慢（1 秒分为 30 点）。

咀嚼周期具有时间及形态的变化，其特征如下。

1. 轨迹图形呈泪滴状，开口相靠中线，闭口相偏侧方。

2. 从牙尖交错位开口时，运动的速度较快。

3. 近最大开口位时，运动速度减慢；闭口运动开始时，速度再次加快。

4. 闭口运动接近咬合接触时，运动速度再次减慢，接近牙尖交错位时运动速度急剧减慢，趋于静止不动，产生力的效应。

一个咀嚼周期所需时间平均为0.875秒，其中牙齿接触的时间平均为0.2秒，两者比约为4：1。

四、咀嚼效率

机体在单位时间内，对定量食物嚼细的程度称为咀嚼效率（masticatory efficiency），通常用百分数表示。它是衡量咀嚼能力大小的一个重要生理指标。

（一）影响咀嚼效率的因素

1. 牙的功能性接触面积 咀嚼功能正常的情况下，上、下颌牙齿的功能性接触面积越大，则咀嚼效率越高。若牙体缺损，牙齿缺失，咬合关系异常，或牙齿的大小、形状、数目、排列等不正常，均可减少上下牙齿的功能性接触面积，导致咀嚼效率降低。

2. 是否存在颞下颌关节疾病 颞下颌关节的疾病会影响咀嚼运动，使咀嚼功能不能充分发挥，导致咀嚼效率降低。

3. 牙周组织受损程度 由于疾病或其他一些原因，出现牙周组织受损，导致其耐受力下降，进而影响咀嚼效率。

4. 缺牙位置 后牙缺失相较于前牙缺失，对咀嚼效率的影响更大。

5. 全身健康状态 全身性疾病或口腔内软组织缺损、炎症、外伤后遗症等，均会影响咀嚼效率。

6. 义齿情况 全口义齿的咀嚼效率与自然牙列相比有明显差距，仅为自然牙列的1/4～1/3。然而，随着义齿的使用，患者可以逐渐适应义齿并提高咀嚼效率。因此，咀嚼效率的高低也可以用来评价口腔修复治疗的效果。

7. 其他因素 如果存在不良咀嚼习惯、过度疲劳和精神紧张等，也会影响咀嚼效率。

咀嚼效率的高低反映了咀嚼功能的强弱。牙的功能性接触面积、颞下颌关节、牙支持组织、口腔内软组织及全身健康状况等因素均会影响咀嚼效率。咀嚼效率是咀嚼过程中各种因素综合作用的结果，不仅可以为口腔、颌面部某些疾病的影响提供线索，还可用来评估口腔修复治疗的效果，为制订治疗计划提供依据。

（二）测定咀嚼效率的方法

1. 称重法 即计算出单位时间内嚼碎食物的量占所嚼食物总量的百分率。具体操作方法如下：给被试者4g花生米，咀嚼20秒后，全部吐在盛器内，并漱净口腔内的咀嚼物残渣，过筛（筛孔径2.0mm），将未过筛的咀嚼物残渣烘干。若称其重量为0.6g，咀嚼效率可用下列公式计算。

$$\text{咀嚼效率}=\frac{\text{总量}-\text{余量}}{\text{总量}}\times 100\%=\frac{4-0.6}{4}\times 100\%=85\%$$

测定时，若考虑到烘干的咀嚼物残渣与试物的干燥程度有差异，则需乘以干燥系数a（咀嚼试物烘干后重量与其鲜重的比值），这样计算的结果更准确。计算公式如下。

$$咀嚼效率 = \frac{a\times 咀嚼前总量 - 余量}{a\times 咀嚼前总量}\times 100\%$$

2. 吸光度法 宋兆俊等于 1987 年提出了吸光度法用于测定咀嚼效率。使用光栅分光光度计，以其可见光对咀嚼后的试物（如花生米）悬浊液进行测定。咀嚼效率高者，嚼得细，悬浊度高，测得的吸光度值大，反之则小。测定步骤如下：每次给予受试者 5g 炒花生米，咀嚼 30 秒后，全部吐在盛器内，并漱净口腔内的咀嚼物残渣，将吐出的咀嚼物用水稀释到 1000ml，充分搅拌 1 分钟并静置 2 分钟后采样，放入 722 型光栅分光光度计，在光谱波长 590nm 处测定其吸光度值。本法操作简便、准确，全过程只需 10 分钟。

3. 比色法 该法是由瑞典学者古梅（Gume）于 1983 年提出。将经甲醛硬化处理后的明胶制备成一定体积的试块，这种试块对生物染料苋莱红溶液有特殊的吸附作用。将咀嚼后的明胶放入苋莱红溶液中，明胶被咀嚼得越碎，其表面积越大，吸附的染料越多，则溶液的浓度越低。通过测定溶液浓度，即可确定咀嚼效率的大小。该法测定步骤较复杂，故不作详细介绍。

五、咀嚼运动中的生物力

（一）咀嚼肌力

咀嚼肌力（masticatory muscle force）是指参与咀嚼的肌肉收缩时所能发挥的最大力量，也称为咀嚼力。其大小视参与咀嚼的肌纤维的多少而定，一般可通过计算参与咀嚼运动的肌肉横断面积的总和而求得。成年人咬肌、颞肌、翼内肌的横断面积分别约为 7.5cm^2、8cm^2、4cm^2，三者总和为 19.5cm^2。正常情况下，每平方厘米肌纤维收缩可产生 10kg 的力量，因此，三肌的合力理论值应为 195kg。实际中咀嚼肌力的大小应根据参与咀嚼的肌纤维的数量和食物的性状而定，且存在个体差异。

（二）𬌗力与最大𬌗力

1. 𬌗力 𬌗力（biting force or bite force）是指上、下颌牙咬合时，牙周组织实际所承受的力。正常人𬌗力平均值为 22.4 ～ 68.3kg。咀嚼时，咀嚼肌仅发挥部分力量而留有潜力，这种实际的咀嚼力量称为咀嚼压力，也称𬌗力。𬌗力的大小存在个体差异，同一个人的𬌗力，又依其年龄、健康状况及牙周膜的耐受阈等而有所差异。𬌗力是反映咀嚼系统和全身健康状况的一个重要标志。因此，可通过𬌗力的增减，来了解口颌系统某些疾病的诊断、治疗和矫治效果。

2. 最大𬌗力 是指牙周膜的最大耐受力。由于咀嚼力大于最大𬌗力，若牙周组织承受的力超过其耐受阈引起疼痛时，可通过调节反射性地减少咀嚼肌收缩力量。最大𬌗力可通过𬌗力计测量，目前常用的𬌗力计有机械式和电子式两种。

1963 年，王毓英应用应变电阻仪，测量了 462 例正常青壮年男女全口牙齿的最大𬌗力，各牙的最大𬌗力均数见表 6-1。

表 6-1　正常青壮年男女各牙最大殆力均数

单位：kg

牙列	性别	右								左							
		8	7	6	5	4	3	2	1	1	2	3	4	5	6	7	8
上颌	男	45.5	48.2	49.4	35.1	26.8	19.3	11.5	12.2	12.1	11.5	19.7	27.3	35.0	50.4	46.3	45.8
	女	33.7	41.9	42.4	30.4	22.2	16.7	9.7	10.3	10.2	9.9	16.1	22.2	29.7	42.6	40.4	35.7
下颌	男	47.4	48.3	48.3	36.7	28.0	21.5	13.8	13.0	13.2	11.6	20.8	29.0	36.4	48.0	47.9	46.7
	女	35.2	41.9	42.3	30.9	24.7	17.7	11.6	11.4	11.4	11.4	17.5	24.8	30.9	41.3	42.3	36.2

分析表 6-1 的数据，可得出以下结论。

（1）最大殆力男性大于女性。

（2）最大殆力的大小顺序：第一磨牙＞第二磨牙＞第三磨牙＞第二前磨牙＞第一前磨牙＞尖牙＞中切牙＞侧切牙。其中第一、第二磨牙差别不明显，也有第二磨牙＞第一磨牙者。上述最大殆力的大小顺序不受性别和年龄影响。

3. 影响殆力的因素　包括性别、年龄、咀嚼习惯、殆力线方向、张口的距离及其他因素。

（1）性别：一般男性殆力大于女性。

（2）年龄：最大殆力可随着年龄的增长而加大，直到青春期。

（3）咀嚼习惯：咀嚼惯用侧较失用侧的殆力大。习惯吃韧性食物的人殆力大。经特殊训练的人群，如杂技演员等，其殆力高于常人。

（4）殆力线方向：牙齿可承受的轴向殆力大于侧向殆力，这是由于轴向殆力可使全部牙周膜纤维均参与受力，而侧向殆力仅局限区域的牙周膜纤维参与受力，故牙齿可承受的侧向殆力小。例如上切牙多向唇侧倾斜，而下颌切牙较直立，其受力多为轴向，因此，下颌切牙可承担的殆力大。

（5）张口的距离：颌间距离过大或过小，均会影响殆力，使之降低。因此，在无牙颌修复时，恢复面部下 1/3 的适当高度，有利于殆力的发挥。

（6）其他因素：殆力的大小与面部肌肉、骨骼有关。例如具有较大殆力的人通常下颌角较小。

（三）牙周潜力

一般情况下，日常咀嚼食物所需殆力为 3 ～ 30kg，约为最大殆力的一半。由此可见，正常的牙周组织尚储备一定的承受力，此力称为牙周潜力或牙周储备力。牙周储备力的多少，与牙及其支持组织的健康状况密切相关。牙周潜力是牙齿缺失后义齿修复的生理基础。义齿修复时，利用基牙的牙周潜力，可以承担义齿所受到的殆力。

六、咀嚼时牙的动度与磨耗

（一）咀嚼时牙的动度

牙齿在咀嚼时具有轻微的垂直向和水平向的生理动度，一般不易感知。牙周组织健康的牙齿，其生理动度是由牙槽骨高度、牙根形状、牙周膜厚度与性质，以及施力大小所决定。牙的轻微运动，可以调节出入牙髓的血液循环，还可缓冲突如其来的压力。如果受力后牙动度明显增大，达到病理性动度，临床上则表现为牙齿松动。

（二）牙的磨耗与磨损

1. 磨耗 磨耗（attrition）指的是在咀嚼过程中，由于牙面与牙面或牙面与食物之间的摩擦，出现牙齿硬组织缓慢地、渐进性消耗的生理现象。牙的磨耗随年龄增长而逐渐明显，常发生在牙的𬌗面、切嵴和邻面。侧方咬合时，无论在工作侧或非工作侧，上颌磨牙的舌尖与下颌磨牙的颊尖均有接触，所以上述的功能尖磨耗较多；前伸咬合时，上下颌前牙对刃后，下颌前牙切嵴沿上颌前牙舌面向后上滑回至牙尖交错𬌗，故而下颌前牙切嵴磨耗较多。咀嚼时，各牙均有生理动度，因相互摩擦，相邻牙齿的接触点逐渐产生邻面磨耗。

2. 磨损 磨损（abrasion）指牙面与外物由于机械性摩擦而产生的病理性牙体组织损耗。如刷牙引起的前后牙唇、颊面的楔形缺损；嗑瓜子引起的上、下颌中切牙切缘的“V”形缺损等。

3. 酸蚀性磨损 由酸蚀造成的牙体硬组织进行性丧失。例如大量频繁饮用碳酸饮料、大量咀嚼水果或酸性药物等引起牙体硬组织脱矿，导致牙酸蚀症。

4. 磨耗的生理意义 均衡而适度的渐进性磨耗具有以下生理意义：

（1）建𬌗初期，上、下颌牙尚未形成正常而平衡的𬌗关系，可能出现少数早接触点，通过磨耗，消除早接触点，建立广泛的𬌗接触。

（2）随着年龄的增长，牙周组织对外力的抵抗力逐渐减弱。磨耗可降低牙尖高度，从而减少咀嚼时牙周组织所承受的侧向压力，使牙尖形态与牙周组织功能相适应。

（3）高龄者牙周组织发生老年性退缩，牙根部分暴露，临床牙冠增长，牙冠磨耗可减少临床牙冠的长度，使冠根比例保持协调，避免因杠杆作用导致牙周组织负担过重。

（4）全牙列邻面持续性磨耗，可代偿牙列持续地向前移动，使前牙不致于因后牙的推动而发生拥挤。

5. 过度磨耗（重度磨耗）引起的问题 牙齿过快、过多或不均匀的磨耗，不仅使牙体形态发生改变，上下牙列的𬌗关系亦受到影响，出现各种病理改变。

（1）𬌗面重度磨耗引起的问题

1）后牙牙尖磨耗的同时，前牙切缘亦发生同步磨耗。至后牙牙尖磨平时，前牙覆𬌗消失。伴随磨耗的发展，下牙弓逐渐前移，致使前牙成对刃、后牙偏近中关系。

2）后牙𬌗面磨损重，而前牙切缘无相应磨损时，结果形成重度深覆𬌗。下颌前牙切缘沿上颌前牙舌面向后上滑行，导致髁突后移，颞下颌关节受到创伤。

3）由于侧方运动幅度小或咀嚼运动受限，造成后牙功能尖与非功能尖磨损不均匀。功能尖（上颌后牙舌尖与下颌后牙颊尖）磨损较多，结果形成反横𬌗曲线，即形态与正常横𬌗曲线相反（图6-10）。因非功能尖（上颌后牙颊尖和下颌后牙舌尖）过于突出，咀嚼时易受侧力撞击，引起牙冠纵裂及牙周组织创伤，应及时调𬌗。

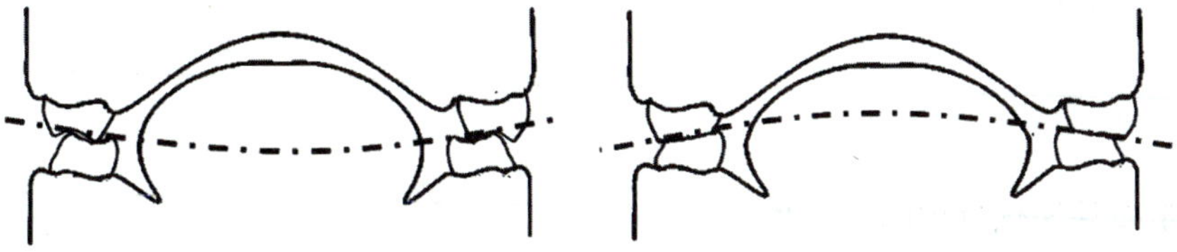

图 6-10 后牙重度磨耗形成的反横殆曲线示意图

A. 磨耗前正常的下牙列的横殆曲线；B. 磨耗后的反横殆曲线。

（2）邻面磨耗引起的问题

1）邻面过度磨耗，由原来的点状接触变成面接触，失去了正常的接触关系，易造成食物嵌塞、邻面龋及牙周病。

2）全牙列持续地邻面磨耗与后牙的向前移动不协调时，前牙尤其是下前牙就会发生拥挤。

七、口周组织在咀嚼中的作用

咀嚼功能除了需要神经，肌肉调控，以及咀嚼肌群、颞下颌关节的共同作用外，还需要口周组织的协同作用。

（一）舌在咀嚼中的作用

咀嚼活动中，舌的形态多变，动作复杂，发挥了重要的作用。

1. 传送食物 推送并使食物保持在上下牙列间，以进行切割、捣碎和磨细。舌还可以将食物从牙弓的一个部位运转到另一部位，以便整个牙弓能够均匀使用，防止局部负担过重。

2. 搅拌食物 舌将嚼碎的食物与唾液混合形成食团，以便吞咽和消化。

3. 选择食物和辨认异物 舌和口腔后部的感觉末梢，能够筛选咀嚼完善的食团，以备吞咽；还能识别食物中是否存在可致创伤的异物。

4. 清洁作用 清除口内的食物残渣，保持口腔清洁。

5. 挤压食物 舌背前 2/3 黏膜较为粗糙，能将食物压在硬腭表面或牙弓舌面，协助压碎食物。

（二）唇、颊、腭在咀嚼中的作用

1. 唇在咀嚼中的作用 唇能感知食物并协助完成咀嚼过程。

（1）唇的感受器丰富，对温度和触觉敏感，可防止不适宜的食物进入口腔。

（2）帮助摄取、转运食物。

（3）唇闭合时可防止食物从口腔溢出。

2. 颊在咀嚼中的作用 颊能容纳初步咀嚼过的食物并辅助运转食物。

（1）颊松弛时，口腔前庭内可容纳已经初步咀嚼的食物。

（2）颊收缩时，可将食物推送至上下牙列间进行咀嚼。

3. 腭在咀嚼中的作用 腭与舌能够共同挤压食物，且硬腭对触觉敏感，能够辨别食物的粗糙程度。

八、咀嚼的作用与影响

（一）咀嚼的作用

1. 消化 咀嚼是消化过程的第一步。

（1）食物进入口腔后，上、下颌牙齿将其研磨、粉碎，食物粉碎后表面积增加，有助于消化酶有效地发挥作用，并使食物中的有味物质扩散，刺激味觉感受器，从而增强食欲。

（2）食物刺激会反射性地促使唾液分泌，唾液可以润滑食物以便咀嚼，且唾液中的酶（尤其是唾液淀粉酶）能够对食物进行初步消化。

（3）食物的刺激还会引起胃肠道消化腺分泌增加及肠道蠕动加速，为接纳食物做好准备。

2. 清洁和按摩 食物被咬碎后，顺着牙冠表面滑落到口腔，并从牙龈表面擦过，可以清洁牙齿、按摩牙龈。

3. 调节血液循环 咀嚼时牙有轻微的生理性动度，能调节出入牙槽骨和牙髓的血液循环。

（二）咀嚼对殆、颌、面生长发育的影响

咀嚼过程产生的生物力，可促进殆、颌、面的正常生长发育。

1. 咀嚼能够磨除建殆初期少数牙的早接触点，建立正常的殆关系。

2. 咀嚼肌大部分附着在上、下颌骨，咀嚼时，咀嚼肌的收缩能对颌骨的解剖结构和发育产生影响，如上颌骨的三对支柱结构、下颌骨表面的内外斜嵴、内部的牙力轨道与肌力轨道等。

3. 咀嚼肌的功能性收缩，对牙列、颌、面、颅底的组织有功能性刺激，能促进其血液循环和淋巴液回流，增强代谢，促进殆、颌、面正常生长发育。

原始人由于食物粗糙，咀嚼功能强、颌骨粗大、牙齿排列整齐，错殆畸形和龋病较少。现代人由于食物加工精细，咀嚼功能减弱、颌骨发生退化、错殆畸形及龋病的发病率增加。单侧咀嚼的人，其惯用侧发育较失用侧好。这些均表明咀嚼在殆、颌、面生长发育中具有重要作用。所以，乳牙殆形成后，应给予婴幼儿富含纤维、粗糙、耐嚼的食物，以增强咀嚼功能，促进殆、颌、面正常生长发育。

第三节 口腔其他功能

一、吞咽功能

吞咽是将食团从口腔经咽和食管送到胃内的一系列复杂反射活动，是消化系统功能活动的重要组成部分。吞咽过程所需时间与人的体位及食物性状有关，一般液体食物需 3 ～ 4 秒；糊状食物约需 5 秒；固体食物较慢，通常需 6 ～ 8 秒，但最多不超过 15 秒。身体倒置时，吞咽固体食物所需时间较正常者长，而正常范围内的体位改变，对吞咽时间影响不大。

（一）吞咽过程

为便于理解吞咽过程，根据食团在吞咽时所经过的解剖部位，将吞咽过程分为三期（图 6-11）。

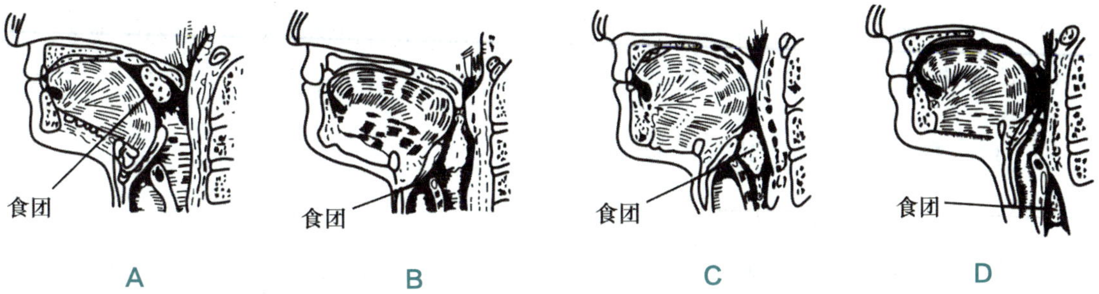

图 6-11　吞咽动作示意图

A. 食团被推送至口腔后部；B、C. 食团从口腔被吸入咽腔；D. 食团从咽腔被挤入食管。

1. 第一期（食团由口腔至咽） 本期是在大脑皮质冲动影响下开始的随意动作。先由舌挑选咀嚼完善的食物并搅拌成团，将其置于舌背，轻抵硬腭。同时，舌尖抵于上颌切牙腭侧及硬腭前方，上下牙列咬合于牙尖交错殆，上下唇紧闭。然后下颌舌骨肌收缩上抬舌背，将食物向后方推送，软腭下压使食团从口滑入咽部。同时，气管关闭，舌肌和咽肌松弛，咽腔扩张形成负压，食团从口腔被吸入咽腔。

正常情况下，吞咽时食团进入咽腔，上下牙通常咬合在一起来固定下颌，舌骨和喉部向上、向前运动。某些儿童吞咽时，牙齿不接触，上下唇分开，舌前伸至上下牙齿之间，形成一个周围封闭来保持食团，这种吞咽为开殆吞咽，属于异常吞咽，该吞咽过程中常产生异常压力，可引发错殆畸形。

2. 第二期（食团由咽至食管上段） 本期通过一系列急速的反射动作来实现。当食团刺激软腭的感受器时，会触发一系列反射性肌肉收缩。舌腭肌收缩，可上抬舌骨及舌根部，从而封闭口腔与咽腔的通道。腭帆提肌、腭帆张肌和腭垂肌收缩，可使软腭上提，咽后壁向前突出，关闭了口咽与鼻咽之间的通道。同时，声带内收，喉上升并向前紧贴会厌，关闭咽与气管之间的通道，使呼吸暂停。而随着喉上升和前移，食管上口张开，食团从咽腔挤入食管。这一连贯的肌肉活动，确保了食团降入食管，而不会反流回口腔、鼻咽腔或误入气管。此期耗时约 0.1 秒。

3. 第三期（食团由食管下行至胃） 本期是由食管肌肉蠕动收缩来完成。食团进入食管后，引发食管肌肉蠕动。在食团上端，蠕动波为收缩波，而在食团下端则为舒张波，肌肉通过有序的舒张和收缩推动食团沿食管下降。蠕动波到达贲门时，使贲门松弛，食团被挤入胃内。蠕动波周期通常为 6 ～ 7 秒。食团沿食管下降的速度在食管各段并不相同，其中，在食管上段下降的速度较下段快，这是由于食管上段为随意肌，下段为不随意肌。食团在食管上段时，可随意经咽返回口腔。在食管和贲门连接处以上，有段 4.0 ～ 6.0cm 长的高压区，压力较胃内压高，能够阻止胃内容物向食管反流。液体食物与固体食物的吞咽过程略有不同。吞咽液体时，由于重力作用，液体下行速度快于蠕动波，但贲门须待蠕动波到达才能开放，液体才可进入胃内。固体食物吞咽过程受重力影响非常小。

（二）吞咽的神经支配

吞咽是一个复杂且连续的过程，由一系列按顺序发生的动作协同完成。每一个环节都由特定的序列动作组成，前一环节的动作可触发下一环节的动作。吞咽反射的感受器位于软腭、咽后壁、会厌和食管等处。

吞咽由吞咽中枢所控制，该中枢位于延髓网状结构内，接受由软腭（经三叉神经）、咽后壁（经舌咽神经）、会厌（经迷走神经）和脑中枢的传入冲动，而后其传出冲动至三叉神经运动核、面神经核、疑核和舌下神经核，各运动核的轴突组成神经，支配与吞咽相关的肌肉。

（三）吞咽对𬌗、颌、面生长发育的影响

吞咽对儿童𬌗、颌、面的生长发育有着重要作用。

1. 促进牙弓及颌面部的生长发育 正常吞咽时，舌体从内侧向牙弓和颌骨施加向前方与侧方的压力。同时，唇、颊肌和咽上缩肌构成的水平肌链从外侧向牙弓和颌骨施加向后与向内的压力。二者作用的结果使牙弓和颌骨的内外生长压力趋向于平衡，从而有助于颌面部的生长发育。

异常吞咽时，唇不能闭合，牙弓和颌骨就会失去正常的内外动力平衡，舌向牙弓和颌骨施加压力，逐渐造成上牙弓前突及开𬌗畸形。此畸形亦可导致继发性异常吞咽习惯。

2. 刺激下颌的生长发育 正常吞咽时，升颌肌群收缩，将下颌固定于牙尖交错位；降颌肌群收缩，牵引舌骨向上，这一过程可刺激下颌生长发育。

异常吞咽时，由于上下牙未咬合，下颌被降颌肌群向后下方牵引，进而发展为下颌后缩畸形。

3. 促进鼻腔的发育 正常吞咽时，口腔、咽腔与鼻腔隔绝。口腔内形成的暂时性负压刺激硬腭下降并向前、向侧方生长，有利于鼻腔发育。

腭裂患者的口腔与鼻腔交通，唇裂患者不能形成口唇封闭，二者都无法在口腔内产生暂时性负压，影响𬌗、颌、面的正常生长发育。

吞咽活动是在神经系统支配下，由口、咽、喉、颌面、颈部等肌肉共同参与达到协调平衡，如果协调失衡，则导致𬌗、颌、面的发育畸形。

二、言语功能

言语是人们在交往过程中表达意识活动的基本方式，包括言语的产生和言语的识别。疾病可导致言语功能发育延缓，而口腔器官、组织的畸形或缺损则可导致言语功能发生障碍。

（一）发音器官与调节机制

1. 发音器官 声带振动是发音的基础。呼吸肌（包括腹肌、膈肌、胸肌）收缩时，肺内的空气被呼出，气流经过声门，内收的声带受到气流的冲击而产生振动，进而发出声音。

（1）声带（声韧带）：声带为两条弹性带，由喉黏膜覆盖声韧带肌形成（图 6-12）。左右两侧声带之间的裂隙称声门裂，亦称声门，是喉腔中最狭窄的部分，其长度在成年男性中约为 23mm，在成年女性中约为 17mm。正常呼吸时，声门处于自然外展状态，空气通过时无振动。发音时，呼吸肌收缩，肺内空气被呼出，同时两侧声带拉紧内收，使声门裂变窄，呼出的气流经过声门时，冲击声带产生特定频率的振动，通过咽腔、口腔、鼻、鼻窦及胸腔等共鸣腔的共振作用，形成特定音色的声音。

（2）前庭襞：又称假声带，是居于声带上方、与声带平行的两条皱襞。前庭襞内含较多黏液腺，能分泌黏液以湿润声带。吞咽时，两侧前庭襞合拢关闭喉门。

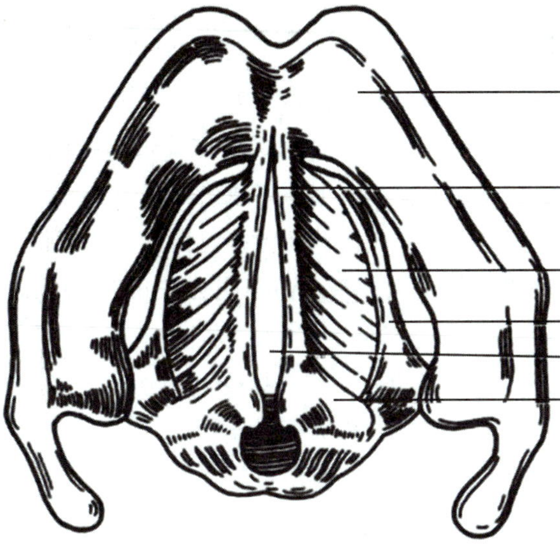

图 6-12 声带

（3）喉肌：为横纹肌，肌腹较小，可分为喉外肌与喉内肌。喉外肌包括提喉肌与降喉肌。喉内肌可分为三组肌，分别控制声门、声带、喉口。

2. 发音的调节机制 正常情况下，声音应当具备符合性别与年龄的音调、悦耳的音质与足够的音强。

（1）音调：音调的高低取决于声带振动的频率，振动频率越高，音调越高；反之则低。振动频率又受到声带的紧张度、形状、颤动部分的长短及声门大小的影响。声带紧张度增强、颤动部分变短、形状变薄，都可使发音升高。一般成年男性的声带长度平均约 15mm，成年女性的声带长度平均约 11mm，故男音低于女音。儿童的声带相对较短，故儿童音调较高。

（2）音质：又称音色。主要受共鸣影响，与声带关系较小。人类的共鸣腔具有不同的形状与特性，存在个体差异，再加上年龄和性别的不同，所以每个人的音质各具特点，差异显著。共鸣腔通过长期训练可产生一定变化，其中，口腔器官的运动大部分被随意肌控制，灵活性较高，因此，口腔训练对音质影响较大。

（3）音强：亦称音量，由声波的振幅决定。当声波的振动频率相同时，振幅越大，音量越大；反之则小。振幅的大小与呼出气流的压力大小有关。此外，共鸣亦可增强音量。

（二）语音

语音是由音素和音节组成。音素是构成音节的最小单位，其由元音和辅音组成。元音是声带发出的声音，不遭间断，不受阻挡，仅随口腔、咽腔的形态变化而改变，如汉语拼音中的 a、o、e 等。辅音是气流经过声门后，进入咽腔、口腔、鼻腔等上声道，在此处受到阻挡后发出的声音，其音短促且间断，如汉语拼音中的 b、p、m、f 等。音节是由一个或几个音素按一定规律组合而成的语音单位。

（三）发音器官的神经支配

1. 大脑皮质与言语活动 言语中枢为人类大脑所特有，大脑皮质存在多个和言语活动有关的中枢。

（1）运动性言语中枢（说话中枢）：位于额下回后1/3处，主要负责语言的产生和表达。若该区受到损伤，与发音有关的唇、舌、咽喉肌虽未瘫痪，但患者失去言语能力，称为运动性失语症。

（2）视运动性言语中枢（书写中枢）：位于额中回后部，主要负责绘画、书写等非口头言语功能。若该处受到损伤，患者其他运动功能仍然保存，但写字或绘画能力丧失，称为失写症。

（3）听觉性言语中枢：位于颞上回后部，负责解码听觉神经传入的语音信号。若该处受到损伤，患者虽能言语、书写并看懂文字，亦能感知他人发音，但不能分辨和理解他人言语的含义，称为感觉性失语症。

（4）视觉性言语中枢（阅读中枢）：位于角回，若该处受到损伤，患者视觉不受影响，其他言语功能也健全，但不理解文字的含义，不能阅读，称为失读症。

失语症严重的患者，以上四种言语功能障碍可同时出现。

管理言语活动的中枢主要集中在一侧大脑半球，也就是所谓的言语中枢的优势半球。优势半球主要是后天形成的，例如惯用右手者（右利手），其言语中枢位于左侧大脑半球（左半球）。儿童12岁之前，左侧优势尚未完全建立，此时若伤及左半球的有关部位，可造成运动性失语症；但依旧有可能在右侧半球建立起此种优势，从而使言语功能恢复。如果已经成年，左侧优势已经建立，左半球一旦损伤，就很难在右半球重新建立语言功能。

2. 支配发音器官的有关神经 与言语有关的神经主要包括三叉神经、迷走神经、舌下神经、面神经等。

（四）口腔的缺损或畸形对语音的影响

口腔既参与发音，也是语音的共鸣器官，因此，口腔形态异常对言语影响较大。

1. 舌缺失或畸形 因外伤或手术导致舌的前部缺失，患者发元音、辅音都会受到影响，尤其是辅音，如齿音（s、z）、舌齿音（d、t）、喉音（k、g）、舌音（l、r）完全消失。如大舌畸形者，发音时易夹杂sh音，舌系带过短者影响发r、s和z音。

2. 腭裂 由于腭裂使口鼻腔互相交通，腭咽不能闭合，会使患者的一切语音都混有鼻音。

3. 唇裂或唇缺损 双唇音发音障碍，常夹杂s音。

4. 牙齿缺失 前牙缺失，特别是上前牙缺失，影响最大。发齿音（s、z）和唇齿音（f、v）均受影响。

5. 下颌后缩或过小 表现为上颌相对突出，形成深覆殆、深覆盖，上下唇闭合困难不易发双唇音。

6. 下颌前突或过大 发齿音（s、z）和唇齿音（f、v）均受影响。

7. 戴修复体 影响发音清晰度。

口腔的部分缺损或畸形，虽在不同程度上会影响发音，但健存的组织具备一定的代偿功能。在一定条件下，通过矫治、修复与训练，发音可接近正常水平。在制作全口义齿和局部义齿时，需要注意舌齿和唇齿的关系。义齿治疗造成的言语变化通常会随着神经、肌肉的适应而逐渐消失。

三、唾液的分泌及功能

唾液是唾液腺所分泌的混合液的总称。唾液腺（图 6-13）包括口腔的三对大唾液腺（腮腺、下颌下腺和舌下腺）和较多小唾液腺（唇腺、颊腺、腭腺与舌腺等）。口腔的咀嚼、吞咽和味觉等功能皆与唾液关系密切，唾液也是最先参与消化过程的消化液，并有保护牙齿和黏膜等功能。

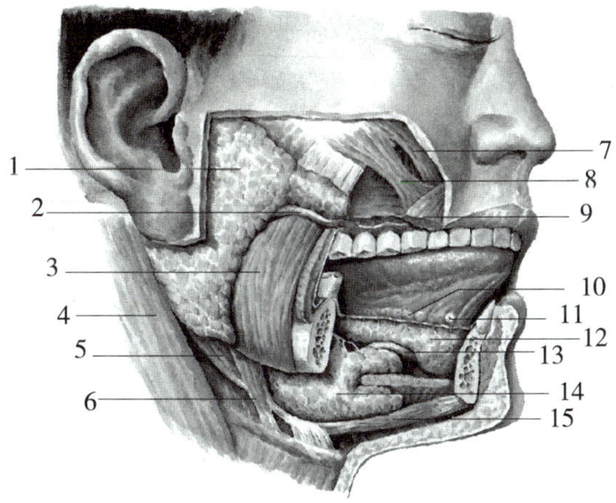

1. 腮腺；2. 腮腺管；3. 咬肌；4. 胸锁乳突肌；5. 二腹膜后腹；6. 茎突舌骨肌；7. 提上唇肌；8. 颧肌；9. 口轮匝肌；10. 舌下襞；11. 舌下阜；12. 舌下腺；13. 下颌下腺管；14. 下颌下腺；15. 二腹肌前腹。

图 6-13　腮腺、下颌下腺和舌下腺

（一）唾液的性质

正常唾液是泡沫状、略浑浊、微呈乳光色的黏稠液体，比重通常在 1.004 ～ 1.009。唾液的 pH 存在个体和分泌时间的差异，一般在 6.0 ～ 7.9，平均为 6.75。无外界刺激情况下，如睡眠或晨起时，唾液多呈弱酸性，餐后唾液可呈碱性。唾液的渗透压在 100 ～ 200mOsm/L，低于血浆渗透压（300mOsm/L）。唾液的渗透压随分泌率的变化而异，分泌率增加时渗透压增加，分泌率降低时渗透压随之降低。唾液的电解质成分亦随分泌率的变化而有所不同。

（二）唾液的成分

唾液主要成分是水，占 99.4%；固体成分占 0.6%，其中，无机成分占 0.2%，有机成分占 0.4%。唾液中的有机成分主要为黏蛋白，还有唾液淀粉酶、溶菌酶、麦芽糖酶、氧化酶、球蛋白等；唾液中的无机成分主要有钠、钾、钙、氯化物、碳酸氢盐和无机磷酸盐等。还有镁、硫酸盐、氟化物、硫氰酸盐等，此外，唾液中还含有细菌、脱落的上皮细胞等。

（三）唾液的分泌和调节

正常成人每日唾液分泌量是 1.0 ～ 1.5L，其中绝大多数来自三对大唾液腺。在没有任何刺激的情况下，唾液的基础分泌量为每分钟 0.5ml。静止时，下颌下腺分泌量最大，占唾液总量的 60% ～ 65%，腮腺占 22% ～ 30%，舌下腺占 2% ～ 4%，小唾液腺占 7% ～ 8%。在进食等刺激情况下，腮腺的反应大于下颌下腺。

1. 影响唾液分泌的因素 唾液的分泌量会受到多种因素的影响，包括情绪、年龄、气候、食物、药物和健康状况等。心理恐惧和精神紧张会抑制唾液的分泌。气候炎热时，因出汗较多，唾液的分泌量会较少，而寒冷的季节，唾液的分泌量则较多。酸类食物和美味食物能促进唾液分泌量增多，而无味的食物则难以引起唾液分泌。药物中，毛果芸香碱能促进唾液的分泌，而阿托品可抑制唾液的分泌。胃炎、胃溃疡、幽门狭窄、汞中毒等疾病的患者，唾液分泌量会增多；而糖尿病、发热性疾病、大出血和恶病质等患者，唾液分泌量则会减少。

2. 唾液分泌的调节 唾液腺的分泌受大脑皮质控制，包括非条件反射和条件反射两种，反射的初级中枢位于延髓，高级中枢位于下丘脑及大脑皮质。

（1）非条件反射：正常刺激可引起非条件反射性的唾液分泌。食物对口腔内的机械、化学和温度等刺激，引起口腔黏膜、牙周和舌的神经感受器产生兴奋，冲动沿着舌神经、鼓索神经支、舌咽神经和迷走神经等传入神经到达中枢，再由副交感神经和交感神经等传出神经传递至唾液腺，引起唾液的分泌。副交感神经通过释放乙酰胆碱实现对唾液的调节，故临床上，使用毛果芸香碱等乙酰胆碱类药物作为催唾剂，可引起唾液大量分泌；而使用阿托品等抗乙酰胆碱药物，则可抑制唾液的分泌。刺激副交感神经可引起大量清稀的唾液分泌；刺激交感神经可引起少量浓稠的唾液分泌。同时刺激副交感神经和交感神经，则具有协同作用，使唾液分泌量显著增加。

（2）条件反射：条件反射性唾液分泌为后天获得，通过视、听、嗅觉等，对食物产生条件反射性的唾液分泌。食物的颜色、形状、气味和进食环境都可以形成条件反射，从而引起唾液的分泌，望梅止渴就是典型的条件反射性唾液分泌。婴儿的唾液分泌多属于非条件反射；而成人的唾液分泌包括条件反射和非条件反射两种。

（四）唾液的作用

唾液成分复杂，功能多样，其性状和成分的改变，与口腔多种疾病相关，

1. 保护 唾液中的黏蛋白吸附在口腔黏膜表面，形成一薄层渗透性屏障，既可以保护黏膜表面完整性，阻挡外源性刺激物进入黏膜内，又可以防止组织脱水。此外，唾液中的黏蛋白和糖蛋白吸附在牙齿表面，形成获得性膜，能够保护和修复釉质表面，并影响特异性口腔微生物在牙面的附着。

2. 润滑 在咀嚼、吞咽和言语活动中，唾液中的黏蛋白能够润滑口腔，保持口腔黏膜的湿润和柔软。干燥综合征，常有吞咽固体食物困难的表现。

3. 消化 唾液淀粉酶主要由腮腺产生，能将食物中的淀粉分解成糊精，并进一步水解成麦芽糖。唾液淀粉酶发挥作用的最适 pH 在 6.0～8.0，因此，当食物入胃，与胃酸接触后，唾液淀粉酶迅速失去活性。

4. 辅助咀嚼 唾液能够湿润食物，使之便于嚼碎并易于形成食团。

5. 溶媒 唾液能溶解食物中的有味物质，使之充分扩散与味蕾接触，从而产生味觉，增加食欲。

6. 清洁 唾液形成的唾液流可以机械性地冲洗口腔，清除部分口腔黏膜与牙齿上的食物残渣、细菌和脱落上皮，具有清洁作用。若唾液分泌量明显减少时，可使龋患率增高。

7. 稀释和缓冲 强刺激性物质进入口腔时，唾液分泌增加，可稀释其浓度。唾液可以缓冲口腔内的酸碱度，亦能缓冲过冷过热的食物刺激，从而保护口腔组织。

8. 抗菌和杀菌 唾液中含有的溶菌酶、分泌型免疫球蛋白 A、乳铁蛋白和过氧化物酶－硫氰酸盐抗菌系统等，具有抗菌与杀菌作用。

9. 缩短凝血时间 当血液和唾液混合后，可缩短凝血时间，缩短的程度与混合的比例有关。当血液与唾液混合比为 1∶2 时，凝血时间缩短最多。

10. 黏附和固位 唾液具有吸附性，可以在口腔黏膜表面扩散，形成一层薄膜，增加义齿（尤其是全口义齿）基托的附着力，有利于修复体固位。

11. 排泄 唾液中的部分成分来源于血液，因此，血液中异常或过量的成分常可经唾液排出，如过量的铅、汞等重金属元素，重症糖尿病患者过多的葡萄糖及慢性肾炎患者的部分尿素等。此外，血液中的一些病毒，如狂犬病、脊髓灰质炎、乙肝等疾病的病毒，可从唾液排出，导致传染。

12. 内分泌 唾液腺能够分泌大量生理活性物质，如下颌下腺能够分泌唾液腺激素，腮腺能分泌腮腺素，除了能够维持腺体的正常分泌活动外，还可以调节无机物和糖的代谢，从而促进骨骼和牙齿硬组织的发育。

13. 体液调节 腹泻或出汗时，体内水分流失，此时唾液分泌量减少，有利于体液量的调节。唾液分泌量亦与季节变化有关，冬季多而夏季较少。

四、感觉功能

口腔作为人体多种感觉较为集中的部位，不仅具有躯体感觉功能，如痛觉、触压觉、温度觉（冷、热觉）等，还具有特殊的味觉功能。在神经系统调节下，口腔的多种感觉相互配合与协调，使口腔得以顺利地完成其复杂的功能。口腔一般感觉的敏感性依次是：痛觉＞触压觉＞冷觉＞热觉，口腔前部的一般感觉较口腔后部敏感。

（一）痛觉

疼痛是由于事实上或潜在的组织损伤所引起的不愉快感觉和情绪体验，是机体重要的一种特殊保护功能。它也是许多疾病的一种临床症状，具有重要的临床意义。

1. 痛觉感受器 痛觉感受器是一种游离神经末梢，主要接受各种机械、物理和化学刺激，当刺激达到伤害强度，可产生换能效应获得痛觉信号。有些游离神经末梢对温度、触压觉同样敏感，当这些刺激达到一定强度时亦可产生痛觉，如牙髓的游离神经末梢。

2. 口腔各部位对疼痛的敏感度 与痛觉感受器分布的密度成正比，游离神经末梢分布越密集，对疼痛敏感的程度就越高，反之则低。

牙髓和牙周膜的痛觉感受器分布密度由高到低，依次为前牙、前磨牙和磨牙。对于牙髓和牙周膜的痛觉阈值，前牙低于后牙。

口腔黏膜的痛觉感受器分布不均匀，第二磨牙相对的颊黏膜区存在触觉感受点但无痛觉感受点。自颊侧黏膜中央到口角的一段带状区域，因痛觉迟钝，称为无痛区，该区的触压觉和温度觉亦较迟钝。相比之下，牙龈、舌尖、硬腭和口唇等处有明显的痛觉感受点分布，其中龈缘处的痛觉最为敏锐。口腔黏膜的痛觉感受点，由前牙区向磨牙区依次减少。

3. 口腔颌面部痛觉信息神经传递 痛觉感受器获得的疼痛信息绝大多数是经三叉神经有髓鞘 Aδ 纤维和无髓鞘的 C 纤维传入中枢。Aδ 纤维属于快传导的纤维，C 纤维属于慢传导的纤维。

（1）Aδ 纤维感受器传入的痛觉特点为刺痛（或称锐痛），呈刀割样、针刺样、电闪样，疼痛阈值低，感受野小，疼痛空间范围局限，部位明确。

（2）C 纤维感受器传入的疼痛特点为灼痛（或称钝痛），呈搏动性、打击样沉重的颤痛、跳痛、绞痛、钝痛等，疼痛阈值高，感受野大，疼痛空间范围弥散。

4. 痛觉的影响因素 疼痛与刺激强度、疼痛部位、机体对疼痛反应的耐受力等有关。

（1）刺激强度：在一定范围内，疼痛刺激越强，疼痛就越剧烈。如急性牙髓炎时，患者疼痛非常明显，但当牙髓坏死时反而不痛。

（2）疼痛部位：口腔各部位的痛觉敏感性与该部位痛觉感受器的分布密度呈正相关。如牙龈部位的痛觉感受器分布密度大于颊黏膜，因此，龈缘处的痛觉敏感性高于颊黏膜。

（3）机体对疼痛反应的耐受力：机体对疼痛刺激的敏感性和耐受力存在个体差异，与性别、性格、年龄、文化背景和种族都有一定关系。男性与女性比较，疼痛阈值无明显差异，但男性的疼痛耐受力高于女性。机体对疼痛刺激的耐受力随年龄增长而增加。不同种族的个体痛觉阈值也各不相同。

（4）其他因素：疼痛与患者的重视程度、过去疼痛的严重性呈正相关。痛觉阈值会受到情绪、心理和精神状态的影响，当情绪紧张或注意力高度集中时，痛觉阈值会升高。口腔局部的健康状况亦会影响痛觉，如口腔黏膜或牙周有炎症者，其痛觉阈值下降；而口腔黏膜过度角化者，其痛觉阈值会上升。

（二）触压觉

口腔黏膜的触觉是指当物体接触到口腔黏膜，但未引起口腔黏膜变形时产生的一种感觉。它的特点是适应快，与感觉刺激是否存在关系密切。而口腔黏膜的压觉是指当物体接触到口腔黏膜后，引起黏膜或黏膜下方深部组织变形时所产生的一种感觉，其特点是适应慢，与感觉刺激的强度和速度关系密切。一般统称为触压觉。

1. 触压觉感受器 触压觉感受器主要有以下几种。

（1）Meissner 触觉小体：为触觉感受器，散在分布于唇部和舌尖等，能感知轻微触觉。

（2）Meckel 环层小体：为压觉感受器，主要分布在口腔黏膜和唇部，当受到刺激时，能确定物体持续性接触。

（3）游离神经末梢：能感受疼痛刺激，也能参与接受触觉及本体感觉等刺激。

（4）牙周膜本体感受器：分布于牙周膜内，能够感受牙体受力的大小、方向等刺激。

2. 口腔黏膜各部对触压觉的敏感度 口腔黏膜各个部位对触压觉的敏感度与该处触压点的分布密度成正比。舌尖、唇和硬腭前部的触压点最多，故最为敏感；而颊、舌背和牙龈的触压点较少，则较迟钝。龈乳头 – 龈缘 – 牙龈 – 颊黏膜移行区的触压点依次减少，对触压觉的敏感度也依次变弱。龈乳头、腭皱襞处触点的分布多于痛点的分布，因此，对触压觉更为敏感。此外，随着年龄的增长，口腔黏膜的角化程度越高，其对触压觉的敏感度越低。

牙齿对触压觉的敏感度也有不同，前牙高于后牙。自前牙区 – 尖牙区 – 前磨牙区 – 磨牙区，黏膜的触压点密度依次减少，因此，对触压觉的敏感度逐渐降低。同时，前牙多为单根牙，牙周膜面积小，而后牙为多根牙，牙周膜面积大，在同等力的作用下，前牙的牙周膜单位面积受力大于后牙，更容易引起触压觉感受器的兴奋。另外，后牙主要承担咀嚼功能，长期承受较大的咀嚼压力，对触压觉的耐受性增强，因而后牙对触压觉的敏感度低于前牙。牙周膜的触压感觉和精细触觉很敏感，能迅速感觉牙冠上微小的力量变化（如力的大小、方向）、食物的大小、粗细程度、食物中的异物颗粒等，并能及时做出反应，死髓牙也有此反应。牙周膜的触压觉对调节咀嚼压力、协调咀嚼肌及颞下颌关节的运动具有重要作用。

（三）温度觉

1. 口腔黏膜温度觉感受器 口腔的温度觉有热觉和冷觉，其感受器主要分布于口腔黏膜上。一般认为，冷觉感受器为克劳斯（Krause）终球，热觉感受器为鲁菲尼（Ruffini）小体。口腔黏膜通过感受温度刺激，避免黏膜受到冷热刺激损伤。牙釉质内无温度觉感受器，牙髓的冷、热刺激常表现为疼痛。

2. 口腔黏膜对冷、热觉的敏感度 口腔黏膜温度觉的特点如下。

（1）口腔前部温度觉的敏感性大于口腔后部，这是由口腔前部的冷点与温点多而口腔后部的少导致的。

（2）口腔黏膜上的冷点多于温点。尤其是硬腭前部仅有冷点而无温点。牙龈、唇颊、舌尖、舌边缘和硬腭等处冷点较多；而温点分布于上下颌前牙周围。

（3）口腔黏膜对温度的耐受力因具体部位而异。口腔内黏膜对温度的耐受力为 60 ～ 65℃，上唇的皮肤黏膜移行部则为 55 ～ 60℃。

（4）口腔黏膜对温度的耐受力大于皮肤（人体皮肤对温度的耐受力为 43℃）。其主要原因在于：①口腔黏膜的痛觉阈较高，因此，它对过冷或过热刺激的耐受力也相对较强。②口腔黏膜长期接触高温食物，对高温产生了适应性，从而增强了自身的耐受力。③口腔内的唾液可对过冷或过热的温度起到一定的缓冲作用。④口腔黏膜同一部位上的冷点多于温点，故其对冷觉的敏感度高，而对温觉的敏感度低。这也是口腔黏膜易被烫伤的原因之一。

（四）味觉

味觉是口腔特有的感觉，不仅可以识别品尝食物、刺激唾液分泌、促进食欲，还有助于咀嚼、吞咽和消化等。

1. 味觉感受器 通常称作味蕾，是一种特殊结构。目前已知的有糖感受器、盐感受器、水感受器等。人类口腔约有 4000 个味蕾，主要分布在舌的菌状乳头、轮廓乳头和叶状乳头内，除此之外，分布于软腭、咽和会厌等处的黏膜上皮内。儿童的味蕾分布较成人广泛。味蕾从 50 岁左右开始发生萎缩、变性，数量随年龄增长而减少，导致味觉功能逐渐下降。

2. 味觉特征 人类的味觉体验丰富多样，但基本味觉仅有四种，即酸、甜、苦、咸。其他复杂味觉都是由这四种基本味觉相互组合而成。基本味觉与视觉、嗅觉、口腔温度觉及触压觉等相混合，就会形成多种多样的复合感觉。

舌不同部位对四种基本味觉的敏感性存在差异（图 6-14）。舌尖对甜味最敏感，舌侧缘对酸味最敏感，舌根对苦味最敏感，舌的各个部分对咸味均很敏感。不过，这种区域分工并不是绝对的，舌的不同部位在不同程度上对酸甜苦咸都能感受。

口腔其他部位，如腭、咽、会厌等也能感受味觉刺激。腭部主要感受酸味和苦味，尤其在软、硬腭交界处，对酸味和苦味的感受甚至比舌更加敏感。

味蕾对味觉的感受存在两种特殊现象。味蕾长期接受某种有味物质刺激后，其味觉阈值就会迅速升高，从而导致机体对该味道的敏感度降低，这种现象被称为味觉适应。味觉适应能够使舌对其他味道变得更加敏感，这种现象称作交叉反应。如舌适应酸味后，可对甜味格外敏感，对苦味也会更加敏感。

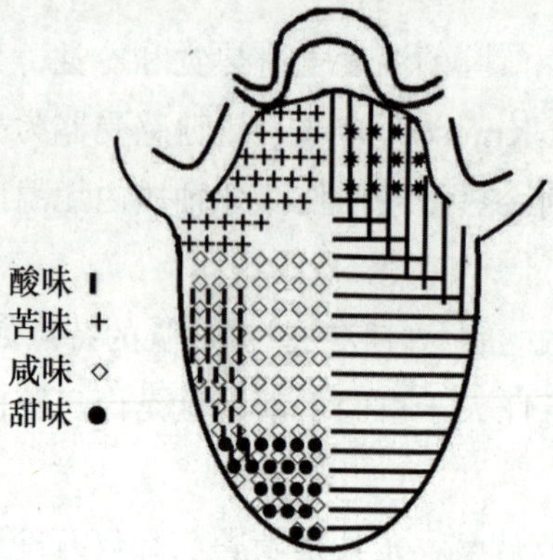

图 6-14　舌不同部位对不同味道的敏感度示意图

3. 味觉传导通路　舌前 2/3 的味蕾所接受的刺激，经面神经的鼓索支传递。舌后 1/3 的味蕾所感受的刺激由舌咽神经传递，但舌后 1/3 的中部及软腭、咽和会厌等处所接受的刺激由迷走神经传递。味觉冲动经面神经、舌咽神经和迷走神经的轴突进入脑干后，终止于孤束核，换元后再经背侧丘脑的腹后内侧核到达岛盖部的味觉区，信息整合后产生味觉。

4. 味觉的影响因素　味觉受机体内、外环境多种因素的影响，常见的影响因素如下。

（1）年龄：50 岁以后，随着年龄的增长，味蕾萎缩、变性，数量随年龄增长而减少，味觉敏感度随之下降，老年人常表现出食欲下降和喜食咸食。

（2）嗅觉：嗅觉和味觉感受器均是特殊分化的化学感受器，两者关系密切，相互影响。嗅觉功能发生障碍，如重感冒或慢性鼻炎时，味觉也会受到较大影响。

（3）精神和心理因素：精神异常、心理紧张，以及存在喜怒哀乐等情绪波动时，味觉会受较大影响。

（4）内分泌和内环境的变化：女性在妊娠期或更年期，由于体内激素水平的变化，其味觉也会发生改变。

（5）温度：食物的温度会影响味觉的敏感度，在 20 ～ 30℃时，味觉的敏感度最高。

（6）局部因素：口腔黏膜、咽部等的急慢性炎症和牙源性疾病，可影响味觉。

（7）胃肠道疾病或全身性疾病：胃肠道消化功能障碍时会影响味觉；全身性疾病伴发热时，唾液减少、口腔干燥，也会影响味觉。

（8）修复体：上颌全口义齿基托后缘可影响软硬腭交界处对酸味、苦味的敏感度；不良的修复体材料也可影响味觉，甚至在义齿去除后，由于味蕾损害，味觉难以恢复。

（9）遗传：由于基因缺陷导致味觉障碍称为遗传性味盲，可能导致一种或者几种基本味觉障碍。

▶知识拓展

关爱无界——唇腭裂防治与公众意识提升

正常的口腔功能对于个体的生命质量非常重要，例如良好的咀嚼功能能够保证营养的充分摄入，有助于身体的生长发育和健康维持；良好的言语功能则是人们进行交流、学习和社交的基础。但唇腭裂等口腔颌面部畸形会影响患者的口腔功能，导致他们在言语、饮食摄入、牙齿发育和咀嚼功能等方面面临诸多困难，进而对其心理和生活产生严重的负面影响。

唇腭裂是口腔颌面部最常见的先天性畸形，与遗传因素、基因突变、药物因素、环境因素、物理损伤及烟酒等多个因素相关，常用治疗方法主要包括手术修复、语音治疗、牙齿矫正和心理支持，预防措施包括合理营养、避免有害物质、戒烟戒酒和定期产检等。通过综合治疗和预防措施，可以有效提高患者的生活质量并减少疾病的发生率。

作为口腔医学专业学生，要积极宣传唇腭裂防治知识，提高公众对唇腭裂的认识，减少社会对患者的歧视和偏见，提升公众的健康意识和医疗素养，为患者提供更好的医疗服务和支持，推动唇腭裂防治事业的持续发展。

考试知识点总结

本章小结

协和云课堂…… 拓展练习及参考答案

（张 岳 潘福勤）

实训 A　牙体形态观察与测量

【目的要求】

视频：牙体形态观察

1．通过观察离体牙、模型牙，掌握各类牙的解剖特点，能正确识别并区分各类离体牙、模型牙。

2．掌握游标卡尺的使用方法和牙的测量方法。

3．通过牙体测量，掌握牙体测量的方法、步骤及牙体各部位间的比例关系。

视频：牙体测量

【实训用品】

离体牙、模型牙、游标卡尺、记录笔、直尺和纸。

【步骤方法】

1．牙体形态识别　在离体牙或模型牙上，根据各类牙的解剖形态特点，先辨认出切牙、尖牙、前磨牙和磨牙，再识别出各类牙的主要解剖标志。

（1）准确识别出切牙类的切缘、唇面发育沟、唇颈嵴、舌面窝、切嵴、近中边缘嵴、远中边缘嵴和舌隆突等解剖标志。

（2）准确识别出尖牙类的牙尖、唇面发育沟、唇轴嵴、唇颈嵴、舌面窝、牙尖嵴、舌轴嵴、近中边缘嵴、远中边缘嵴和舌隆突等解剖标志。

（3）准确识别出前磨牙类的颊尖、舌尖、每个牙尖的四条嵴（即三角嵴、近中牙尖嵴、远中牙尖嵴和轴嵴）、颊颈嵴、边缘嵴、𬌗面窝、中央沟、横嵴等解剖标志。

（4）准确识别出磨牙类的近远中颊尖、近远中舌尖、每个牙尖的四条嵴、颊颈嵴、近远中边缘嵴、中央沟、中央窝、颊舌沟、斜嵴等解剖特征。

视频：游标卡尺的使用和读数方法

2．熟悉游标卡尺的使用和测量数据的读数　右手持游标卡尺，左手持离体牙，然后移动游标卡尺上的滑动部分，依测量之距读写出测量资料。

3．牙体测量的主要项目和方法

（1）牙体全长：从切缘或最高的牙尖顶至根尖顶之间的垂直距离（图 A-1）。

（2）冠长：从切缘或最高的牙尖顶至颈缘最突点之间的垂直距离（图 A-2）。

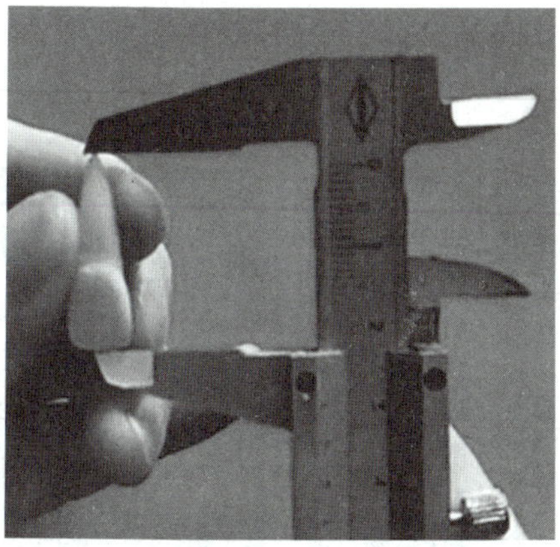

图 A-1　测量牙体全长

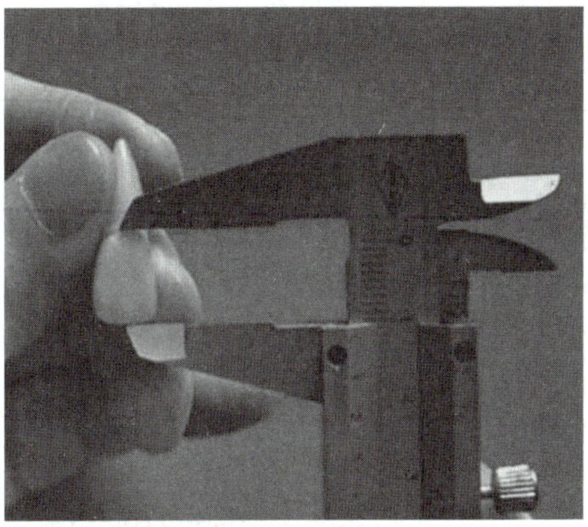

图 A-2　测量冠长

（3）根长：从颈缘最突点至根尖顶之间的垂直距离（图 A-3）。牙体全长与冠长之差即是根长。

（4）冠宽：牙冠近、远中面上最突出点（接触点）之间的水平距离（图 A-4）。

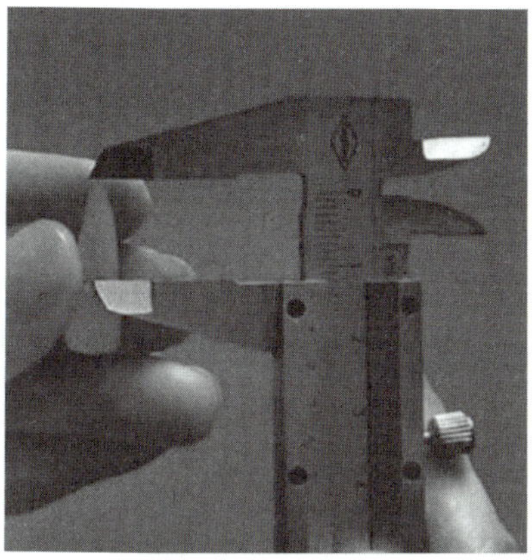

图 A-3　测量根长

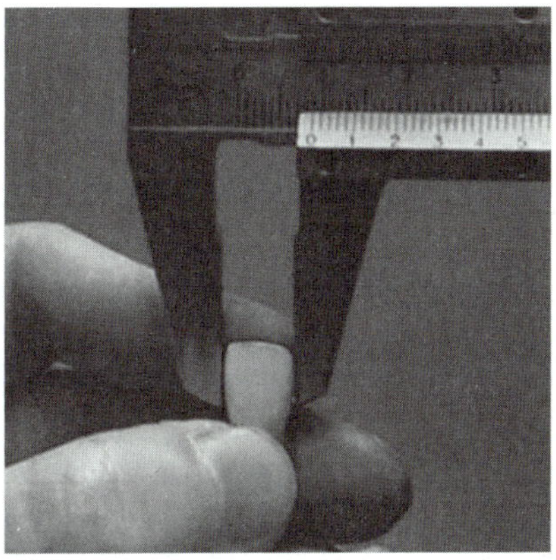

图 A-4　测量冠宽

（5）颈宽：牙冠唇（颊）面颈缘处与近、远中缘相交点之间的水平距离（图 A-5）。

（6）冠厚：牙冠唇（颊）面与舌面外形高点间的水平距离（图 A-6）。

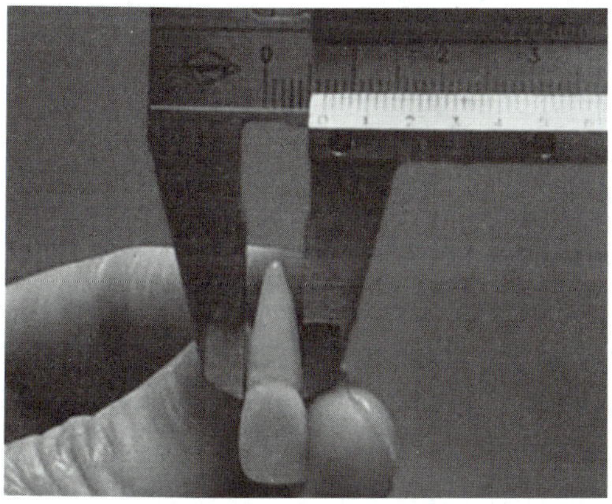

图 A-5　测量颈宽

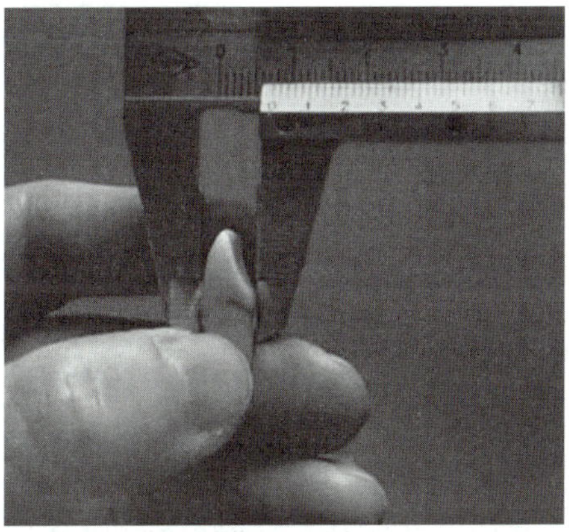

图 A-6　测量冠厚

（7）颈厚：牙冠唇（颊）面与舌面颈缘上最突点之间的水平距离（图 A-7）。

（8）近、远中面颈曲度：邻面颈缘在唇（颊）侧和舌侧交点的连线与颈缘最凸点之间的垂直距离（图 A-8）。

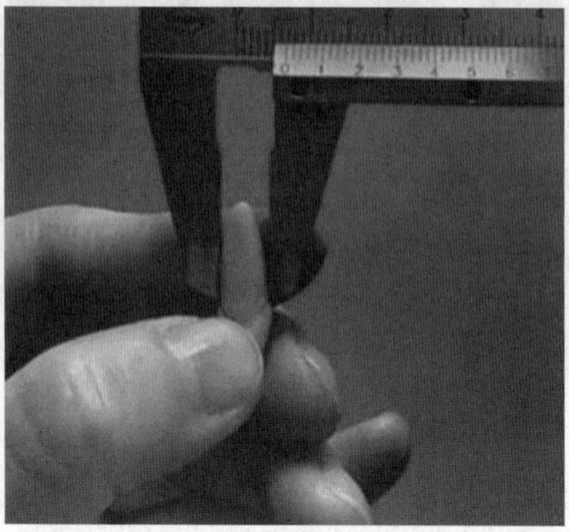

图 A-7　测量颈厚

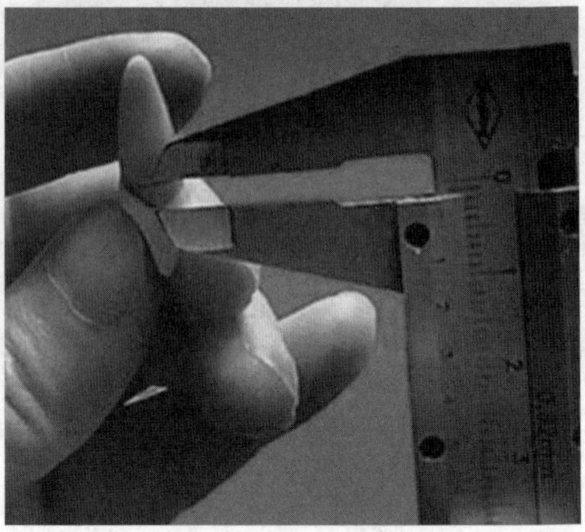

图 A-8　测量颈曲度

4. 测量结果

（1）将测量结果记录下来，如表 A-1。

表 A-1　测量表举例（单位: mm）

名称	冠长	根长	冠宽	冠厚	颈宽	颈厚	近中面颈曲度	远中面颈曲度
上颌中切牙	11.3	11.8	8.7	7.2	7.0	6.0	2.7	2.2

（2）根据表 A-1，上颌中切牙各项测量值的标志见图 A-9。

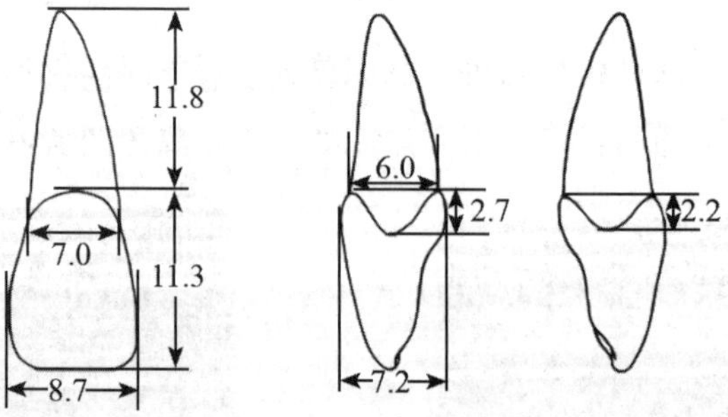

图 A-9　上颌中切牙各项测量值的标志（mm）

【注意事项】

1. 牙体测量前需检查游标卡尺的零点读数，必要时应对测量值进行修正。
2. 测量时，卡住牙体的松紧要适度，注意保护游标卡尺的刀口。
3. 离体牙与标准模型牙不同，存在磨耗等现象，因此，牙体形态会有所改变。

【思考题】

1. 前牙的唇舌面、后牙的颊舌面可以通过哪些特征来辨别?
2. 前、后牙测量时，怎样选择测量参考点? 怎样提高牙体测量的准确度？

（刘建辉　任丽洁）

实训B　三倍牙牙体形态描绘

视频：描绘三倍大右上颌中切牙牙体形态

一、描绘三倍大右上颌中切牙牙体形态

【目的要求】

1．掌握三倍大右上颌中切牙牙体形态描绘的方法和步骤。

2．通过描绘三倍大右上颌中切牙牙体形态，进一步掌握该牙的解剖形态特征，为雕刻牙体打好基础。

【实训用品】

三倍大右上颌中切牙透明薄膜牙体线图、牙体模型、实训报告、铅笔、直尺。

【步骤方法】

1．描绘右上颌中切牙唇面牙体形态

（1）描绘框架：根据表A-1尺寸，确定三倍大冠长（33.9mm）、根长（35.4mm）、冠宽（26.1mm），用铅笔画出三倍大右上颌中切牙唇面框架（图B-1A）。

（2）描绘中线和冠根分界线（图B-1B）。

（3）确定标志点：在外框上标出近、远中接触点及根尖点，近中接触点为近切1/5处，远中接触点为近切2/7处（图B-1C）。

（4）根据右上颌中切牙唇面外形特点，描绘出该牙唇面冠根外形轮廓线（图B-1D）。注意：唇面似梯形，切缘平直，近中缘长直，远中缘略突；近中切角近似直角，远中切角较圆钝，牙根粗壮而直，根尖略偏远中。

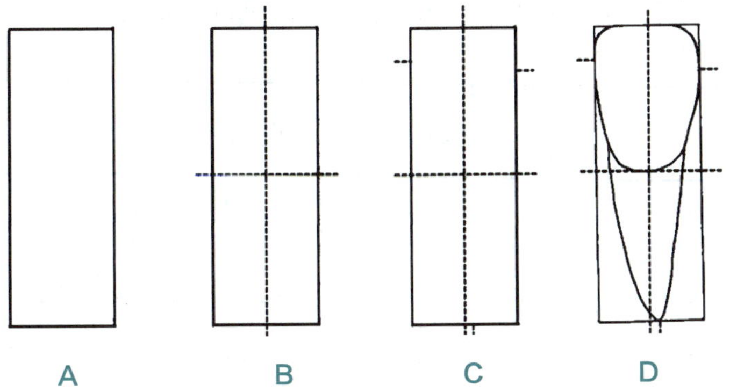

图 B-1　描绘右上颌中切牙唇面牙体形态

2. 描绘右上颌中切牙舌面牙体形态　舌面与唇面牙体形态描绘方法相似（图 B-2），不同之处在于注意描绘出近、远中边缘嵴的内侧轮廓线。

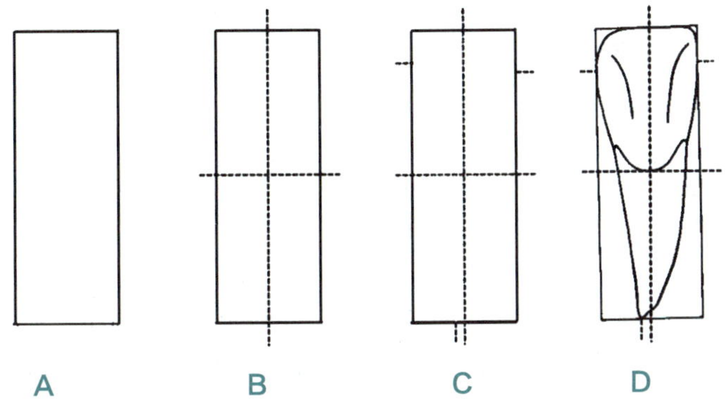

图 B-2　描绘右上颌中切牙舌面牙体形态

3. 描绘右上颌中切牙近中面牙体形态

（1）描绘框架：根据表 A -1 尺寸，确定三倍大冠长（33.9mm）、根长（35.4mm）、冠厚（21.6mm），用铅笔画出三倍大右上颌中切牙近中面框架（图 B-3A）。

（2）描绘中线和冠根分界线（图 B-3B）。

（3）确定标志点：在外框上标出唇面外形高点、舌面外形高点、切点、根尖点（图 B-3C）。

（4）根据右上颌中切牙近中面外形特点，描绘出该牙近中面冠根外形轮廓线（图 B-3D）。注意：唇面较平，颈部有颈嵴；舌面颈 1/3 处有舌隆突；牙根较粗直。

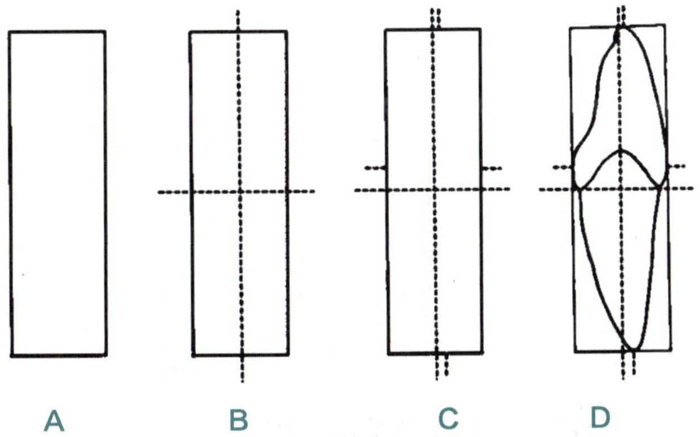

图 B-3　描绘右上颌中切牙近中面牙体形态

4. 描绘右上颌中切牙远中面牙体形态 远中面与近中面牙体形态描绘方法相似（图 B-4），注意远中颈曲度较近中颈曲度小。

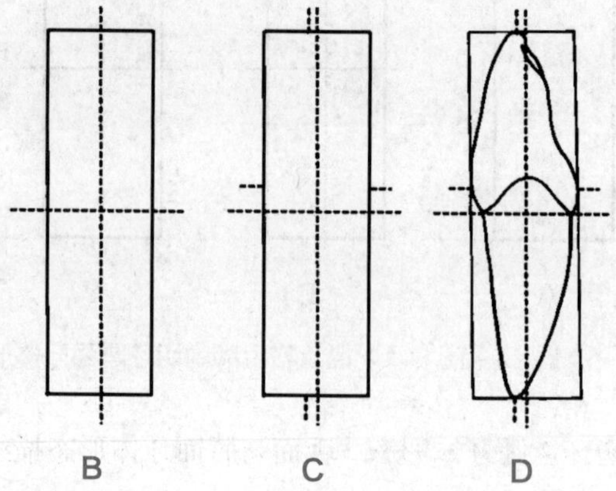

图 B-4 描绘右上颌中切牙远中面牙体形态

5. 描绘右上颌中切牙切端牙体形态

（1）描绘框架：根据表 A-1 尺寸，确定三倍大冠宽（26.1mm）、冠厚（21.6mm），用铅笔画出三倍大右上颌中切牙切端框架（图 B-5A）。

（2）描绘中线：见（图 B-5B）。

（3）确定标志点：在外框上标出唇舌面外形高点、近远中邻接点（图 B-5C）。

（4）根据右上颌中切牙切端外形特点，描绘出该牙切端外形轮廓（图 B-5D）。注意：切缘较平，在牙体长轴的唇侧，并稍向远中舌侧扭转；舌面窄于唇面，舌隆突大而显著，近远中边缘嵴略内聚。

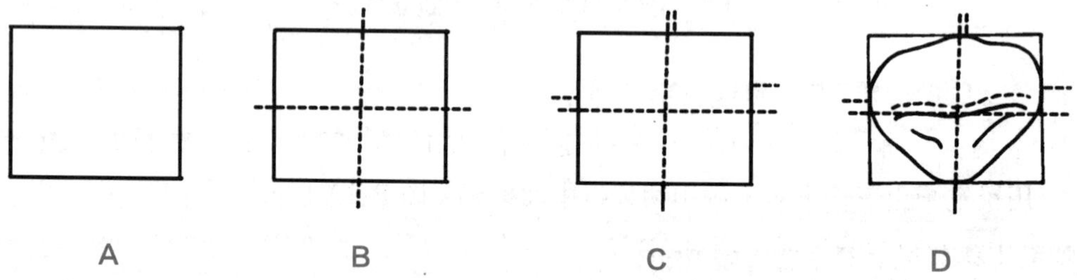

图 B-5 描绘右上颌中切牙切端牙体形态

6. 完成描绘 各面形态初步完成后，对照透明牙线图进行检查、修改，直至准确无误（图 B-6）。

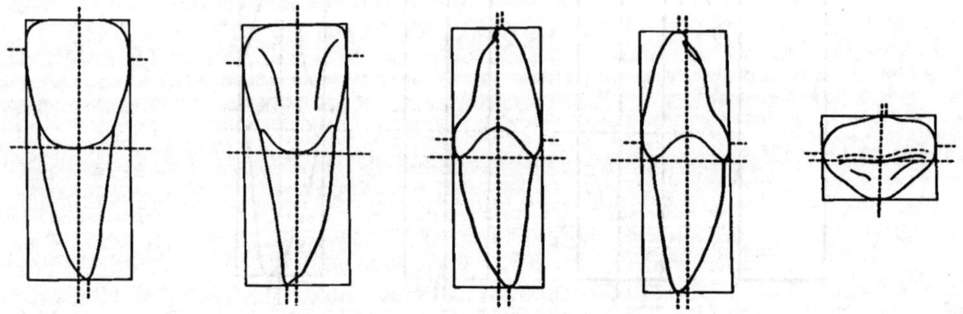

图 B-6 右上颌中切牙各面完成图

【注意事项】

1．课前复习，熟知该牙解剖形态。

2．严格按照尺寸描绘框架，标志点定位要准确无误。

3．牙体轮廓线要平滑流畅，画面应清洁美观。

【思考题】

各面的外形高点如何确定？

视频：描绘三倍大右上颌第一磨牙牙体形态

二、描绘三倍大右上颌第一磨牙牙体形态

【目的要求】

1．掌握三倍牙牙体形态描绘的方法和步骤。

2．通过描绘三倍大右上颌第一磨牙牙体形态，进一步掌握该牙的解剖形态特征，为雕刻牙体打好基础。

【实训用品】

三倍大右上颌第一磨牙透明薄膜牙体线图、牙体模型、实训报告、铅笔、直尺。

【步骤方法】

表 B-1　三倍大上颌第一磨牙各部位尺寸（单位：mm）

名称	冠长	根长	冠宽	冠厚	颈宽	颈厚	近中面颈曲度	远中面颈曲度
上颌第一磨牙	21.0	37.5	32.0	35.5	25.5	33.5	3.0	1.0

1．描绘三倍大右上颌第一磨牙颊面牙体形态

（1）描绘框架：根据表 B-1 尺寸，确定冠长（21.0mm）、根长（37.5mm）、冠宽（32.0mm）。用铅笔画出三倍大右上颌第一磨牙颊面框架（图 B-7A）。

（2）描绘中线和冠根分界线（图 B-7B）。

（3）确定标志点：确定近中接触点、远中接触点、近中颊尖、远中颊尖、近中颊根根尖点、远中颊根根尖点（图 B-7C）。

（4）根据右上颌第一磨牙颊面外形特点，绘出颊面冠根外形轮廓线（图 B-7D）。注意：近中缘长直，远中缘短突；颈线中份突向根方；颊尖锐利，颊沟长，末端有点隙；近中颊根根尖偏远中，

远中颊根根尖较直。

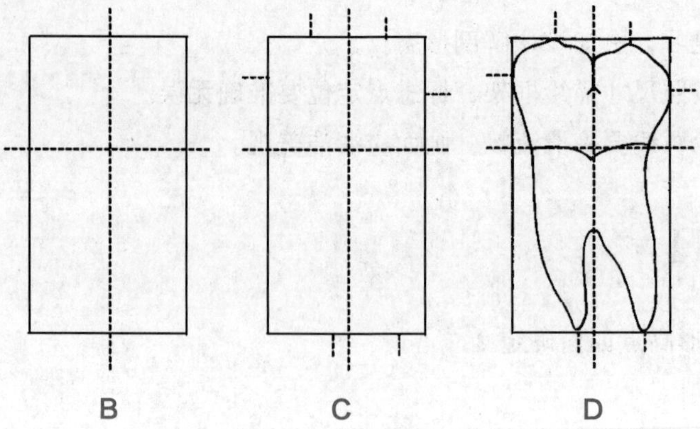

图 B-7　描绘右上颌第一磨牙颊面形态

2. 描绘舌面形态　舌面与颊面牙体形态描绘方法大致相同（图 B-8）。注意：舌尖形态低而圆钝，舌根较粗壮。

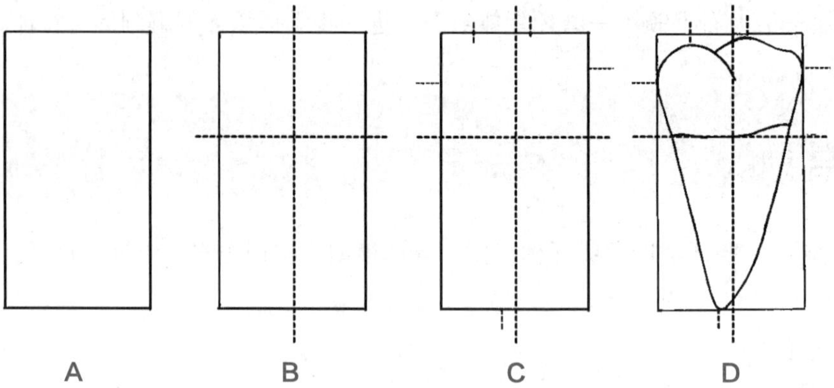

图 B-8　描绘右上颌第一磨牙舌面形态

3. 描绘近中面形态

（1）描绘框架：根据表 B-1 尺寸，确定冠长（21.0mm）、根长（37.5mm）、冠厚（35.5mm），用铅笔画出三倍大右上颌第一磨牙近中面框架（图 B-9A）。

（2）描绘中线和冠根分界线（图 B-9B）。

（3）确定标志点：在外框上标出颊面外形高点、舌面外形高点、近中颊尖、近中舌尖、近中颊根根尖、舌根根尖位置（图 B-9C）。

（4）根据右上颌第一磨牙近中面外形特点，绘出近中面冠根外形轮廓线（图 B-9D）。注意：颊尖较高而锐利，舌尖低而圆钝；颊缘直，舌缘圆突；颊根的颊舌径比舌根的大，两根分开相距较远。

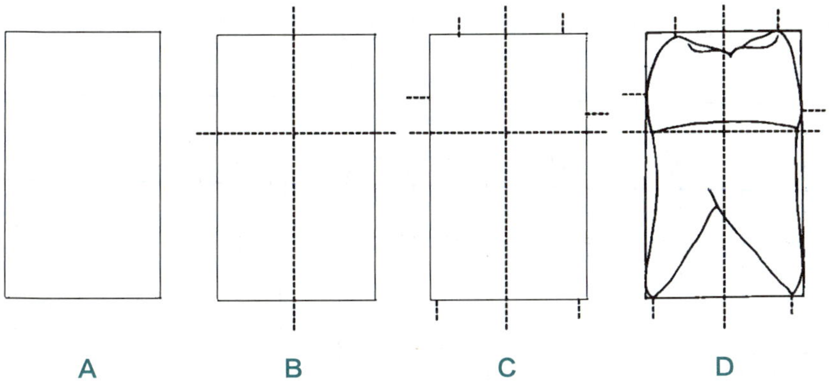

图 B-9　描绘右上颌第一磨牙近中面牙体形态

4. 描绘远中面形态　远中面与近中面牙体形态描绘方法大致相同（图 B-10）。注意：远中颊尖略低于近中颊尖，远中舌尖最低，远中面较近中面小而圆突。

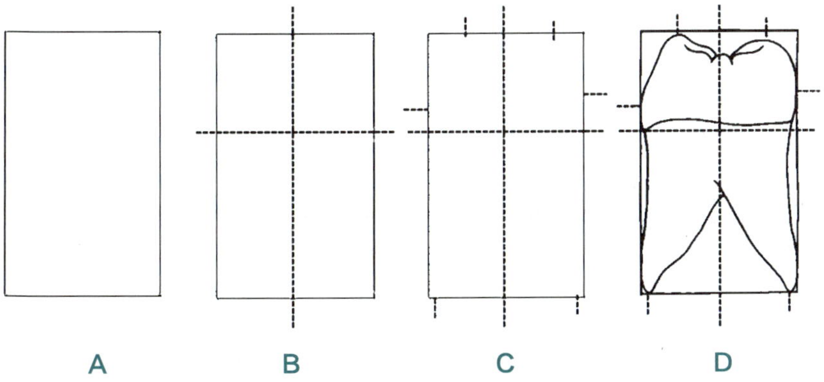

图 B-10　描绘右上颌第一磨牙远中面牙体形态

5. 描绘𬌗面形态

（1）描绘框架：根据表 B-1 尺寸，确定冠宽（32.0mm）、冠厚（35.5mm），用铅笔画出三倍大右上颌第一磨牙𬌗面框架（图 B-11A）。

（2）描绘中线（图 B-11B）。

（3）确定标志点：在外框上标出颊舌面外形高点、近远中邻接点（图 B-11C）。

（4）根据右上颌第一磨牙𬌗面外形特点，描绘出该牙𬌗面外形轮廓（图 B-11D）。注意：𬌗面外形轮廓呈斜方形，近中颊𬌗角及远中舌𬌗角为锐角，远中颊𬌗角及近中舌𬌗角为钝角；颊沟将颊侧缘平分为近、远中两部分；远中舌沟将近远舌尖分隔，其中近中舌尖约占舌面的 2/3，远中舌尖约占舌面的 1/3。

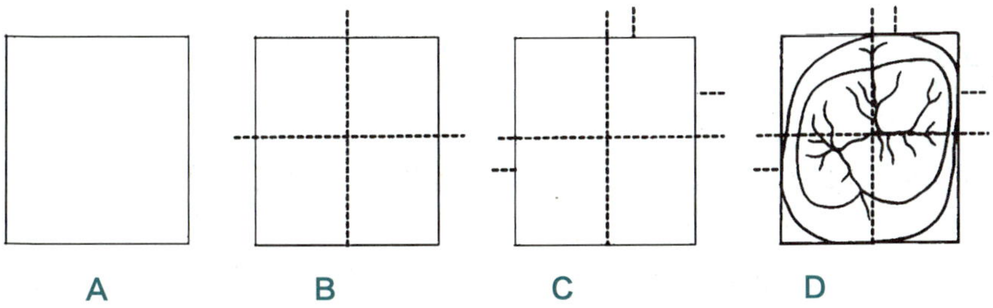

图 B-11　描绘右上颌第一磨牙𬌗面牙体形态

6. 完成描绘 各面形态初步完成后，对照透明牙线图进行检查、修改，直至准确无误（图 B-12）。

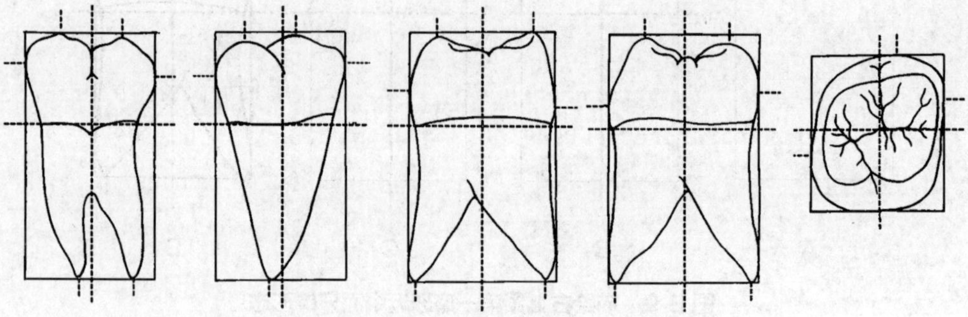

图 B-12 右上颌第一磨牙各面完成图

【注意事项】

1. 课前复习，熟知该牙解剖形态。
2. 牙体轮廓线要平滑清晰，不要反复描绘。
3. 上颌第一磨牙有 3 个牙根，在描绘时应注意 3 个牙根的不同形态。
4. 上颌第一磨牙有多个牙尖，注意牙尖的大小顺序和窝、沟、嵴的走向。

【思考题】

1. 上颌第一磨牙的解剖特点是什么？
2. 描绘时如何确定斜嵴的位置？

视频：描绘三倍大右下颌第一磨牙牙体形态

三、描绘三倍大右下颌第一磨牙牙体形态

【目的要求】

1. 掌握三倍牙牙体形态描绘的方法和步骤。
2. 通过描绘三倍大右下颌第一磨牙牙体形态，进一步掌握该牙的解剖形态特征，为雕刻牙体打好基础。

【实训用品】

三倍大右下颌第一磨牙透明薄膜牙体线图、牙体模型、实训报告、铅笔、直尺。

【步骤方法】

表 B-2 三倍大下颌第一磨牙各部位尺寸（单位：mm）

名称	冠长	根长	冠宽	冠厚	颈宽	颈厚	近中面颈曲度	远中面颈曲度
下颌第一磨牙	26.0	32.0	35.0	33.0	33.5	27.0	3.0	1.0

1. 描绘三倍大右下颌第一磨牙颊面牙体形态

（1）描绘框架：根据表 B-2 尺寸，确定冠长（26.0mm）、根长（32.0mm）、冠宽（35.0mm）。用铅笔画出三倍大右下颌第一磨牙颊面框架（图 B-13A）。

（2）描绘中线和冠根分界线（图 B-13B）。

（3）确定标志点：确定近中接触点、远中接触点、近中颊尖、远中颊尖、远中尖、近中根根尖、远中根根尖（图 B-13C）。

（4）根据右下颌第一磨牙颊面外形特点，绘出颊面冠根外形轮廓线（图 B-13D）。注意：近中颊尖与远中颊尖约等大，均占冠宽的 2/5，远中尖占冠宽的 1/5，据此可定出三个颊尖的分界点，此亦为颊沟与远中颊沟的位置。颊沟较长，远颊沟短，近中缘长直，远中缘短突，颈曲线大致水平，有两个牙根。

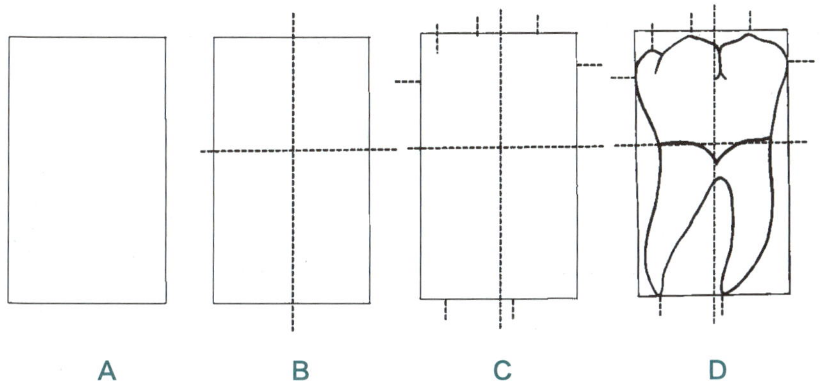

图 B-13 描绘右下颌第一磨牙颊面形态

2. 描绘舌面形态 舌面与颊面牙体形态描绘方法大致相同（图 B-14）。注意：舌尖形态高而尖，两个舌尖大小近似相等，舌沟紧靠中线，近中缘长直，远中缘短突，可见两个牙根。

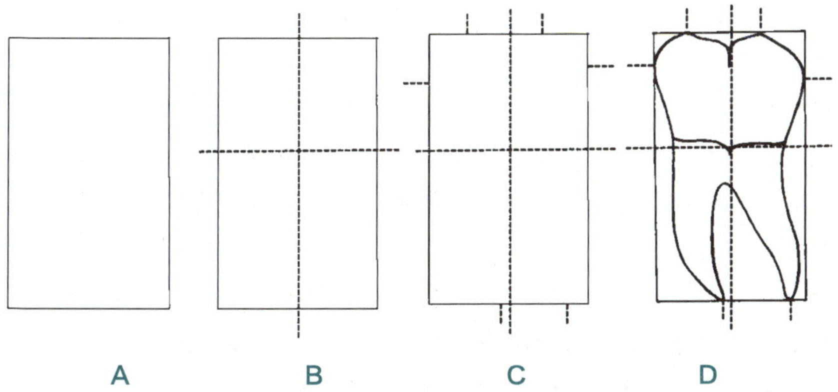

图 B-14 描绘右下颌第一磨牙舌面形态

3. 描绘近中面形态

（1）描绘框架：根据表 B-2 尺寸，确定冠长（26.0mm）、根长（32.0mm）、冠厚（33.0mm），用铅笔画出三倍大右下颌第一磨牙近中面框架（图 B-15A）。

（2）描绘中线和冠根分界线（图 B-15B）。

（3）确定标志点：在外框上标出颊面外形高点、舌面外形高点、近中颊尖、近中舌尖、近中根根尖、远中根根尖位置（图 B-15C）。

（4）根据右下颌第一磨牙近中面外形特点，绘出近中面冠根外形轮廓线（图 B-15D）。注意：颊尖短而圆钝，舌尖长而锐利；颊缘直，舌缘圆突。

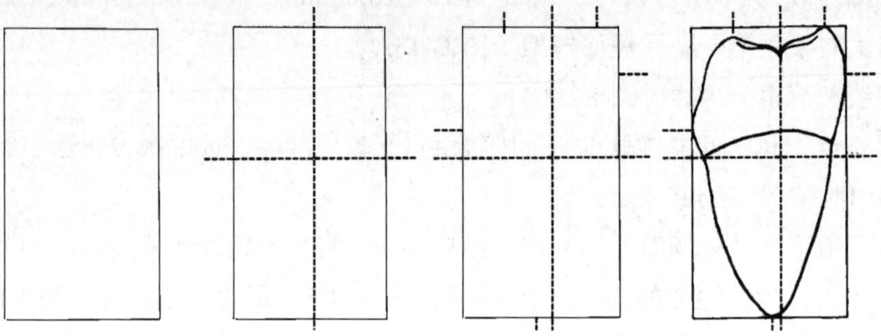

图 B-15　描绘右下颌第一磨牙近中面牙体形态

4. 描绘远中面形态　远中面与近中面牙体形态描绘方法大致相同（图 B-16）。注意：远中面较近中面小而圆突。

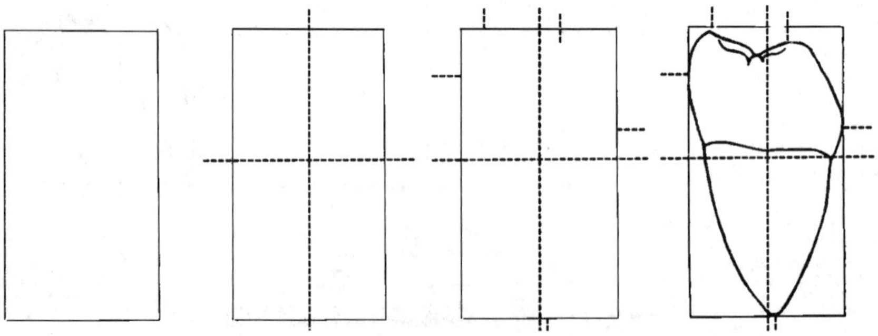

图 B-16　描绘右下颌第一磨牙远中面牙体形态

5. 描绘𬌗面形态

（1）描绘框架：根据表 B-2 尺寸，确定冠宽（35.0mm）、冠厚（33.0mm），用铅笔画出三倍大右下颌第一磨牙𬌗面框架（图 B-17A）。

（2）描绘中线（图 B-17B）。

（3）确定标志点：在外框上标出颊舌面外形高点、近远中邻接点（图 B-17C ）。其中，近中接触区在冠厚的 1/3 处，偏颊侧；远中接触区在冠厚的 1/2 处，即靠近中线；颊侧外形高点在冠宽的中部略偏近中，舌侧在冠宽的中部。

（4）根据右下颌第一磨牙𬌗面外形特点，描绘出该牙𬌗面外形轮廓（图 B-17D）。注意：𬌗面外形轮廓呈圆长方形，颊𬌗边缘嵴长于舌𬌗边缘嵴；近中边缘嵴较远中边缘嵴长而直；有 5 条发育沟，分别为颊沟、远颊沟、舌沟、近中沟、远中沟，且 5 条发育沟呈“大”字形。

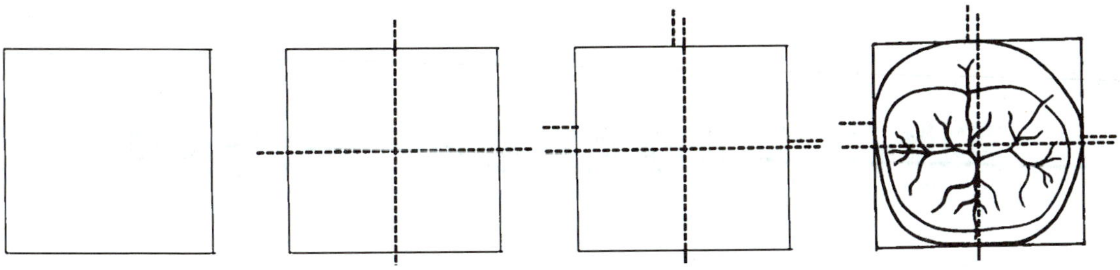

图 B-17 描绘右下颌第一磨牙𬌗面牙体形态

6. 完成描绘 各面形态初步完成后，对照透明牙线图进行检查、修改，直至准确无误（图 B-18）。

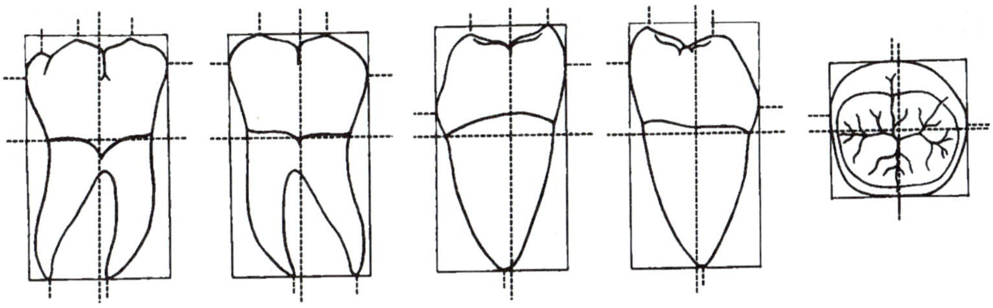

图 B-18 右下颌第一磨牙各面完成图

【注意事项】

1．课前复习，熟知该牙解剖形态。

2．牙体轮廓线要光滑流畅，不要反复描绘。

3．下颌第一磨牙有 5 个牙尖，注意 5 个牙尖的大小顺序和窝、沟、嵴的走向。

4．下颌第一磨牙有 2 个牙根，在描绘时应注意 2 个牙根的不同形态。

【思考题】

1．下颌第一磨牙的解剖特点是什么？

2．描绘时如何确定牙尖的大小和位置？

（刘晓宇 任丽洁）

实训C 标准放大三倍石膏牙牙体雕刻

视频：标准放大三倍右上颌中切牙石膏牙雕刻

一、标准放大三倍右上颌中切牙石膏牙雕刻

【目的要求】

1. 通过对右上颌中切牙牙体外形的雕刻，牢固掌握该牙的解剖形态。
2. 熟悉上颌中切牙雕刻的方法、步骤及操作技术，能熟练地正确运用雕刻工具。

【实训用品】

石膏块（71mm×27mm×22mm）、三倍大牙体线图（图B-6）、三倍大牙体浮雕图（图C-1）、切削刀、雕刻刀（图C-2）、直尺、垫板、铅笔、水杯。

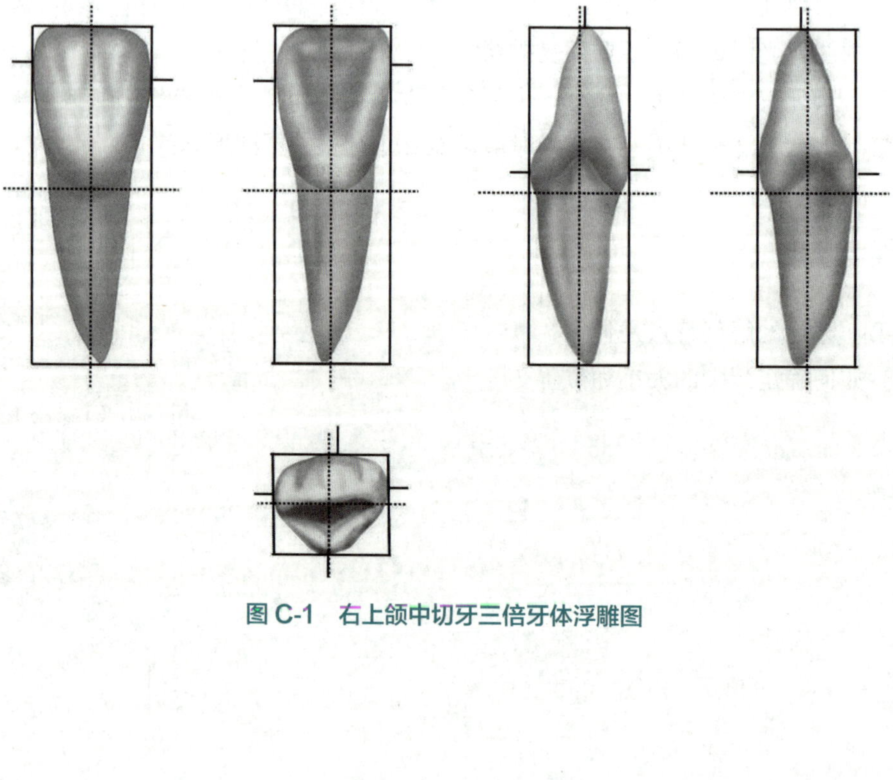

图C-1 右上颌中切牙三倍牙体浮雕图

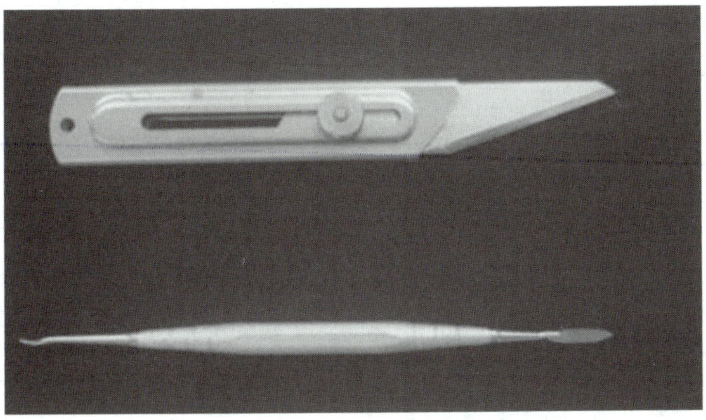

图 C-2　切削刀、雕刻刀

【步骤方法】

1. 雕刻器械的握持方法

（1）握笔式：以拇指、示指和中指握持雕刻刀，同时环指或小指置于石膏块上作支点，主要用于精细雕刻，是最常用的一种握持方法（图 C-3）。

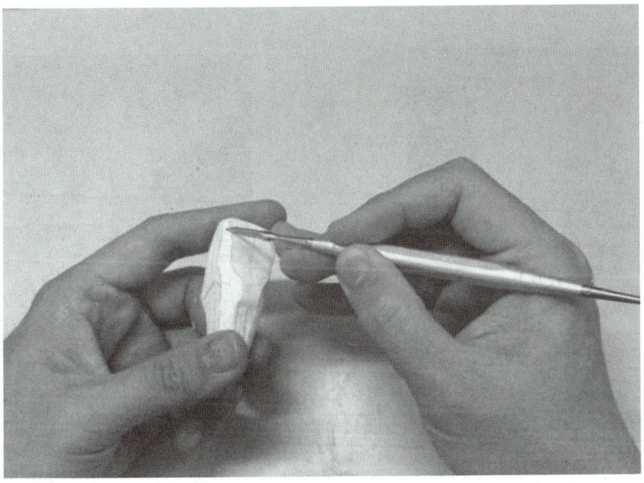

图 C-3　握笔式

（2）横握式：以右手第二、三、四、五指握住刀柄，右手拇指置于刀背，刀口向外、刃部对着雕刻物，左手握稳所雕刻的石膏块，并用示指顶着雕刻物作支点，用左手拇指按压在右手拇指上用力推动切削刀沿斜面进行切割。此法多用于切削大块石膏，即粗雕（图 C-4）。

（3）按切式：以右手握刀柄，右手中指作为支点，同时左手示指按压刀背切割所雕刻的石膏块，该法多用于大面积的切削（图 C-5）。

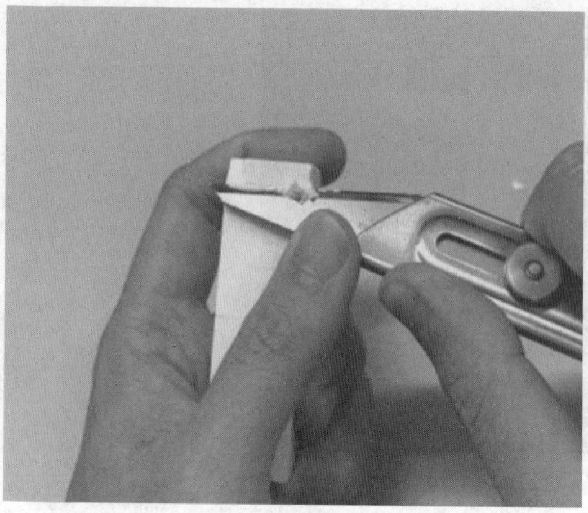

图 C-4　横握式

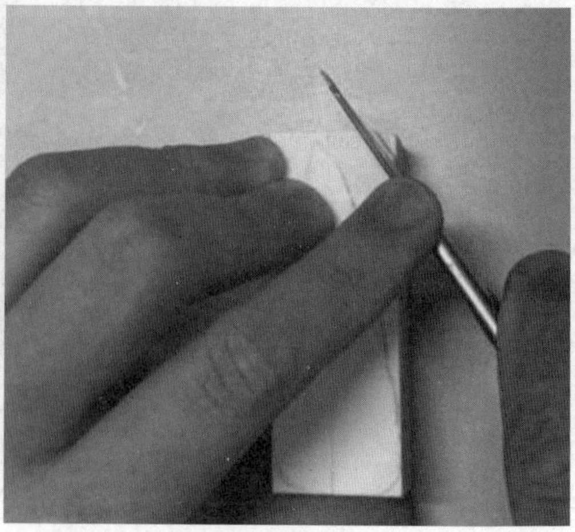

图 C-5　按切式

2. 雕刻步骤

（1）描绘近远中面初步形态：先确定石膏块近远中面和唇舌面的位置，再参照三倍大牙体线图（图 B-6），按实训 B 的方法，在石膏块的近远中面上描绘冠根分界线、中线，标出唇舌面外形高点、近远中面邻接点，确定切缘的位置，绘出近、远中面牙体外形轮廓线（图 C-6）。

（2）初步形成近远中面外形：用切削刀沿着近、远中面的外形轮廓线，将轮廓线以外的多余部分石膏垂直切除，形成邻面的大致轮廓（图 C-7）。

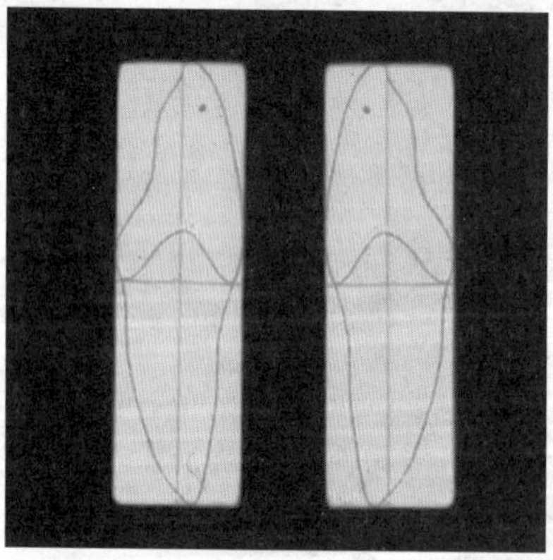

图 C-6　描绘近远中面初步形态

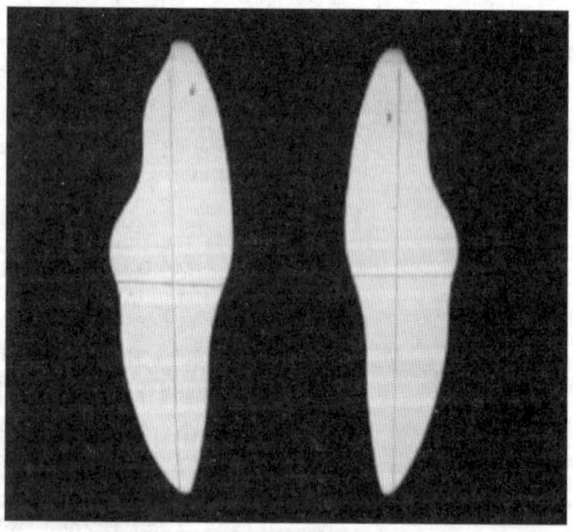

图 C-7　初步形成近远中面外形

（3）描绘唇、舌面初步形态：参照三倍大牙体线图，在石膏块的唇、舌面描绘出冠根分界线、中线，转移近、远中面邻接点的位置，描绘出唇、舌面的外形轮廓线（图 C-8）。

（4）初步形成唇、舌面外形：用切削刀将唇、舌面外形轮廓线以外的多余石膏垂直切除，形成唇、舌面的大致轮廓（图 C-9）。

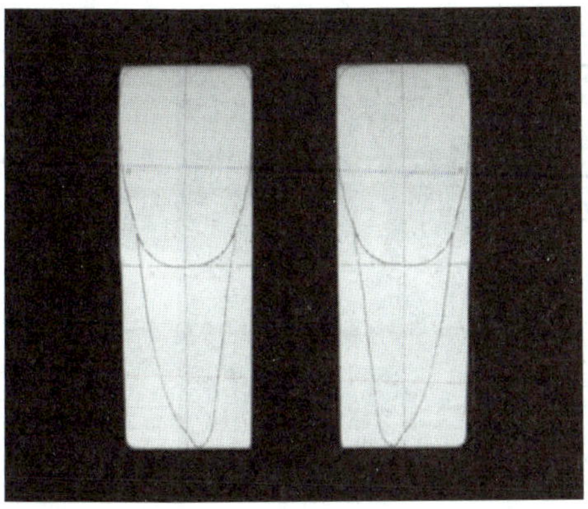
图 C-8　描绘唇、舌面初步形态

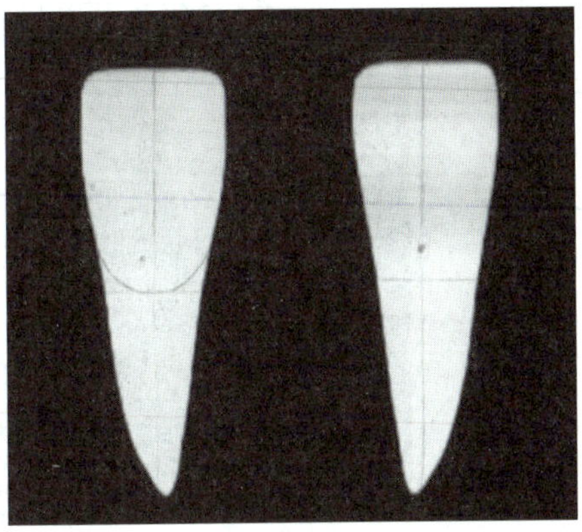
图 C-9　初步形成唇、舌面外形

（5）描绘各轴面最突出部分：用铅笔在浮雕图（图 C-1）各轴面上描绘出最突出的部分，而后将其准确转移至石膏棒各轴面上（图 C-10），注意：所描绘的线必须经过各轴面的外形高点。

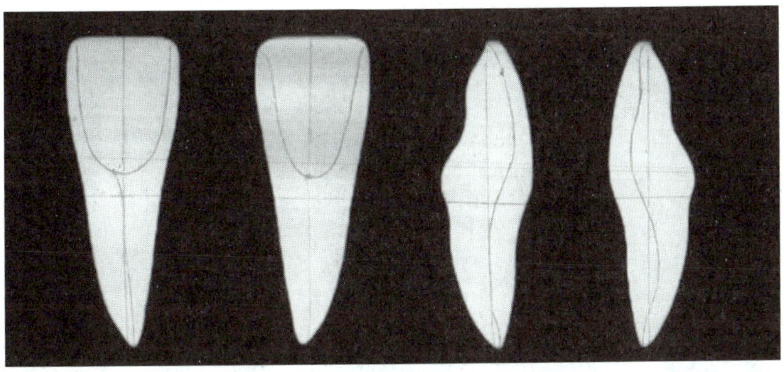
图 C-10　描绘各轴面最突出部分

（6）描绘第一次 1/2 等分线：在石膏棒各轴面最突出部分与外形边缘间用铅笔描绘出第一次 1/2 等分线（图 C-11）。

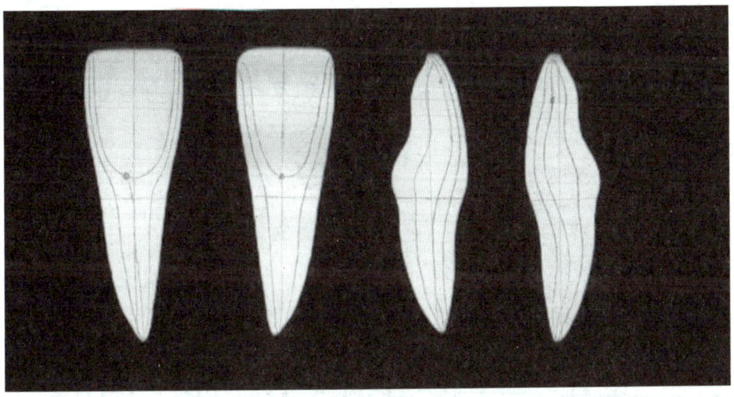
图 C-11　描绘第一次 1/2 等分线

（7）切除多余部分：用切削刀切除各轴面角处的多余石膏，即切除相邻两条等分线之间所夹持的石膏（图 C-12）。

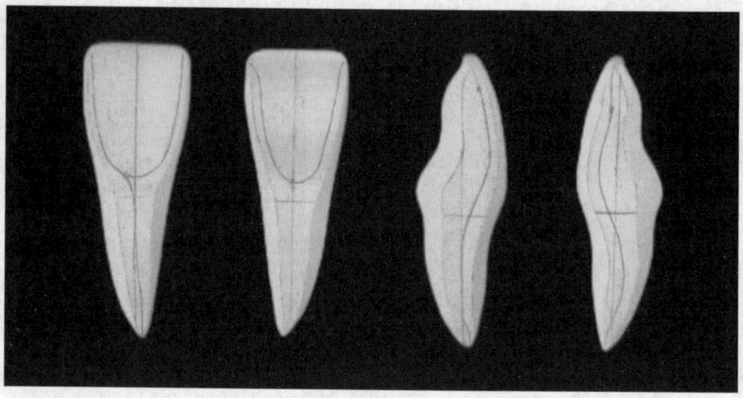

图 C-12　第一次 1/2 等分线切除后

（8）描绘第二次 1/2 等分线：在各轴面最突出部分与第一次 1/2 等分线间，以及相邻两条等分线之间描绘第二次 1/2 等分线（图 C-13）。

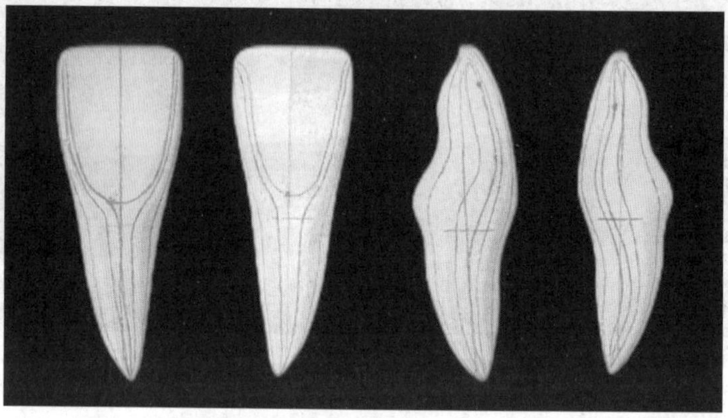

图 C-13　描绘第二次 1/2 等分线

（9）多面体成形：用切削刀切除相邻两条第二次 1/2 等分线之间所夹持的多余石膏，形成多面体（图 C-14）。

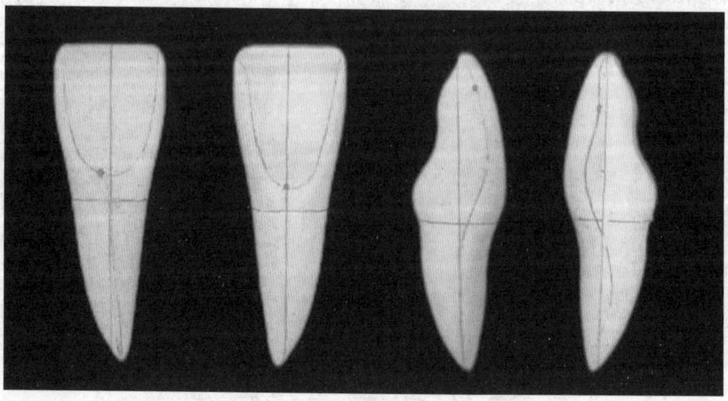

图 C-14　多面体成形

（10）牙颈成形

1）描绘并勾勒牙颈线：参照图 B-6，用铅笔在石膏棒上准确描绘牙颈线，并与透明牙线图比对，合格后再用雕刻刀沿牙颈线勾勒一周，注意深度应适宜。

2）形成浅台阶：在牙颈线根方 1mm 处画一条与其弧度一致的线，用雕刻刀沿该线从根方向冠方顺着牙颈线方向轻轻切削，形成浅台阶。

3）消除台阶：在牙颈线冠方 1mm 处同样画一条与其弧度一致的线，用雕刻刀沿该线从冠方向根方顺着牙颈线方向轻轻切削，消除台阶。

4）形成牙颈线：用雕刻刀轻轻勾勒出清晰的牙颈线（图 C-15）。

（11）四面成形：参照图 C-1，用雕刻刀进一步修整牙冠和牙根，使各轴面外形与图形的轮廓一致，并流畅衔接（图 C-15）。

（12）切缘成形：参照图 C-1 的唇、舌面和切端形态，用雕刻刀进行修整，使切端形态与各面流畅衔接，并参照浮雕图上的唇、舌、切端发育沟的位置及形态，用雕刻刀形成由深逐渐变浅的发育沟（图 C-16）。

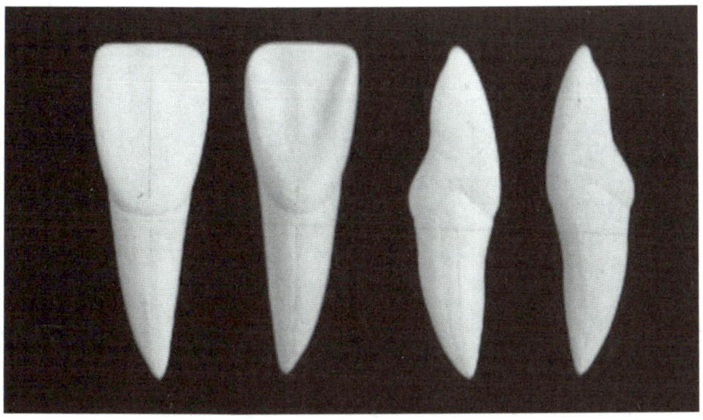

图 C-15　牙颈成形及四面成形

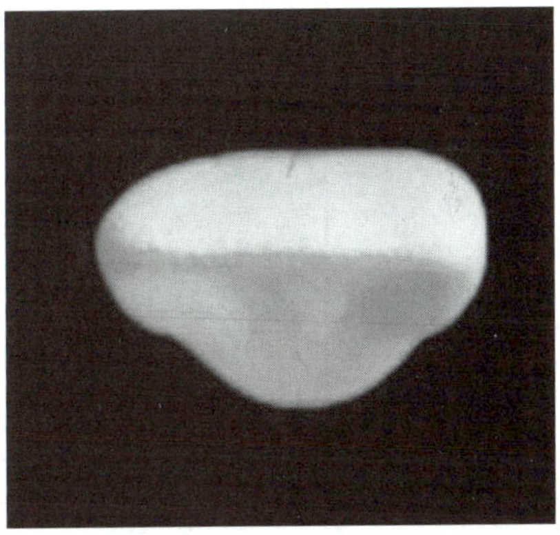

图 C-16　切缘成形

（13）精修完成

1）润饰牙体表面：用雕刻刀的刀勺、刀刃及刀背润饰牙体表面，使各面流畅衔接。

2）勾勒牙颈线：用雕刻刀勾勒牙颈线，使其清晰流畅。

3）检查流畅性：参照浮雕图检查各轴面的外形高点、邻接点、凹凸衔接程度。

【注意事项】

1. 熟知上颌中切牙的解剖形态，严格按比例进行雕刻。
2. 唇、舌面外形高点及近远中邻接点要准确清晰地标示，并保留至牙体雕刻完成。
3. 使用雕刻器械应有稳定的支点，以防雕刻刀滑脱误伤手和石膏牙。
4. 雕刻时应在垫板上操作，以免损坏桌面。雕刻过程中产生的碎屑应用毛刷清除。

【思考题】

上颌中切牙如何区分左右？

视频：标准放大三倍右上颌第一磨牙石膏牙雕刻

二、标准放大三倍右上颌第一磨牙石膏牙雕刻

【目的要求】

1．通过标准放大三倍右上颌第一磨牙石膏牙的雕刻，进一步掌握该牙的解剖形态。

2．熟悉标准放大三倍右上颌第一磨牙牙体形态描绘及石膏牙雕刻的方法、步骤，学会正确使用雕刻工具。

【实训用品】

石膏块（60mm×35mm×37mm）、切削刀、雕刻刀、直尺、垫板、铅笔、水杯、三倍大牙体线图（图 B-12）、三倍大牙体浮雕图（图 C-17）。

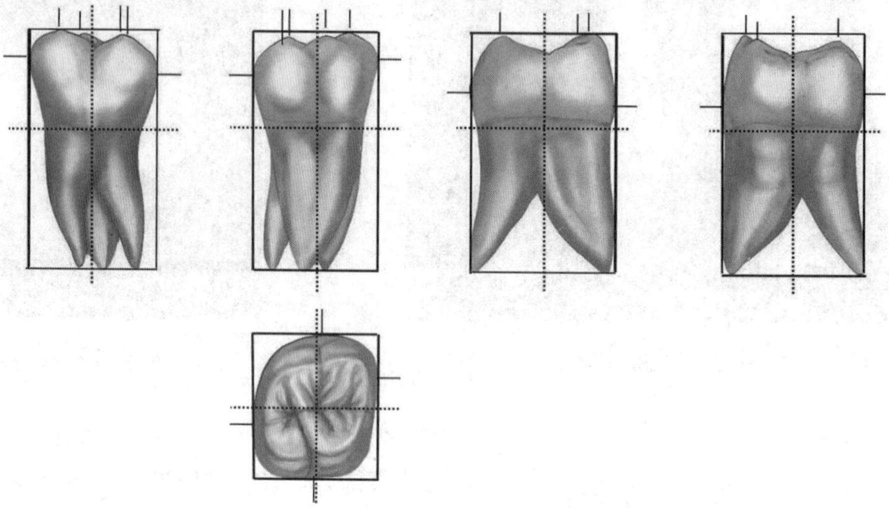

图 C-17　右上颌第一磨牙三倍牙体浮雕图

【步骤方法】

1．描绘近远中面初步形态　先确定石膏块近远中面和颊舌面的位置，再参照三倍大牙体线图（图 B-12），按实训 B 的方法，在石膏块的近、远中面上描绘冠根分界线、中线，标出近远中面邻接点、颊舌面外形高点，确定𬌗面上近中颊尖、远中颊尖、近中舌尖、远中舌尖的位置，绘出近、远中面的牙体外形轮廓线（图 C-18），并与透明线图对比。

2．形成近远中面初步外形　用切削刀沿着近远中面的外形轮廓线，将轮廓线以外的多余部分石膏垂直切除，形成邻面的大致轮廓（图 C-19）。切削时注意先将舌侧牙尖的位置转移到各轴面，切割后在𬌗面描绘舌侧牙尖的位置，通过切削形成舌侧牙尖高度。

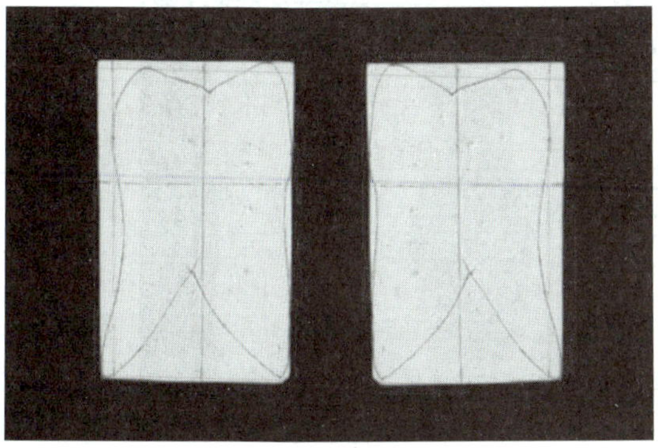

图 C-18　描绘近远中面初步形态

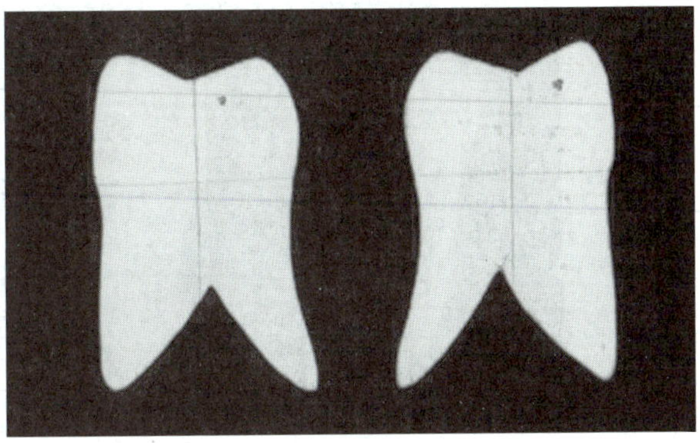

图 C-19　形成近远中面初步外形

3. 描绘颊舌面初步形态　参照线图（图 B-12），在石膏块的颊舌面描绘冠根分界线、中线，转移近、远中面邻接点的位置，描绘颊舌面外形轮廓线（图 C-20）。

4. 形成颊舌面初步外形　用切削刀将颊舌面外形轮廓线以外的多余石膏切除，形成颊舌面的大致轮廓（图 C-21）。

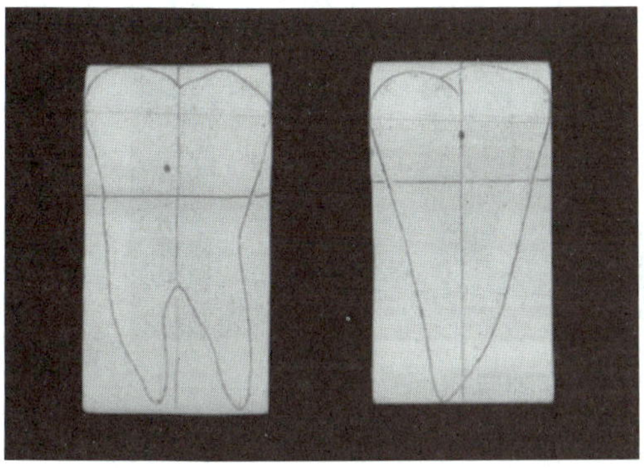

图 C-20　描绘颊舌面初步形态

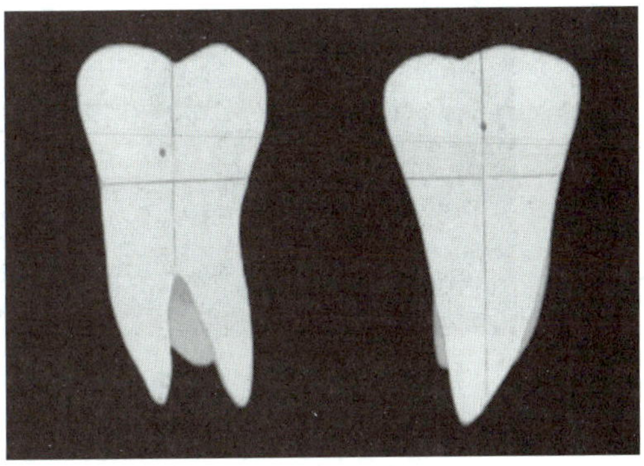

图 C-21　形成颊舌面初步外形

5. 描绘各轴面最突出部分　用铅笔在浮雕图（图 C-17）各轴面上描绘出最突出的部分，而后将其准确转移至石膏各轴面上（图 C-22），注意：所描绘的线必须经过各轴面的外形高点。

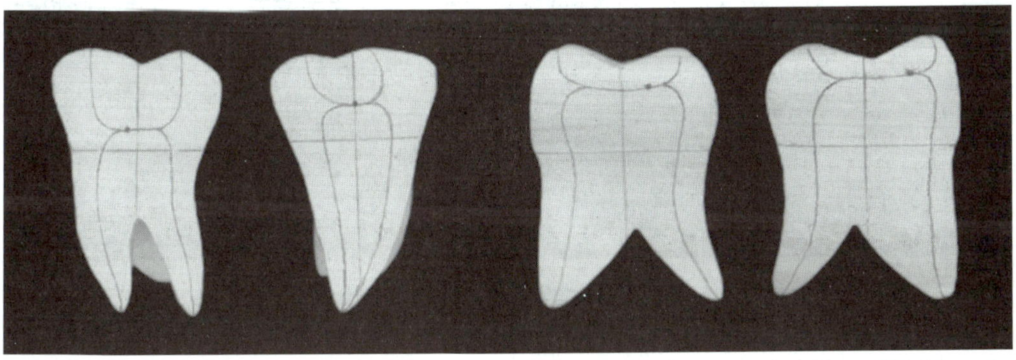

图 C-22　描绘各轴面最突出部分

6. 描绘第一次 1/2 等分线　在石膏各轴面最突出部分与外形边缘间用铅笔描绘出第一次 1/2 等分线（图 C-23）。

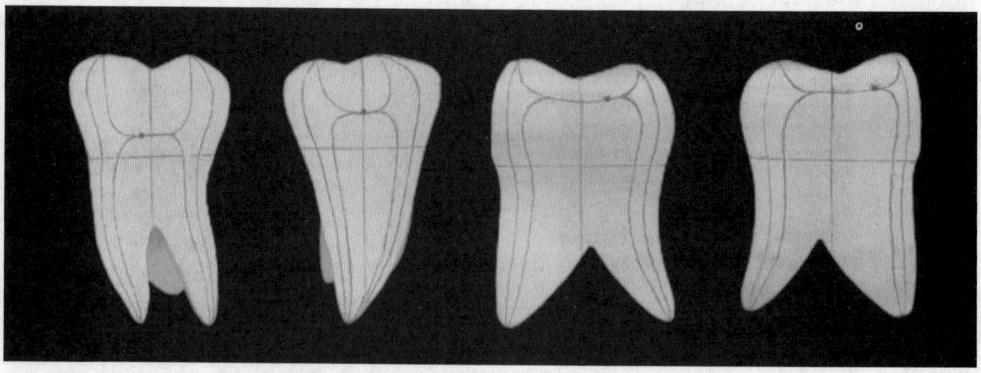

图 C-23 描绘第一次 1/2 等分线

7. 切除多余部分 用切削刀切除各轴面角处多余的石膏，即切除相邻两条等分线之间所夹持的石膏（图 C-24）。

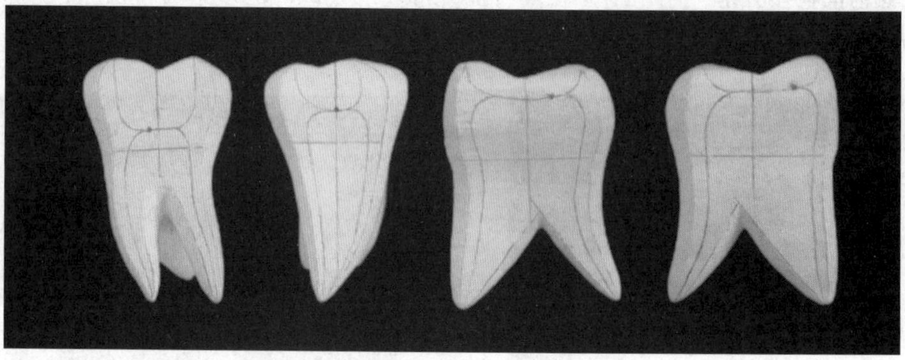

图 C-24 第一次 1/2 等分线切削后

8. 描绘第二次 1/2 等分线 在各轴面最突出部分与第一次 1/2 等分线间，以及相邻两条等分线之间描绘第二次 1/2 等分线（图 C-25）。

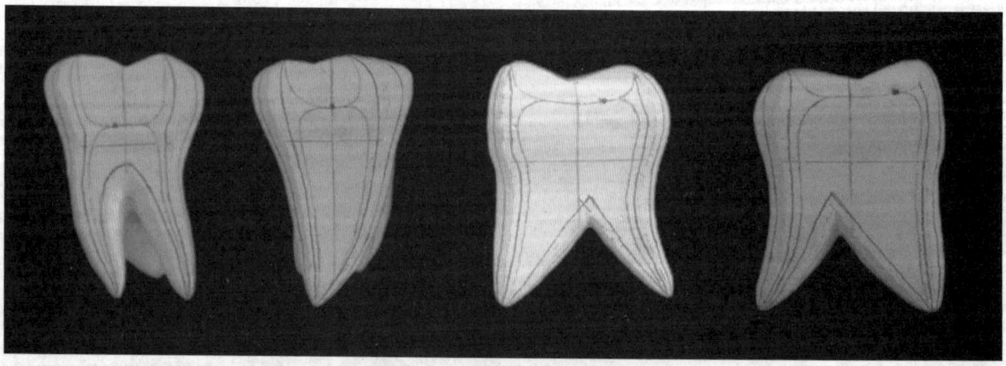

图 C-25 描绘第二次 1/2 等分线

9. 多面体成形 用石膏切刀切除相邻两条第二次 1/2 等分线之间所夹持的多余石膏，形成多面体（图 C-26）。

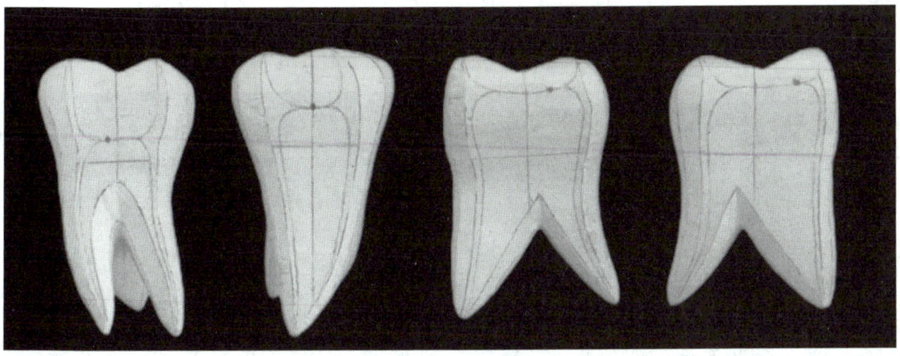

图 C-26 多面体成形

10. 四面成形 参照浮雕图（图 C-17），用雕刻刀进一步修整牙冠和牙根，使各轴面外形与图形的轮廓一致，并流畅衔接（图 C-27）。

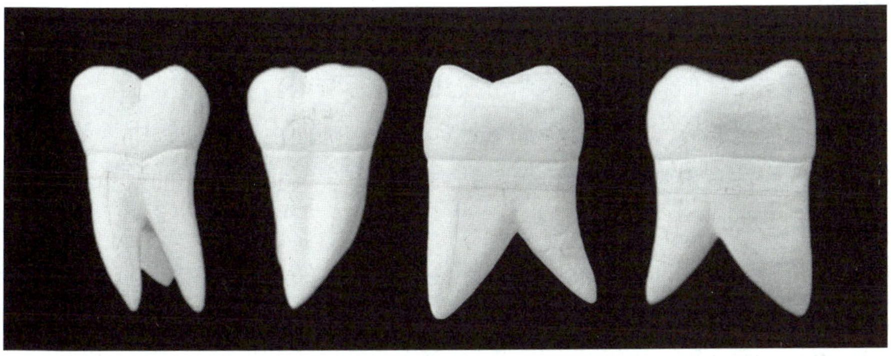

图 C-27 四面成形及牙颈成形

11. 牙颈成形

（1）描绘并勾勒牙颈线：参照线图（图 B-12），用铅笔在石膏上准确描绘牙颈线，并与透明牙线图比对，合格后再用雕刻刀沿牙颈线勾勒一周，注意深度应适宜。

（2）形成浅台阶：在牙颈线根方 1mm 处画一条与其弧度一致的线，用雕刻刀沿该线从根方向冠方顺着牙颈线方向轻轻切削，形成浅台阶。

（3）消除台阶：在牙颈线冠方 1mm 处同样画一条与其弧度一致的线，用雕刻刀沿该线从冠方向根方顺着牙颈线方向轻轻切削，消除台阶。

（4）形成牙颈线：用雕刻刀轻轻勾勒出清晰的牙颈线（图 C-27）。

12. 𬌗面成形 参照线图（图 B-12），确定各个牙尖、主三角嵴、沟、窝的位置，在石膏牙上准确描绘出近中沟、颊沟、远中舌沟，并用雕刻刀勾勒，形成窝、沟、点隙结构，注意主沟不宜过深；描绘出三角嵴走向，按照由两个斜面构成一个三角嵴的原则，用雕刻刀形成三角嵴，注意近中舌尖与远中颊尖的三角嵴在𬌗面中央斜行相连，构成斜嵴；参考浮雕图，正确描绘副沟，并用雕刻刀的刀尖勾勒副沟形态，注意副沟的长度应适宜，深度浅于主沟，弧度应自然、生动、流畅（图 C-28）。

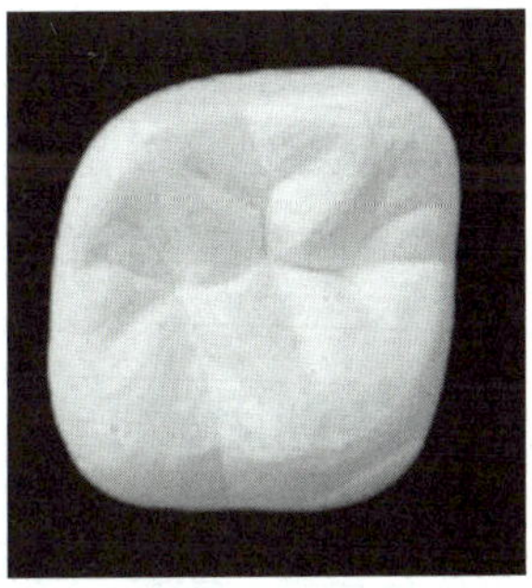

图 C-28 𬌗面成形

13. 修整完成 用雕刻刀润饰牙表面，使各面衔接流畅，再次用雕刻刀勾勒出清晰牙颈线（图 C-29）。

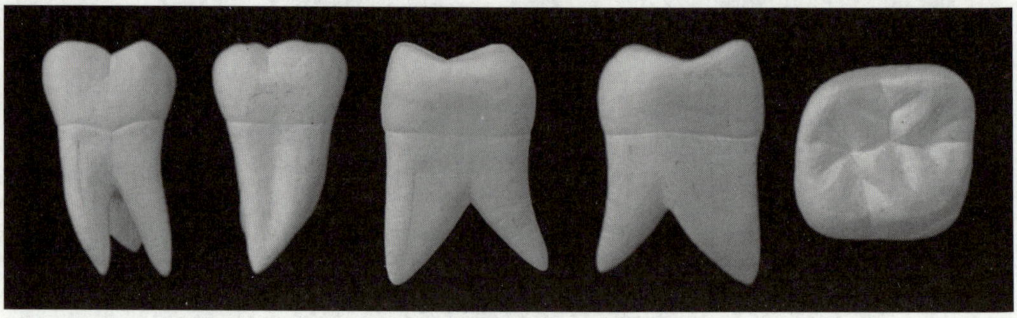

图 C-29 修整完成

【注意事项】

1. 熟悉右上颌第一磨牙的解剖形态，严格按比例进行雕刻。
2. 冠部整体形态应呈斜方形，颊舌径大于近远中径，颊面由近中向远中舌侧倾斜。
3. 雕刻斜嵴时，应注意斜嵴的连接位置不是在远中颊尖与近中舌尖的对角线上，而是在两三角嵴连接处略偏向远中。
4. 各牙尖的三角嵴走向并非向𬌗面中心点处集中，应按嵴的方向和沟的位置关系雕刻嵴的各个斜面，同时应确保近远中边缘嵴的宽度。
5. 四个牙尖顶在𬌗面的定位要正确，即从轴面外形高点处向𬌗缘的聚拢程度应适当。

【思考题】

上颌第一磨牙𬌗面是什么形态？有何特点？

三、标准放大三倍右下颌第一磨牙石膏牙雕刻

视频：标准放大三倍右下颌第一磨牙石膏牙雕刻

【目的要求】

1. 通过标准放大三倍右下颌第一磨牙石膏牙的雕刻，进一步掌握该牙的解剖形态，为后续学科学习打下基础。
2. 熟悉右下颌第一磨牙石膏牙雕刻的方法、步骤及操作技术。

【实训用品】

石膏块（60mm×37mm×35mm）、切削刀、雕刻刀、直尺、垫板、铅笔、水杯、三倍大牙体浮雕图（图 C-30）、三倍大牙体线图（图 B-18）。

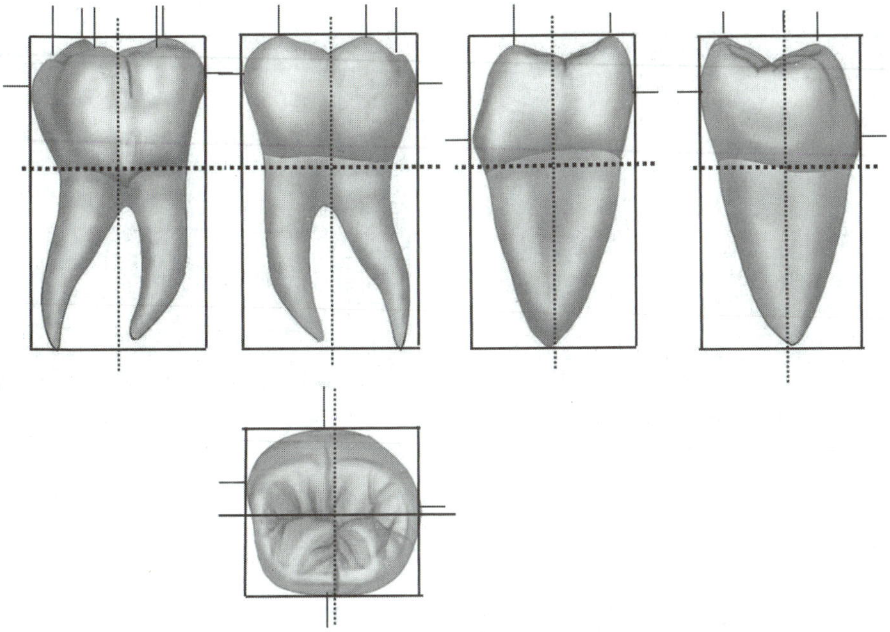

图 C-30　右下颌第一磨牙三倍牙体浮雕图

【步骤方法】

1. 描绘近远中面初步形态　先确定石膏块近远中面和颊舌面的位置，再参照三倍大牙体线图（图 B-18），按实训 B 的方法，在石膏块的近远中面上描绘冠根分界线、中线，标出近远中面邻接点、颊舌面外形高点，确定殆面上近中颊尖、远中颊尖、远中尖、近中舌尖、远中舌尖的位置，绘出近、远中面的牙体外形轮廓线（图 C-31），并与透明线图对比。

2. 形成近远中面初步外形　用切削刀沿着近远中面的外形轮廓线，将轮廓线以外的多余部分石膏垂直切除，形成邻面的大致轮廓（图 C-32）。切削时注意先将颊侧牙尖的位置转移到各轴面，切割后在殆面恢复颊侧牙尖的位置，形成颊侧牙尖高度。

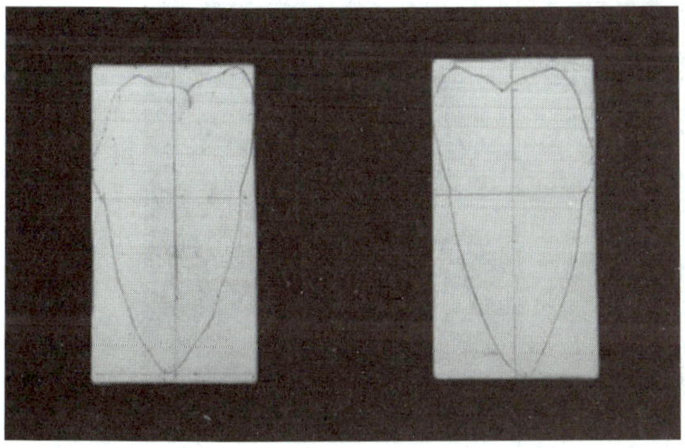

图 C-31　描绘近远中面初步形态

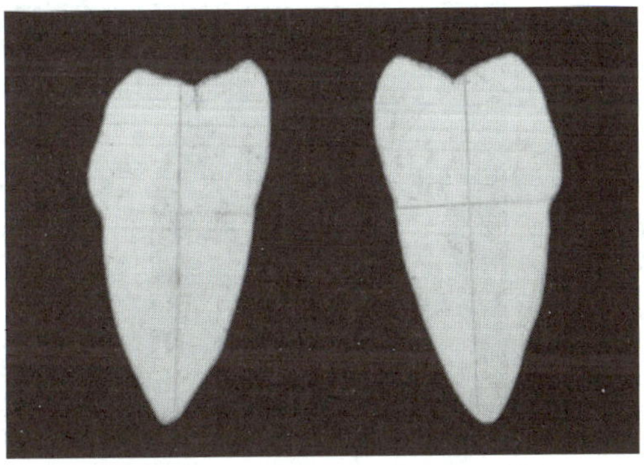

图 C-32　形成近远中面初步外形

3. 描绘颊舌面初步形态　参照线图（图 B-18），在石膏块的颊舌面恢复冠根分界线、中线，转移近、远中面邻接点的位置，描绘颊、舌面外形轮廓线（图 C-33）。

4. 形成颊舌面初步外形　用切削切刀将颊、舌面外形轮廓线以外的多余石膏切除，形成颊、舌面的大致轮廓（图 C-34）。

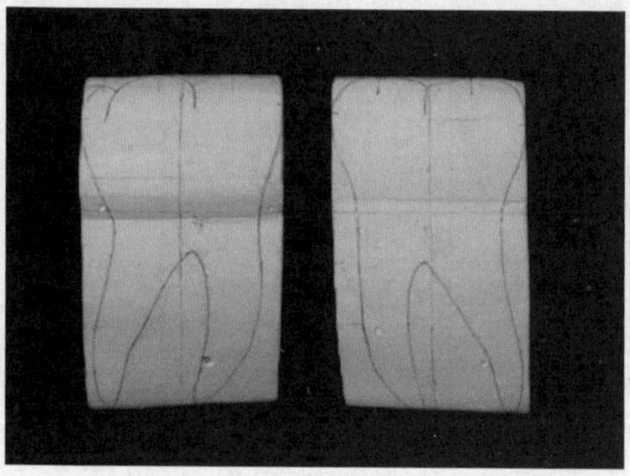

图 C-33　描绘颊舌面初步形态

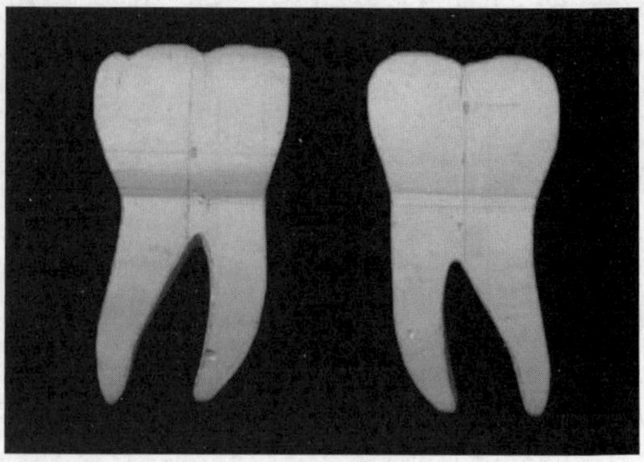

图 C-34　形成颊舌面初步外形

5. 描绘各轴面最突出部分　用铅笔在浮雕图（图 C-30）各轴面上描绘出最突出的部分，而后将其准确转移至石膏牙各轴面上（图 C-35），注意所描绘的线必须经过各轴面的外形高点。

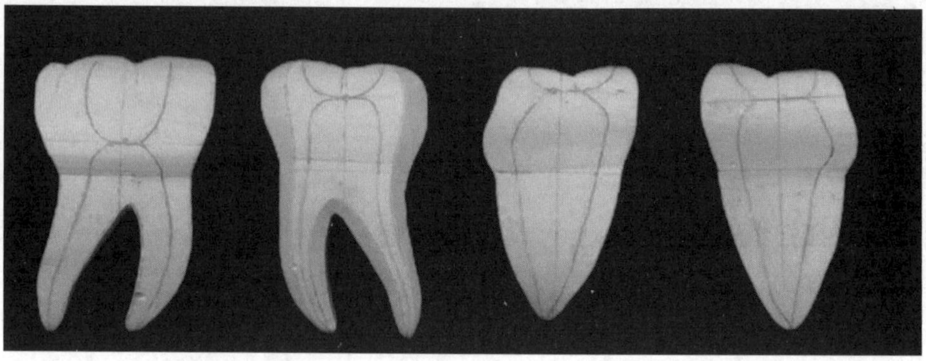

图 C-35　描绘各轴面最突出部分

6. 描绘第一次 1/2 等分线　在石膏牙各轴面最突出部分与外形边缘间用铅笔描绘出第一次 1/2 等分线（图 C-36）。

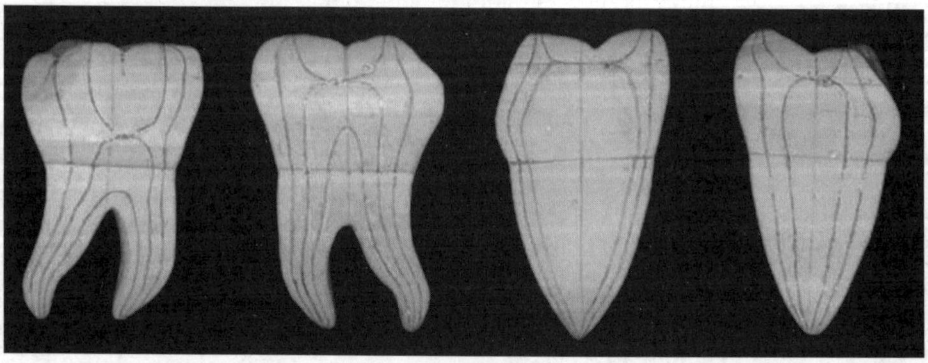

图 C-36　描绘第一次 1/2 等分线

7. 切除多余部分　用切削刀切除各轴面角处多余的石膏，即切除相邻两条等分线之间所夹持的石膏（图 C-37）。

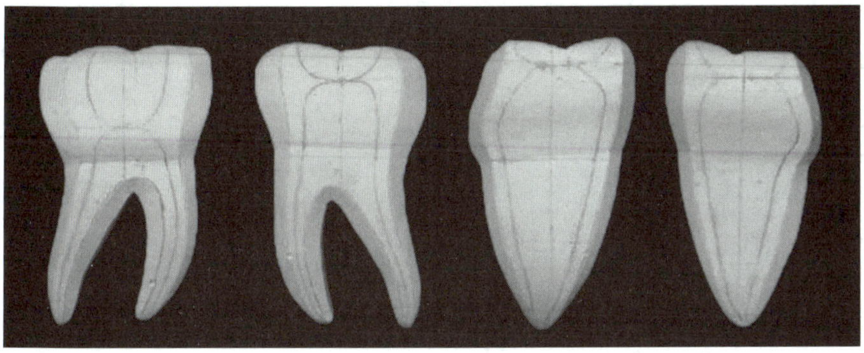

图 C-37　第一次 1/2 等分线切削后

8. 描绘第二次 1/2 等分线　在各轴面最突出部分与第一次 1/2 等分线间，以及相邻两条等分线之间描绘第二次 1/2 等分线（图 C-38）。

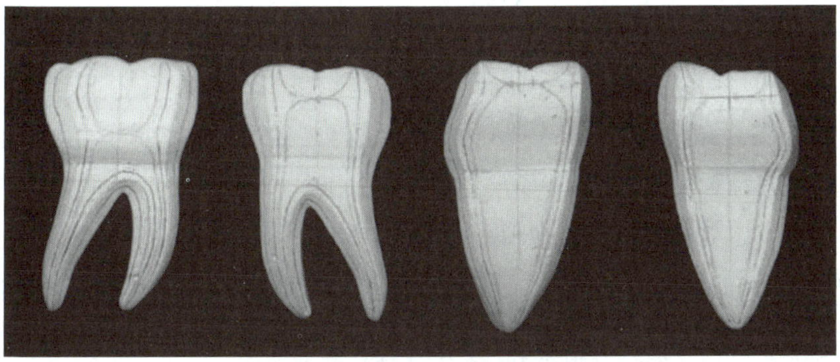

图 C-38　描绘第二次 1/2 等分线

9. 多面体成形　用切削刀切除相邻两条第二次 1/2 等分线之间所夹持的多余石膏，形成多面体（图 C-39）。

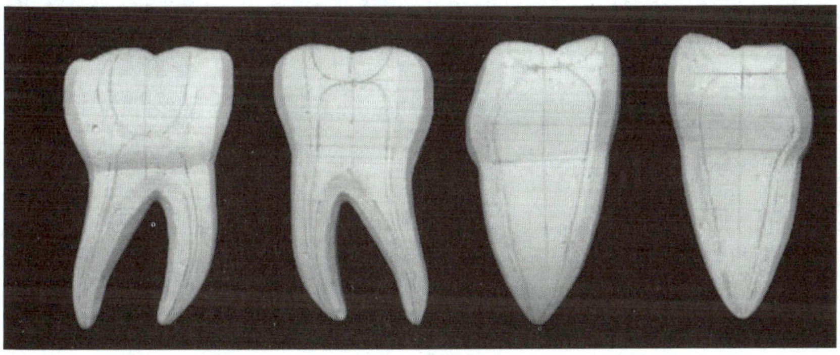

图 C-39　多面体成形

10. 四面体成形　参照浮雕图（图 C-30），用雕刻刀形成牙根外形，修整各轴面外形，使其与图形的轮廓一致，并流畅衔接（图 C-40）。

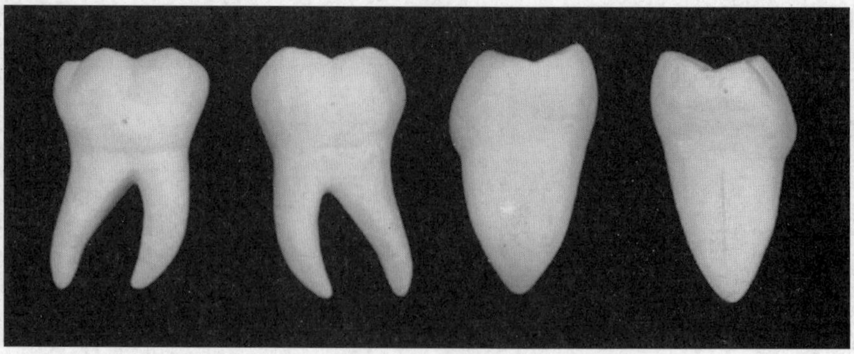

图 C-40　四面体成形

11. 牙颈成形

（1）描绘并勾勒牙颈线：参照线图（图 B-18），用铅笔在石膏上准确描绘牙颈线，并与透明牙线图比对，合格后再用雕刻刀沿牙颈线勾勒一周，注意深度应适宜。

（2）形成浅台阶：在牙颈线根方 1mm 处画一条与其弧度一致的线，用雕刻刀沿该线从根方向冠方顺着牙颈线方向轻轻切削，形成浅台阶。

（3）消除台阶：在牙颈线冠方 1mm 处同样画一条与其弧度一致的线，用雕刻刀沿该线从冠方向根方顺着牙颈线方向轻轻切削，消除台阶。

（4）形成牙颈线：用雕刻刀轻轻勾勒出清晰的牙颈线（图 C-41）。

12. 𬌗面成形　参照线图（图 B-18），确定各个牙尖、主三角嵴、沟、窝的位置，在石膏牙上准确描绘出呈“大”字形的 5 条发育沟，即近中沟、颊沟、远颊沟、舌沟、远中沟，并用雕刻刀勾勒，形成窝、沟、点隙结构，注意主沟不宜过深；描绘出三角嵴走向，按照由两个斜面构成一个三角嵴的原则，用雕刻刀形成三角嵴；参考浮雕图，正确描绘副沟，并用雕刻刀的刀尖勾勒副沟形态，注意副沟的长度应适宜，深度浅于主沟，弧度应自然、生动、流畅（图 C-42）。

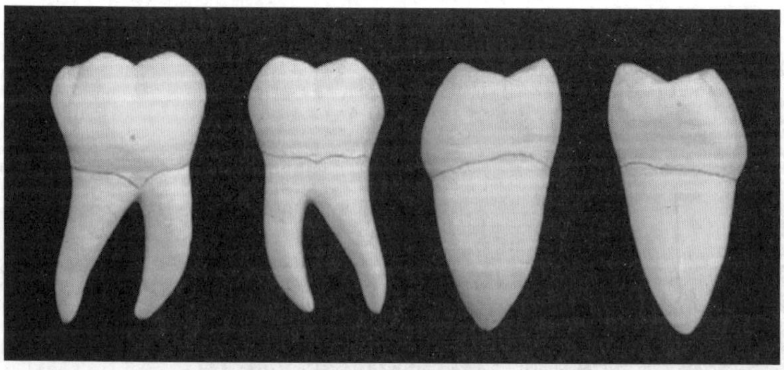

图 C-41　牙颈成形

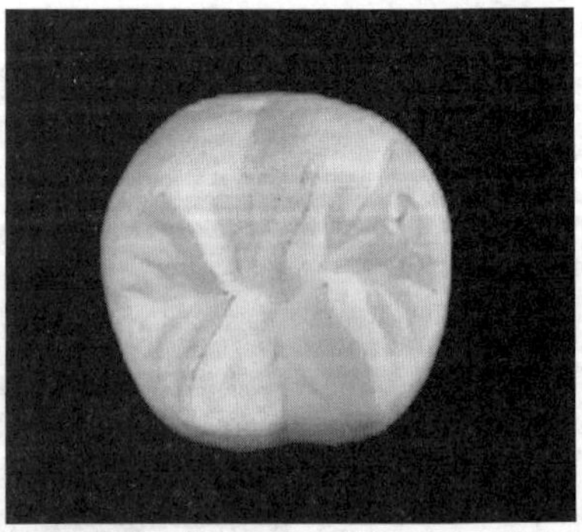

图 C-42　𬌗面成形

13. 修整完成　用雕刻刀润饰牙表面，使各面衔接流畅，再次用雕刻刀勾勒出清晰牙颈线（图 C-43）。

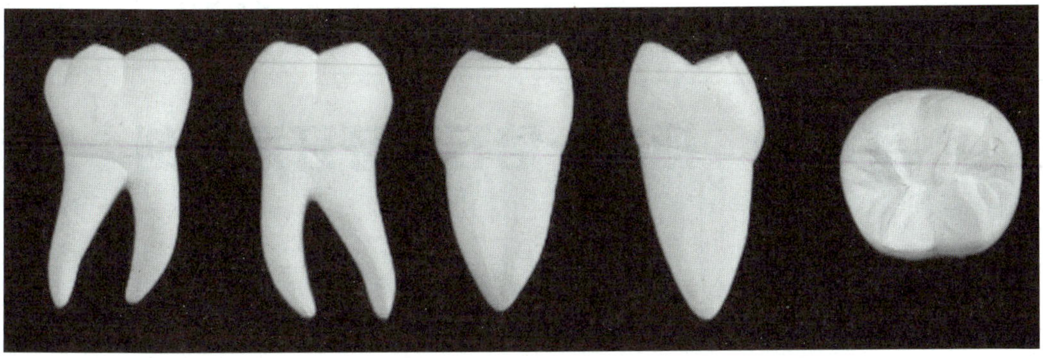

图 C-43　修整完成

【注意事项】

1. 冠部整体形态应呈长方形，近远中径大于颊舌径，颊面宽于舌面。
2. 牙冠应向舌侧倾斜，颊尖应低而圆钝，舌尖则高耸锐利。
3. 五个牙尖顶在𬌗面的定位要正确，各牙尖三角嵴的长、宽比例要适当，窝沟的深度要合适。
4. 雕刻𬌗面窝沟时，要确保适当的边缘嵴厚度。
5. 注意近中颊尖、远中颊尖和远中尖之间的大小比例分配。

【思考题】

下颌第一磨牙牙根分布与上颌第一磨牙相比有什么不同？

（路文博　任丽洁）

实训D　标准一倍石膏牙牙冠雕刻

一、标准一倍右上颌中切牙石膏牙牙冠雕刻

视频：
标准一倍
右上颌
中切牙
石膏牙
牙冠雕刻

【目的要求】

1．通过标准一倍右上颌中切牙石膏牙牙冠的雕刻，熟练掌握其牙冠的解剖形态和特点。

2．掌握标准一倍右上颌中切牙石膏牙牙冠的雕刻方法、步骤。

3．掌握石膏牙雕刻工具的使用方法和注意事项。

【实训用品】

15mm×15mm×55mm 石膏棒、标准一倍右上颌中切牙模型、游标卡尺、切削刀、雕刻刀、直尺、铅笔。

【步骤方法】

1．石膏框架成形

（1）测量模型牙：使用游标卡尺测量标准一倍右上颌中切牙模型，精确测得其冠长、根颈 1/3 长、冠宽、冠厚、颈宽、颈厚、近中颈曲度、远中颈曲度等数据。

（2）描绘框架：先选择石膏棒任意一端作切端，在石膏棒上记录方位（唇面、舌面、近中面、远中面），并在各轴面上画出中线，再根据上述所测尺寸（冠长＋根颈 1/3 长、冠宽、冠厚）在石膏棒上描绘中切牙外形框架（图 D-1A）。

（3）石膏框架切削成形：用切削刀依次从唇舌侧、近远中侧入手将框线以外的多余石膏削除。切削成形的框架应与模型牙规格一致，且底座四周平整（图 D-1B）。

（4）参照标准一倍右上颌中切牙模型在各面上标记出中切牙外形高点、接触点和切端的位置（图 D-2）。

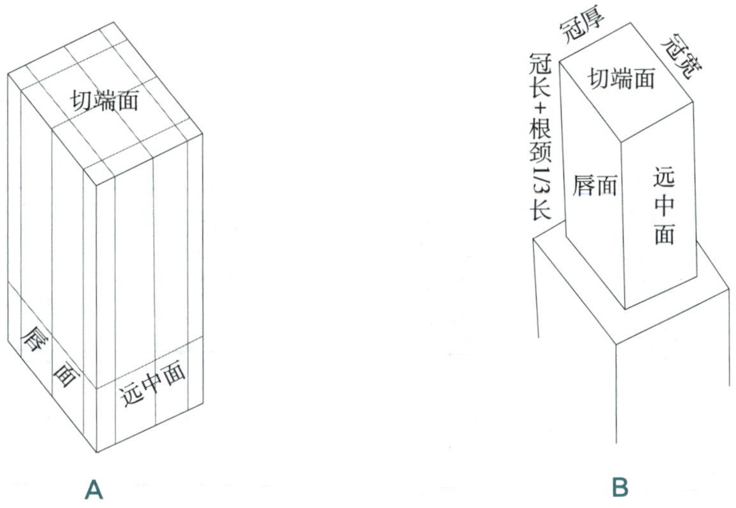

图 D-1　石膏框架成形示意图

A. 描绘框架；B. 石膏框架切削成形。

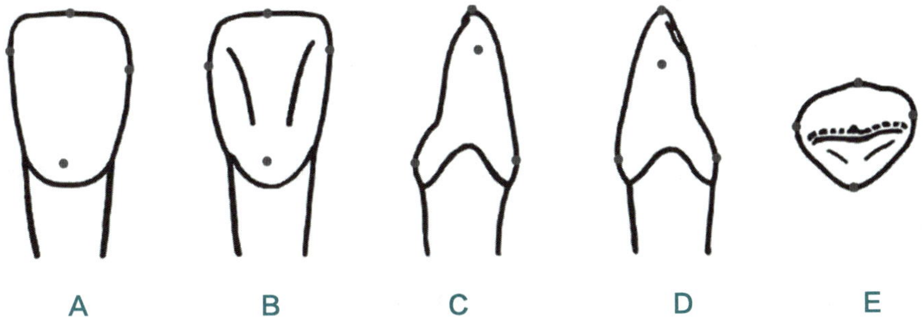

图 D-2　上颌中切牙五面观示意图

A. 唇面；B. 舌面；C. 近中面；D. 远中面；E. 切端。

2. 四面体成形

（1）描绘近远中面外形线：参照模型牙近远中面的外形轮廓，并根据所测冠厚、颈厚、颈曲度及各标记点，在石膏上用铅笔描绘出近远中面的牙体外形线（图 D-3A）。

（2）近远中面成形：用切削刀削除近远中面牙体外形线以外的多余石膏，形成近远中面的外形。要求：切削要准确，切削面要平整，舌隆突与边缘嵴过渡部呈凹状，舌隆突要饱满（图 D-3B）。

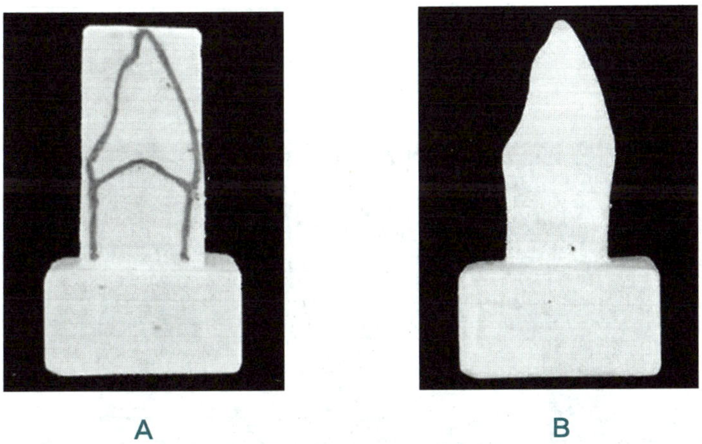

图 D-3　右上颌中切牙近远中面成形

A. 描绘近远中面外形线；B. 近远中面成形。

（3）描绘唇舌面外形线：参照模型牙唇舌面的外形轮廓，并根据所测冠宽、颈宽及各标记点，在石膏上用铅笔描绘出唇舌面的牙体外形线（图 D-4A）。

（4）唇舌面成形：用切削刀削除唇舌面牙体外形线以外的石膏部分，形成唇舌面外形（图 D-4B）。要求：切削要准确，不多切也不少切；切削面要平整；不得损坏邻面外形高点的突度。

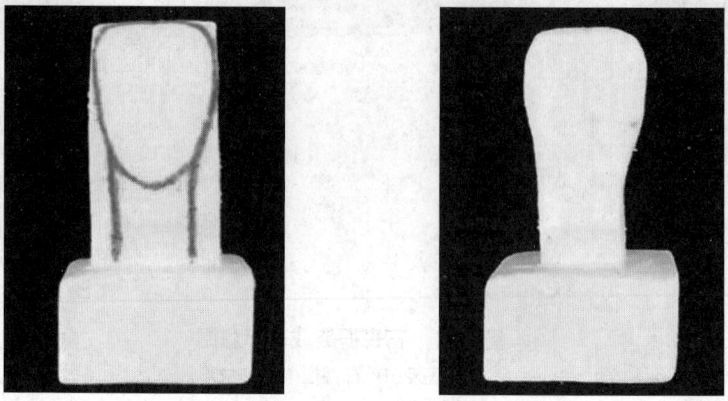

A　　B

图 D-4　右上颌中切牙唇舌面成形

A. 描绘唇舌面外形线；B. 唇舌面成形。

3. 多面体成形　参照右上颌中切牙切缘观（图 D-5），在石膏上描绘多面体线条，而后对各轴面进行切削，形成多面体。

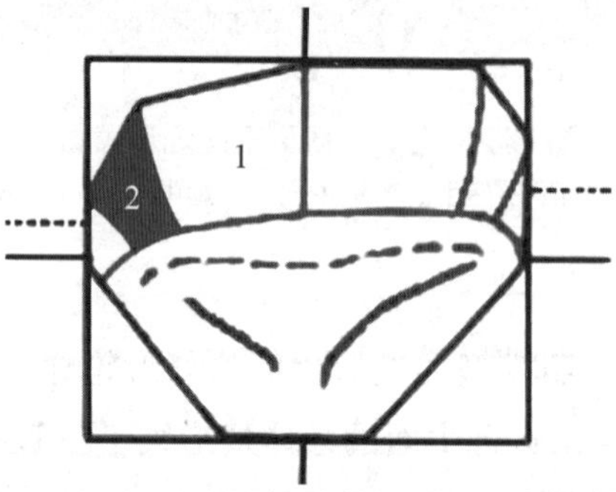

1. 该轴面角处的第一个切削面；2. 该轴面角处的第二个切削面。

图 D-5　右上颌中切牙切缘观线条示意图

（1）描绘各轴面的多面体线条：参照右上颌中切牙切缘观，在石膏棒各轴面上准确描绘多面体线条（图 D-6）。

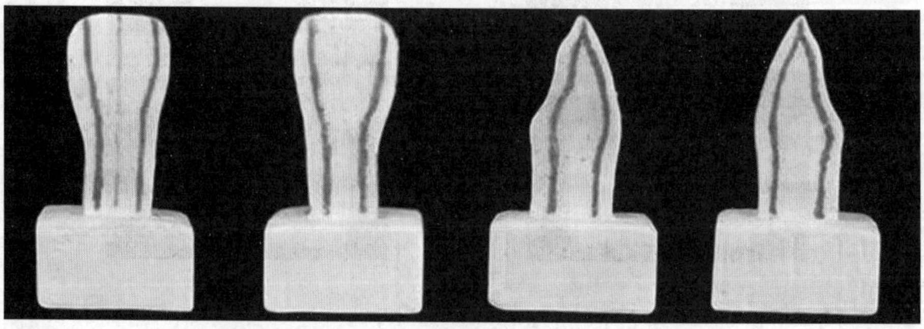

图 D-6　描绘各轴面的多面体线条

（2）切削多面体：按照多面体线条，用切削刀将各轴面角之间的石膏部分削除。注意：远唇轴面角由两个斜面构成，在切削形成一个斜面后，恢复多面体线条，再切削形成第二个斜面。石膏削除量由近唇轴面角、远唇轴面角、近舌轴面角至远舌轴面角依次适当增多，使牙冠由唇侧向舌侧逐渐缩小。

4. 粗雕各牙面

（1）唇面：参照右上颌中切牙模型，在石膏牙的唇面上标记出近远中缘的位置和牙颈部缩窄部分，用切削刀反复、少量、多次刮削，削除多余的石膏，调整唇侧外形，确保唇面与近远中面所形成的线角外形要凸显出唇面的丰满度。然后，在石膏牙唇面标记发育沟的位置，并初步形成发育沟（图 D-7）。

（2）舌面：参照右上颌中切牙模型，在石膏牙舌面上描绘近远中边缘嵴及其内侧边缘线，用雕刻刀沿该内侧边缘线刻入沟，使近远中边缘嵴有一定的厚度，参照模型修整近远中边缘嵴的高度、长度及宽度，并用雕刻刀去除近远中边缘嵴内侧线间过剩的石膏，形成舌面窝。然后，参照中切牙模型，在石膏牙的切端描绘切缘、切嵴形态，用雕刻刀从舌侧切削，去除下方多余的石膏形成切嵴，并与舌窝流畅衔接。再参照模型，画出舌隆突形态，削除多余的石膏，修整形成舌隆突，并使其与近远中邻面及牙根流畅衔接（图 D-8）。

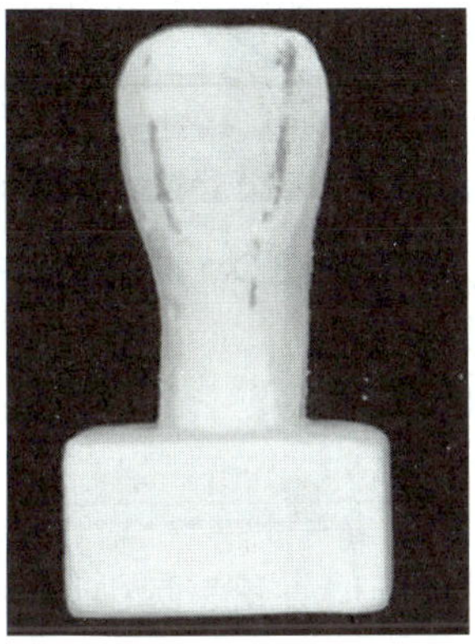

图 D-7 右上颌中切牙唇面粗雕

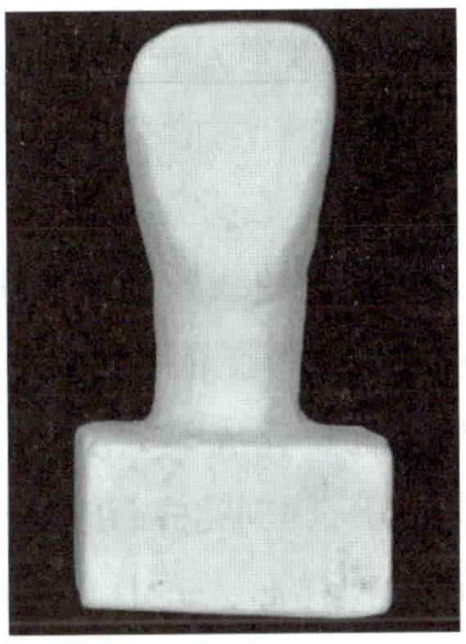

图 D-8 右上颌中切牙舌面粗雕

（3）切端：从切端观察，上颌中切牙唇侧外形线似梯形，舌侧外形线似三角形，唇面由近中略向远中舌侧倾斜。参照模型牙，进一步修整唇、舌面外形。切削过程中要注意调整切端的厚度和外形（图 D-9）。

（4）近远中面：参照右上颌中切牙模型，用雕刻刀分别从近唇或远唇轴面角起，沿邻接点下方，向舌侧平直内收至舌侧近中或远中边缘嵴附近，牙根需与牙冠流畅衔接。修整过程中要注意不可破坏接触点的位置（图 D-10）。

5. 牙颈线成形 参照右上颌中切牙模型，在石膏牙各轴面上描绘牙颈线，将雕刻刀刀刃与牙冠表面成 45°进行牙颈线的初步雕刻，修整牙冠与牙根近颈缘处的形态。注意：牙冠在颈缘处要略突于根部；牙颈线应圆缓、流畅衔接，不可形成明显台阶；近中颈曲度要大于远中颈曲度。

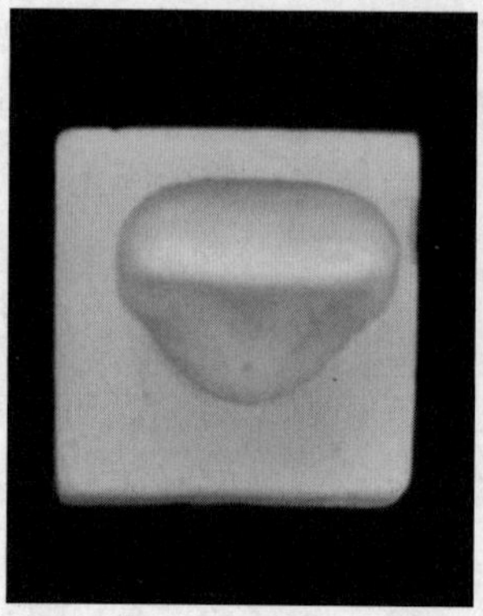

图 D-9　右上颌中切牙唇舌面切端观

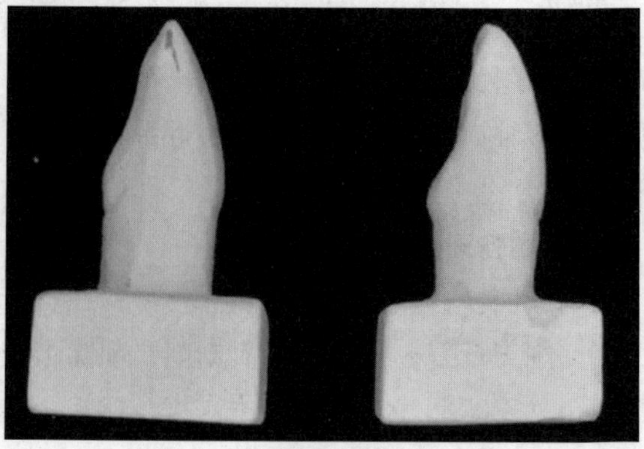

图 D-10　右上颌中切牙近远中面粗雕

6. 细雕各牙面　使用游标卡尺测量石膏牙各部分尺寸，比对模型牙做进一步的修整，要尽量体现出上颌中切牙各面的解剖形态特点。外形高点、接触区切忌做过多切削。在此基础上进行细致结构的再现（图 D-11）。

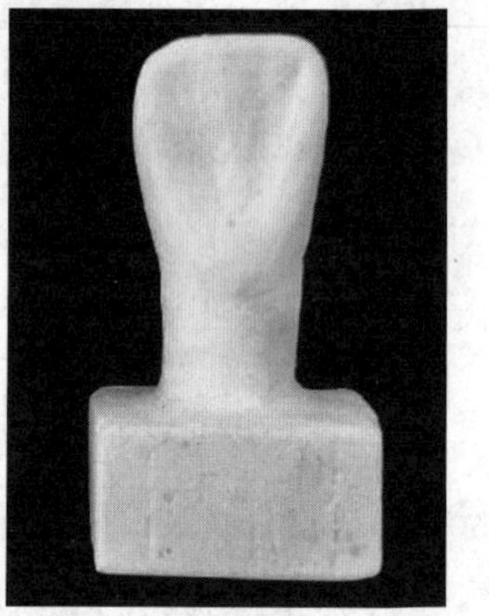

图 D-11　右上颌中切牙细雕

（1）唇面：用雕刻刀精修发育沟，使发育沟的凹陷与其周围的突出部分流畅衔接。

（2）舌面：用雕刻刀精修舌面窝，注意舌窝不宜过深；要正确控制近远中边缘嵴、舌隆突、牙颈线等的位置和形态。

（3）近远中面：在近远中面狭窄部形成的同时，应注意接触点的位置、近远中颈曲线的高低区别。

7. 雕刻完成　用雕刻刀去除石膏牙各面的刮痕和凹凸不平之处，润饰牙体表面，完成雕刻。

8. 上颌中切牙雕刻完成后应具备的特点

（1）唇面：似梯形，近中缘长直，远中缘短而圆突，近中切角近似直角，远中切角较圆钝，唇面有两条发育沟，外形高点在颈 1/3 处。

（2）舌面：较唇面小，颈部窄，舌面窝宽大，近中边缘嵴长、直、锐利，远中边缘嵴短、宽、圆钝。

（3）近远中面：近似三角形，近中面宽大平坦，远中面窄而圆突，边缘嵴和舌隆突过渡处呈凹形。

（4）切端：切嵴在牙长轴的唇侧，切端观唇侧近似梯形，舌侧近似三角形。

（5）牙根：单根，呈圆锥形，根颈横剖面呈圆三角形，唇面宽于舌面。

【注意事项】

1. 严格按照边观察、边测量、边雕刻的原则进行操作。
2. 使用各工具进行操作时要有支点，控制用力大小，以防刀具滑脱伤及手或石膏牙。
3. 操作过程中可用牙刷去除碎屑，以免影响观察和操作。
4. 近唇线角和远唇线角不宜切除过多，应横向、少量修整，用刀方向应略带弧度。

5. 雕刻过程中应严格把控外形高点、接触点和牙颈线的位置。

【思考题】

在雕刻过程中，如何把控石膏牙各面尺寸？

二、标准一倍右上颌尖牙石膏牙牙冠雕刻

【目的要求】

1. 通过标准一倍右上颌尖牙石膏牙牙冠的雕刻，熟练掌握其牙冠的解剖形态和特点。
2. 掌握一倍右上颌尖牙石膏牙牙冠的雕刻方法、步骤。
3. 掌握石膏牙雕刻工具的使用方法和注意事项。

【实训用品】

15mm×15mm×55mm 石膏棒、标准一倍右上颌尖牙模型、游标卡尺、切削刀、雕刻刀、直尺、铅笔。

【步骤方法】

1. 石膏框架成形

（1）测量模型牙：使用游标卡尺测量标准一倍右上颌尖牙模型，精确测得其冠长、根颈 1/3 长、冠宽、冠厚、颈宽、颈厚、近中颈曲度、远中颈曲度等数据。

（2）描绘框架：先选择石膏棒任意一端作切端，在石膏棒上记录方位（唇面、舌面、近中面、远中面），并在各轴面上画出中线，再根据上述所测尺寸（冠长 + 根颈 1/3 长、冠宽、冠厚）在石膏棒上描绘尖牙外形框架。

（3）石膏框架切削成形：用切削刀依次从唇舌侧、近远中侧入手将框线以外的多余石膏削除。切削成形的框架应与模型牙规格一致，且底座四周平整。

（4）参照标准一倍右上颌尖牙模型，在石膏棒各面上标记出尖牙外形高点、接触点和牙尖的位置。

2. 四面体成形

（1）描绘近远中面外形线：参照模型牙近远中面的外形轮廓，并根据所测冠厚、颈厚、颈曲度及各标记点，在石膏棒上用铅笔描绘出近远中面的牙体外形线（图 D-12A）。

（2）近远中面成形：用切削刀削除近远中面牙体外形线以外的多余石膏，形成近远中面的外形。注意：切削要准确，切削面要平整，舌隆突与边缘嵴过渡部呈凹状，舌隆突要饱满（图 D-12B）。

（3）描绘唇舌面外形线：参照模型牙唇舌面的外形轮廓，并根据所测冠宽、颈宽及各标记点，在石膏棒上用铅笔描绘出唇舌面的牙体外形线（图 D-13A）。

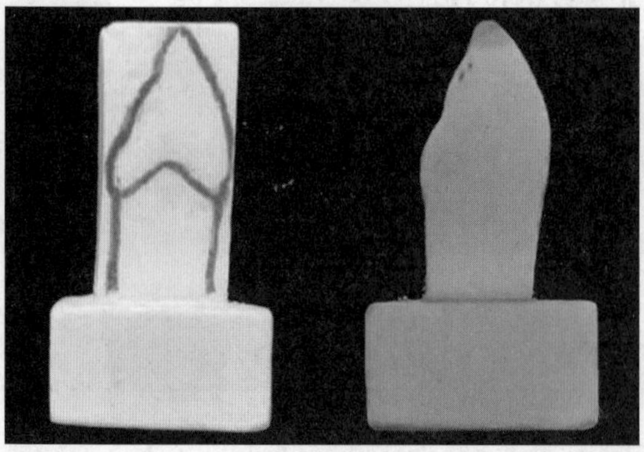

A　　B

图 D-12　右上颌尖牙近远中面成形

A. 描绘近远中面外形线；B. 近远中面成形。

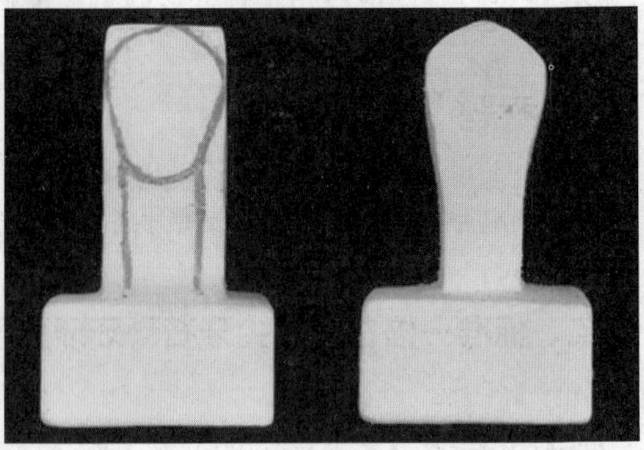

A　　B

图 D-13　右上颌尖牙唇舌面成形

A. 描绘唇舌面外形线；B. 唇舌面成形。

（4）唇舌面成形：用石膏切刀削除唇舌面牙体外形线以外的石膏部分，形成唇舌面外形（图 D-13B）。注意：切削要准确，不多切也不少切；切削面要平整；不得损坏邻面外形高点的突度。

3. 多面体成形　参照右上颌尖牙切缘观（图 D-14），在石膏棒上画出多面体线条后，对各轴面进行切削。

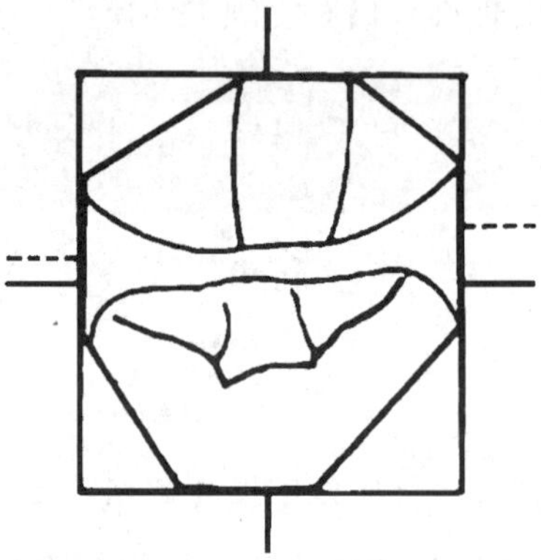

图 D-14　右上颌尖牙切缘观线条示意图

（1）描绘各轴面的多面体线条：参照右上颌尖牙切缘观，在石膏棒各轴面上准确描绘多面体线条（图 D-15）。

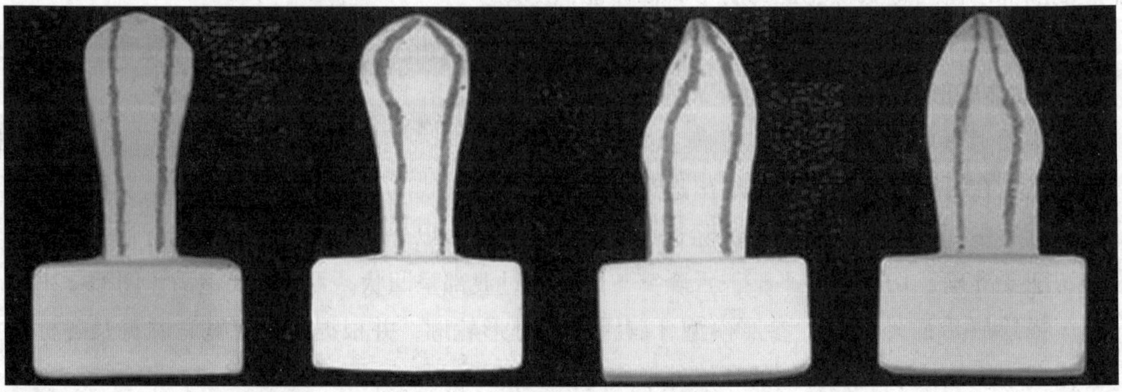

图 D-15　右上颌尖牙多面体图

（2）切削多面体：按照多面体线条，用切削刀将各轴面角之间的石膏部分削除。

4. 粗雕各牙面

（1）唇面：参照右上颌尖牙模型，在石膏牙的唇面上标记出牙尖顶、近中斜缘、远中斜缘和唇轴嵴位置。用雕刻刀修整，形成近远中两个唇斜面及唇轴嵴。标记出唇面近远中线角和牙颈部狭窄部分，用切削刀反复、少量、多次刮削，削除多余的石膏，调整唇侧外形，确保唇面与近远中面所形成的线角外形要凸显出唇面的丰满度。然后，在石膏牙唇面标记发育沟的位置，并初步形成发育沟（图 D-16）。

（2）舌面：参照右上颌尖牙模型，在石膏牙舌面上标记出牙尖嵴、边缘嵴、舌面窝、舌轴嵴、舌隆突的位置，用雕刻刀修整，初步形成牙尖嵴、边缘嵴、舌隆突、舌面窝和舌轴嵴等解剖结构（图 D-17）。

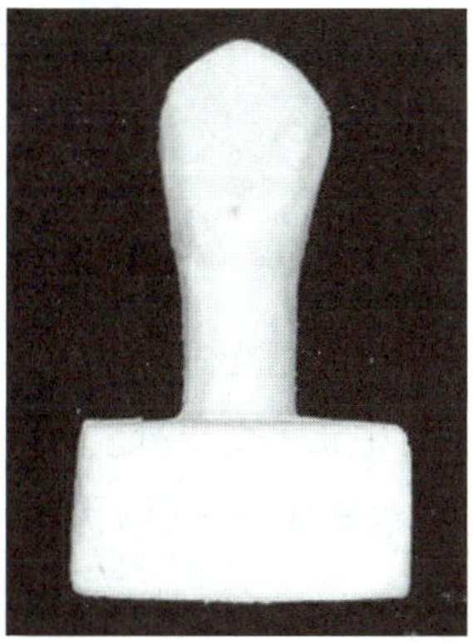

图 D-16　右上颌尖牙唇面粗雕

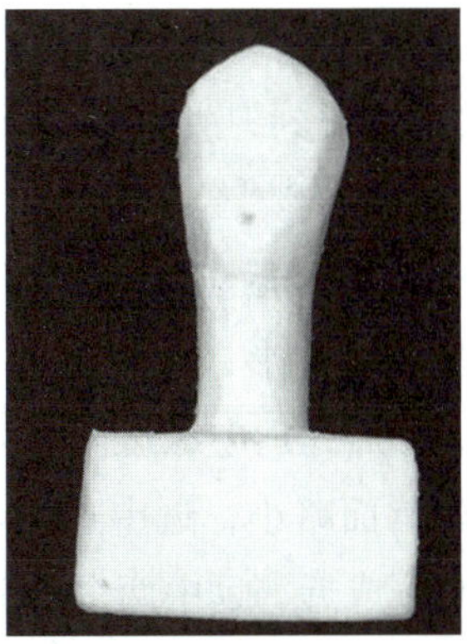

图 D-17　右上颌尖牙舌面粗雕

（3）切端：从切端观察，与模型牙比较，进一步修整唇舌面外形。雕刻过程中要注意切端的厚度，调整切端外形，即牙尖嵴的外形（图 D-18）。

（4）近远中面：参照右上颌尖牙模型，用雕刻刀分别从近唇或远唇轴面角起，沿邻接点下方，向舌侧平直内收至舌侧近中或远中边缘嵴附近，牙根需与牙冠流畅衔接。修整过程中要注意不可破坏接触点的位置（图 D-19）。

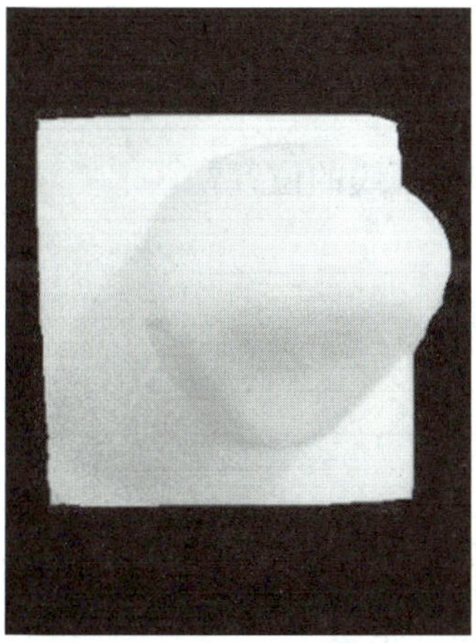

图 D-18　右上颌尖牙唇舌面切端观

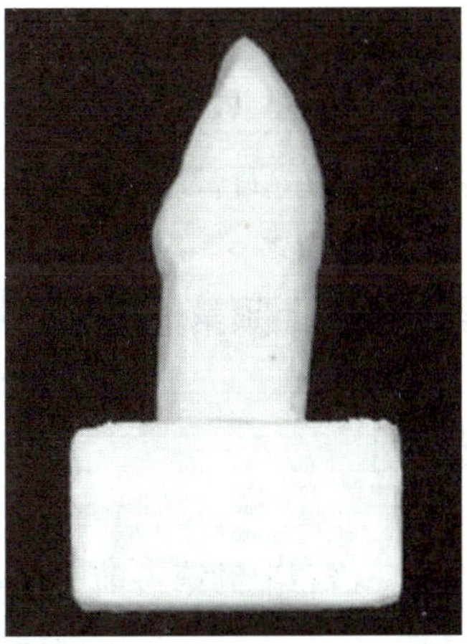

图 D-19　右上颌尖牙邻面粗雕

5. 牙颈线成形 参照右上颌尖牙模型，在石膏牙各轴面上描绘牙颈线，将雕刻刀刀刃与牙冠表面成45°进行牙颈线的初步雕刻，修整牙冠与牙根近颈缘处的形态。注意：牙冠在颈缘处要略突于根部；牙颈线应圆缓、流畅衔接，不可形成明显台阶；近中颈曲度要大于远中颈曲度。

6. 细雕各牙面 使用游标卡尺测量石膏牙，比对标准模型做进一步的修整，要尽量体现出上颌尖牙各面的解剖形态特点。外形高点、接触区切忌做过多切削。在此基础上进行细致结构的再现（图D-20）。

（1）唇面：用雕刻刀精修唇轴嵴两侧的发育沟，使发育沟的凹陷与其周围的突出部分流畅衔接。

（2）舌面：用雕刻刀精修舌面窝，要正确控制近远中边缘嵴、舌轴嵴、舌隆突、牙颈线等形态和位置关系。

（3）近远中面：在近远中面狭窄部形成的同时，应注意接触点的位置、近远中颈曲线的高低区别。

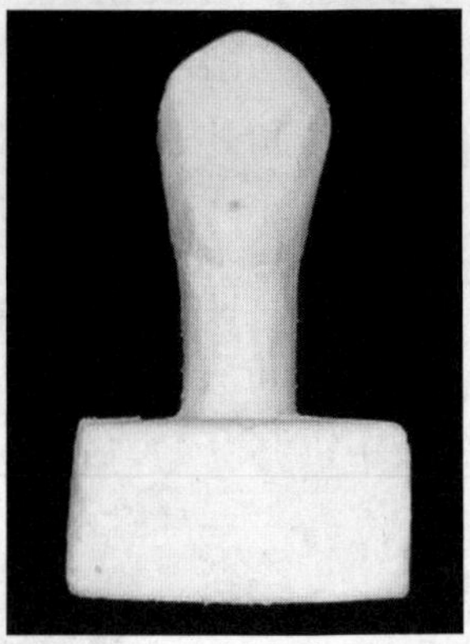

图D-20 右上颌尖牙细雕

7. 雕刻完成 用雕刻刀去除石膏牙各面的刮痕和凹凸不平之处，润饰牙体表面，完成雕刻。

8. 上颌尖牙雕刻完成后应具备的特点

（1）唇面：呈圆五边形，牙尖偏近中，近、远中斜缘在牙尖顶相交成90°，唇轴嵴及发育沟较明显。近中缘长而外展，远中缘短而圆突。外形高点在颈1/3与中1/3交界处。

（2）舌面：较唇面略小，近中边缘嵴长而锐利，远中边缘嵴短而圆突，舌隆突大而显著，舌轴嵴明显，并将舌窝分成近、远中两个舌窝。

（3）近远中面：近似三角形，近中面宽大平坦，远中面窄而圆突，舌隆突与边缘嵴过渡部呈凹状，近中接触区靠近近中切角，远中接触区距远中切角稍远且略偏舌侧。

（4）牙根：单根，粗壮，根厚大于根宽，根颈横剖面呈卵圆三角形，唇面宽于舌面。

【注意事项】

同"标准一倍右上颌中切牙石膏牙牙冠雕刻"。

【思考题】

雕刻过程中如何保持石膏牙各面外形高点、接触点和牙颈线的位置？

三、标准一倍右上颌第一前磨牙石膏牙牙冠雕刻

视频：标准一倍右上颌第一前磨牙石膏牙牙冠雕刻

【目的要求】

1. 通过标准一倍右上颌第一前磨牙石膏牙牙冠的雕刻，熟练掌握其牙冠的解剖形态和特点。
2. 掌握标准一倍右上颌第一前磨牙石膏牙的雕刻方法、步骤。
3. 掌握石膏牙雕刻工具的使用方法和明确注意事项。

【实训用品】

15mm×15mm×55mm 石膏棒、标准一倍右上颌尖牙模型、游标卡尺、切削刀、雕刻刀、直尺、铅笔。

【步骤方法】

1. 石膏框架成形

（1）测量模型牙：使用游标卡尺测量标准一倍右上颌第一前磨牙模型，精确测得其冠长、根颈1/3长、冠宽、冠厚、颈宽、颈厚、近中颈曲度、远中颈曲度等数据。

（2）描绘框架：先选择石膏棒任意一端作为𬌗面，在石膏棒上记录方位（颊面、舌面、近中面、远中面），并在各轴面上画出中线，再根据上述所测尺寸（冠长＋根颈1/3长、冠宽、冠厚）在石膏棒上描绘上颌第一前磨牙外形框架。

（3）石膏框架切削成形：用切削刀依次从颊舌侧、近远中侧入手，将框线以外的多余石膏削除。切削成形的框架应与模型牙规格一致，且底座四周平整。

（4）参照标准一倍右上颌第一前磨牙模型，在石膏棒各面上标记出上颌第一前磨牙外形高点、接触点和颊、舌尖顶的位置。

2. 四面体成形

（1）描绘近远中面外形线：参照模型牙近远中面的外形轮廓，并根据所测冠厚、颈厚、颈曲度及各标记点，在石膏棒上用铅笔描绘出近远中面的牙体外形线。

（2）近远中面成形：用切削刀削除近远中面牙体外形线以外的多余石膏，形成近远中面的外形。注意：切削要准确，不多切、不少切；切削面要平整；近远中面外形轮廓与模型一致（图D-21）。

（3）描绘颊舌面外形线：参照模型牙颊舌面的外形轮廓，并根据所测冠宽、颈宽及各标记点，在石膏棒上用铅笔描绘出颊舌面的牙体外形线。

（4）颊舌面成形：用切削刀削除颊、舌面牙体外形线以外的石膏部分，形成颊舌面外形（图D-22）。注意：切削要准确，不多切也不少切；切削面要平整；不得损坏邻面外形高点的突度。

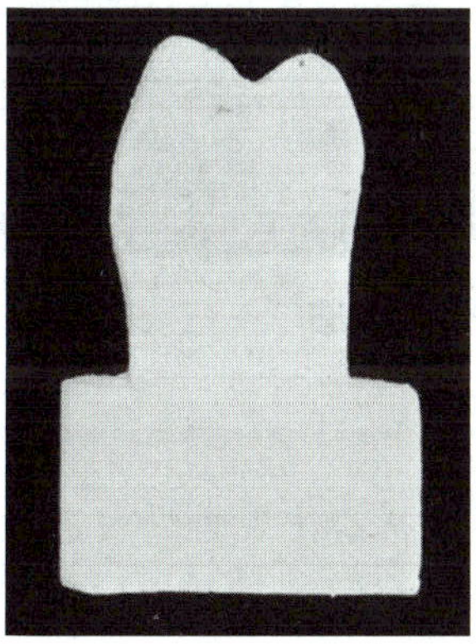

图D-21　近远中面成形

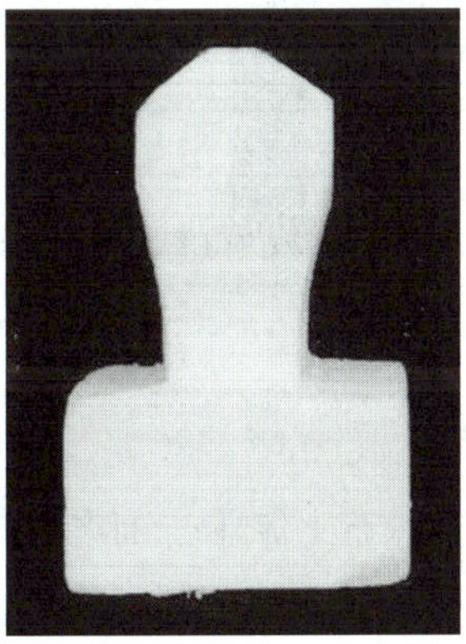

图D-22　颊舌面成形

3. 多面体成形　参照右上颌第一前磨牙𬌗面观（图D-23），在石膏棒上画出𬌗面轮廓和多面体线条后，对各轴面进行切削。

（1）描绘殆面轮廓：确定颊、舌尖顶的位置，颊尖顶略偏向远中，舌尖顶略偏向近中。根据颊尖的近中牙尖嵴长于远中牙尖嵴，舌尖的近中牙尖嵴短于远中牙尖嵴，远中边缘嵴长于近中边缘嵴，颊侧宽于舌侧的解剖特点，在石膏棒上描绘出不规则六边形的殆面轮廓线（图 D-24）。

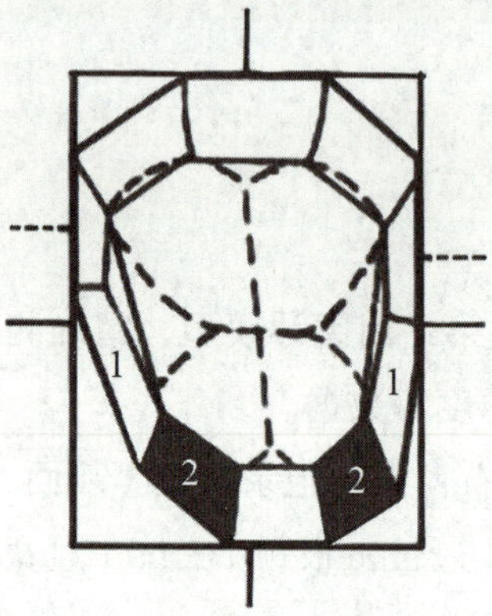

1. 该轴面角处的第一个切削面；2. 该轴面角处的第二个切削面。

图 D-23　上颌第一前磨牙殆面观线条示意图

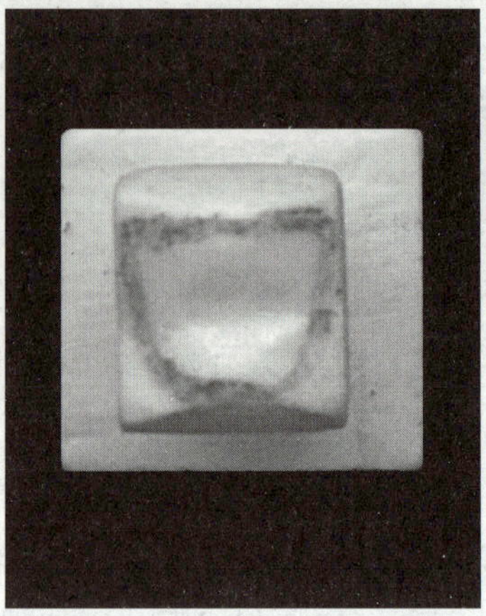

图 D-24　右上颌第一前磨牙殆面轮廓

（2）描绘各轴面的多面体线条：参照右上颌第一前磨牙殆面观（图 D-23），在石膏棒的各轴面上描绘出多面体线条。

（3）切削形成多面体：结合石膏牙殆面的轮廓线，按照多面体线条对各轴角间的石膏部分进行切削。要注意近舌轴面角和远舌轴面角均由两个斜面构成，在切削形成一个斜面后，恢复多面体线条，再切削形成第二个斜面（图 D-25）。

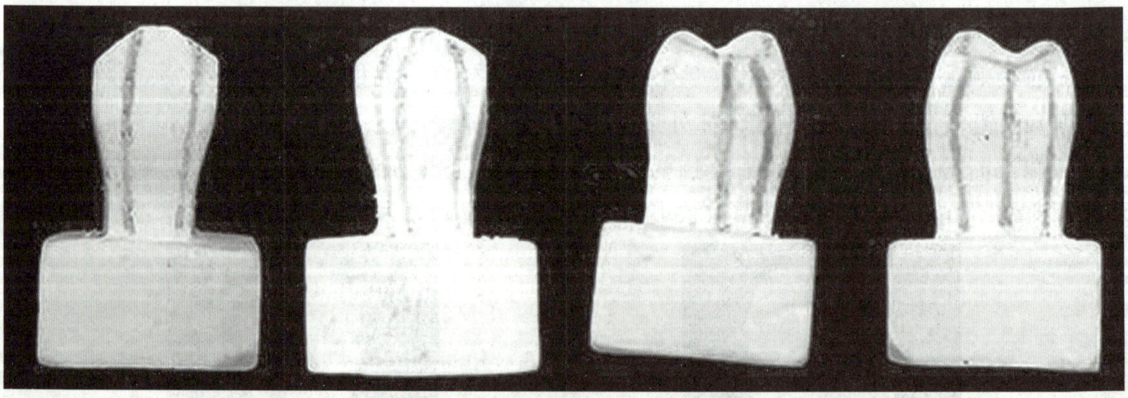

实训图 D-25　右上颌第一前磨牙多面体图

4. 粗雕各牙面

（1）颊面：参照右上颌第一前磨牙模型，在石膏牙颊面上描绘出颊轴嵴、近远中牙尖嵴、近远中缘及牙颈部缩窄部分，用雕刻刀修整，形成近远中颊斜面和颊轴嵴，调整颊侧外形，使冠根自然衔接（图 D-26）。

（2）舌面：参照右上颌第一前磨牙模型和石膏牙上标记的舌尖顶、近远中牙尖嵴及远中边缘嵴的位置，用雕刻刀进行修整，完成舌面粗雕。注意舌面较颊面略小，光滑圆突（图 D-27）。

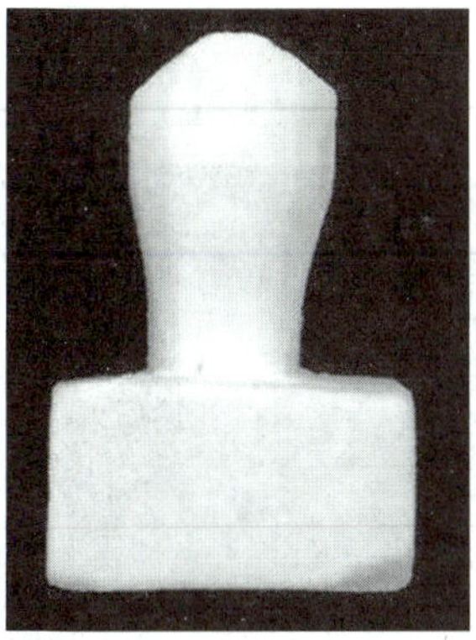

图 D-26 右上颌第一前磨牙颊面粗雕

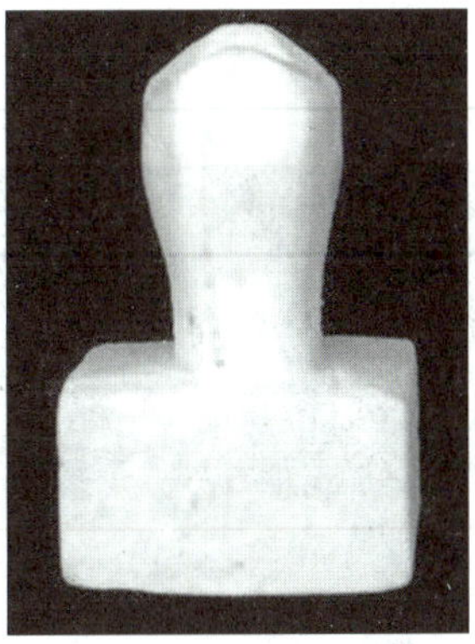

图 D-27 右上颌第一前磨牙舌面粗雕

（3）𬌗面：参照模型，描绘颊、舌尖三角嵴和边缘嵴的走行方向，用雕刻刀沿该线分别斜向切削，雕刻出颊、舌两尖的近远中斜面及近远中边缘嵴。再标记出发育沟、近中点隙和远中点隙的位置，分别以两点隙为支点，旋转石膏棒，削除点隙周围的石膏，形成近中点隙、远中点隙和中央窝，并雕刻出近中沟、中央沟及远中沟。注意：近中沟要越过近中边缘嵴达近中面（图 D-28）。

（4）近远中面：参照模型牙的邻面外形，用雕刻刀从近、远中面向唇舌面斜行刮除多余石膏部分，修整近远中面外形，并用雕刻刀在邻面近颈部处形成凹陷，凹陷一部分与颊面发育沟自然过渡，另一部分与根部凹陷流畅衔接（图 D-29）。

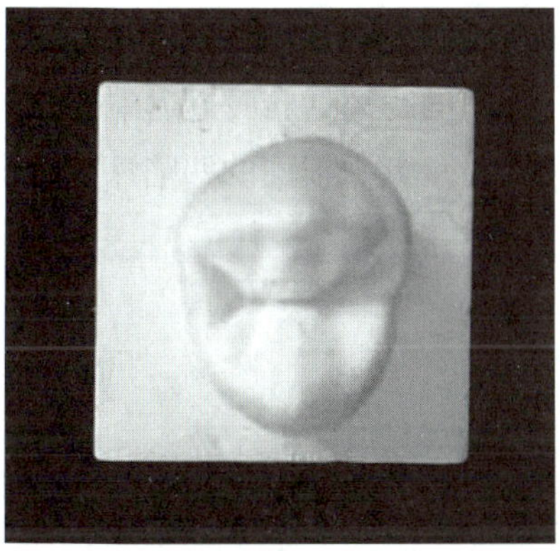

图 D-28 右上颌第一前磨牙𬌗面粗雕

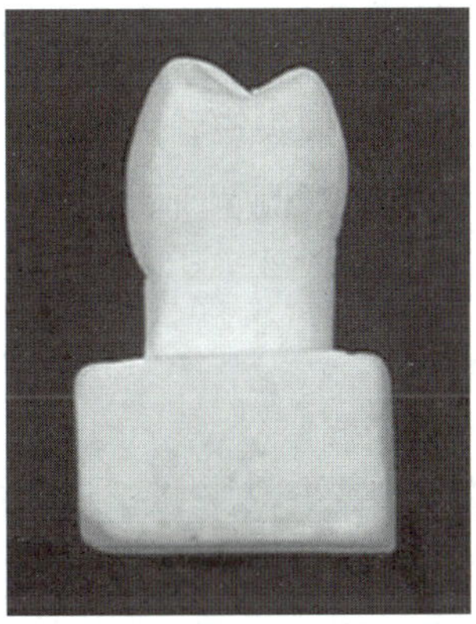

图 D-29 右上颌第一前磨牙邻面粗雕

5. 牙颈线成形 参照右上颌第一前磨牙模型，在石膏牙各轴面上描绘牙颈线，将雕刻刀刀刃与牙冠表面成45°进行牙颈线的初步雕刻，修整牙冠与牙根近颈缘处的形态。注意：牙冠在颈缘处要略突于根部；牙颈线应圆缓、流畅衔接，不可形成明显台阶；近中颈曲度要大于远中颈曲度。

6. 细雕各牙面 使用游标卡尺测量石膏牙，比对标准模型做进一步的修整，要尽量体现出上颌第一前磨牙各面的解剖形态特点（图 D-30）。

（1）颊面：用雕刻刀精修颊轴嵴及两侧的发育沟。

（2）舌面：用雕刻刀精修舌面，使之光滑、圆突。

（3）邻面：在近远中面狭窄部形成的同时，应注意接触点的位置、近远中颈曲线的高低区别。

（4）𬌗面：用雕刻刀修整中央窝，并把控边缘嵴、牙尖嵴、三角嵴、近远中沟等解剖形态和位置关系。

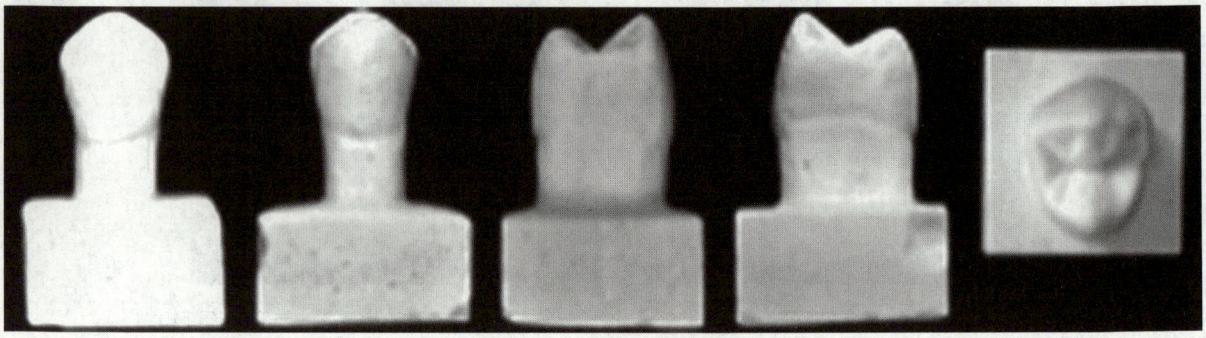

图 D-30　右上颌第一前磨牙细雕

7. 雕刻完成　用雕刻刀去除石膏牙各面的刮痕和凹凸不平之处，润饰牙体表面，完成雕刻。

8. 上颌第一前磨牙雕刻完成后应具备的特点

（1）颊面：与尖牙唇面相似，但较短。颊尖略偏向远中，近中牙尖嵴长、远中牙尖嵴短，颊轴嵴两侧各有一浅发育沟，外形高点在颈 1/3 处。

（2）舌面：较颊面略小，光滑圆突，舌尖略偏向近中，外形高点在中 1/3 处。

（3）近远中面：近中面近颈部有凹陷，近中沟跨近中边缘嵴达近中面，接触区均位于近𬌗缘偏颊侧。

（4）𬌗面：呈轮廓显著的不规则六边形，颊舌径大于近远中径，颊侧宽于舌侧，远中边缘嵴较近中边缘嵴长，颊尖高而尖锐，舌尖低而圆钝，近远中点隙间的距离为𬌗面近远中径的 1/2。

（5）牙根：扁圆，颊侧宽于舌侧。近远中根面均有凹陷，且近中根面的凹陷深于远中。

【注意事项】

1. 严格按照边观察、边测量、边雕刻的原则进行石膏牙雕刻操作。
2. 掌握好颊舌尖、近远中点隙、三角嵴、发育沟、近远中边缘嵴等解剖结构的特征。
3. 𬌗面窝沟深度要适当，颊舌尖三角嵴连接处要低于边缘嵴。

【思考题】

1. 雕刻过程中如何控制颊舌尖的偏向和高度？
2. 如何协调𬌗面的六边形形态？

四、标准一倍右上颌第一磨牙石膏牙牙冠雕刻

视频：标准一倍右上颌第一磨牙石膏牙牙冠雕刻

【目的要求】

1. 通过标准一倍右上颌第一磨牙石膏牙牙冠的雕刻，熟练掌握其牙冠的解剖形态和特点。

2．掌握标准一倍右上颌第一磨牙石膏牙的雕刻方法、步骤。

3．掌握石膏牙雕刻工具的使用方法和注意事项。

【实训用品】

15mm×15mm×55mm 石膏棒、标准一倍右上颌第一磨牙模型、游标卡尺、切削刀、雕刻刀、直尺、铅笔。

【步骤方法】

1. 石膏框架成形

（1）测量模型牙：使用游标卡尺测量标准一倍右上颌第一磨牙模型，精确测得其冠长、根颈 1/3 长、冠宽、冠厚、颈宽、颈厚、近中颈曲度、远中颈曲度等数据。

（2）描绘框架：先选择石膏棒任意一端作为𬌗面，在石膏棒上记录方位（颊面、舌面、近中面、远中面），并在各轴面上画出中线，再根据上述所测尺寸（冠长 + 根颈 1/3 长、冠宽、冠厚）在石膏棒上描绘上颌第一磨牙外形框架。

（3）石膏框架切削成形：用切削刀依次从颊舌侧、近远中侧入手将框线以外的多余石膏削除。切削成形的框架应与模型牙规格一致，且底座四周平整。

（4）参照标准一倍右上颌第一磨牙模型，在石膏棒各面上标记出上颌第一磨牙外形高点、接触点和颊、舌尖顶的位置。

2. 四面体成形

（1）描绘近远中面外形线：参照模型牙近远中面的外形轮廓，并根据所测冠厚、颈厚、颈曲度及各标记点，在石膏棒上用铅笔描绘出近远中面的牙体外形线。

（2）近远中面成形：用切削刀削除近远中面牙体外形线以外的多余石膏，形成近远中面的外形（图 D-31）。

（3）描绘颊舌面外形线：参照模型牙颊舌面的外形轮廓，并根据所测冠宽、颈宽及各标记点，在石膏棒上用铅笔描绘出颊舌面的牙体外形线。

（4）颊舌面成形：用切削刀削除颊舌面牙体外形线以外的石膏部分，形成颊舌面外形（图 D-32）。

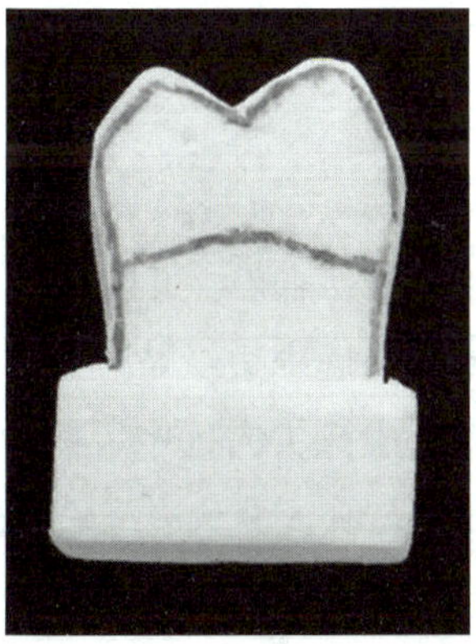

图 D-31　近远中面成形

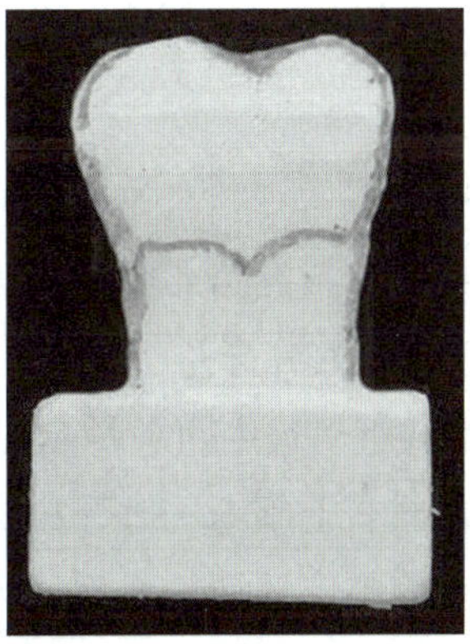

图 D-32　颊舌面成形

3. 多面体成形 参照右上颌第一磨牙𬌗面观（图 D-33），在石膏棒上画出𬌗面轮廓和多面体线条后，对各轴面进行切削。

（1）描绘𬌗面轮廓：参照右上颌第一磨牙模型，在石膏棒的𬌗面上确定四个牙尖的大小和位置，描绘出斜方形的𬌗面外形轮廓（图 D-34）。

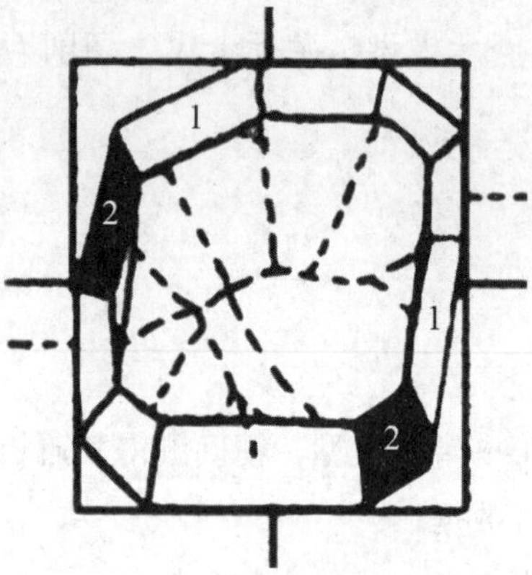

1. 该轴面角处的第一个切削面；2. 该轴面角处的第二个切削面。

图 D-33 上颌第一磨牙𬌗面观线条示意图

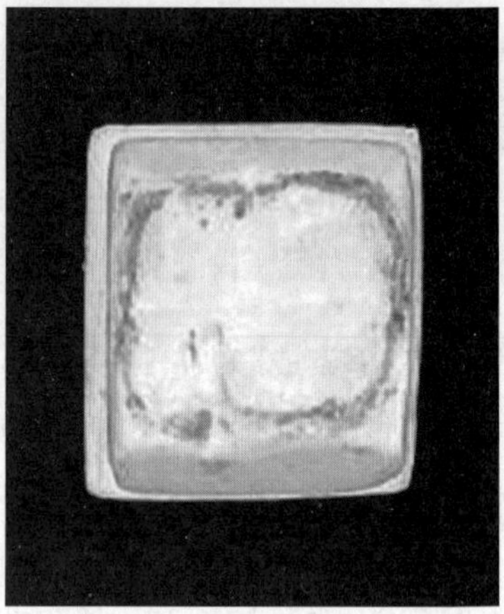

图 D-34 右上颌第一磨牙𬌗面轮廓

（2）描绘各轴面的多面体线条：参照右上颌第一磨牙𬌗面观（图 D-33），在石膏棒的各轴面上描绘出多面体线条（图 D-35）。

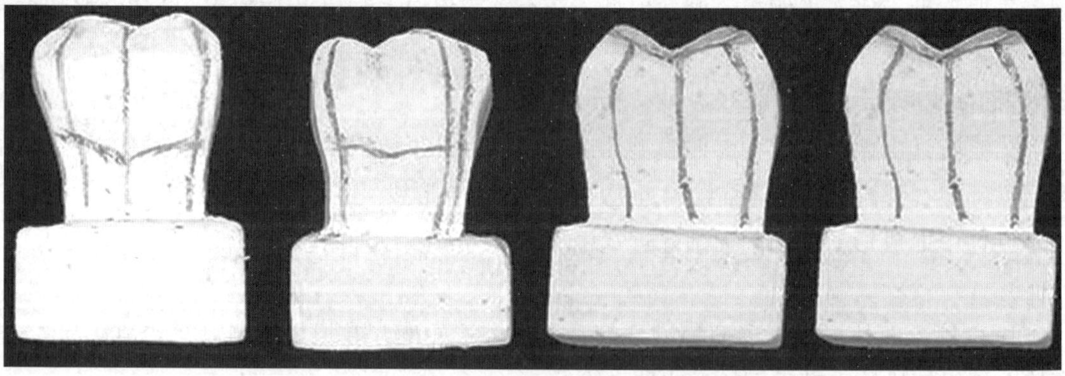

图 D-35 右上颌第一磨牙多面体图

（3）切削形成多面体：结合石膏牙𬌗面的轮廓线，按照多面体线条对各轴角间的石膏部分进行切削。注意：近舌轴面角和远颊轴面角均由两个斜面构成，在切削形成一个斜面后，恢复多面体线条，再切削形成第二个斜面。

4. 粗雕各牙面

（1）颊面：参照右上颌第一磨牙模型，在石膏牙颊面上画出颊轴嵴、近颊线角、远颊线角及牙颈部缩窄部分，并根据石膏牙𬌗面所标记的颊尖顶、颊𬌗边缘嵴及远中边缘嵴位置，用雕刻刀进行修整，使两颊尖各形成近、远中两个斜面和一个颊轴嵴。注意：远中颊尖向远中舌侧倾斜（图 D-36）。

（2）舌面：参照右上颌第一磨牙模型和石膏牙上标记的舌尖顶、舌𬌗边缘嵴及近中边缘嵴的位置，用雕刻刀进行修整，并调整舌面近舌和远舌线角，完成舌面粗雕。注意舌面较颊面略小，表面圆突（图 D-37）。

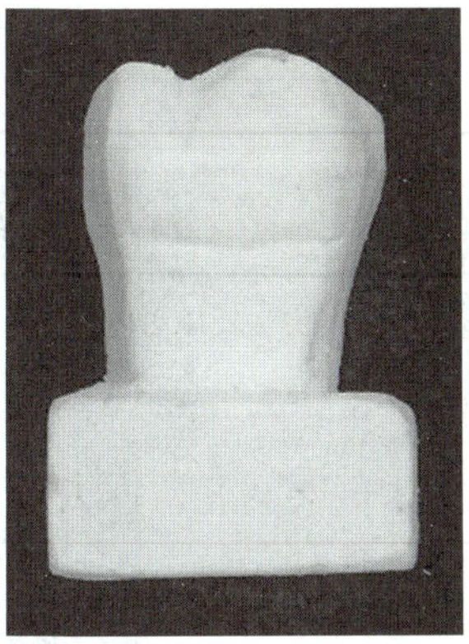

图 D-36 右上颌第一磨牙颊面粗雕

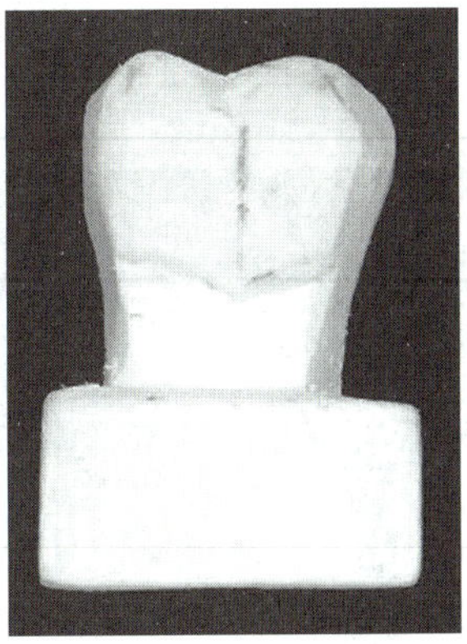

图 D-37 右上颌第一磨牙舌面粗雕

（3）𬌗面：参照模型，在石膏牙𬌗面描绘发育沟、三角嵴的走行方向及点隙的位置，然后从各牙尖顶沿三角嵴标志线向两侧斜向切削，形成三角嵴的近、远中两斜面，接着在近、远中处预留出边缘嵴的宽度后，向𬌗面内斜向雕出近远中边缘嵴。以点隙标记点为支点，旋转石膏棒，削除点隙周围石膏，形成中央窝、远中窝和中央点隙、远中点隙，并雕刻出颊沟、近中沟及远中舌沟（图 D-38）。

（4）近远中面：参照右上颌第一磨牙模型，用雕刻刀从近远中面向颊舌面斜行刮除多余石膏部分，修整近远中面外形。注意：远中面较近中面略小且圆突（图 D-39）。

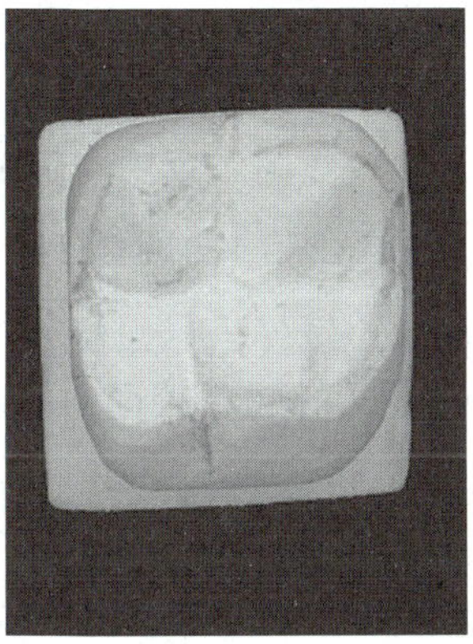

图 D-38 右上颌第一磨牙𬌗面粗雕

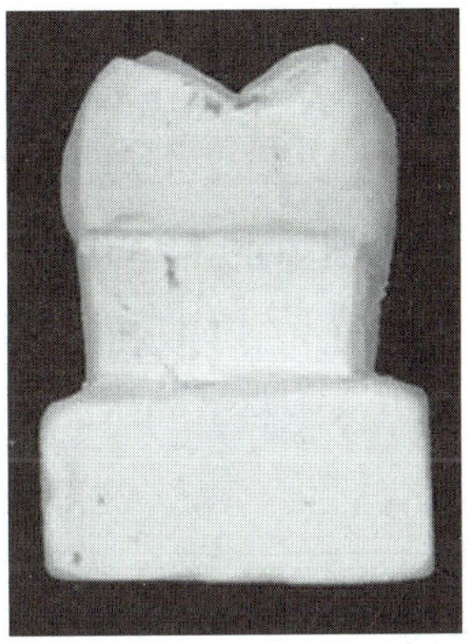

图 D-39 右上颌第一磨牙邻面粗雕

5. 牙颈线成形 参照右上颌第一磨牙模型，在石膏牙各轴面上描绘牙颈线，将雕刻刀刀刃与牙冠表面成 45°进行牙颈线的初步雕刻，修整牙冠与牙根近颈缘处的形态。注意：牙冠在颈缘处要略突于根部；牙颈线应圆缓、流畅衔接，不可形成明显台阶；近中颈曲度要大于远中颈曲度。

6. 细雕各牙面 使用游标卡尺测量石膏牙，比对标准模型做进一步的修整，要尽量体现出上颌第一磨牙各面的解剖形态特点（图 D-40）。

（1）颊面：修整颊轴嵴和颊沟，使形成的近中颊轴嵴较远中颊轴嵴明显，颊沟末端有点隙。

（2）舌面：修整舌面外形，使舌面光滑圆钝。修整远中舌沟，但其末端无点隙。

（3）𬌗面：精修中央窝和远中窝，并把控边缘嵴、牙尖嵴、三角嵴及发育沟的解剖形态和位置关系。参照标准模型灵活雕刻少许副沟，使𬌗面生动自然。

（4）邻面：在近远中面狭窄部形成的同时，应注意接触点的位置、近远中颈曲线的高低区别。

（5）牙根：修整根颈部的形态，注意分根情况。

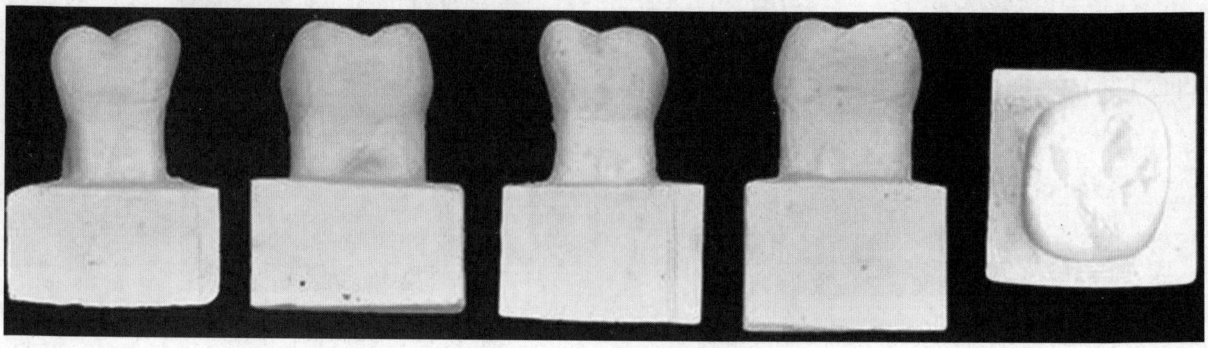

图 D-40　右上颌第一磨牙细雕

7. 雕刻完成　用雕刻刀去除石膏牙各面的刮痕和凹凸不平之处，润饰牙体表面，完成雕刻。

8. 上颌第一磨牙雕刻完成后应具备的特点

（1）颊面：外形似梯形，近中缘长直，远中缘短而圆突，颈部窄，殆缘宽。近中颊轴嵴较远中颊轴嵴突出，颊沟由殆面延伸至颊面中央，且末端有点隙。外形高点在颈 1/3 处。

（2）舌面：大小似颊面，但光滑圆突。近中舌尖明显宽于远中舌尖，远中舌沟延伸至舌面中部，且末端无点隙。外形高点在中 1/3 处。

（3）殆面：呈斜方形，近颊殆点角与远舌殆点角为锐角，远颊殆点角与近舌殆点角为钝角。近中舌尖最大，远中舌尖最小，远中颊尖与近中舌尖的三角嵴斜行相连构成斜嵴。殆面有颊沟、近中沟、远中舌沟分布，还有 2 个窝（中央窝、远中窝），2 个点隙（中央点隙和远中点隙）分布。

（4）邻面：似四边形，远中面较近中面小而圆突，近中接触区在殆 1/3 的颊 1/3 与中 1/3 交界处，远中接触区在殆 1/3 的中 1/3 与舌 1/3 的交界处。

（5）牙根：分叉为近、远中颊根和舌根，根干长，近中面根分叉的起源较远中面高，且更偏向舌侧。

【注意事项】

1. 严格按照边观察、边测量、边雕刻的原则进行石膏牙雕刻操作。
2. 冠部整体形态呈斜方形，宽厚大于冠宽，颊面由近中向远中舌侧倾斜。
3. 掌握好斜嵴的位置，应在远中颊尖顶与近中舌尖顶连线偏远中处。
4. 雕刻三角嵴时应预留好边缘嵴的宽度。
5. 掌握好各点隙的深度，中央点隙较深，远中点隙较浅。

【思考题】

1. 雕刻过程中如何控制各牙尖三角嵴的方向？
2. 如何使殆面发育沟、副沟显得自然生动？

五、标准一倍右下颌第一磨牙石膏牙牙冠雕刻

视频：标准一倍右下颌第一磨牙石膏牙牙冠雕刻

【目的要求】

1. 通过标准一倍右下颌第一磨牙石膏牙牙冠的雕刻，熟练掌握其牙冠的解剖形态和特点。
2. 掌握标准一倍右下颌第一磨牙石膏牙的雕刻方法、步骤。
3. 掌握石膏牙雕刻工具的使用方法和注意事项。

【实训用品】

15mm×15mm×55mm 石膏棒、标准一倍右上颌第一磨牙模型、游标卡尺、切削刀、雕刻刀、直尺、铅笔。

【步骤方法】

1. 石膏框架成形

（1）测量模型牙：使用游标卡尺测量标准一倍右下颌第一磨牙模型，精确测得其冠长、根颈 1/3 长、冠宽、冠厚、颈宽、颈厚、近中颈曲度、远中颈曲度等数据。

（2）描绘框架：先选择石膏棒任意一端作为𬌗面，在石膏棒上记录方位（颊面、舌面、近中面、远中面），并在各轴面上画出中线，再根据上述所测尺寸（冠长 + 根颈 1/3 长、冠宽、冠厚）在石膏棒上描绘下颌第一磨牙外形框架。

（3）石膏框架切削成形：用切削刀依次从颊舌侧、近远中侧入手将框线以外的多余石膏削除。切削成形的框架应与模型牙规格一致，且底座四周平整。

（4）参照标准一倍右下颌第一磨牙模型，在石膏棒各面上标记出下颌第一磨牙外形高点、接触点和颊、舌尖顶的位置。

2. 四面体成形

（1）描绘近远中面外形线：参照模型牙近远中面的外形轮廓，并根据所测冠厚、颈厚、颈曲度及各标记点，在石膏棒上用铅笔描绘出近远中面的牙体外形线。

（2）近远中面成形：用切削刀削除近远中面牙体外形线以外的多余石膏，形成近远中面的外形（图 D-41）。

（3）描绘颊舌面外形线：参照模型牙颊舌面的外形轮廓，并根据所测冠宽、颈宽及各标记点，在石膏棒上用铅笔描绘出颊舌面的牙体外形线。

（4）颊舌面成形：用切削刀削除颊舌面牙体外形线以外的石膏部分，形成颊舌面外形（图 D-42）。

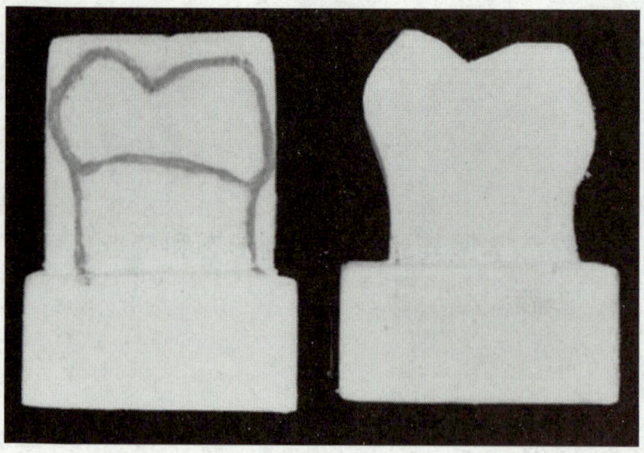

图 D-41　右下颌第一磨牙近远中面成形

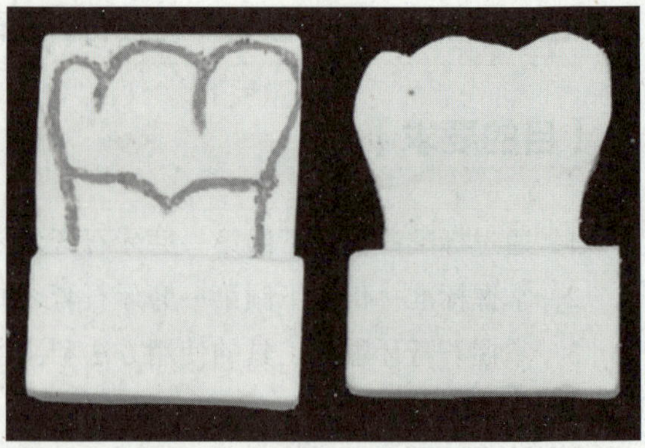

图 D-42　右下颌第一磨牙颊舌面成形

3. 多面体成形　参照右下颌第一磨牙㕮面观（图 D-43），在石膏棒上画出㕮面轮廓和多面体线条后，对各轴面进行切削。

（1）描绘㕮面轮廓：参照右下颌第一磨牙模型，在石膏棒的㕮面上确定五个牙尖的大小和位置，描绘出长方形的㕮面外形轮廓（图 D-44）。注意：远中颊尖凸向颊侧，远中尖位于颊面和远中面的交角线上。

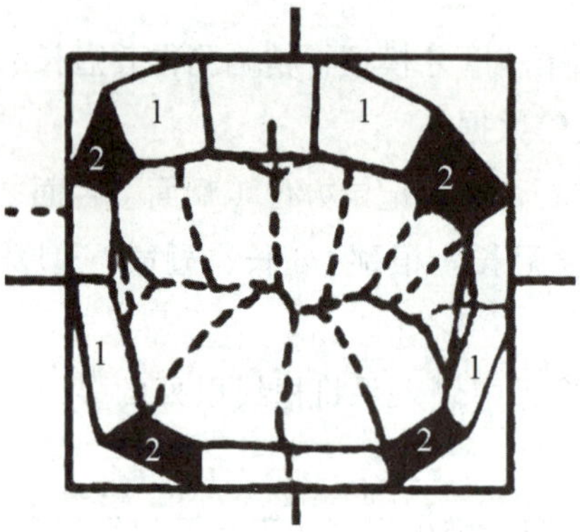

1. 该轴面角处的第一个切削面；2. 该轴面角处的第二个切削面。

图 D-43　下颌第一磨牙㕮面观线条示意图

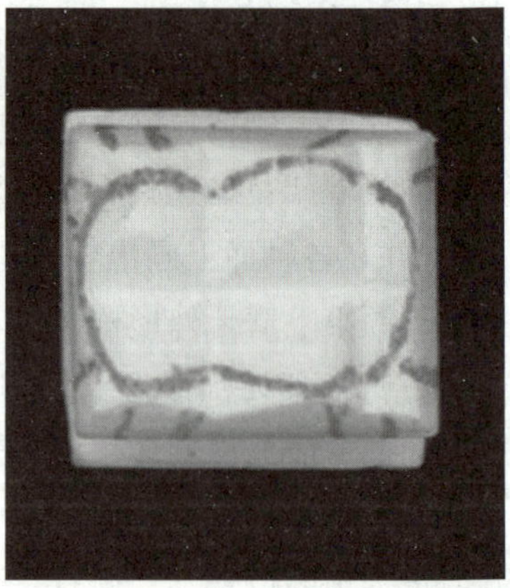

图 D-44　描绘右下颌第一磨牙㕮面轮廓

（2）描绘各轴面的多面体线条：参照右下颌第一磨牙㕮面观（图 D-43），在石膏棒的各轴面上描绘出多面体线条（图 D-45）。

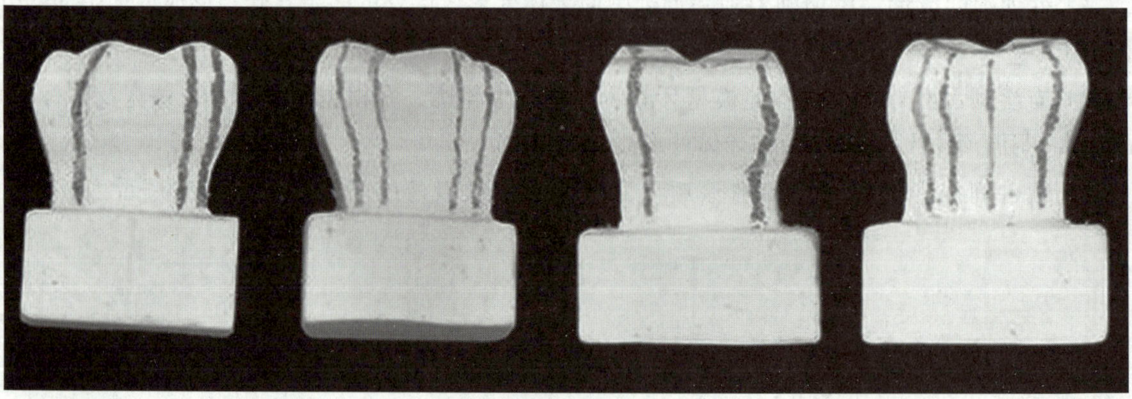

图 D-45　右下颌第一磨牙多面体图

（3）切削形成多面体：结合石膏牙𬌗面的轮廓线，按照多面体线条对各轴角间的石膏部分进行切削。注意：近颊轴面角、远颊轴面角、近舌轴面角和远舌轴面角均由两个斜面构成，在切削形成一个斜面后，恢复多面体线条，再切削形成第二个斜面。

4. 粗雕各牙面

（1）颊面：参照右下颌第一磨牙模型，在石膏牙颊面上画出颊轴嵴、近颊线角、远颊线角及牙颈部缩窄部分。根据石膏牙𬌗面所标记的颊尖顶、颊𬌗边缘嵴及远中边缘嵴位置，用雕刻刀进行修整，使近远中颊尖各形成近、远中两个斜面和一个颊轴嵴，远中尖为颊、远中向两个斜面，并初步形成颊沟和远颊沟（图 D-46）。

（2）舌面：参照右下颌第一磨牙模型和石膏牙上所描绘的舌尖顶、舌𬌗边缘嵴、近中边缘嵴的位置，用切削刀进行刮削。注意粗雕完成后的舌面较颊面略小，表面光滑圆突（图 D-47）。

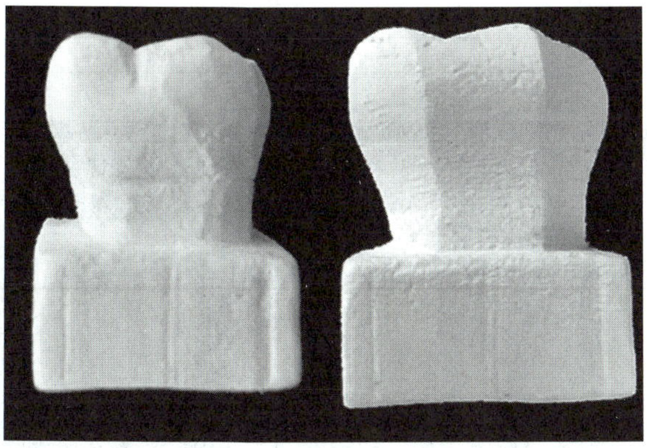

图 D-46　右下颌第一磨牙颊面粗雕

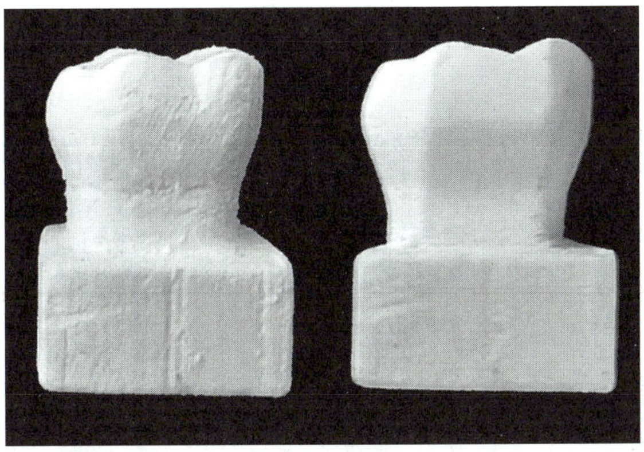

图 D-47　右下颌第一磨牙舌面粗雕

（3）𬌗面：参照模型，先在石膏牙𬌗面上描绘出 5 条发育沟和 5 条三角嵴的走行方向，并标记点隙的位置。注意：颊尖距中轴近，舌尖距中轴远，且三颊尖排成弧形，远中颊尖凸向颊侧，远中尖位于颊面和远中面的交角线上；舌尖接近舌侧边缘；颊沟稍偏近中，舌沟接近中线处；远中颊尖三角嵴最长，远中尖三角嵴最短。然后，从各牙尖顶沿三角嵴标志线向两侧斜向切削，形成三角嵴的近、远中两斜面，接着在近远中边缘处预留出边缘嵴的宽度后，向𬌗面内斜向雕出近远中边缘嵴。再以点隙处为支点，旋转石膏棒，削除其周围石膏，形成 3 个窝（近中窝、中央窝、远中窝）和 3 个点隙（近中点隙、中央点隙、远中点隙），并雕刻出颊沟、远颊沟、舌沟、近中沟及远中沟（图 D-48）。

（4）邻面：参照右下颌第一磨牙模型，用雕刻刀从近远中面向颊舌面斜行刮除多余石膏部分，修整近远中面外形。注意：远中面较近中面略小且圆突（图 D-49）。

5. 牙颈线成形　参照右下颌第一磨牙模型，在石膏牙各轴面上描绘牙颈线，将雕刻刀刀刃与牙冠表面成 45°进行牙颈线的初步雕刻，修整牙冠与牙根近颈缘处的形态。注意：牙冠在颈缘处要略突于根部；牙颈线应圆缓、流畅衔接，不可形成明显台阶；近远中颈曲线均较平坦。

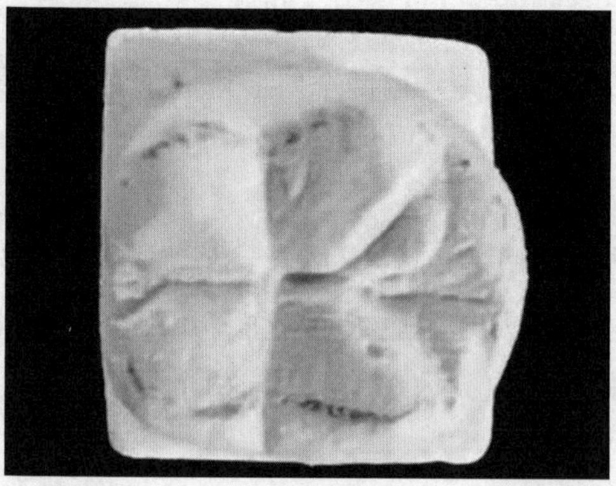

图 D-48　右下颌第一磨牙𬌗面粗雕

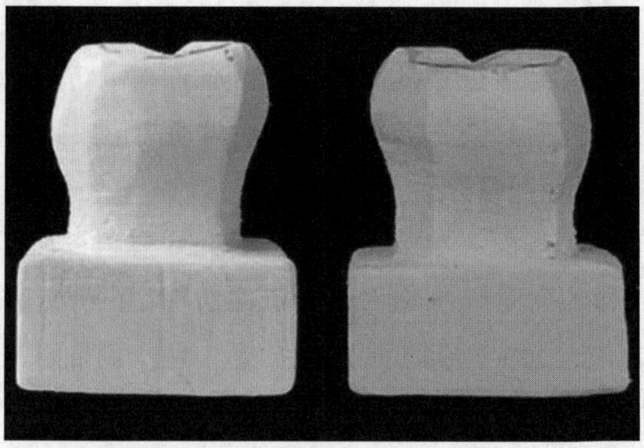

图 D-49　右下颌第一磨牙邻面粗雕

6. 细雕各牙面　使用游标卡尺测量石膏牙，比对右下颌第一磨牙标准模型做进一步的修整，要尽量体现出下颌第一磨牙各面的解剖形态特点（图 D-50）。

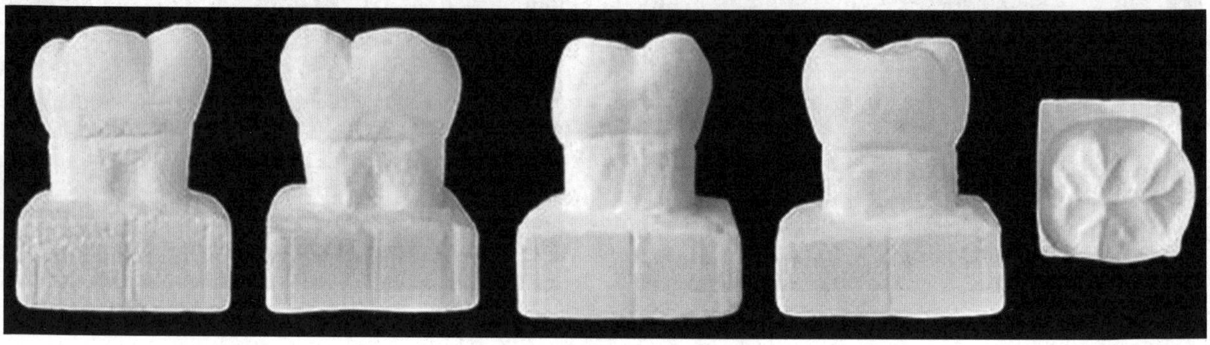

图 D-50　右下颌第一磨牙细雕

（1）颊面：修整颊轴嵴、颊沟及远颊沟，使形成的近中颊轴嵴较远中颊轴嵴突出，颊沟末端有点隙。

（2）舌面：修整舌面外形和舌沟，使舌面圆钝，舌沟末端无点隙。

（3）𬌗面：精修中央窝、近中窝、远中窝，并把控边缘嵴、牙尖嵴、三角嵴及各发育沟等解剖形态和位置关系，并可参照右下颌第一磨牙模型，雕刻少许副沟，使𬌗面灵动自然。

（4）邻面：用雕刻刀精修狭窄部，特别注意接触点的位置、近远中颈曲线的高低区别。

（5）牙根：修整根颈部的形态，要注意分根情况。

7. 雕刻完成　用雕刻刀去除石膏牙各面的刮痕和凹凸不平之处，润饰牙体表面，完成雕刻。

8. 下颌第一磨牙雕刻完成后应具备的特点

（1）颊面：外形似梯形，近中缘长直，远中缘圆突，三个颊尖之间以颊沟和远颊沟分隔，颊沟末端有点隙，远颊沟斜向远中且末端无点隙，近中颊尖与远中颊尖的颊轴嵴与颊沟平行，远中尖的颊轴嵴不明显，颊面外形高点在颈 1/3 处。

（2）舌面：较颊面小而圆突。舌沟靠近中线，从两舌尖间通过，舌轴嵴不明显。外形高点在中 1/3 处。

（3）𬌗面：似圆长方形，颊侧较舌侧宽，近中边缘嵴长而直，远中边缘嵴短而圆突。颊尖短而圆钝，舌尖长而尖锐，远中尖最小。远中颊尖三角嵴最长，远中尖三角嵴最短。𬌗面有 5 条发育沟，呈“大”字形分布，其中颊沟、舌沟、近中沟和远中沟由中央点隙发出，远颊沟从远中沟分出，经远中颊尖与远中尖之间通向颊面。䫲面有 3 个窝，即近中窝、中央窝、远中窝。

（4）邻面：似四边形，牙冠向舌侧倾斜，远中面较近中面小而圆突，近中接触区在䫲 1/3 偏颊侧，远中接触区在䫲 1/3 与中 1/3 交界处且偏颊侧。

（5）牙根：扁而厚，根干短，分叉大。

【注意事项】

1. 严格按照边观察、边测量、边雕刻的原则进行石膏牙雕刻操作。
2. 牙冠向舌侧倾斜，颊尖短而圆钝，舌尖长而尖锐。
3. 掌握好 5 个牙尖在䫲面的位置、各三角嵴的走向及窝沟的深度。

【思考题】

1. 如何表现 5 个牙尖的大小比例？
2. 如何使䫲面表现得生动自然？

（曹国清　郝立辉）

实训E　标准一倍蜡牙冠雕刻

一、标准一倍上颌中切牙蜡牙冠雕刻

视频：
上颌中切
牙一倍蜡
牙冠雕刻

【目的要求】

1. 通过标准一倍上颌中切牙蜡牙冠雕刻，加深对上颌中切牙牙冠外形、邻接点、楔状隙、覆殆与覆盖、咬合接触部位等的理解。

2. 熟练掌握标准一倍上颌中切牙蜡牙冠的雕刻方法和步骤。

3. 熟悉基托蜡的性能及使用方法。

【实训用品】

1：1全口石膏牙列模型、雕刻刀、切削刀、基托蜡、酒精灯、酒精喷灯、红蓝铅笔、棉花等。

【步骤方法】

1. 石膏牙列模型的准备

（1）画咬合标志线：将上、下颌石膏模型对位咬合于牙尖交错殆状态，用红蓝铅笔分别在中线及双侧后牙区画咬合标志线（图E-1），以便在操作过程中能随时检查咬合关系。

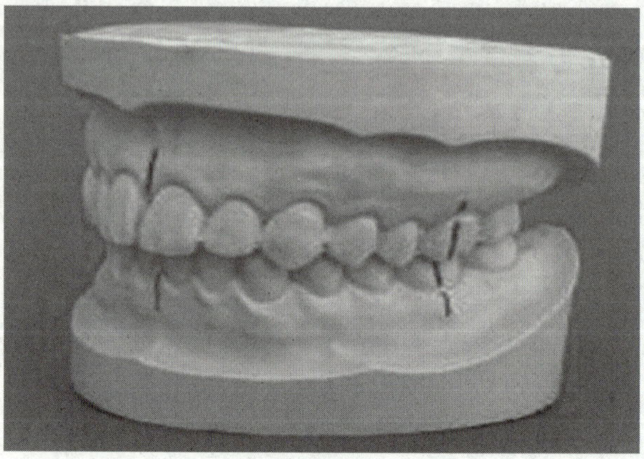

图E-1　画咬合标志线

（2）预备缺牙牙位：将石膏模型浸水后取出，用雕刻刀沿上颌中切牙牙颈线将龈沟根向延伸0.5～1.0mm（图E-2），再用切削刀或雕刻刀依次削去该牙牙冠的唇1/3、舌1/3、近中1/3和远中1/3的石膏，保留牙冠中1/3部分，并稍做修整，唇舌面及两邻面预备后的颈部断面应呈一圆滑连续且宽度一致的弧形凹面，并与龈缘一致。注意不要损伤龈缘及两侧邻牙的接触区。然后将牙冠切端至冠长1/2处的石膏削去，最终形成一个居于牙位中部的固位桩（图E-3）。固位桩各轴面应与牙体长轴平行，便于蜡牙冠固位和在操作中随时取下。

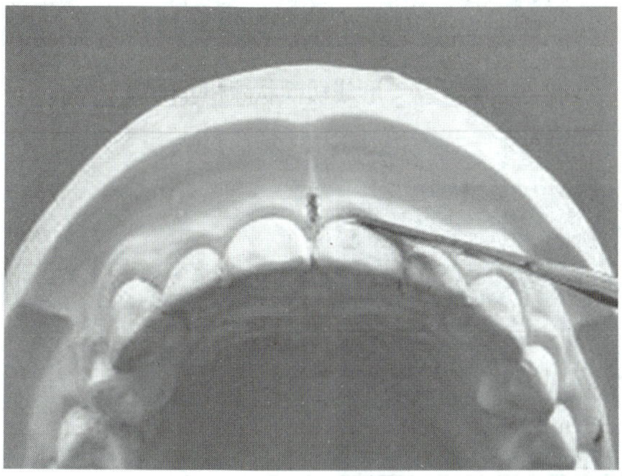

图E-2 将龈沟根向延伸0.5～1.0mm

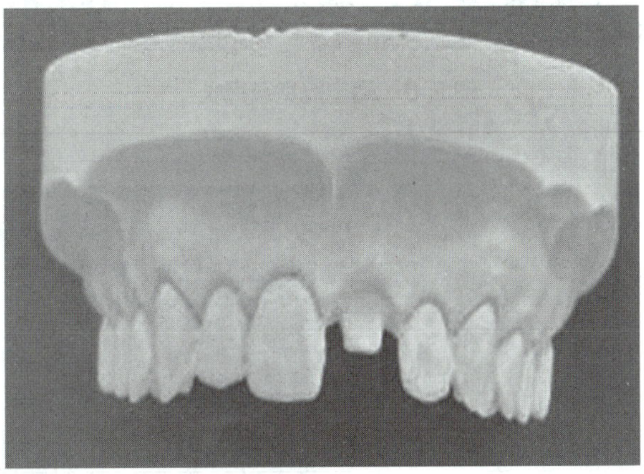

图E-3 形成固位桩

2. 用基托蜡雕刻冠部形态

（1）安插蜡块：取约15mm×15mm的基托蜡片，在酒精灯上均匀烤软、折叠，捏成适当形状的蜡块，插入缺隙内，使之与固位桩、颈部断面及邻牙密切接触（图E-4）。

（2）模型对位闭合：趁蜡块尚软时，将上下颌模型按咬合标志线对位咬合（图E-5）。

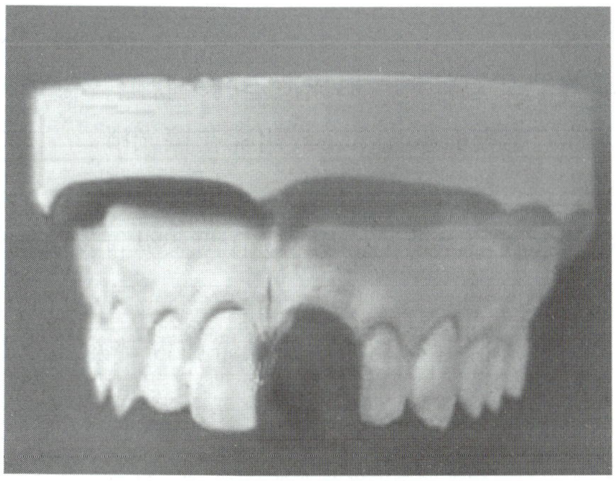

图E-4 安插蜡块

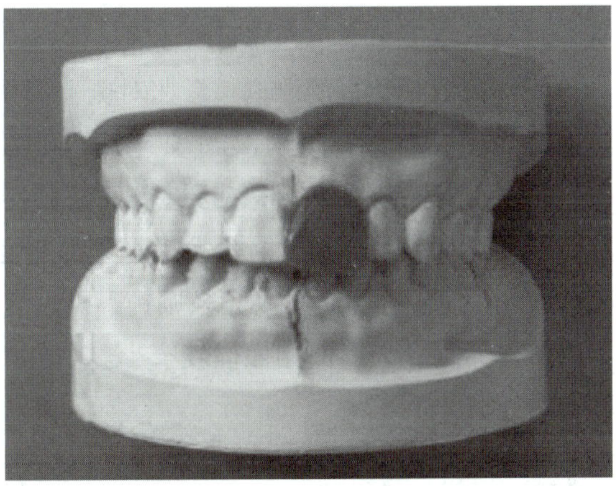

图E-5 模型对位闭合

（3）确定冠宽、冠厚、冠长及楔状隙：以缺隙的近远中径及龈乳头为界，削去多余的蜡定出冠宽，再以邻牙的唇舌面外形高点为界，削去多余的蜡定出冠厚。以对侧上颌中切牙切端为界，削去高出切端以外的蜡，定出冠长（图E-6）。然后，用雕刻刀初步形成切楔状隙和邻间隙（图E-7），再形成唇楔状隙和舌楔状隙（图E-8）。

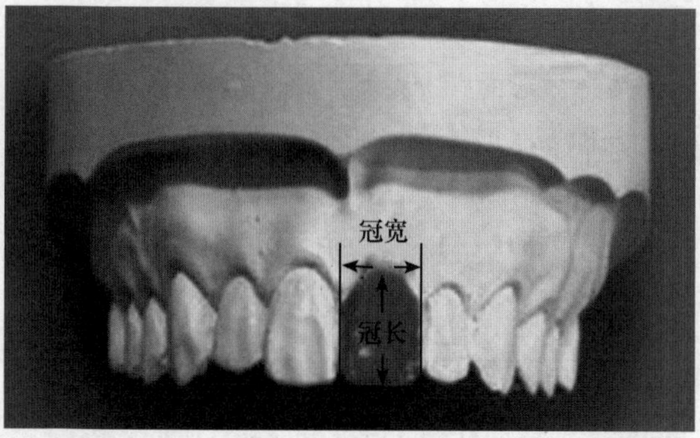

图 E-6　确定冠宽及冠长

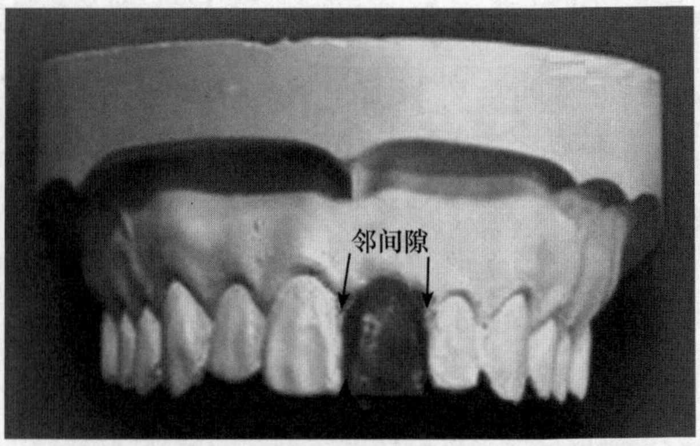

图 E-7　形成切楔状隙和邻间隙

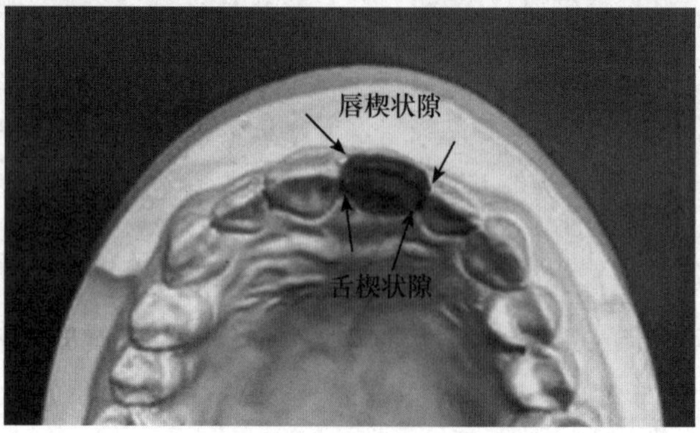

图 E-8　形成唇楔状隙和舌楔状隙

（4）初步雕刻出蜡牙冠形态：根据牙尖交错𬌗的咬合标志，参照对侧上、下颌中切牙的咬合关系，以及对侧上颌中切牙的唇舌面解剖形态，初步形成蜡牙冠，然后取下蜡牙冠雕刻邻面，修整蜡牙冠接触区以下部分，再插回蜡牙冠，检查邻间隙的形状。

（5）完成蜡牙冠的雕刻：参照对侧上颌中切牙，精修蜡牙冠外形，形成适当的楔状隙，与对颌牙有适当接触，经仔细检查合乎要求后，用酒精喷灯将蜡牙冠表面喷光滑，或用棉花擦光滑。

3. 完成的中切牙蜡牙冠应具备以下解剖特点

（1）唇面：呈梯形，冠长大于冠宽，近唇轴面角锐，远唇轴面角钝，切 1/3 有两条纵行发育沟，近中切角近似直角，远中切角较圆钝，外形高点位于颈 1/3 处。

（2）舌面：与唇面相似但较窄小。中央凹陷为舌窝，四周隆起有切嵴、边缘嵴和舌隆突，外形高点位于颈 1/3 处。

（3）切端：位于牙体长轴的唇侧。

【注意事项】

1．注意蜡牙冠在整个牙列中的对称性和协调性，如蜡牙冠在唇舌方向的位置、牙体长轴的方向及形态与对侧同名牙是否对称等。

2．接触区的位置和形态应正确，要有适当的切、唇、舌楔状隙及邻间隙。

3．蜡牙冠颈部与石膏牙颈部断面要一致，不可有悬突或暴露断面。

4．咬合关系良好，不可过高或无接触。

【思考题】

怎样确定上颌中切牙蜡牙冠的冠长、冠宽和冠厚？

二、标准一倍上颌尖牙蜡牙冠雕刻

视频：上颌尖牙一倍蜡牙冠雕刻

【目的要求】

1．通过标准一倍上颌尖牙蜡牙冠的雕刻，加深对上颌尖牙牙冠外形、邻接点、楔状隙、覆𬌗与覆盖、咬合接触部位等的理解。

2．熟练掌握标准一倍上颌尖牙蜡牙冠的雕刻方法和步骤。

3．熟悉基托蜡的性能及使用方法。

【实训用品】

1∶1全口石膏牙列模型、雕刻刀、切削刀、基托蜡、酒精灯、酒精喷灯、红蓝铅笔、棉花等。

【步骤方法】

1．石膏牙列模型的准备

（1）画咬合标志线：将上、下颌石膏模型对位咬合于牙尖交错𬌗状态，用红蓝铅笔分别在中线及双侧后牙区画咬合标志线（图E-9），以便在操作过程中能随时检查咬合关系。

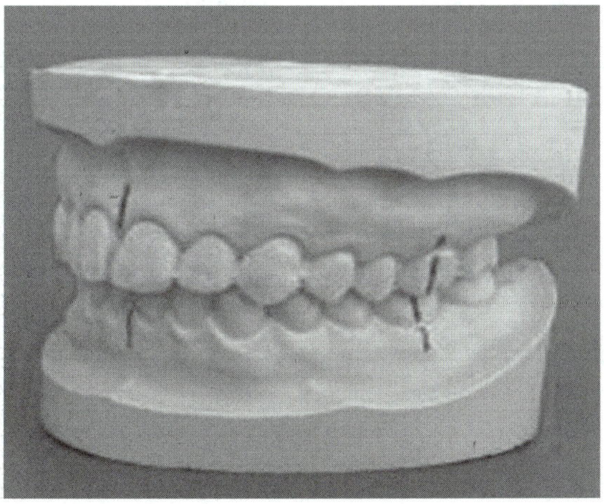

图E-9　画咬合标志线

（2）预备缺牙牙位：将石膏模型浸水后取出，用雕刻刀沿上颌尖牙牙颈线将龈沟根向延伸

0.5 ～ 1.0mm（图 E-10），再用切削刀或雕刻刀依次削去该牙牙冠的唇 1/3、舌 1/3、近中 1/3 和远中 1/3 的石膏，保留牙冠中 1/3 部分，并稍做修整，唇舌面及两邻面预备后的颈部断面应呈一圆滑连续且宽度一致的弧形凹面，并与龈缘一致。注意不要损伤龈缘及两侧邻牙的接触区。然后将牙冠切端至冠长 1/2 处的石膏削去，最终形成一个居于牙位中部的固位桩（图 E-11）。固位桩各轴面应与牙体长轴平行，便于蜡牙冠固位和在操作中随时取下。

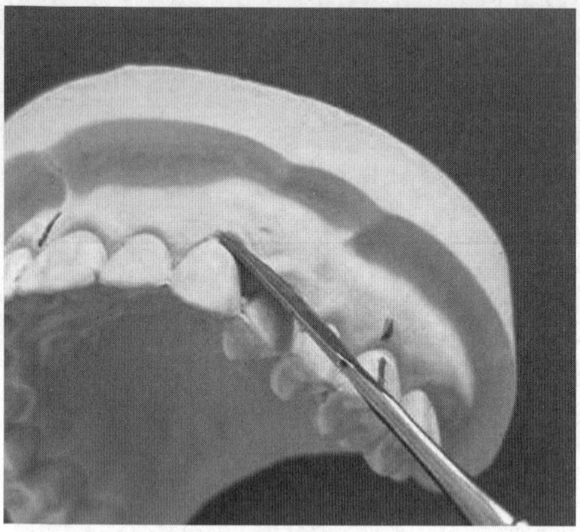

图 E-10　将龈沟根向延伸 0.5 ～ 1.0mm

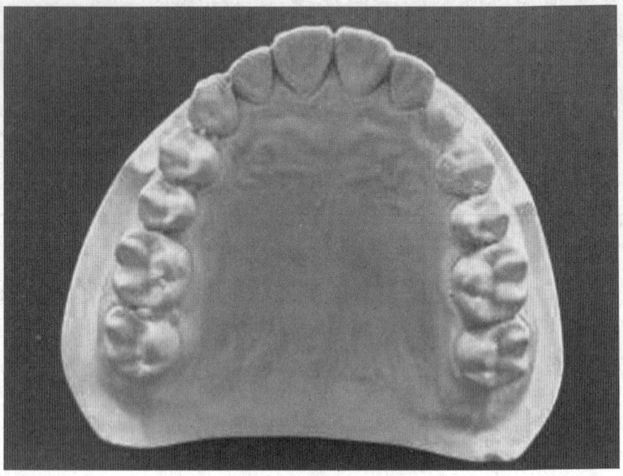

图 E-11　形成固位桩

2. 用基托蜡雕刻冠部形态

（1）安插蜡块：取约 15mm×15mm 的基托蜡片，在酒精灯上均匀烤软、折叠，捏成适当形状的蜡块，插入缺隙内，使之与固位桩、颈部断面及邻牙密切接触（图 E-12）。

（2）模型对位闭合：趁蜡块尚软时，将上下颌模型按咬合标志线对位咬合（图 E-13）。

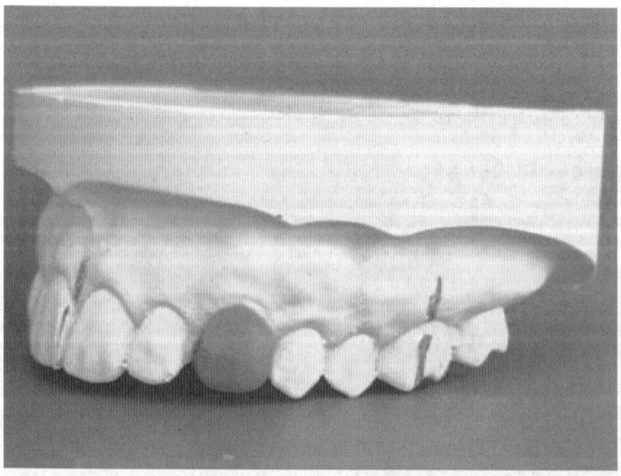

图 E-12　安插蜡块

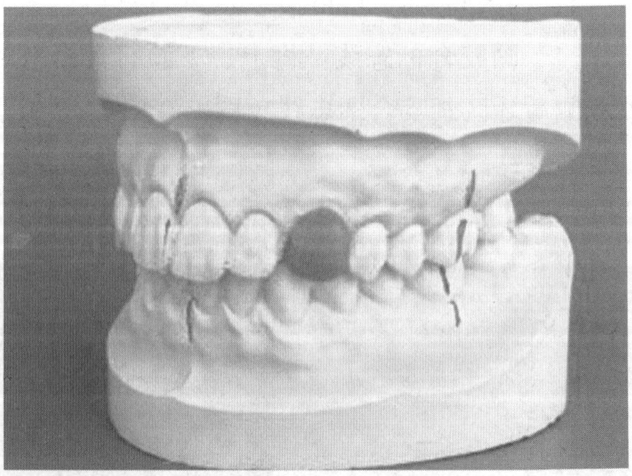

图 E-13　模型对位闭合

（3）确定冠宽、冠厚、冠长及楔状隙：以缺隙的近远中径及龈乳头为界，削去多余的蜡定出冠宽。再以邻牙的唇舌面外形高点及对侧上颌尖牙的冠厚为参照，削去多余的蜡定出冠厚。以对侧上颌尖牙切端为界，削去高出切端以外的蜡，定出冠长（图 E-14）。然后用雕刻刀初步形成切楔状隙和邻间隙（图 E-15），再形成唇楔状隙及舌楔状隙（图 E-16）。

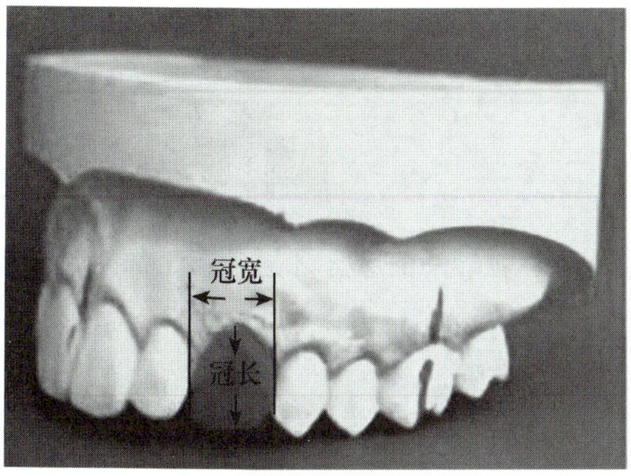

图 E-14　确定冠长和冠宽

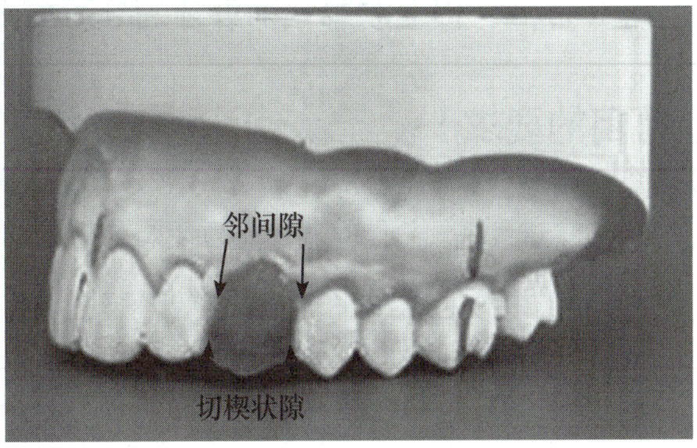

图 E-15　形成切楔状隙和邻间隙

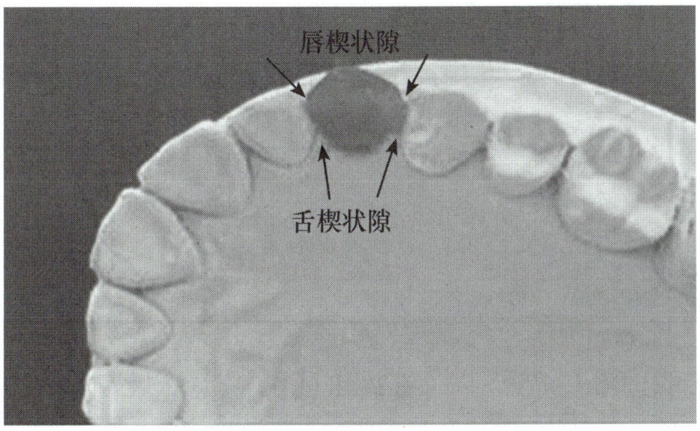

图 E-16　形成唇楔状隙和舌楔状隙

（4）初步雕刻出蜡牙冠形态：根据牙尖交错𬌗的咬合标志，并参照对侧上、下颌尖牙的咬合关系，结合对侧同名牙唇舌面的解剖形态，初步形成蜡牙冠的形态，然后取下蜡牙冠雕刻其邻面，修整蜡牙冠接触区以下部分，再插回蜡牙冠，检查邻间隙的形状。

（5）完成蜡牙冠的雕刻：参照对侧同名牙形态，精修蜡牙冠外形，形成适当的楔状隙，并与对颌牙有适当接触。经仔细检查合乎要求后，用酒精喷灯将蜡牙冠表面喷光滑，或用棉花擦光滑。

3. 完成后的蜡牙冠应具备的解剖特点

（1）唇面：呈圆五边形，冠长大于冠宽，牙尖略偏近中。唇轴嵴明显，将唇面分为近中唇斜面和远中唇斜面，其两侧各有一条发育沟。外形高点在中 1/3 与颈 1/3 交界处的唇轴嵴上。

（2）舌面：形态似唇面但略小，舌轴嵴将舌窝分为近中舌窝和远中舌窝，舌隆突大而显著。

【注意事项】

同“标准一倍上颌中切牙蜡牙冠雕刻”。

【思考题】

1. 上颌尖牙近远中面接触点的位置在哪里？
2. 上颌尖牙唇面有哪些解剖标志？

视频：上颌第一前磨牙一倍蜡牙冠雕刻

三、标准一倍上颌第一前磨牙蜡牙冠雕刻

【目的要求】

1. 通过标准一倍上颌第一前磨牙蜡牙冠的雕刻，加深对上颌第一前磨牙牙冠外形、邻接点与楔状隙、覆殆与覆盖、咬合接触部位等的理解。

2. 熟练掌握标准一倍上颌第一前磨牙蜡牙冠的雕刻方法与步骤。

3. 熟悉基托蜡的性能及使用方法。

【实训用品】

1：1全口石膏牙列模型、雕刻刀、切削刀、基托蜡、酒精灯、酒精喷灯、红蓝铅笔、棉花等。

【步骤方法】

1. 石膏牙列模型的准备

（1）画咬合标志线：将上、下颌石膏模型对位咬合于牙尖交错殆状态，用红蓝铅笔分别在中线及双侧磨牙处画咬合标志线（图 E-17），以便在操作过程中能随时检查咬合关系。

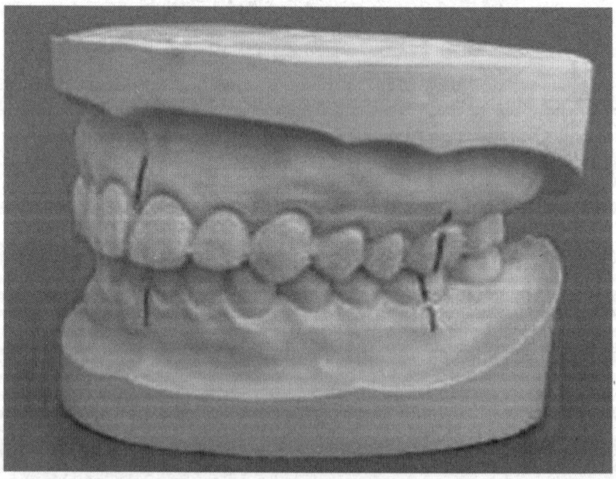

实训图 E-17　画咬合标志线

（2）预备缺牙牙位：将石膏模型浸水后取出，用雕刻刀沿上颌第一前磨牙牙颈线将龈沟根向延伸 0.5 ～ 1.0mm（图 E-18），再用切削刀或雕刻刀依次削去该牙牙冠的颊 1/3、舌 1/3、近中 1/3 和远中 1/3 的石膏，保留牙冠中 1/3 部分，并稍做修整，颊舌面及两邻面预备后的颈部断面应呈一圆滑连续且宽度一致的弧形凹面，并与龈缘一致。注意不要损伤龈缘及两侧邻牙的接触区。然后将牙冠殆面至冠长 1/2 处的石膏削去，最终形成一个居于牙位中部的固位桩（图 E-19）。固位桩各轴面应与牙体长轴平行，便于蜡牙冠固位和在操作中随时取下。

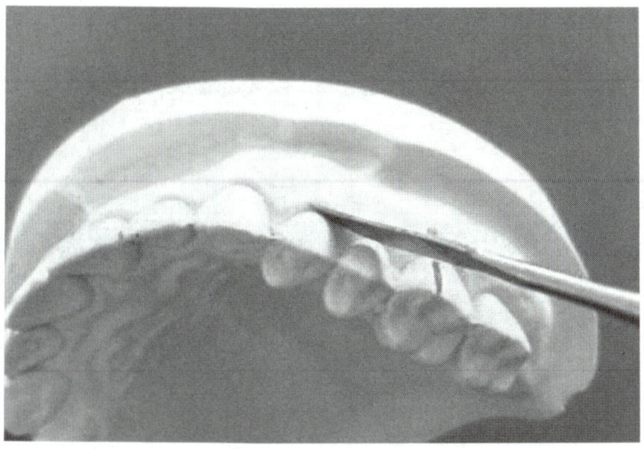

图 E-18　将龈沟根向延伸 0.5 ~ 1.0mm

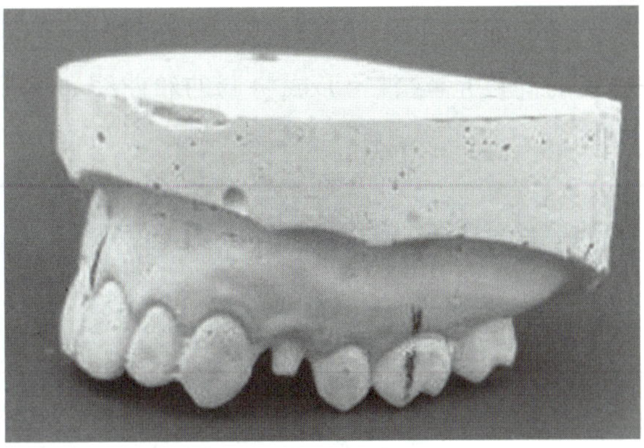

图 E-19　形成固位桩

2. 用基托蜡雕刻冠部形态

（1）安插蜡块：取约 15mm×20mm 的基托蜡片，在酒精灯上均匀烤软、折叠，捏成适当形状的蜡块，插入缺隙内，使之与固位桩、颈部断面及邻牙密切接触（图 E-20）。

（2）模型对位闭合：趁蜡块尚软时，将上下颌模型按咬合标志线对位咬合（图 E-21）。

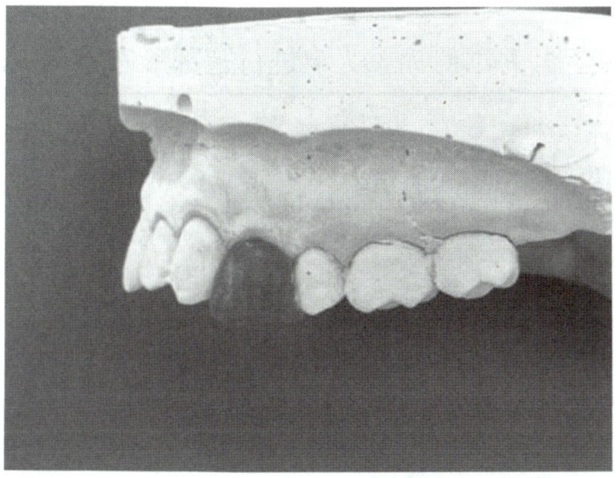

图 E-20　安插蜡块

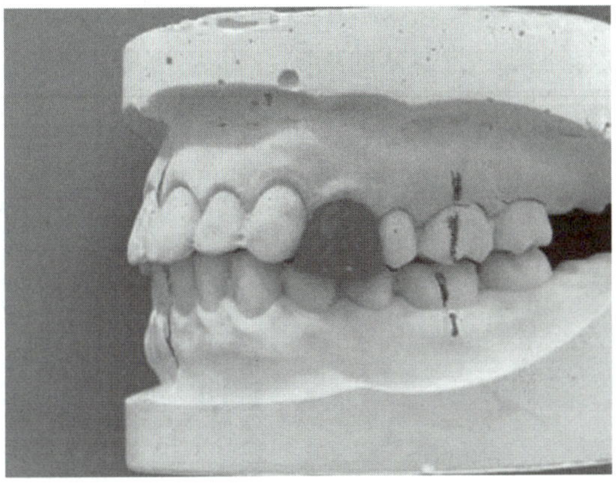

图 E-21　模型对位闭合

（3）确定冠宽、冠厚及颊楔状隙、舌楔状隙：以缺隙近远中径及龈乳头为界，削去多余的蜡定出冠宽，再以邻牙颊舌面外形高点为界，削去多余的蜡定出冠厚（图 E-22）。然后，用雕刻刀初步形成颊楔状隙、舌楔状隙（图 E-23）。

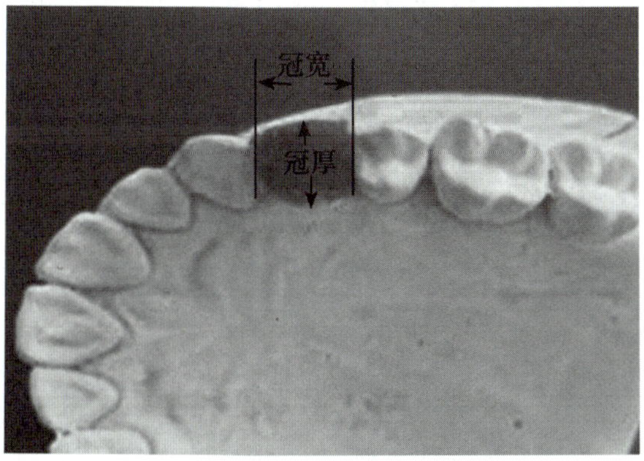

图 E-22　确定冠宽和冠厚

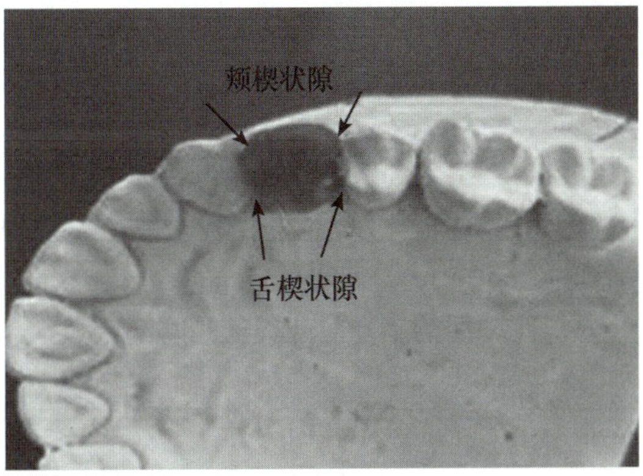

图 E-23　形成颊楔状隙和舌楔状隙

（4）确定冠长、𬌗楔状隙和邻间隙：参照邻牙牙尖顶水平，削去多余的蜡定出冠长（图 E-24），蜡块的高度应与邻牙形成协调的𬌗曲线。然后，用雕刻刀初步形成颈缘、𬌗楔状隙及邻间隙（图 E-25）。

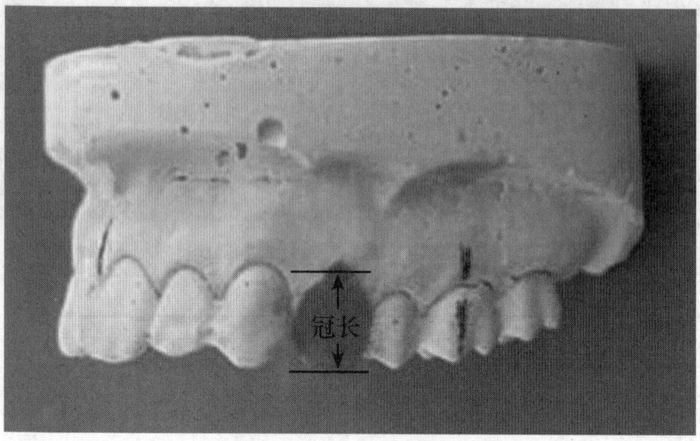

图 E-24　确定冠长

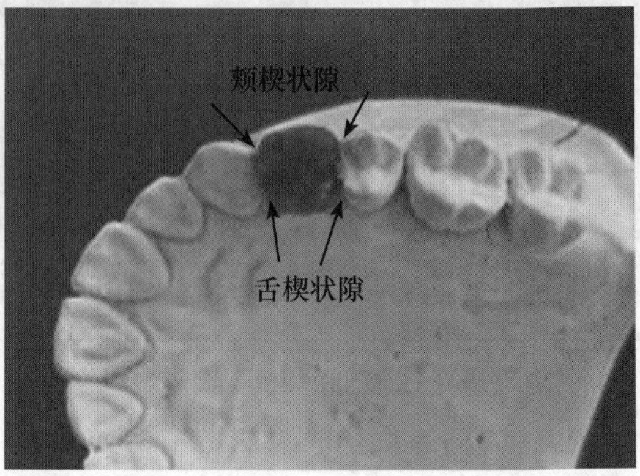

图 E-25　形成𬌗楔状隙和邻间隙

（5）确定牙冠解剖标志：根据牙尖交错𬌗的标志，参照对侧上、下颌第一前磨牙咬合关系，定出上颌第一前磨牙的颊尖、舌尖、近中窝及远中窝的位置，并以此标志为准进行冠部形态雕刻（图 E-26）。

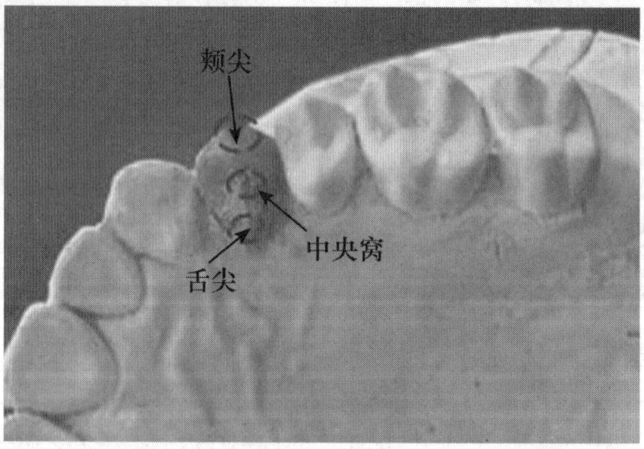

图 E-26　确定牙冠解剖标志，雕刻冠部形态

（6）初步雕刻出蜡牙冠形态：参照对侧同名牙的解剖形态，初步形成蜡牙冠颊、舌面的解剖形态，然后取下蜡牙冠雕刻邻面，将蜡牙冠两侧接触区以下部分修整完成，再插回蜡牙冠，检查邻间隙的形状。

（7）完成蜡牙冠雕刻：参照对侧同名牙形态，精细雕刻蜡牙冠外形，形成适当的颊、舌、𬌗楔状隙及邻间隙，并与对颌牙有适当接触。经仔细检查合乎要求后，用酒精喷灯将蜡牙冠表面喷光滑，或用棉花擦光滑。

3. 完成后的蜡牙冠应具备的解剖特点

（1）颊面：与尖牙唇面相似，冠长大于冠宽，牙尖偏远中，颊轴嵴明显，外形高点位于颈 1/3 处。

（2）舌面：小于颊面，光滑圆钝，舌轴嵴不明显，外形高点位于中 1/3 处，舌尖偏近中。

（3）殆面：呈不规则六边形，颊侧宽于舌侧宽。颊尖高而锐利，舌尖低而圆钝，近中沟越过近中边缘嵴达近中面。

【注意事项】

1．注意蜡牙冠在整个牙列中的对称性及协调性。蜡牙冠的形态、在颊舌方向的位置、牙体长轴的方向等要与对侧同名牙对称，与邻牙相协调。

2．蜡牙冠颈部应与石膏牙颈部断面一致，不可有悬突或暴露断面。

3．由于近远中邻接区均偏颊侧，因此，舌楔状隙大而颊楔状隙小。

4．舌尖高度按照咬合印记所确定，以保证上、下颌牙之间有良好的咬合关系，颊尖的高度要与邻牙相协调。

【思考题】

1．怎样确定上颌第一前磨牙蜡牙冠的冠长？

2．在牙尖交错殆状态下，上、下第一前磨牙之间存在怎样的咬合关系？

四、标准一倍上颌第一磨牙蜡牙冠雕刻

视频：上颌第一磨牙一倍蜡牙冠雕刻

【目的要求】

1．通过标准一倍上颌第一磨牙蜡牙冠的雕刻，加深对该牙牙冠解剖形态，以及楔状隙、接触区、覆殆与覆盖、咬合接触部位等的理解。

2．熟练掌握标准一倍上颌第一磨牙蜡牙冠的雕刻方法和步骤。

3．进一步熟悉基托蜡的性能及使用方法。

【实训用品】

全口 1∶1 石膏牙列模型、基托蜡、切削刀、雕刻刀、酒精灯、红蓝铅笔、酒精喷灯、酒精、蜡型分离剂、棉签等。

【步骤方法】

1．石膏牙列模型预备

（1）画咬合标志线：将上、下颌石膏牙列模型对位咬合于牙尖交错殆状态，用红蓝铅笔分别在上、下颌牙列的中线、双侧后牙区画咬合标志线（图 E-27），以便在操作过程中随时检查咬合关系。

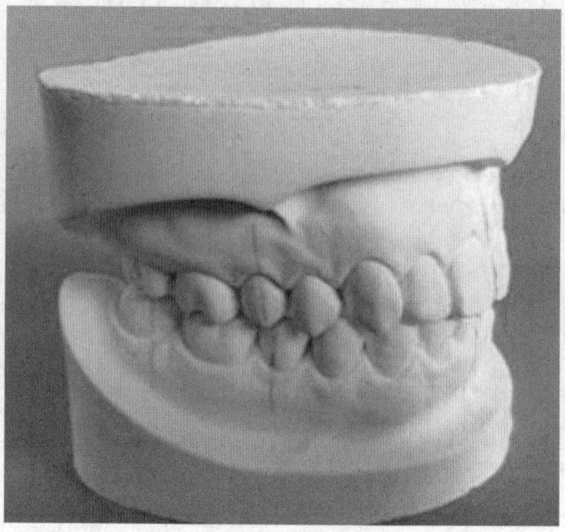

图 E-27　画咬合标志线

（2）预备缺牙牙位：将石膏模型浸水后取出，用雕刻刀沿上颌第一磨牙牙颈线向根方垂直延伸 0.5 ～ 1.0mm，再用切削刀或雕刻刀依次削去该牙牙冠的颊 1/3、舌 1/3、近中 1/3 和远中 1/3 的石膏，保留牙冠中 1/3 部分，并稍做修整，颊舌面及两邻面预备后的颈部断面，应呈一圆滑连续且宽度一致的弧形凹面，并与龈缘一致。注意不要损伤龈缘及两侧邻牙的接触区。然后将牙冠殆面至冠长的 1/2 处的石膏削去，最终形成一个居于牙位中部的固位桩（图 E-28）。固位桩各轴面应与牙体长轴平行，便于蜡牙冠固位和在操作中随时取下。

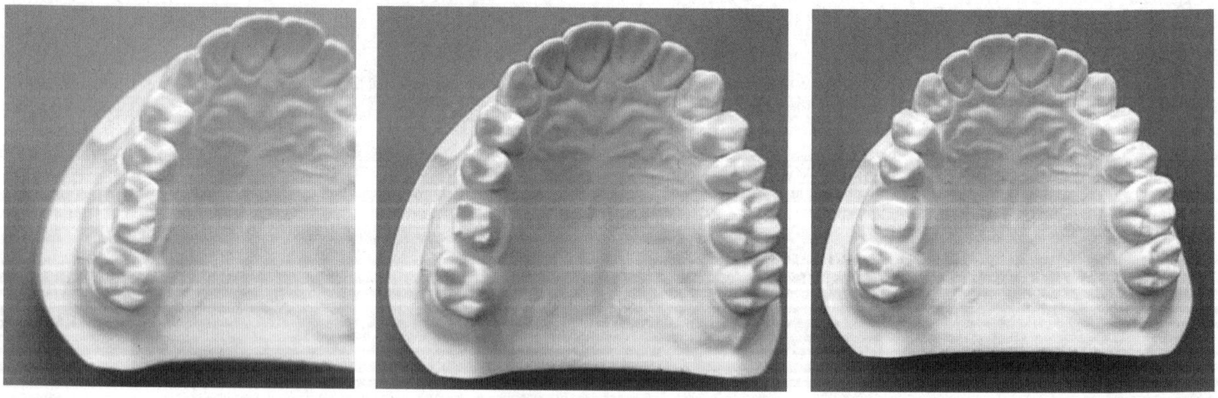

A　　B　　C

图 E-28　形成固位桩

A. 去除颊舌面 1/3 石膏；B. 去除近、远中面 1/3 石膏；C. 去除殆面 1/2 石膏。

2．蜡牙冠制作

（1）安插蜡块：取约 15mm×20mm 的基托蜡条，在酒精灯上均匀烤软、折叠，捏成适当形状的蜡块，插入缺隙内，使之与固位桩、颈部断面及邻牙紧密贴合（图 E-29）。

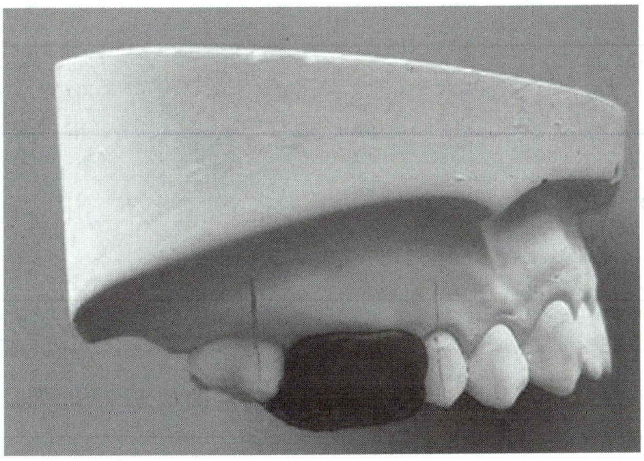

图 E-29　安插蜡块

（2）上下颌模型对位咬合：趁蜡块尚软，在固位桩表面、邻牙及对颌牙𬌗面上涂布液体石蜡，然后对准模型上所画的咬合标记线，将上下颌模型对位咬紧（图 E-30A）。打开上下颌模型（图 E-30B），上颌第一磨牙𬌗面中央可见一较大凹陷，此为中央窝。下颌第一磨牙的颊沟、远颊沟分别对应于上颌第一磨牙的近中颊尖和远中颊尖，下颌第一磨牙的远中颊尖则对应于为上颌第一磨牙的颊沟。这样初步确定上颌第一磨牙𬌗面的尖、窝、沟等解剖标志。

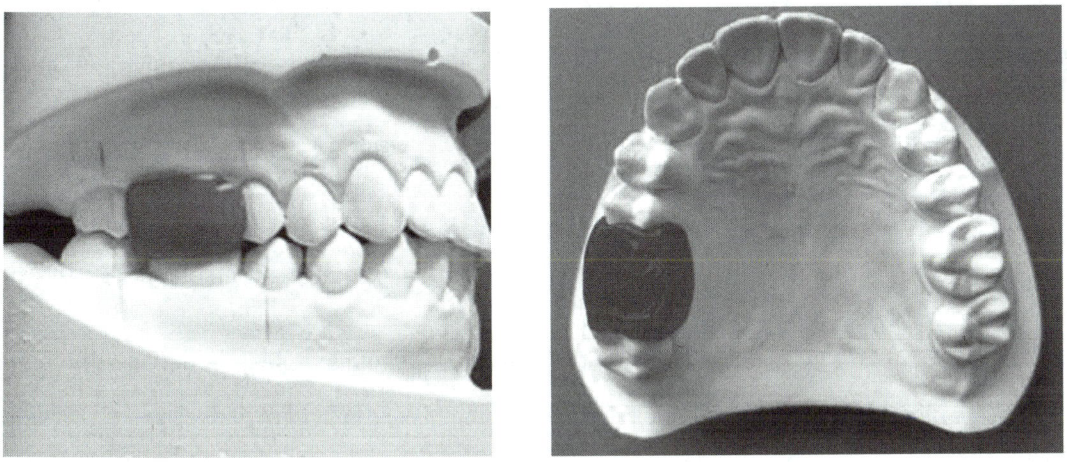

A　　　　B

图 E-30　模型对位咬合

A. 模型对位咬合；B. 对位咬合后的印迹。

（3）确定冠宽、冠厚及颊、舌楔状隙：以缺隙的近远中径及龈乳头为界，去除多余的蜡定出冠宽，再以邻牙的颊舌面外形高点及对侧同名牙冠厚为参照，去除多余的蜡定出冠厚（图 E-31），并初步形成颊楔状隙、舌楔状隙（图 E-32）。

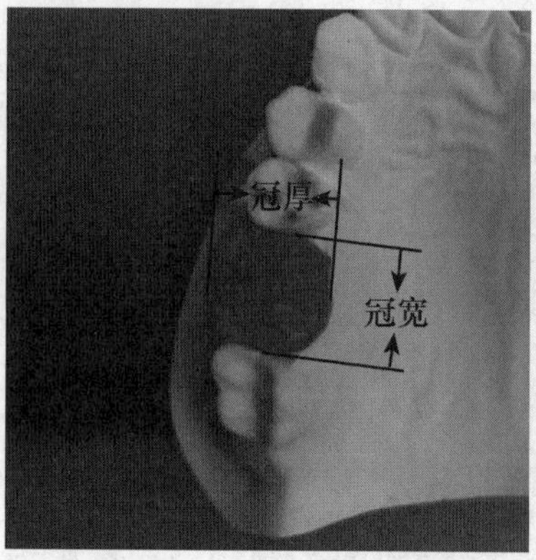

图 E-31　确定冠宽和冠厚

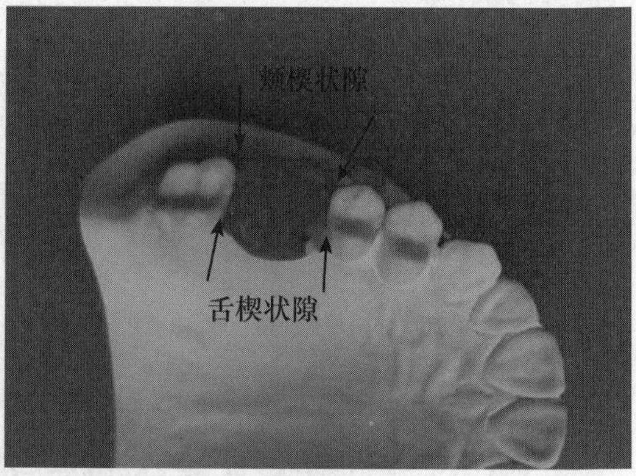

图 E-32　形成颊楔状隙和舌楔状隙

（4）确定冠长及𬌗楔状隙和邻间隙：参照邻牙颊尖顶水平，削去多余的蜡定出冠长，蜡块的高度应与邻牙形成协调的纵𬌗曲线，与对侧同名牙形成恰当的横𬌗曲线（图 E-33）。然后，用雕刻刀初步形成颈缘、𬌗楔状隙和邻间隙（图 E-34）。

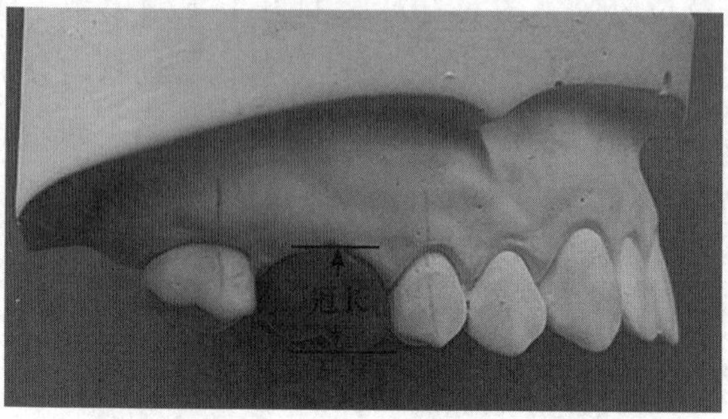

图 E-33　确定冠长

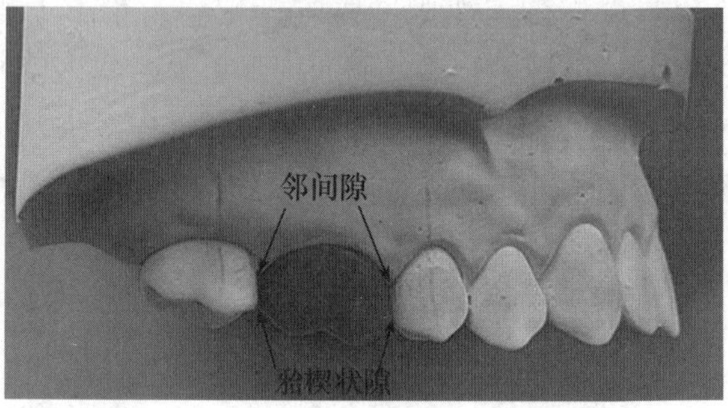

图 E-34　确定𬌗楔状隙和邻间隙

（5）确定牙冠解剖标志：参照对侧上、下颌第一磨牙的咬合关系，并结合牙尖交错𬌗的标志，定出上颌第一磨牙的近中颊尖、远中颊尖、近中舌尖、远中舌尖、颊沟、远中舌沟及近中沟的位置，在此基础上进行冠部形态雕刻（图 E-35）。

（6）初步雕刻出蜡牙冠形态：参照对侧同名牙的颊舌面解剖形态特点，结合雕刻石膏的方法，初步形成蜡牙冠形态（图 E-36）。然后取下蜡牙冠雕刻邻面，修整接触区以下部分，再插回蜡牙冠，检查邻间隙的形状。

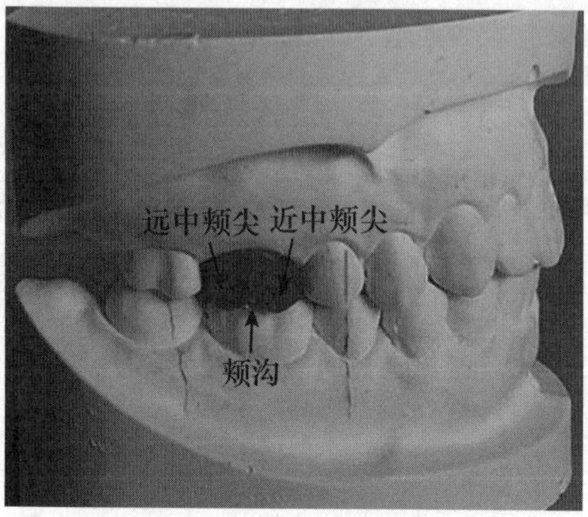

图 E-35　确定牙冠解剖标志

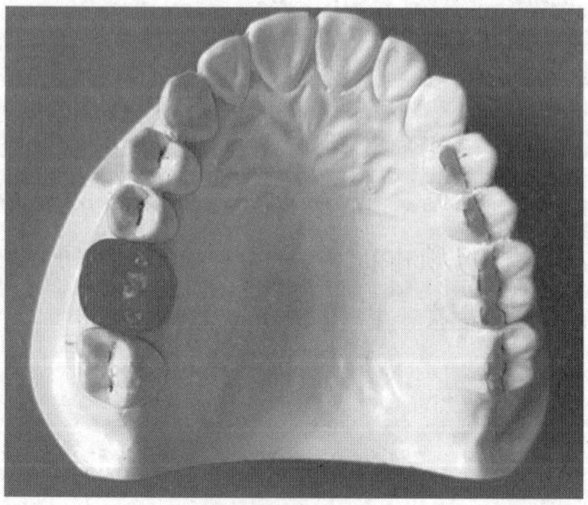

图 E-36　初步雕刻出蜡牙冠形态

（7）完成蜡牙冠的雕刻：颊舌面细致雕刻，形成适当的颊、舌、𬌗楔状隙和邻间隙，并与对𬌗牙有适当的咬合接触。经仔细检查合乎要求后，用酒精喷灯将蜡牙冠表面喷光滑，或用棉花擦光滑。

3. 完成后的蜡牙冠应具备的解剖特点

（1）颊面：呈倒梯形，冠宽大于冠长，𬌗缘宽于颈缘；近中颊尖略宽于远中颊尖，颊沟约与颊轴嵴平行，近中颊尖的颊轴嵴较突，远中颊尖的颊轴嵴较平，外形高点位于颈 1/3。

（2）舌面：大小与颊面相近或稍小，光滑圆突。近中舌尖较宽，约占近远中径的 3/5，而远中舌尖较窄，约占 2/5。两舌尖之间有远中舌沟通过，近中舌尖舌侧偶有第五牙尖，外形高点位于中 1/3。

（3）𬌗面：呈斜方形，冠厚大于冠宽，近中颊𬌗角及远中舌𬌗角为锐角，远中颊𬌗角及近中舌𬌗角为钝角；近中舌尖最大，远中舌尖最小，近中舌尖三角嵴和远中颊尖三角嵴相连形成斜嵴；中央窝较大，约占𬌗面 2/3，远中窝较小，约占𬌗面 1/3；发育沟有近中沟、颊沟和远中舌沟。

【注意事项】

1. 模型预备时，注意不要损伤邻牙及其接触区。模型完成后的剩余部分应光滑圆钝，无倒凹，各轴面应相互平行或略内聚，否则蜡牙冠制作完成后将无法取出。

2. 涂布分离剂时固位桩及其周围、邻牙均应涂布，便于后续容易取下蜡牙冠以精修邻面。

3. 注意蜡牙冠在整个牙列中的对称性和协调性。蜡牙冠在牙弓内的位置、形态等应与对侧同名牙相对称、与邻牙相协调，雕刻过程中随时调整蜡牙与邻牙颊舌面突度和𬌗面高度的协调关系。

4. 蜡牙冠颈部与石膏牙颈部断面要一致，不可有悬突或暴露断面。

5. 检查蜡牙的咬合关系，注意上颌第一磨牙的舌尖为功能尖，应与下颌磨牙有良好的咬合关系，颊尖为非功能尖，应与邻牙形成协调的𬌗曲线。

6. 蜡牙冠完成后用酒精喷灯喷光时，火焰不可太靠近蜡牙冠，否则会因温度过高而导致蜡牙冠融化。

【思考题】

如何确定上颌第一磨牙的牙冠解剖标志？

五、标准一倍右下颌第一磨牙蜡牙冠雕刻

视频：下颌第一磨牙一倍蜡牙冠雕刻

【目的要求】

1. 通过标准一倍下颌第一磨牙蜡牙冠的雕刻，加深对该牙牙冠解剖形态、楔状隙、接触区、覆𬌗与覆盖、咬合接触部位等的理解。

2. 熟练掌握标准一倍下颌第一磨牙蜡牙冠的雕刻方法和步骤。

3. 进一步熟悉基托蜡的性能及使用方法。

【实训用品】

全口 1：1 石膏牙列模型、基托蜡、切削刀、雕刻刀、酒精灯、红蓝铅笔、酒精喷灯、酒精、蜡型分离剂、棉签等。

【步骤方法】

1. 石膏牙列模型预备

（1）画咬合标志线：将上、下颌石膏牙列模型对位咬合于牙尖交错𬌗状态，用红蓝铅笔分别在上、下颌牙列的中线、双侧后牙区处画咬合标志线，以便在操作过程中随时检查咬合关系（图 E-37）。

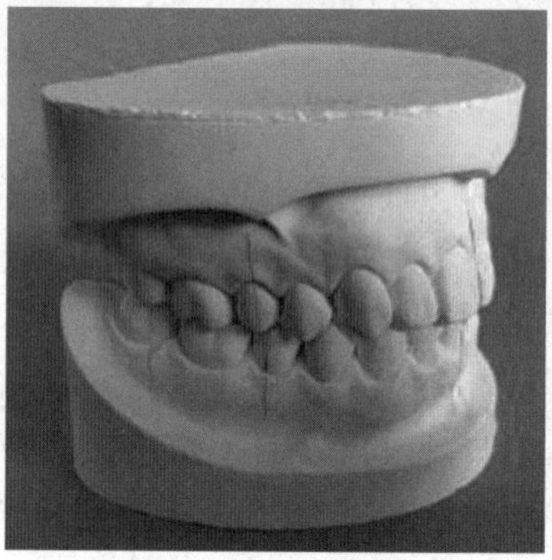

图 E-37　画咬合标志线

（2）缺牙牙位预备：将石膏模型浸水后取出，用雕刻刀沿下颌第一磨牙的牙颈线向根方垂直延伸 0.5 ～ 1.0mm，再用切削刀或雕刻刀依次削去该牙牙冠的颊 1/3、舌 1/3、近中 1/3 和远中 1/3 的石膏，保留牙冠中 1/3 部分，并稍做修整，颊舌面及两邻面形成的颈部断面应呈一圆滑连续且宽度一致的弧形凹面，并与龈缘一致。注意不要损伤龈缘及两侧邻牙的接触区。然后将牙冠𬌗面至冠长的 1/2 处的石膏削去，最终形成一个居于牙位中部的固位桩（图 E-38）。固位桩各轴面应与牙体长轴平行，便于蜡牙冠固位和在操作中随时取下。

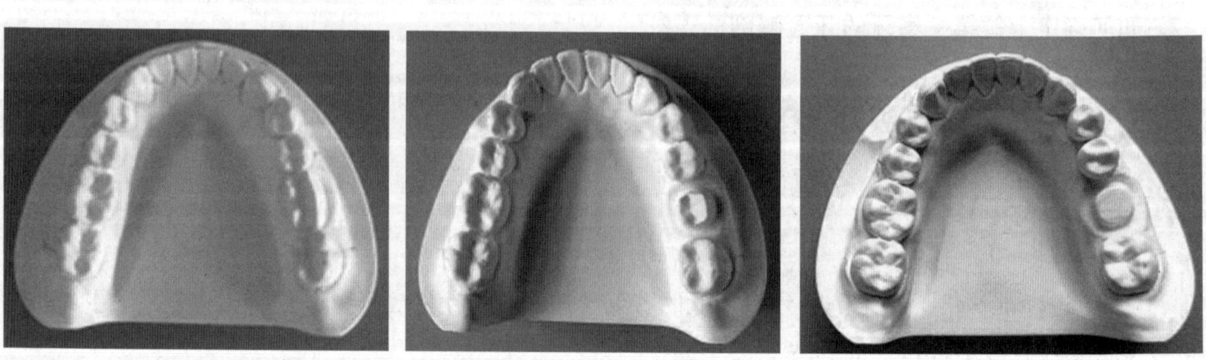

A　　B　　C

图 E-38　形成固位桩

A. 去除颊舌面 1/3 石膏；B. 去除近、远中面 1/3 石膏；C. 去除𬌗面 1/2 石膏。

2. 蜡牙冠制作

（1）安插蜡块：取约 15mm×20mm 的基托蜡条，在酒精灯上均匀烤软、折叠，捏成适当形状的蜡块，插入缺隙内，使之与固位桩、颈部断面及邻牙紧密贴合（图 E-39）。

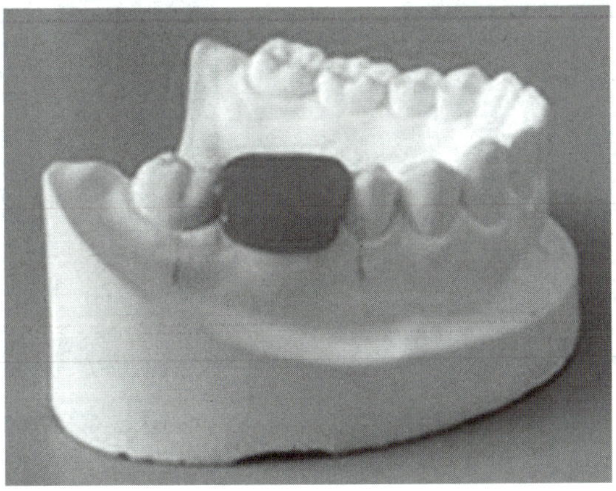

图 E-39　安插蜡块

（2）上下颌模型对位咬合：趁蜡块尚软，在固位桩表面、邻牙及对颌牙𬌗面上涂布液状石蜡，然后对准模型上所画的咬合标记线，将上下颌模型对位咬合。打开上下颌模型，下颌第一磨牙𬌗面中央可见一较大凹陷，此为中央窝。上颌第一磨牙的近中颊尖、远中颊尖分别对应于下颌第一磨牙的颊沟和远颊沟，上颌第一磨牙和第二前磨牙之间的𬌗楔状隙对应于下颌第一磨牙的近中颊尖，上颌第一磨牙的颊沟对应于下颌第一磨牙的远中颊尖，以此初步确定下颌第一磨牙𬌗面的尖、窝、沟等解剖标志（图 E-40）。

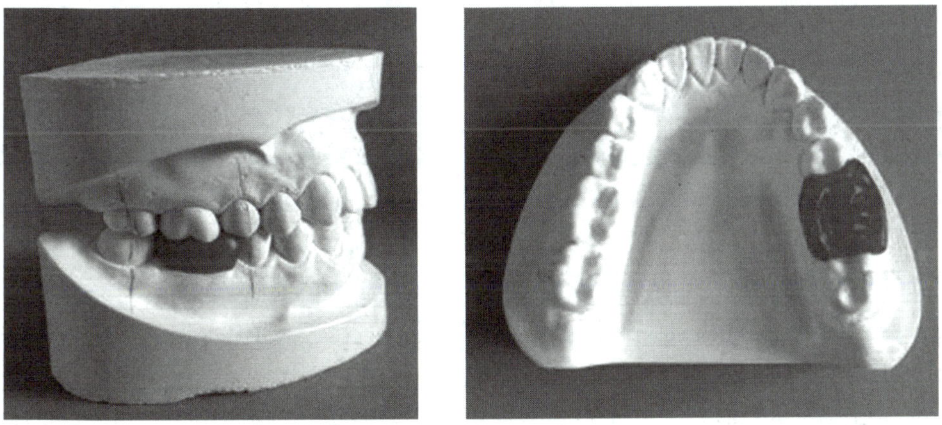

A　　　　B

图 E-40　模型对位咬合

A. 模型对位咬合；B. 对位咬合后的印迹。

（3）确定冠宽、冠厚及颊楔状隙、舌楔状隙：以缺隙的近远中径及龈乳头为界，削去多余的蜡定出冠宽，再以邻牙的颊舌面外形高点及对侧同名牙冠厚为参照，削去多余的蜡定出冠厚（图 E-41），并初步形成颊楔状隙、舌楔状隙（图 E-42）。

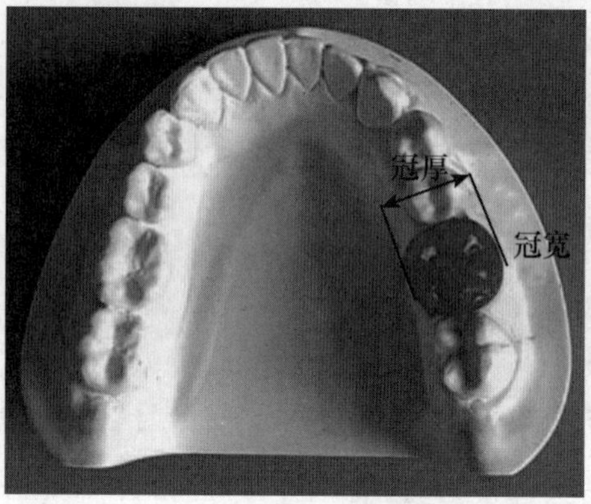

图 E-41　确定冠宽和冠厚

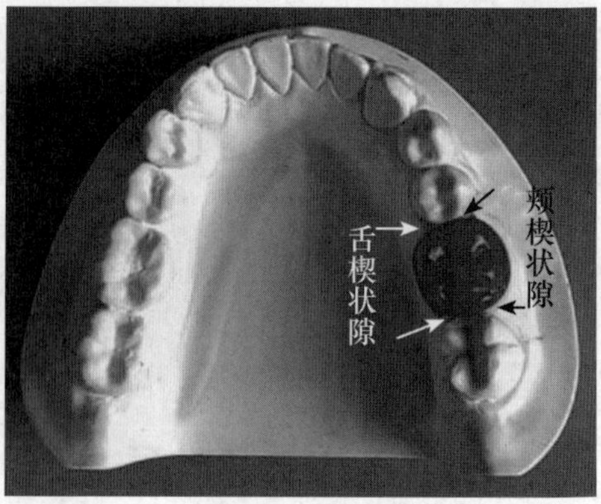

图 E-42　形成颊楔状隙和舌楔状隙

（4）确定冠长及𬌗楔状隙和邻间隙：参照邻牙牙尖顶水平，削去多余的蜡，定出冠长，蜡块的高度应与邻牙形成协调的纵𬌗曲线，与对侧同名牙形成恰当的横𬌗曲线（图 E-43）。然后，用雕刻刀初步形成颈缘、𬌗楔状隙和邻间隙（图 E-44）。

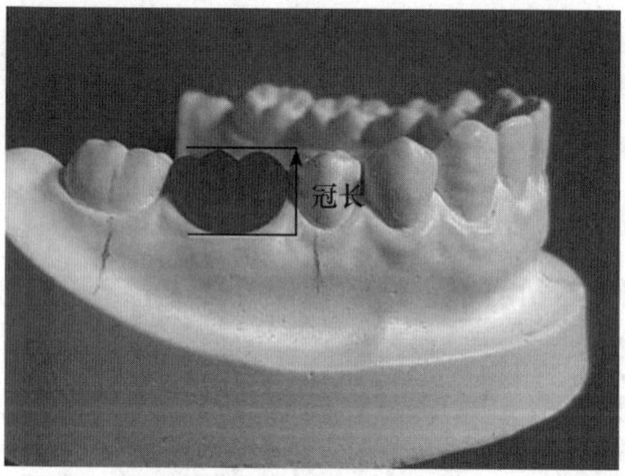

图 E-43　确定冠长

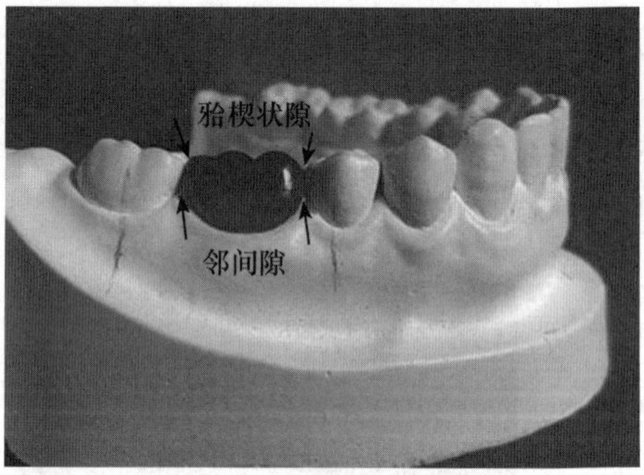

图 E-44　确定𬌗楔状隙和邻间隙

（5）确定牙冠解剖标志：根据牙尖交错𬌗的标志，并参照对侧上、下颌第一磨牙的咬合关系，定出下颌第一磨牙的近中颊尖、远中颊尖、远中尖、近中舌尖、远中舌尖、颊沟、远颊沟、舌沟、近中沟、远中沟的位置，在此基础上进行冠部形态雕刻（图 E-45）。

（6）初步雕刻出蜡牙冠形态：参照对侧同名牙颊、舌面的解剖形态特点，结合雕刻石膏牙的方法，初步形成蜡牙冠形态。然后取下蜡牙冠雕刻邻面，修整接触区以下部分，再插回蜡牙冠，检查邻间隙的形状（图 E-46）。

（7）完成蜡牙冠的雕刻：颊舌面细致雕刻，形成适当的颊、舌、𬌗楔状隙和邻间隙，并与邻牙紧密接触，与对𬌗牙有适当的咬合关系，颈曲线与邻牙相协调。经仔细检查合乎要求后，用酒精喷灯将蜡牙冠表面喷光滑，或用棉花擦光滑。

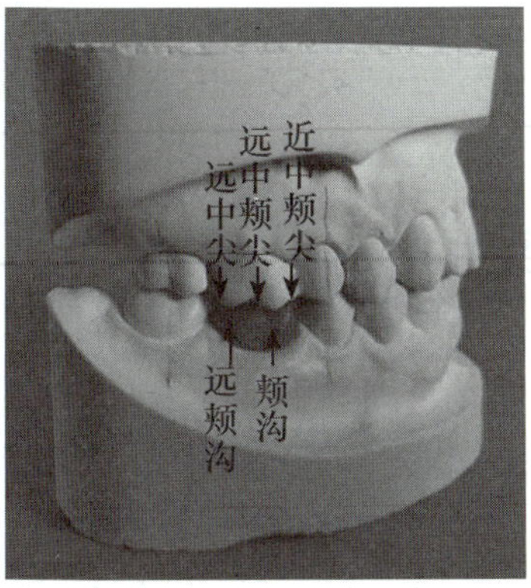

图 E-45　确定牙冠解剖标志

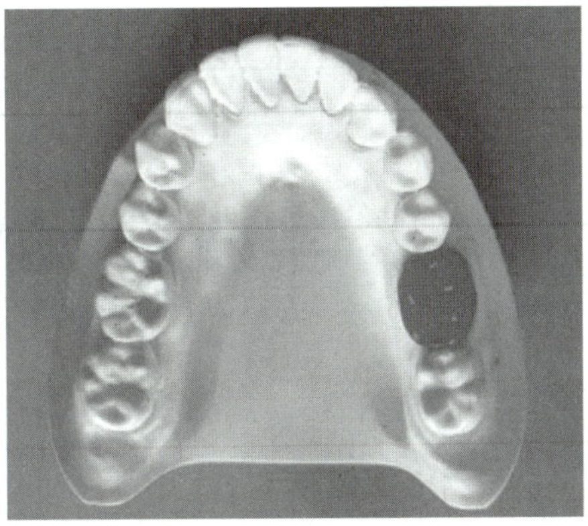

图 E-46　初步雕刻出蜡牙冠形态

3. 完成后的蜡牙冠应具备的解剖特点

（1）颊面：呈倒梯形，冠宽大于冠长，𬌗缘宽于颈缘。近中颊尖、远中颊尖、远中尖在颊面近远中径上所占比例约为 2∶2∶1，三尖之间由颊沟和远颊沟分隔，近、远中颊尖的颊轴嵴与颊沟平行，远中尖的颊轴嵴不明显，外形高点位于颈 1/3。

（2）舌面：小于颊面，光滑圆突；近中舌尖宽于远中舌尖，舌沟从两舌尖之间通过，外形高点位于中 1/3。

（3）𬌗面：呈圆长方形，冠宽大于冠厚，颊𬌗边缘嵴长于舌𬌗边缘嵴，近中边缘嵴长于远中边缘嵴。颊尖圆钝，舌尖较锐，远中颊尖的三角嵴最长，远中尖的三角嵴最短。中央窝大而深，近远中窝小而浅。𬌗面有 5 条发育沟，即颊沟、远颊沟、舌沟、近中沟和远中沟，呈"大"字形。

【注意事项】

1. 模型预备时，注意不要损伤邻牙及其接触区。模型完成后的剩余部分应光滑圆钝，无倒凹，各轴面应相互平行或略内聚，否则蜡牙冠制作完成后将无法取出。

2. 涂布分离剂时固位桩及其周围、邻牙均应涂布，便于后续容易取下蜡牙冠以精修邻面。

3. 注意蜡牙冠在整个牙列中的对称性和协调性。蜡牙冠在牙弓内的位置、形态等应与对侧同名牙对称、与邻牙协调，雕刻过程中随时调整蜡牙与邻牙颊舌面突度和𬌗面高度的协调关系。

4. 蜡牙冠颈部与石膏牙颈部断面要一致，不可有悬突或暴露断面。

5. 检查咬合关系，注意下颌第一磨牙的颊尖为功能尖，与上颌牙应有良好的咬合关系，舌尖为非功能尖，应与邻牙相协调。

6. 蜡牙冠完成后用酒精喷灯喷光时，火焰不可太靠近蜡牙冠，否则会因温度过高而导致蜡牙冠融化。

【思考题】

如何确定下颌第一磨牙的牙冠解剖标志？

（孟庆梅　潘福勤）

实训 F　部分牙列雕刻

一、标准一倍上颌前牙部分牙列蜡牙冠雕刻

视频：上颌前牙部分牙列雕刻

【目的要求】

1．通过对上颌牙列中 11、12、21、22 的蜡牙冠雕刻，进一步掌握上颌切牙牙冠的解剖形态特点，加深对前牙的接触区、外展隙、覆𬌗、覆盖、咬合接触部位等的理解。

2．掌握上颌前牙部分牙列雕刻的步骤及方法。

3．进一步熟悉基托蜡的性能及使用方法。

【实训用品】

红蜡片、切削刀、雕刻刀、酒精灯、红蓝铅笔、酒精喷灯、酒精、蜡型分离剂、棉签、全口 1∶1 石膏牙列模型等。

【步骤方法】

1．画咬合标志线　将上、下颌石膏牙列模型对位咬合于牙尖交错𬌗状态，用红蓝铅笔分别在上、下颌牙列的中线、双侧后牙区画咬合标志线（图 F-1），以便在操作过程中随时检查咬合关系。

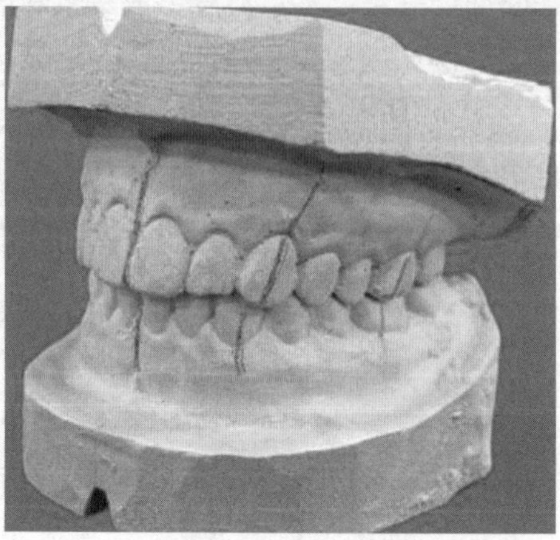

图 F-1　画咬合标志线

2. 准备石膏牙列工作模型 将石膏模型浸水后取出，用雕刻刀沿双侧上颌中切牙、侧切牙的牙颈线向根方垂直延伸 0.5 ～ 1.0mm（图 F-2），用切削刀或雕刻刀依次削去双侧上颌中切牙、侧切牙牙冠的唇 1/3、舌 1/3、近中 1/3 和远中 1/3 的石膏，保留牙冠中 1/3 部分，再削去切 1/2 的石膏，并稍做修整，形成 4 个居于牙位中部的固位桩（图 F-3）。注意：勿损伤切牙的龈缘及两侧邻牙的接触区；预备后的颈部断面应与龈缘一致，呈圆滑连续且宽度一致的弧形凹面；固位桩各轴面应与牙体长轴平行，便于蜡牙冠固位和在操作中随时取下。

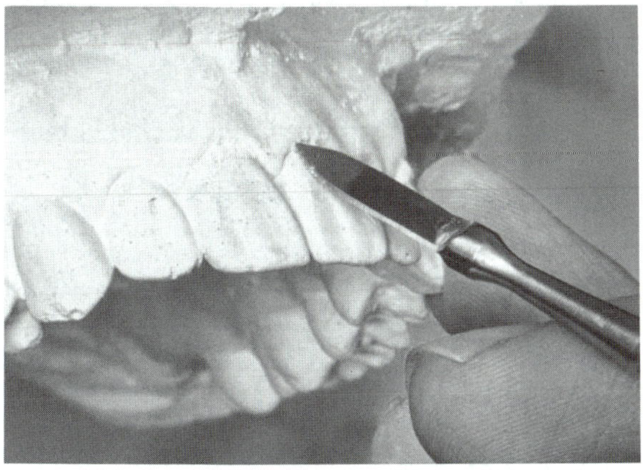

图 F-2 将龈沟根向根方垂直延伸 0.5 ～ 1.0mm

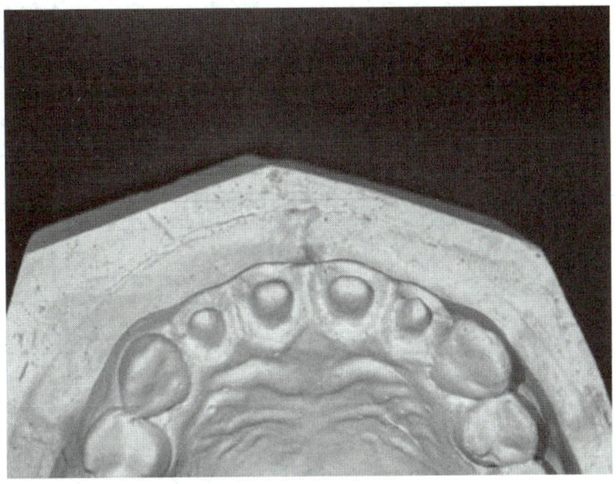

图 F-3 预备固位桩

3. 安插蜡块 先在固位桩表面、邻牙及对颌牙殆面上涂布液体石蜡，再取约 30mm×40mm 的基托蜡条，在酒精灯上均匀烤软，卷成条状蜡块，插入缺隙内，沿前牙牙弓弧度塑形，然后将雕刻刀烤热后插入蜡型底部，使之与固位桩、颈部断面及邻牙紧密贴合。

4. 上下颌模型对位咬合 趁蜡块尚软，对准模型上所画的咬合标记线，将上下颌模型对位咬合（图 F-4）。

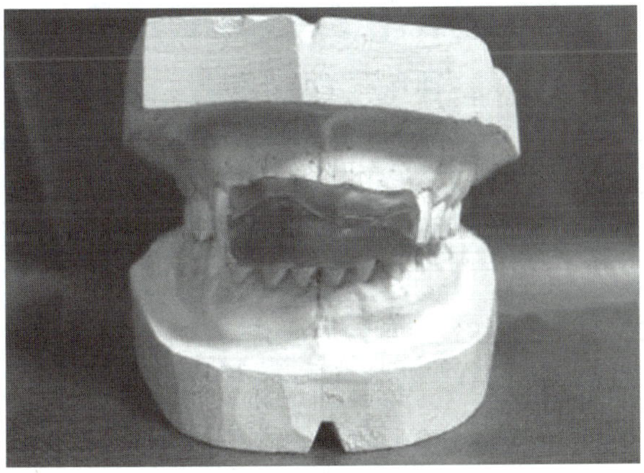

图 F-4 安插蜡块、模型对位咬合

5. 雕刻牙列冠部形态

（1）确定冠宽、冠厚、冠长：打开上下颌模型，以缺隙的近远中径及龈乳头为界，去除多余的蜡，定出 4 个切牙的总冠宽。再以中线和相应的龈乳头为界，确定各个切牙的冠宽（图 F-5）。参考牙弓弧度和蜡型舌面形状，去除唇舌面多余的蜡，定出冠厚。以双侧上颌尖牙牙尖顶水平为参考，去除高于牙尖顶的多余蜡，定出中切牙的冠长。侧切牙冠长比中切牙短 1mm 左右（图 F-6）。

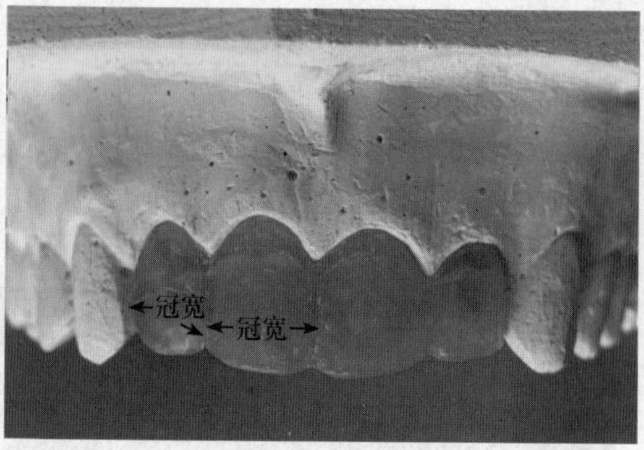

图 F-5　确定冠宽

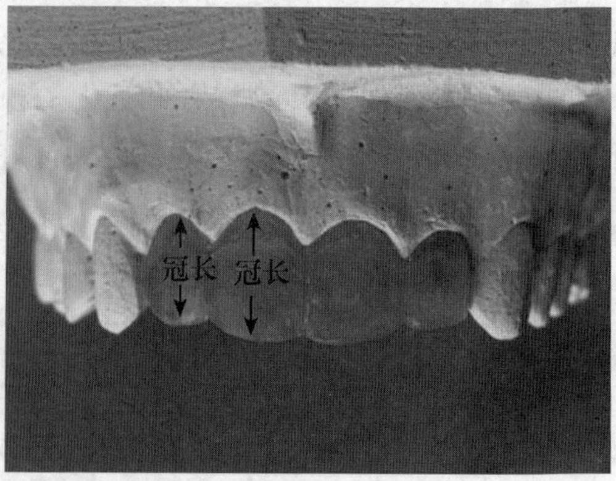

图 F-6　确定冠长

（2）初步形成邻间隙和外展隙：以龈乳头形态为参考，用雕刻刀修整形成唇外展隙、舌外展隙和邻间隙（图 F-7），再以各切牙的切角特征和邻接点为参考，形成切外展隙。

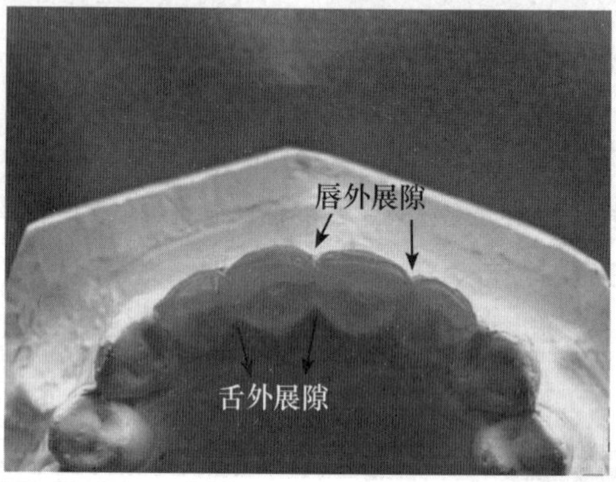

图 F-7　合适外展隙

（3）雕刻切牙牙冠形态：按照上颌中切牙和侧切牙的牙冠解剖形态，用雕刻刀修整，初步形成蜡牙冠形态。然后，取下蜡牙冠雕刻邻面，修整接触区以下部分，再插回蜡牙冠，检查邻间隙的形状（图 F-46）。

（4）完成蜡牙冠的雕刻：唇舌面细致雕刻，形成合适的唇、舌、切楔状隙和邻间隙，并与邻牙紧密接触，与对颌牙有正常覆𬌗覆盖关系。经仔细检查合乎要求后，用酒精喷灯将蜡牙冠表面喷光滑，或用棉花擦光滑。

【注意事项】

1. 制备固位桩时注意勿损伤邻牙的接触区，且固位桩的各轴面与牙体长轴平行。
2. 涂布分离剂时，固位桩及其周围、邻牙均应涂布，便于后续容易取下蜡牙冠以精修邻面。
3. 雕刻牙冠外形时，应注意两侧同名牙在石膏牙列中的对称性、协调性、各牙的倾斜及旋转角度。

4. 接触区位置要正确，有合适的外展隙。上、下牙列有适当的覆𬌗、覆盖关系。

5. 蜡牙冠颈部与预备后的石膏牙颈部断面相一致。

【思考题】

上颌前牙部分牙列蜡牙冠雕刻过程中应该注意哪些问题？

二、标准一倍下颌后牙部分牙列蜡牙冠雕刻

视频：
下颌后牙
部分牙列
雕刻

【目的要求】

1. 通过对标准一倍下颌牙列中34、35、36的蜡牙冠雕刻，进一步掌握下颌后牙牙冠的解剖形态特点，加深对接触区、外展隙、覆𬌗、覆盖、咬合接触部位等的理解。

2. 掌握下颌后牙部分牙列蜡牙冠雕刻的步骤及方法。

3. 进一步熟悉基托蜡的性能及使用方法。

【实训用品】

红蜡片、切削刀、雕刻刀、酒精灯、红蓝铅笔、酒精喷灯、酒精、蜡型分离剂、棉签、全口1∶1石膏牙列模型等。

【步骤方法】

1. 画咬合标志线　将上、下颌石膏牙列模型对位咬合于牙尖交错𬌗状态，用红蓝铅笔分别在上、下颌牙列的中线、双侧第二磨牙区画咬合标志线，以便在操作过程中随时检查咬合关系。

2. 准备石膏牙列工作模型　将石膏模型浸水后取出，用雕刻刀分别沿34、35、36的牙颈线向根方垂直延伸0.5～1.0mm（图F-8），再用切削刀或雕刻刀依次削去34、35、36牙冠的颊1/3、舌1/3、近中1/3和远中1/3的石膏，保留牙冠中1/3部分，再削去𬌗1/2的石膏，并稍做修整，形成居于牙位中部的3个固位桩（图F-9）。注意：勿损伤34、35、36的龈缘及两侧邻牙的接触区；预备后的颈部断面应与龈缘一致，呈圆滑连续且宽度一致的弧形凹面；固位桩各轴面应与牙体长轴平行，便于蜡牙冠固位和在操作中随时取下。

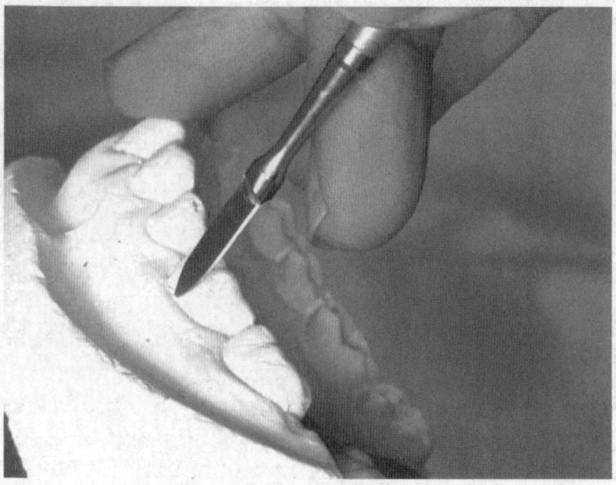

图 F-8　将龈沟根向延伸 0.5 ～ 1.0mm

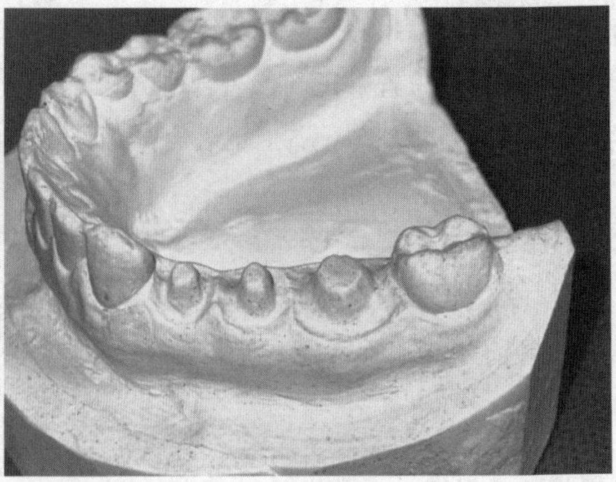

图 F-9　预备固位桩

3．安插蜡块　先在固位桩表面、邻牙及对颌牙𬌗面上涂布液状石蜡，再取约 30mm×40mm 的基托蜡条，在酒精灯上均匀烤软，卷成条状蜡块，插入缺隙内，沿牙列弧度塑形，然后将雕刻刀烤热后插入蜡型底部，使之与固位桩、颈部断面及邻牙紧密贴合（图 F-10）。

4．上下颌模型对位咬合　趁蜡块尚软，对准模型上所画的咬合标记线，将上下颌模型对位咬合（图 F-10）。

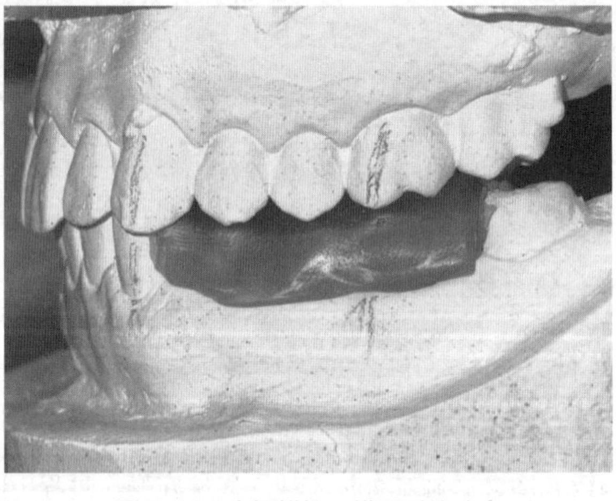

图 F-10　安插蜡块、模型对位咬合

5．雕刻牙列冠部形态

（1）初步形成𬌗面解剖标志：打开上下颌模型，此时 34、35、36 的𬌗面会呈现初步的尖、窝、沟、嵴等形态，如下颌前磨牙及下颌第一磨牙𬌗面的颊舌尖三角嵴，下颌第一磨牙𬌗面居于中央的较大凹陷为中央窝，上颌第一磨牙的近中颊尖顶正对于下颌第一磨牙的颊沟，上颌第一磨牙的远中颊尖顶则对应于下颌第一磨牙的远颊沟上，以此初步确定 34、35、36 𬌗面的尖、窝、沟嵴等解剖标志的位置。

（2）确定冠宽、冠厚、冠长：以缺隙的近远中径及龈乳头为界，去除多余的蜡，定出 34、35、36 的总冠宽，再以对应的龈乳头为参考，定出各牙的冠宽。参考牙弓外形和邻牙颊、舌面的外形高点，去除颊舌面多余的蜡，定出冠厚（图 F-11）。以邻牙牙尖顶水平为参考，去除高于牙尖顶的多余蜡，定出各牙的冠长（图 F-12）。注意：下颌后牙的颊尖为功能尖，应与对𬌗牙形成良好的咬合关系，并与邻牙的颊尖形成协调的纵殆曲线，双侧同名磨牙的颊舌尖形成恰当的横殆曲线。

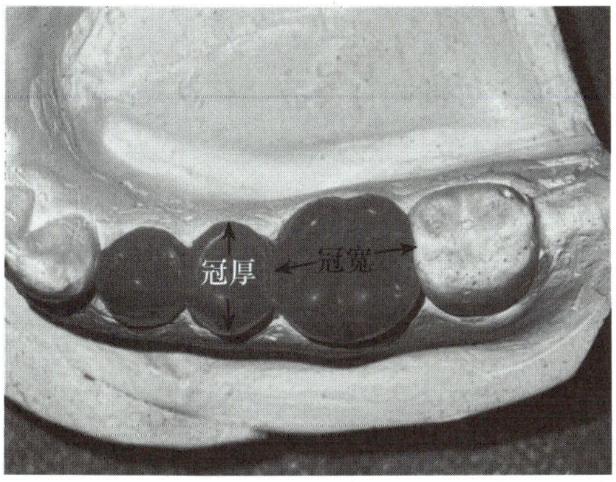

图 F-11　确定冠宽、宽厚

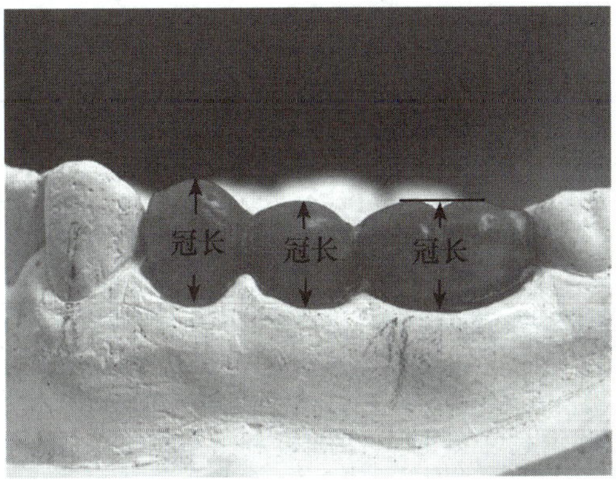

图 F-12　确定冠长

（3）初步形成外展隙：以龈乳头形态为参考，用雕刻刀修整形成颊、舌、龈外展隙。参考牙弓形态和邻接点形成殆外展隙（图 F-13）。

（4）雕刻后牙牙冠形态：参照对侧上下颌后牙的咬合关系，并结合初步形成的殆面解剖标志，定出各牙的颊、舌尖和发育沟的位置。然后，对照右下颌第一前磨牙、第二前磨牙和第一磨牙的解剖形态，初步雕刻形成蜡牙冠形态。

（5）精修完成：取下蜡牙冠雕刻邻面，修整接触区以下部分，再插回蜡牙冠，检查邻间隙的形状。精修颊、舌面，形成合适的外展隙，并与对颌牙有良好的咬合接触及适当覆殆、覆盖。检查合乎要求后，用酒精喷灯将蜡牙冠表面喷光滑。

（6）检查咬合：将上下颌模型按咬合标志线对位闭合，检查上、下颌牙的咬合关系，确保上、下颌牙接触良好（图 F-14）。

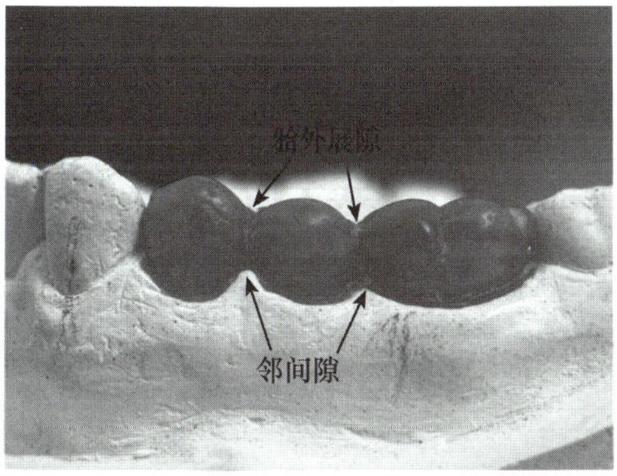

图 F-13　形成外展隙

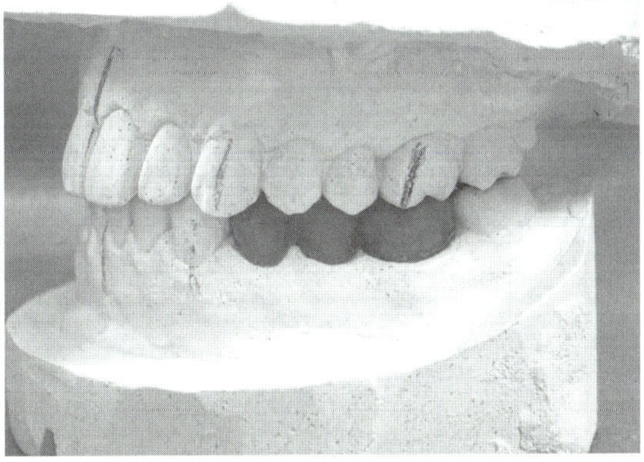

图 F-14　检查咬合

【注意事项】

1. 制备固位桩时注意勿损伤邻牙的接触区，且固位桩的各轴面与牙体长轴平行。

2．注意下颌磨牙各牙尖的比例关系。

3．雕刻牙冠外形时，应注意和对侧同名牙在石膏牙列中的对称性、协调性，以及各牙的倾斜及旋转角度。

4．接触区位置要正确，有合适的外展隙，与对颌牙要有良好的咬合关系。上、下牙列间存在适当的覆𬌗、覆盖关系。

5．蜡牙冠颈部与预备后的石膏牙颈部断面相一致。

【思考题】

蜡牙冠雕刻时怎样确定各牙的𬌗面解剖标志？

（文　清）

实训G　标准一倍蜡牙冠堆蜡塑形

一、上颌中切牙堆蜡塑形

【目的要求】

1. 通过上颌中切牙的堆蜡塑形，加深对该牙解剖形态的认识。
2. 熟练掌握上颌中切牙堆蜡塑形的方法和步骤，熟悉各类塑形工具和滴蜡工具的使用方法。
3. 进一步熟悉嵌体蜡的性能及使用方法。

【实训用品】

含有预备好可拆的中切牙代型的上、下颌牙列模型、嵌体蜡、滴蜡器、切削刀、雕刻刀、玻璃板、酒精灯、分离剂、红蓝铅笔、蜡勺、软毛刷等。

【步骤方法】

1. 堆蜡塑形练习

（1）直立堆蜡练习：将滴蜡器在火上烤1分钟左右，立即置于蜡上并粘带适量蜡液，再将滴蜡器竖直使蜡液缓缓流向尖端，待蜡液在尖端呈水滴状时，立即置于玻璃板上，同时轻轻做小圆圈运动，在蜡液凝固前移开滴蜡器，以形成圆锥体状蜡堆。操作过程中，要把控好移开滴蜡器的时机，过早可能导致蜡堆高度不够，过晚则可造成蜡堆顶部残缺。

（2）线状堆蜡练习：将滴蜡器在火上烤热，立即置于蜡上并粘带适量蜡液，然后在玻璃板上移动滴蜡器，使其形成线状隆起。

2. 模型预备

（1）涂分离剂：取下代型，在代型表面均匀涂布分离剂。注意两侧邻牙与代型相邻的面也应均匀涂布（图G-1）。

（2）加内衬蜡：分离剂干燥后，沿着颈缘均匀向各个轴面加一薄层内衬蜡，厚度约0.3mm，有利于冠和代型密合，同时因内衬蜡黏性大、脆性小，故也有利于脱模（图G-2）。

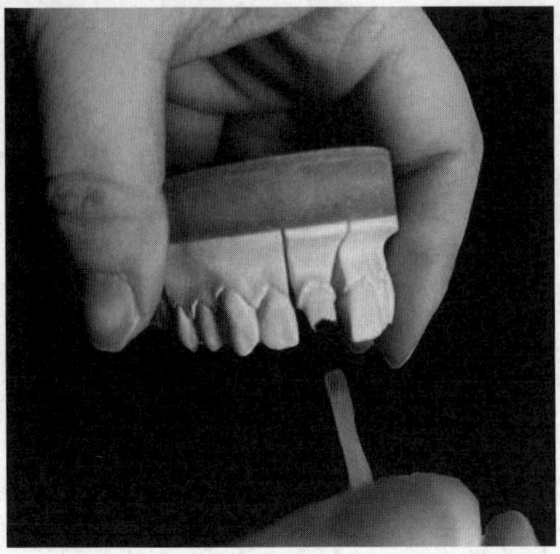

图 G-1　涂分离剂

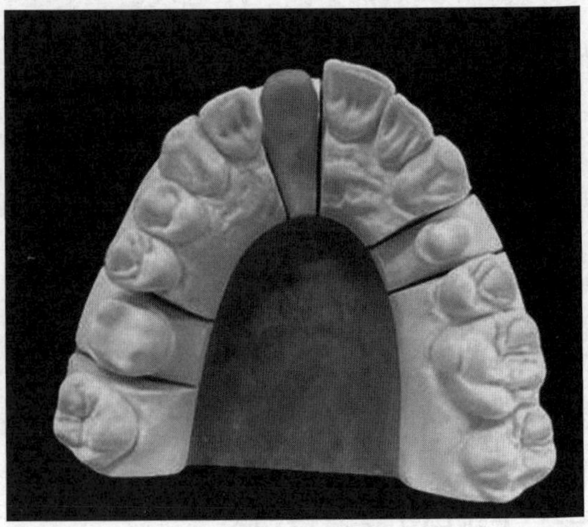

图 G-2　加内衬蜡

3. 堆蜡塑形

（1）堆塑切端：参照对侧同名牙的切端高度与方向，在切端中点及靠近近远中切角处各滴一蜡锥，再滴加蜡条连接以上蜡堆，高度与对侧同名牙一致（图 G-3）。

（2）堆塑唇面：参照对侧同名牙，按唇面牙体外形用堆蜡法加出唇面外形，恢复外形高点、发育沟的形态（图 G-4）。

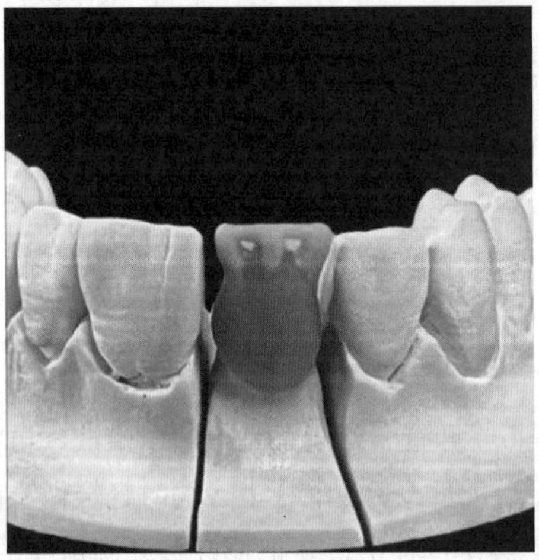

图 G-3　堆塑切端

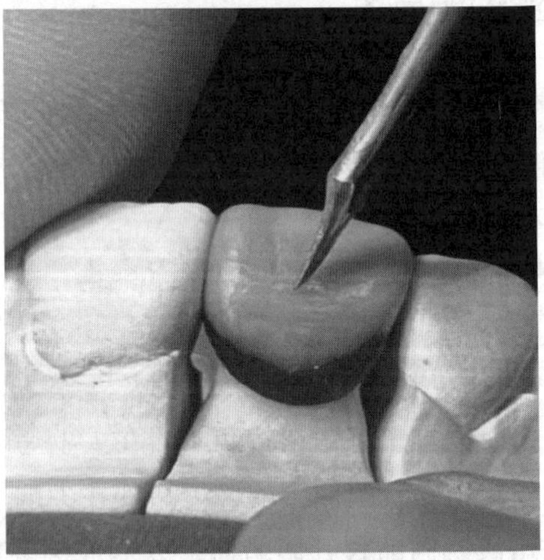

图 G-4　堆塑唇面

（3）堆塑舌面：用嵌体蜡按舌面牙体外形用堆蜡法加出舌面近、远中边缘嵴、舌隆突的形态（图 G-5）。

（4）堆塑邻面：参照对侧上颌中切牙的邻面，用嵌体蜡堆出邻面形态。注意：邻面接触区的位置应正确，有良好的邻间隙形态（图 G-6）。

4. 完成蜡塑　用嵌体蜡形成唇面、舌面、近中面、远中面及切端，参照对侧同名牙的形态特点，完成牙冠各面的外形雕刻。随后，再反复检查修整直至完全符合上颌中切牙的解剖特点，且在牙尖交错𬌗及前伸𬌗时有良好的咬合关系，最后进行抛光（图 G-7）。

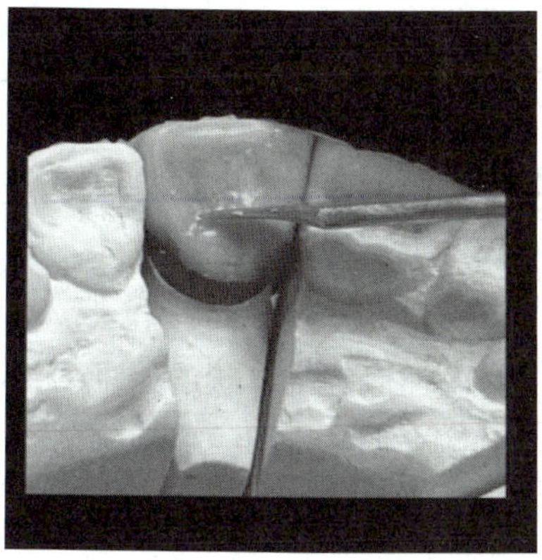

图 G-5　堆塑舌面

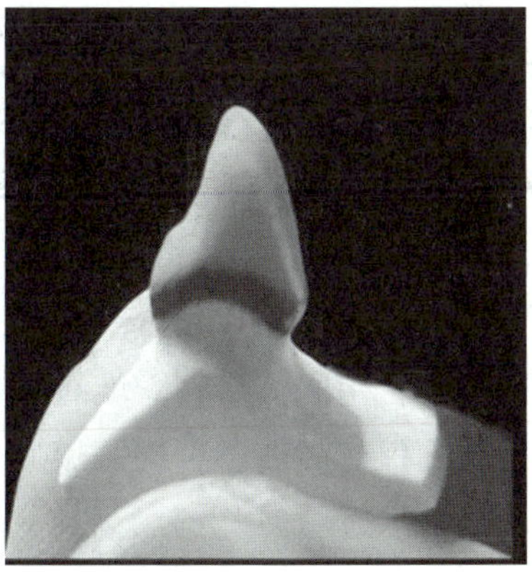

图 G-6　堆塑邻面

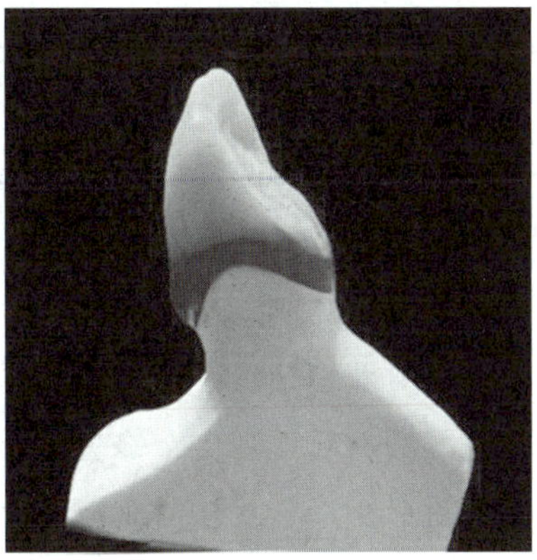

图 G-7　修整完成

【注意事项】

1. 在玻璃板上反复练习线状堆蜡和直立蜡堆的方法，熟练后再在代型上操作。
2. 完成好的蜡牙应完全符合上颌中切牙的解剖形态和特点。
3. 应具有良好的咬合接触关系。

【思考题】

1. 舌面滴蜡塑形有哪些注意事项？
2. 如何恢复与邻牙的接触关系及接触面的形态？

二、上颌第一前磨牙𬌗面堆蜡塑形

【目的要求】

1. 通过上颌第一前磨牙𬌗面堆蜡塑形，加深对该牙𬌗面解剖形态的理解。

2. 熟练掌握上颌第一前磨牙𬌗面堆蜡塑形的方法和步骤，熟悉各类塑形工具和滴蜡工具的使用方法。

3. 进一步熟悉嵌体蜡的性能及使用方法。

【实训用品】

全口 1 : 1 石膏牙列模型、嵌体蜡、滴蜡器、切削刀、雕刻刀、玻璃板、酒精灯、红蓝铅笔、蜡勺、软毛刷等。

【步骤方法】

1. 模型预备 在石膏牙列模型上，将上颌第一前磨牙𬌗面均匀削去2mm厚度，参照对侧同名牙的𬌗面解剖特点，用红蓝铅笔标记出颊、舌尖顶的位置，同时画出边缘嵴和三角嵴的位置。注意：颊尖偏远中，舌尖偏近中，𬌗面轮廓为不规则六边形（图G-8）。

2. 堆蜡塑形

（1）堆塑牙尖：在标记的牙尖位置上，用嵌体蜡直立堆高牙尖，形成类似圆锥体状的蜡堆。一般先堆颊尖后堆舌尖，修去多余的蜡，确保颊尖高于舌尖、颊尖偏远中、舌尖偏近中，形成锥状牙尖（图G-9）。

（2）堆筑边缘嵴：在所画的边缘嵴位置上，自近中向远中开始堆加蜡，形成围绕𬌗面边缘的线状隆起。参照对侧同名牙，修整完成边缘嵴（图G-10）。

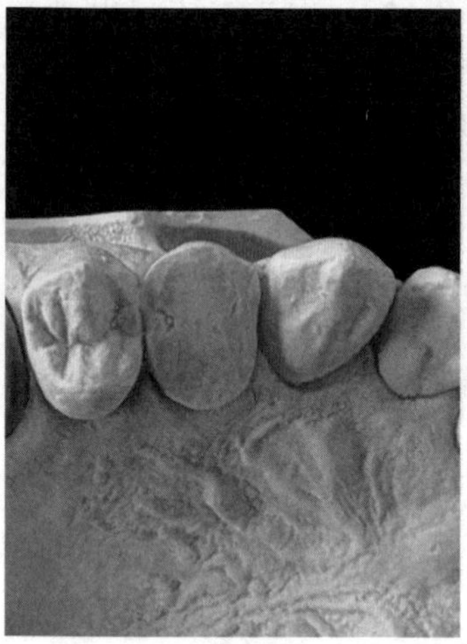

图G-8 模型预备

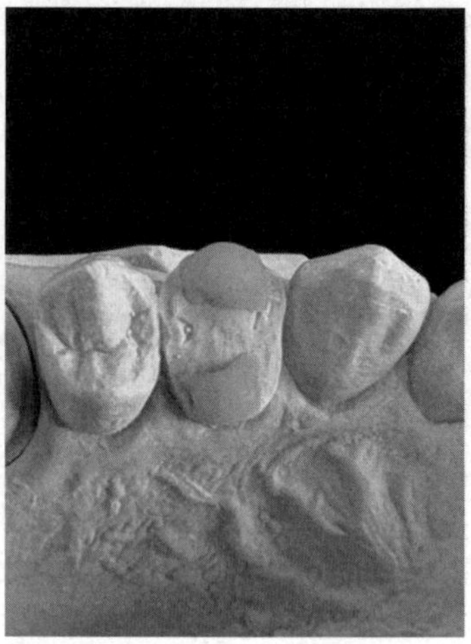

图G-9 形成牙尖

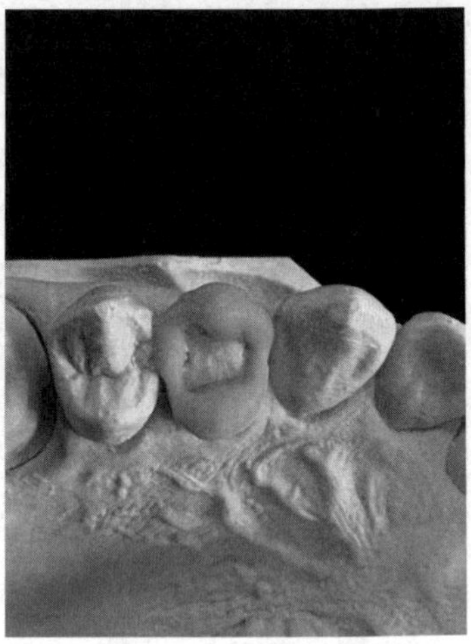

图G-10 堆筑边缘嵴

（3）三角嵴、轴嵴和牙尖嵴的堆塑：首先，参照对侧同名牙颊、舌尖三角嵴的高度、走行和解剖外形，沿所定三角嵴位置加蜡，形成各个三角嵴并雕刻成形。其次，再依次加蜡堆塑颊轴嵴和舌轴嵴，使其与牙体外形保持一致。最后，堆塑颊、舌尖的近、远中牙尖嵴，完成颊面和舌面的外形雕刻（图G-11）。

（4）窝与沟的形成：用烧热的小雕刻器蘸少量嵌体蜡液，让其缓缓流到窝、沟的位置上。在中央部分向下凹陷形成中央窝，窝的最深处即为中央沟，中央沟分别向近远中方向延伸为近中沟和远中沟，沟的近中和远中各有一个小窝。参考对侧同名牙窝、沟的走行方向，对中央沟、近中沟、远中沟、近中窝和远中窝进行修整。

（5）修整完成：用嵌体蜡堆加颊面、舌面、近中面、远中面，参考对侧上颌第一前磨牙的形态特点，完成各面的外形雕刻（图G-12）。

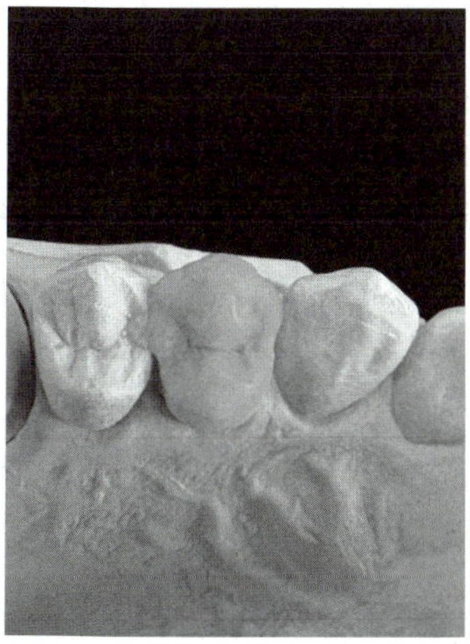

图 G-11　堆筑三角嵴

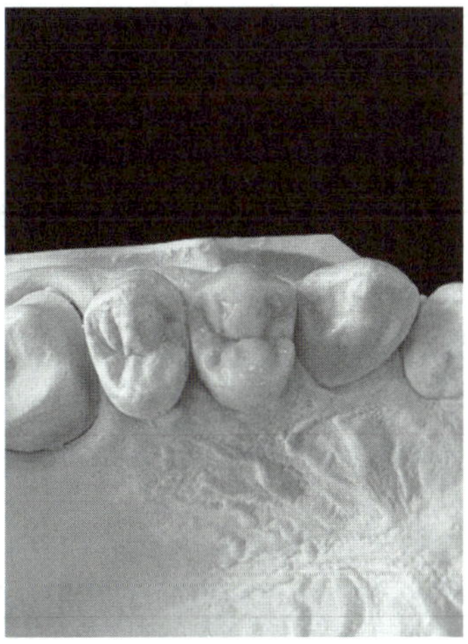

图 G-12　修整完成

【注意事项】

1. 堆塑牙尖时，注意牙尖顶端的位置应准确无误，且在后续堆筑边缘嵴和三角嵴时，不要破坏牙尖顶的位置。

2. 整个𬌗面的聚合度要合适，不可过大或过小。

3. 近远中边缘嵴需保持适当的高度，否则将使牙尖显得突兀，𬌗面窝过浅。

【思考题】

1. 如何正确确定颊、舌尖的位置？

2. 堆塑上颌第一前磨牙𬌗面形态时应注意哪些事项？

三、上颌第一磨牙𬌗面堆蜡塑形

【目的要求】

1. 通过堆塑上颌第一磨牙𬌗面，加深对该牙𬌗面解剖形态的认识。

2. 熟练掌握上颌第一磨牙𬌗面堆蜡塑形的方法和步骤，熟悉各类塑形工具和滴蜡工具的使用方法。

3. 进一步熟悉嵌体蜡的性能及使用方法。

【实训用品】

全口 1∶1 石膏牙列模型、嵌体蜡、滴蜡器、切削刀、雕刻刀、玻璃板、酒精灯、红蓝铅笔、蜡勺、软毛刷等。

【步骤方法】

1．模型预备 在石膏牙列模型上，将上颌第一磨牙𬌗面均匀削去2mm厚度，然后参照对侧同名牙的𬌗面解剖特点，用红蓝铅笔精确标记出该牙各牙尖顶的位置，并描绘出边缘嵴和三角嵴的位置（图G-13）。

2．堆蜡塑形

（1）形成牙尖：在标记的各牙尖位置处，用嵌体蜡直立堆高牙尖，形成圆锥体形蜡堆。堆塑牙尖的顺序依次为近中颊尖、远中颊尖、近中舌尖和远中舌尖。蜡堆完成后，仔细检查牙尖的位置和高度是否合适，适当添加或修整多余部分，完成牙尖形态（图G-14）。

（2）堆筑边缘嵴：与前磨牙的堆筑方法相似，沿所画边缘嵴的位置，从近中颊尖的近中牙尖嵴开始，按照近中边缘嵴、舌𬌗边缘嵴、远中边缘嵴、颊𬌗边缘嵴的顺序，最终与起点汇合形成完整轮廓。参照对侧同名牙边缘嵴的形态特点，修整完成其外形（图G-15）。

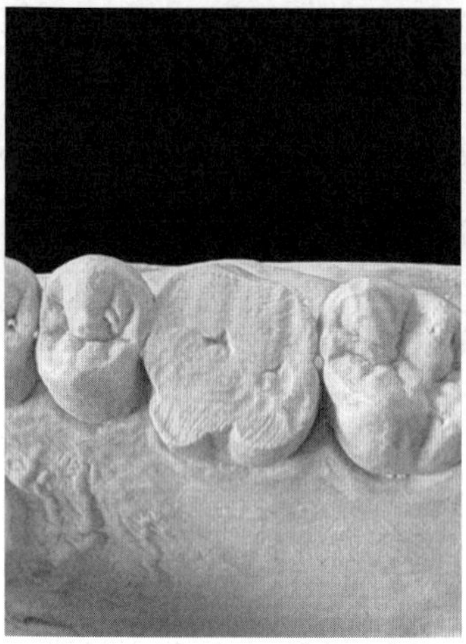
图G-13 模型预备

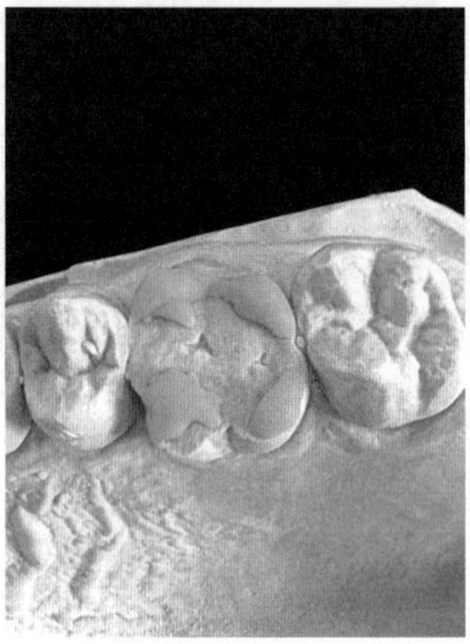
图G-14 形成牙尖

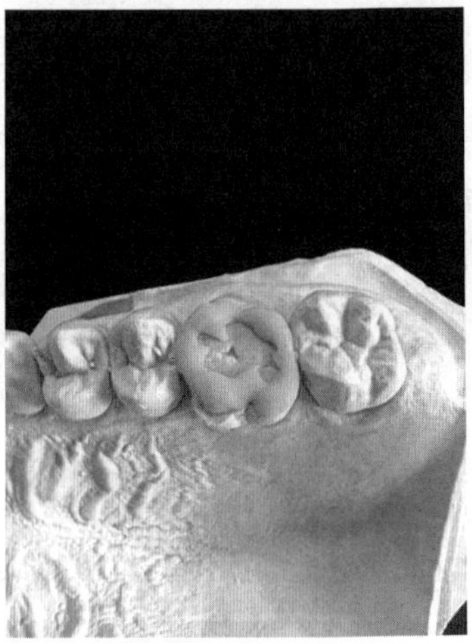
图G-15 堆筑边缘嵴

（3）堆塑三角嵴：仔细观察对侧上颌第一磨牙颊、舌尖三角嵴的高度、方向（特别是斜嵴的走行方向）和解剖外形，结合已形成的牙尖、边缘嵴，自牙尖顶开始沿所画三角嵴的方向、位置向窝的方向堆加蜡液，形成三角嵴，注意远中颊尖的三角嵴与近中舌尖的三角嵴要斜行相连形成斜嵴。添加或修整多余部分，完成三角嵴和斜嵴的堆塑（图G-16）。

（4）窝和沟的形成：用烧热的小雕刻器蘸取少量嵌体蜡液，使其缓缓流到窝、沟位置上，中央部分下凹形成中央窝，近中和远中的凹陷部分分别形成近中窝和远中窝。参照对侧同名牙的窝及沟的走行方向，修整完成颊沟、远中舌沟、近中沟的外形，注意勿损伤斜嵴。

（5）修整完成：用嵌体蜡对颊面、舌面、近中面和远中面进行堆塑，参考对侧同名牙的形态特点，逐一修整各面形态（图G-17）。

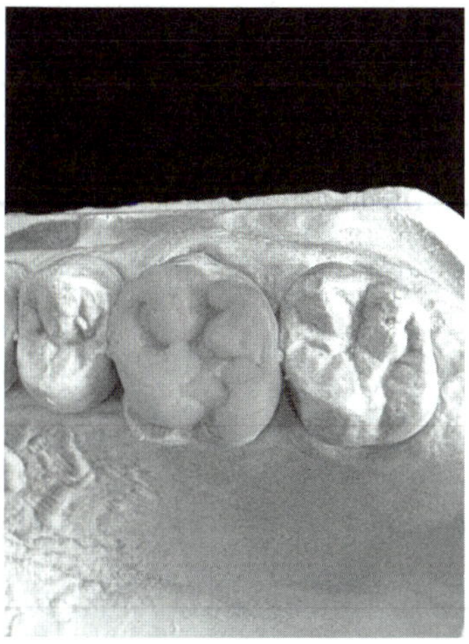

图 G-16　堆筑三角嵴

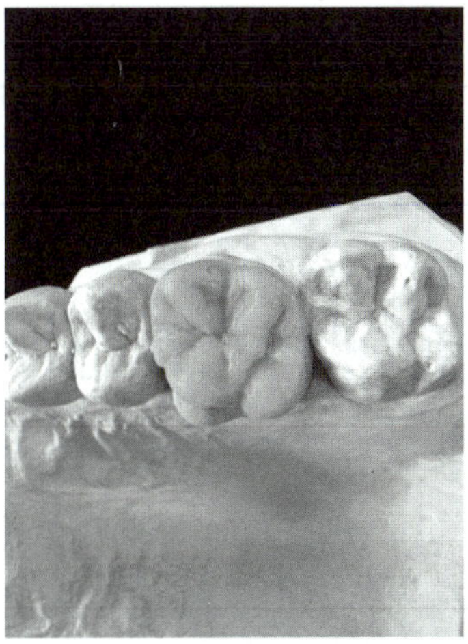

图 G-17　修整完成

【注意事项】

1．上颌第一磨牙殆面形态呈斜方形，颊面自近中至远中逐渐向舌侧倾斜。

2．堆塑牙尖时，确保牙尖顶端的位置正确。同时注意上颌第一磨牙的舌尖为功能尖，应与下颌牙有良好的接触关系，颊尖为非功能尖，应与邻牙相协调。

3．堆塑上颌第一磨牙斜嵴时，必须明确其是由远中颊尖三角嵴与近中舌尖三角嵴相连而成，务必确保斜嵴的走行方向正确。

【思考题】

1．堆塑上颌第一磨牙殆面形态时应注意哪些事项？

2．如何正确堆塑斜嵴？

四、下颌第一磨牙殆面堆蜡塑形

【目的要求】

1．通过下颌第一磨牙殆面堆蜡塑形，加深对该牙殆面解剖形态的认识。

2．熟练掌握下颌第一磨牙殆面堆蜡塑形的方法和步骤，熟悉各类塑形工具和滴蜡工具的使用方法。

3．进一步熟悉嵌体蜡的性能及使用方法。

【实训用品】

全口 1：1 石膏牙列模型、嵌体蜡、滴蜡器、切削刀、雕刻刀、玻璃板、酒精灯、红蓝铅笔、蜡勺、软毛刷等。

【步骤方法】

1. 模型预备 在石膏牙列模型上，将下颌第一磨牙㰯面均匀削去2mm厚度（图G-18），参照对侧同名牙的㰯面解剖特点，用红蓝铅笔标记出该牙各牙尖顶的位置，并画出边缘嵴和三角嵴的位置。

2. 堆蜡塑形

（1）形成牙尖：在确定好的牙尖位置处，用嵌体蜡直立堆高牙尖，形成圆锥体形蜡堆。堆尖的顺序依次为近中颊尖、远中颊尖、远中尖、近中舌尖和远中舌尖。蜡堆完成后，检查各牙尖的位置和高度是否合适，添加或修整多余部分，完成牙尖形态。注意：颊侧牙尖短而圆钝，其中近中颊尖最大，远中颊尖次之，远中尖最小；而舌侧牙尖长而锐利，近中舌尖稍大于远中舌尖（图G-19）。

（2）堆筑边缘嵴：与前磨牙的堆筑方法相似，沿所画边缘嵴的位置，从近中颊尖的近中牙尖嵴开始，按照近中边缘嵴、舌㰯边缘嵴、远中边缘嵴、颊㰯边缘嵴的顺序，最终闭合于起点。参照对侧同名牙边缘嵴的形态特点，进行修整以完成其外形（图G-20）。

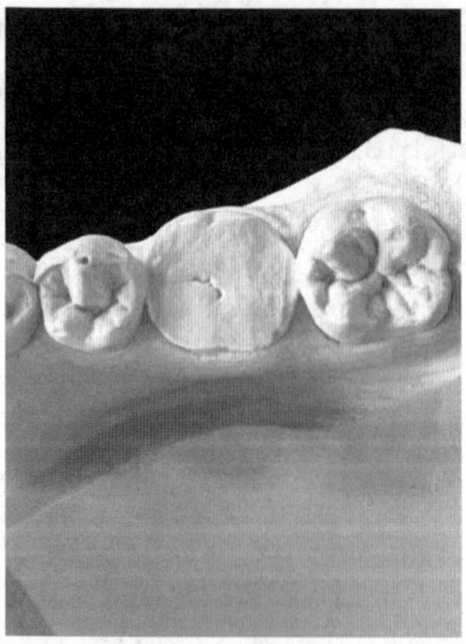

图G-18 模型预备

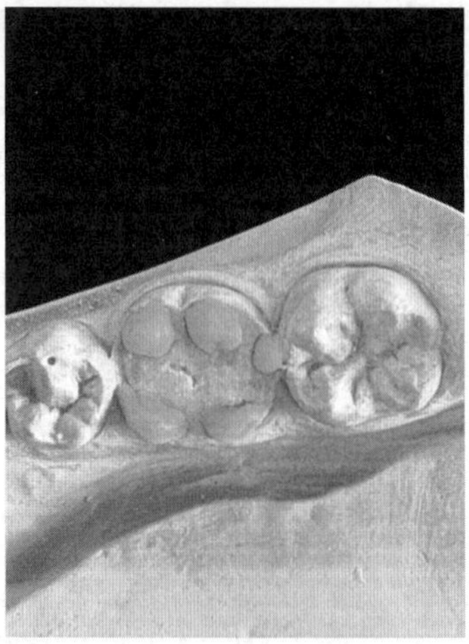

图G-19 形成牙尖

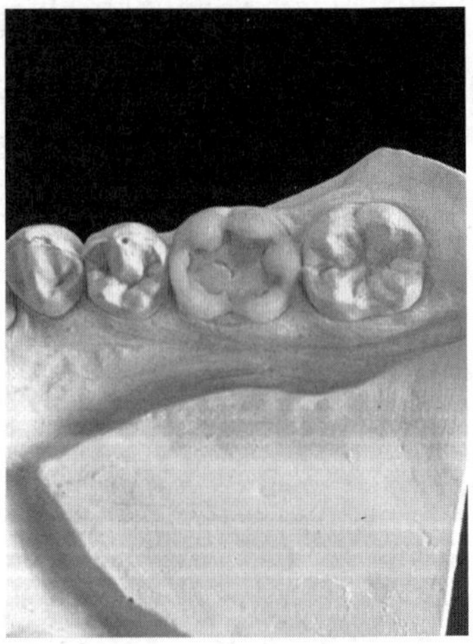

图G-20 堆筑边缘嵴

（3）三角嵴的堆塑：参照对侧同名牙三角嵴的长度和形态，结合已形成的牙尖，自牙尖顶开始沿所画三角嵴的方向、位置向窝的方向堆加蜡，形成三角嵴。添加或修整多余部分，使远中颊尖三角嵴最长，远中尖三角嵴最短（图G-21）。

（4）窝和沟的形成：用烧热的雕刻器蘸取少量嵌体蜡液，让其缓慢流入窝、沟的正确部位，中央部分下凹形成中央窝，近中的凹陷部分形成近中窝。参照对侧同名牙的窝、沟走向，对颊沟、舌沟、近中沟、远中沟和远中颊沟5条发育沟进行修整，完成其形态。

（5）修整完成：用嵌体蜡堆塑颊面、舌面、近中面、远中面，参考对侧下颌第一磨牙的形态特点，修整各面。结合该牙的正常解剖特点，再比较已完成的石膏牙模型，若有差异应仔细修整（图G-22）。

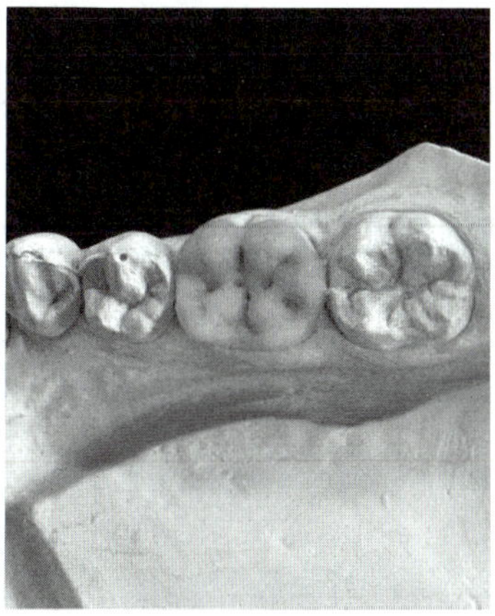

图 G-21 堆筑三角嵴

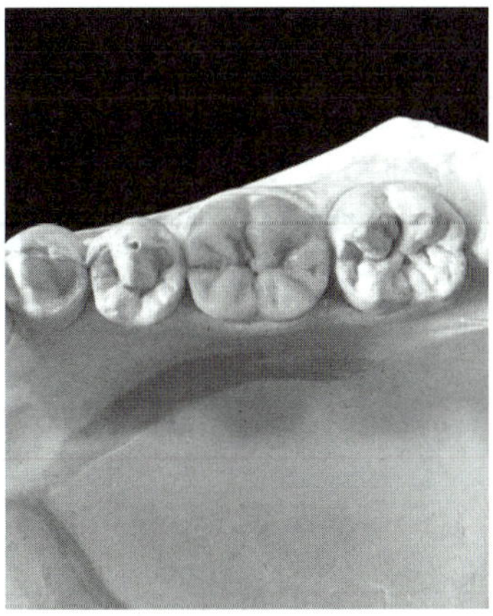

图 G-22 修整完成

【注意事项】

1. 下颌第一磨牙𬌗面形态呈长方形，堆塑边缘嵴时注意修整𬌗面外形轮廓。
2. 堆塑牙尖时，注意每个牙尖顶端的位置应准确无误，且 5 个牙尖的高度和大小要协调。
3. 修整 5 条发育沟时，应使其走行呈现出“大”字形。

【思考题】

1. 堆塑下颌第一磨牙𬌗面形态时应注意哪些事项？
2. 堆塑牙尖时应注意什么？

（靳贝芳）

实训 H　髓腔形态的观察与绘制

【目的要求】

1. 通过对各种离体牙髓腔标本及髓腔模型的观察，掌握髓腔的形态特征，并掌握髓腔形态与牙体外形之间的关系。

2. 了解髓腔的几种观察方法。

【实训用品】

恒牙髓腔剖面标本、透明牙标本、髓腔铸形标本、牙剖面模型、挂图、铅笔、实训报告、直尺。

【步骤方法】

1. 髓腔的观察方法

（1）髓腔剖面观察法：将离体牙从不同方向剖开观察髓腔形态，如从近远中向剖开，可观察髓腔的正面形态；从唇（颊）舌向剖开，可观察髓腔的侧面形态；平牙根颈部剖开，可观察髓腔横断面形态。此方法简便易行，可以显示髓腔的大小、位置、形态及其与牙体外形的关系，但仅能观察髓腔的平面形态，不能显示其全貌。

（2）髓腔铸形观察法：将离体牙去除牙髓组织后，向髓腔内注入并充满合成树脂，树脂固化后将离体牙浸入40%氢氧化钠溶液中，使牙体硬组织腐蚀溶解，即制成髓腔铸形。此法可以立体观察髓腔的全貌，但不能显示髓腔与牙体外形的关系。

（3）透明标本观察法：该方法既可以观察髓腔的立体形态，又可以显示其与牙体外形的关系。方法是向髓腔内注入墨汁或合成树脂后，使用5%硝酸脱钙，冲洗后乙醇脱水，再浸入二甲苯溶液中透明，最后放入松节油中保存、观察。

（4）X线片观察法：通过X线牙片来观察髓腔的平面形态，或通过电脑图像处理软件，进行定量分析。

2. 恒牙髓腔的剖面标本、透明标本观察　观察恒牙髓腔的剖面标本、透明标本，进一步掌握各组牙髓腔的解剖形态特点。

3. 乳牙髓腔的剖面标本、透明标本观察　观察乳牙髓腔的剖面标本、透明标本，进一步掌握乳牙髓腔的解剖形态特点。

【思考题】

1. 各组恒牙髓腔形态有何特点?
2. 乳牙的髓腔形态与恒牙有何不同?

（刘建辉　任丽洁）

实训Ⅰ　颌面部骨骼及颞下颌关节标本模型观察

一、上、下颌骨标本、模型的观察

【目的要求】

1. 掌握上颌骨的解剖结构特点。
2. 掌握下颌骨的解剖结构特点。
3. 了解上、下颌骨的各解剖结构的临床意义。

【实训用品】

1. 上、下颌骨的标本、模型。
2. 教材及相关图谱或挂图。

【步骤方法】

1. 带教老师对标本、模型进行讲解。
2. 学生分组对标本、模型进行观察，教师巡回指导。

视频：上颌骨观察

（1）上颌骨：观察上颌体的四个面及上颌窦的形态位置；观察上颌骨额突、颧突、腭突牙槽突的位置；观察眶下孔、眶下缘、眶下裂、眶下管、尖牙窝、颧牙槽嵴、上颌结节、后上牙槽孔、鼻道、翼腭管、腭大孔、切牙孔、切牙管、腭中缝、牙槽嵴、牙槽间隔、牙根间隔的位置。

视频：下颌骨观察

（2）下颌骨：观察颏隆凸、颏结节、外斜线、颏孔、上颏棘、下颏棘、二腹肌窝、内斜线、舌下腺凹、下颌下腺凹、咬肌粗隆、下颌角、翼肌粗隆、下颌孔下颌小舌、下颌舌骨沟、喙突、髁突及前后斜面、髁突颈部、关节翼肌窝、下颌切迹、下颌隆凸磨牙后三角的位置；观察下颌管的位置及走行；观察下颌骨薄弱部位：正中联合、颏孔区、下颌角及髁突颈部的位置。

3. 学生完成实验报告。

【思考题】

1. 上颌骨各面有哪些主要结构？

2．试述下颌骨的解剖结构特点。

二、颞下颌关节标本、模型的观察

视频：
颞下颌关
节观察

【目的要求】

1．掌握颞下颌关节的组成及各部分的结构特点。
2．熟悉颞下颌关节的运动形式。

【实训用品】

1．颞下颌关节的标本、模型。
2．教材及相关图谱或挂图。

【步骤方法】

1．带教老师对标本、模型进行讲解。
2．学生分组对标本、模型进行观察、讨论，教师巡回指导。
（1）观察颞下颌关节的结构：关节窝、髁突、关节盘、关节腔及关节韧带等。
（2）组内讨论颞下颌关节各部分的作用，分析其临床意义。
3．学生完成实验报告。

【思考题】

颞下颌关节包括哪些组成部分？分别有什么作用？

（刘建辉 杨 敏）

实训 J　口腔颌面颈部局部解剖标本模型观察

视频：
表情肌与
咀嚼肌群
观察

一、面部肌肉标本、模型的观察

【目的要求】

1. 掌握口轮匝肌的组成及肌纤维走行。
2. 熟悉咀嚼肌、腭部肌的起止点和功能。
3. 了解其他表情肌的位置。

【实训用品】

1. 面部肌肉的标本、模型。
2. 教材和相关图谱或挂图。

【步骤方法】

1. 带教老师对标本、模型进行讲解。
2. 学生分组对标本、模型进行观察，教师巡回指导。

（1）面部表情肌：观察口周肌群上组（颧大肌、颧小肌、提上唇肌、提上唇鼻翼肌和提口角肌）和口周肌群下组（降口角肌、降下唇肌、颏肌）的位置；特别注意观察口角周围口轮匝肌纤维的组成及走行。

（2）咀嚼肌：观察咬肌、颞肌、翼内肌和翼外肌的位置、起止及肌纤维走行，并分析其功能。

（3）腭部肌：观察腭帆提肌、腭帆张肌、腭舌肌、腭咽肌及腭垂肌的位置、起止和走行，并分析其功能。

3. 学生完成实验报告。

【思考题】

1. 描述咀嚼肌起止点及功能。

2．简述腭部肌位置、起止和功能。

二、颌面部血管标本、模型的观察

【目的要求】

1．掌握颌面部动、静脉的走行。
2．了解颌面部动、静脉的分布范围。

【实训用品】

1．颌面部血管标本、模型。
2．教材和相关图谱或挂图。

【步骤方法】

1．带教老师对标本、模型进行讲解。
2．学生分组对标本、模型进行观察、讨论，教师巡回指导。

在咬肌前下角，自后向前可见面静脉（面前静脉）和面动脉。面神经下颌缘支在其浅面越过。在口角水平，面动脉在口角上方和平口角处分别发出上、下唇动脉。结合标本观察血管吻合和走行于唇黏膜下组织时的位置，此处联系口唇血管丰富在伤口愈合、手术和侧支循环上的意义进行讨论。面静脉有一支穿颊脂体与翼静脉丛相通，此处联系临床面部感染的蔓延展开讨论。

3．学生完成实验报告。

【思考题】

面动脉及面静脉在面部如何走行，与面神经下颌缘支是什么关系？

三、三叉神经、面神经标本、模型的观察

视频：三叉神经观察

视频：面神经观察

【目的要求】

1．掌握三叉神经和其分支的走行与分布。
2．掌握面神经分支与腮腺的毗邻关系。

【实训用品】

1．三叉神经、面神经的标本和模型。

2. 教材及相关图谱或挂图。

【步骤方法】

1. 带教老师对标本、模型进行讲解。

2. 学生分组对标本、模型进行观察，教师巡回指导。

（1）三叉神经：观察眼神经的分支（额神经、泪腺神经及鼻睫神经）经眶上裂入眶后的分布；观察上颌神经穿圆孔进入翼腭窝后的分支与分布；观察下颌神经经卵圆孔出颅入颞下窝后的分支，确认下颌神经前干（细）和后干（粗）的分布。

（2）面神经与腮腺：在腮腺前缘相当于耳垂（或耳屏）至口角与鼻翼中点的连线的中 1/3 段上寻找出腮腺导管，注意导管穿入颊肌的角度。沿腮腺前缘相当于腮腺导管的平面向上、下寻找面神经分支：在导管上、下方咬肌表面找出面神经的上、下颊支；在腮腺前上极沿颧弓下缘找出面神经颧支；在腮腺上缘和耳屏前 1.5cm 处寻找面神经颞支；在腮腺下前缘和下颌骨下缘的咬肌前下角处找到面神经下颌缘支；自腮腺下极寻找颈支。注意面神经主干与下颌后静脉（面后静脉）、颈外动脉在腮腺内的排列关系。

3. 学生完成实验报告。

【思考题】

1. 试述三叉神经在口腔颌面部的分支与分布。

2. 试述面神经的分支、走行及与腮腺的毗邻关系。

四、口腔颌面颈部体表标志的观察

【目的要求】

1. 掌握口腔中唇、舌和腭等器官的表面标志。

2. 掌握口腔颌面颈部体表标志和定位测量点。

【实训用品】

1. 颌面颈部标本、模型。

2. 教材及相关图谱或挂图。

【步骤方法】

1. 带教老师对标本、模型进行讲解。

2. 学生分组对标本、模型进行观察，教师巡回指导。

（1）唇：观察唇的境界、上唇、下唇、红唇、红唇缘、唇弓、唇峰、唇珠、人中、人中穴和人中嵴等表面标志。

（2）舌：观察舌背、舌根、界沟、舌盲孔、舌尖、舌腹、舌系带、伞襞、丝状乳头、菌状乳头、轮廓乳头和叶状乳头等表面标志。

（3）腭：观察硬腭、腭中缝、切牙乳头、腭皱襞、上颌硬区、上颌隆凸、腭大孔翼钩、软腭、腭凹、腭帆、腭垂、腭舌弓、腭咽弓、咽门等表面标志。

（4）口腔：观察口腔前庭沟、唇系带、颊系带、腮腺乳头磨牙后三角、磨牙后垫、翼下颌皱襞、颊脂垫尖、舌下阜和舌下襞等表面标志。

（5）颌面部：观察鼻根、鼻尖、鼻背、鼻底、鼻孔、鼻小柱、鼻翼、鼻面沟、唇面沟、鼻沟、口裂、口角、唇沟、眉间点、鼻下点、颏前点、颏下点、耳屏、眶下孔和颏孔等表面标志。

3. 学生完成实验报告。

【思考题】

1. 舌体背面四种舌乳头分别是什么，有什么区别？
2. 下牙槽神经阻滞麻醉时的两个重要表面标志是什么？

五、口腔颌面部蜂窝组织间隙、面侧深区及颈部解剖标本观察

【目的要求】

1. 掌握颌面部蜂窝组织间隙的境界和层次内容。
2. 掌握面侧深区的境界和内容。
3. 熟悉颈部的分区及各区的内容。
4. 了解颌面部蜂窝组织间隙的交通及临床意义。

【实训用品】

1. 颌面颈部标本、模型。
2. 教材及相关图谱或挂图。

【步骤方法】

1. 带教老师对标本、模型进行讲解。
2. 学生分组对标本、模型进行观察、讨论，教师巡回指导。

（1）颌面部蜂窝组织间隙

1）颊间隙：寻找颊间隙并观察其境界，在其中找到颊神经、颊动脉、面深静脉。讨论磨牙根尖的炎症侵入颊间隙的路径。

2）眶下间隙：寻找眶下间隙并观察其境界，辨认尖牙窝的位置、出入眶下孔的眶下神经和血管。讨论上颌前牙根尖的炎症侵入眶下间隙的路径。

3）咬肌间隙：观察其境界及内容；在下颌乙状切迹处观察咬肌血管、神经；观察颞肌在下颌骨喙突、下颌升支及磨牙后区的止点。讨论下颌第三磨牙炎症侵入到咬肌间隙的途径。

4）翼下颌间隙：观察翼下颌间隙境界，寻找舌神经、下牙槽神经及下牙槽动静脉，讨论翼下颌间隙感染的相关致病因素。

（2）面侧深区

1）翼内肌和翼外肌：寻找翼内、外肌的起止点。

2）翼静脉丛：观察翼静脉丛的交通，讨论颅内、外静脉的连通和上牙槽后神经阻滞麻醉时常出现血肿的原因。

3）观察上颌动脉和上颌静脉的分支及分布，注意上颌动脉与髁突的毗邻关系。

4）观察上颌神经和下颌神经的走行及分布，注意翼外肌与下颌神经的毗邻关系。

5）在翼内肌的表面观察下牙槽神经和舌神经的走行。观察舌神经与下颌第三磨牙的位置关系。

（3）颈部

1）颈部的分区：观察颈外静脉走行并观察胸锁乳突肌、肩胛舌骨肌、胸骨舌骨肌、胸骨甲状肌、斜方肌等的位置、形态和起止点，确认颈部的分区。

2）颈前区：观察舌骨上肌群的起止点及血管、神经走行。

3）胸锁乳突肌区：观察胸锁乳突肌区及其内容物，观察颈鞘结构。

4）颈动脉三角区：寻找颈动脉窦和颈动脉体；鉴别颈内、外动脉，讨论颈外动脉结扎的部位；观察舌下神经走行及其降支与第 3 颈神经分支构成的舌下神经袢。

3. 学生完成实验报告。

【思考题】

1. 简述颊间隙、眶下间隙、咬肌间隙和翼下颌间隙的境界及内容物。
2. 叙述翼静脉丛的位置、交通及其临床意义。
3. 叙述下颌神经与翼外肌的毗邻关系。
4. 如何鉴别颈内、外动脉？

（刘建辉　杨　敏）

参考文献

［1］何三纲. 口腔解剖生理学［M］. 8 版. 北京：人民卫生出版社，2020
［2］王美青. 口腔解剖生理学［M］. 7 版. 北京：人民卫生出版社，2013
［3］谢秋菲. 牙体解剖与口腔生理学［M］. 2 版. 北京：北京大学医学出版社，2013
［4］赵士杰，皮昕. 口腔颌面部解剖学［M］. 2 版. 北京：北京大学医学出版社，2013
［5］马惠萍. 口腔解剖生理学［M］. 4 版. 北京：人民卫生出版社，2020
［6］马莉，原双斌. 口腔解剖生理学［M］. 3 版. 北京：人民卫生出版社，2015
［7］谢秋菲. 牙体解剖与口腔生理学［M］. 北京：北京大学医学出版社，2005
［8］易新竹. 𬌗学［M］. 3 版. 北京：人民卫生出版社，2012
［9］赵士杰，皮昕. 口腔颌面部解剖学［M］. 北京：北京大学医学出版社 ,2005
［10］付升旗. 口腔解剖生理学［M］. 北京：中国医药科技出版社，2015
［11］刘凯. 口腔解剖生理学［M］. 天津：天津科学技术出版社，2016
［12］梁源. 口腔解剖生理学［M］. 2 版. 北京：中国医药科技出版社，2020